임상 실제에서의

정신의학 지도감독

여러 장면과 종사자를 위한 실무적 접근

Sallie G. De Golia, M.D., M.P.H. · Kathleen M. Corcoran, Ph.D. 편저

전명욱 역

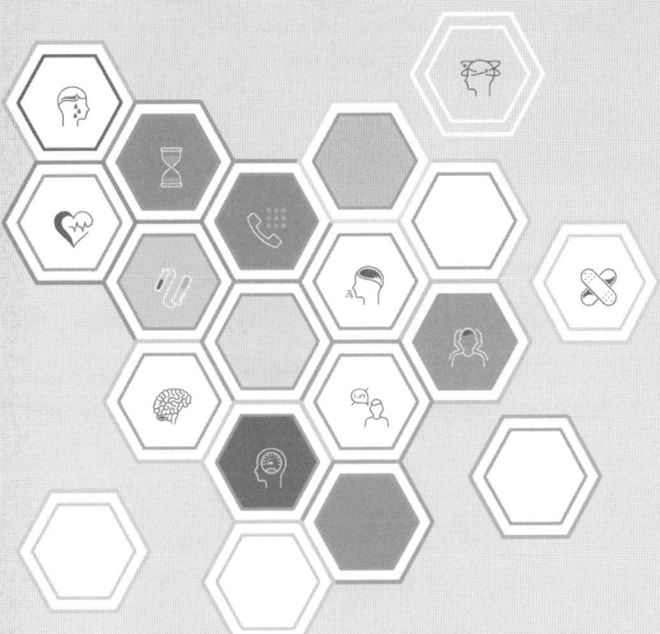

학지사

Supervision in Psychiatric Practice: Practical Approaches Across Venues
and Providers
Edited by Sallie G. De Golia, M.D., M.P.H. and Kathleen M. Corcoran, Ph.D.

First Published in the United States by American Psychiatric Association
Publishing, Washington, DC.

First Published in the Korean Republic by Hakjisa Publisher. Hakjisa
Publisher is the exclusive publisher of Supervision in Psychiatric Practice,
© 2019 authored by Sallie G. De Golia, MD, MPH, and Kathleen M.
Corcoran, PhD in Korean for distribution Worldwide.

원 저작물은 워싱턴 D.C. American Psychiatric Association Publishing에서
출간되었습니다.

본 한국어 번역본은 (주) 학지사에서 출간되었습니다.

PREFACE

역자 서문

정신의학 지도감독이라는 경험이자 의례는 정신건강의학과 의사가 타 분야의 의사와 자신을 구별하며 성장하는 데 있어 전통적으로 큰 비중을 차지하여 왔다. 그 토대가 되는 원형은 물론 심층적인 개인역동정신치료에 대한 지도감독이지만, 정신의학이 걸쳐 있는 다양한 대상자, 다양한 동료군, 다양한 이론적 배경과 기법에 따른 진단과 치료의 모든 여건과 맥락에서 지도감독의 중요성과 가치는 반복적으로 변주되어 등장한다. 국내외 의과대학에 의학교육학을 전담하는 조직이 점차 늘어나고, 교육과 수련에 대한 늘어난 관심과 투자로 인하여 수련 및 교육이 점차 체계화되는 추세임에도, 정신의학 지도감독 전반에 대하여 잘 집대성된 지침은 국외로 범위를 넓혀 보아도 놀랍도록 뒤늦게까지 마련된 바가 없고, 저자들이 자부하는 바와 같이 이 책은 분명 그러한 시도로서 최초로 보인다.

이 책이 우선적으로 의도하는 독자는 후배에 대한 지도감독자supervisor 역할을 맡게 된 신규 정신건강의학과 전문의이다. 하지만 경험 많은 전문의들에게도 유용할 만한 내용 역시 상당히 많이 포함되어 있다. 정신건강의학과 전공의들도 지도하거나 자문해야 할 의대생 및 타 직역이 있으며, 몇 년만 지나도 지도감독자 입장이 될 것이므로, 지도감독 제공과 관련한 이 책의 내용 중 상당 부분으로부터 도움을 받을 수 있을 것이다. 총 8부 50장으로 구성되어 있는 내용 중, 32장 '정신치료 개인 지도감독자 고르기: 실용적 지침', 33장 '지도감독 대상자: 지도감독을 최대한 활용하기'는 아예 지도감독 대상자supervisee를 1차 독자로 설정하고 있으며, 35장 '지도감독 관계 내에서의 문화 사안', 36장 '지도감독 동맹의 손상', 38장 '경계: 지도감독 역할 및 행동의 관리', 39장 '전문가답지 못한 행위: 지도감독 중의 식별 및 개선' 등도 지도감독자와 지도감독 대상자 양측에 동등하게 유용한 내용을 담고 있다. 34장 '임상심리사가 시행하는 정신치료 지도감독: 이점 및 잠재적 어려움'은 전공의를 수련하는 정신의료 기관에 근무하는 임상심리전문가들을 1차 독자로 설정하고 있으며, 정신건강 영역에서 직무를 수행하며 후배들을 양성하고 타 직역을 자문하며 협업하는 여러 전문가에게도 이 책의 많은 내용이 유익할 것으로 생각된다.

이 책은 한 사람의 정신건강의학과 의사가 이력 내에서 할 수 있는 거의 모든 경험의 이론과 실무 장면에서의 지도를 망라하고 있다. 각 장별로 특징적인 요소들은 다음과 같다.

- 핵심포인트Key Points: 지도감독자 자신도 학습자라는 관점에 충실하여 사전 요점정리의 기능을 한다.
- 이럴 땐 이렇게: 이론을 적용하는 측면에 있어 실제로 맞닥뜨릴 수 있는 많은 현실적 어려움에 대한 실무적 해결책을 제안한다.
- 지도감독자 또는 지도감독 대상자, 기관, 연구자 등을 대상으로 한 질문들: 실무에 적용하기 위한 사후 요점정리의 기능을 한다.
- 참고문헌과 별도로 유용한 추가 자료Additional Resources 역시 충실하게 제시되어 있다.

이 책의 번역에 있어 의역이나 경우에 따라서는 번안에 가까워지더라도, 저자들의 의도를 국내 실정에 맞게 최대한 전달하는 데 우선순위를 두고자 하였으며, 분야 내에서 관행적으로 사용되는 전통적 표현은 가급적 존중하여 실제 진료와 수련교육 현장에서의 언어로 번역하고자 노력하였다. 진료 환경이나 문화적 차이 등이 두드러지는 부분에는 우리나라의 실정을 위주로 몇 가지 역주를 추가하였다. 색인 항목은 원서의 Index 부분을 그대로 차용하였으며, 국문 색인의 각 개념에 해당하는 원서 표현과, 영문 색인의 각 개념에 해당하는 이 책의 번역 표현 및 해당 페이지를 각각 병기하였으므로, 주요 번역어의 원문 표현 및 주요 영문 개념의 번역 표현을 확인할 때 매우 유용할 수 있을 것이다.

Acknowledgments

감사의 글

이 책을 위해 흔쾌히 원고를 써 주시고, 때로는 과도할 정도였던 대표 저자의 의견을 감내하여 주신 수십 분의 공저자께 깊은 감사를 드립니다. 그들의 현명한 통찰과 경험이 없었더라면 이 책은 형태를 갖추지 못하였을 것입니다. 또한 이 임무를 맡을 수 있게 특별한 기회를 주신 저자들의 소속 기관의 수장인 Dr. Laura Roberts와 Bruce Arnow, Chris Hayward, Kathryn DeWitt, 그리고 Katherine Williams 등 초고를 검토하고 격려와 지지를 아끼지 않은 우리의 동료들에게도 감사드립니다.

또한 우리가 이 책을 쓸 수 있는 열정을 갖도록 우리를 지도해 주신 과거의 스승들과 끊임없이 우리에게 영감의 원천이 되어 주는 제자들에게도 감사드립니다.

마지막으로, 우리 가족의 지지와 사랑이 없었다면 이 책은 세상에 나오기 어려웠을 것입니다. 모두에게 진심으로 감사드립니다.

CONTENTS

차례

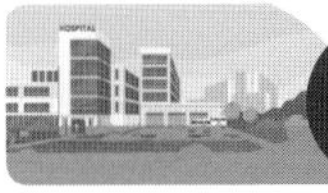

V 비임상 지도감독 현장 299

VI 지도감독의 특수 사안들 331

Supervision in Psychiatric Practice
-Practical Approaches Across Venues and Providers-

PART I

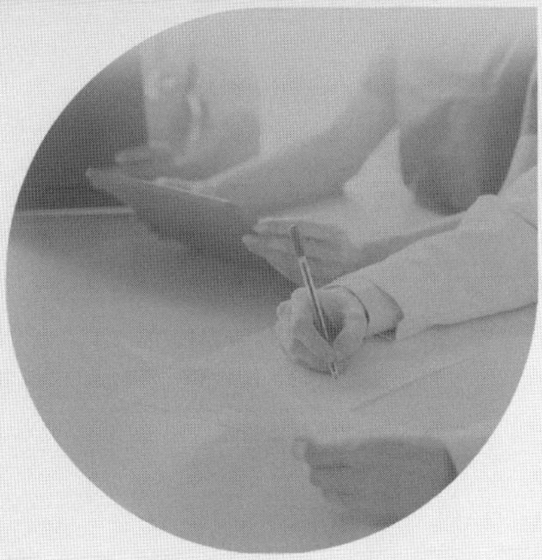

도입

01 지도감독의 구성요소

Elements of Supervision

Sallie G. De Golia, M.D., M.P. H.

지도감독은 정신의학psychiatry 분야의 중심에 있다. 우리는 지도감독을 통하여 배우며, 독자적 진료를 위하여 준비하고, 지금 현재 모습의 전문가로 자라났다. 또한 우리 중 많은 수가 정신건강의학과 의사, 임상심리사[1] 및 정신건강 영역의 기타 전문가로서 직무의 일환으로 지도감독을 시행하고 있다. 이러한 지도감독은 정신치료[2]에 대한 지도감독에서부터 정신건강 종사자로 이루어진 팀에 대한 지도감독에 이르기까지 다양하다. 또한 우리 중 많은 수가 이력 중 상당한 기간을 지도감독 대상자supervisee로서 지도감독을 받으며 지낸다(Grant et al., 2012; Psychology Board of Australia, 2018). 요약하면, 지도감독은 우리의 전문성 발전과 전문가로서의 활동을 규정하는 하나의 중요한 요소이다. 그러나 많은 정신건강 분야의 지도감독자supervisor, 그중에서도 정신건강의학과 의사는 특히 지도감독하는 방법에 대한 수련을 거의 혹은 아예 받지 못한다(Reiss & Fishel, 2000; Rodenhauser, 1992). 또한 정신의학에서의 전문성 훈련 및 업무에서 지도감독이 차지하는 중심적인 위치에도 불구하고, 지도감독은 임상교육의 여러 측면 중 가장 개발과 연구가 덜 이루어진 분야인 실정이다(Kilminster et al., 2007).

---

1 역주: psychologist. 한국에서 정신건강 분야에 종사하는 심리학 전공자로는 정신건강 전문요원으로 인정되는 정신건강임상심리사가 대표적이며, 이들 외에도 임상심리 전문가 및 수련생(정신건강임상심리사는 이들 중 일부분을 차지한다)들이 전국의 의료기관 및 정신건강 관련 시설에서 임무를 수행하고 있다. 이 책에서의 'psychologist'는 정신건강에 직접 관여하는 심리학 전공 전문 인력을 위주로 지칭한다. 일부 상담심리사 counseling psychologist가 일반인에 대한 업무 외에도 학교 등에서 일차적인 정신건강 관련 업무를 담당하는 등 정신건강에서의 역할 중 중요한 한 축을 맡고 있다고 볼 수 있겠으나, 정신건강과 관련하여 가장 많은 임무를 수행하는 대표적인 심리학 전공자는 임상심리사임을 감안하여 이후 이 책에서 psychologist는 주로 '임상심리사'로 번역한다.

2 역주: psychotherapy. '심리치료'로 번역하기도 한다.

실은 어떻게 지도감독을 정의할 것인가에 대해서도 여러 정신건강 직역 및 현장에 걸친 충분한 합의가 아직 이루어지지 않았다. 이 책의 취지는(원래는 임상 정신치료 지도감독의 문맥에서 규정한) 지도감독에 대한 Milne의 다음 정의가 적합할 것이다. "승인된 지도감독자가 공식적으로 제공하는, 동료의 작업을 관리하고 지원하며 발전시키고 평가하는, 실무에 초점을 맞춘, 관계에 기반한 교육과 훈련"(Milne, 2009, p. 15)[3]. 이 정의를 따라 이 책에서는 임상과 비임상 현장 모두에서 다양한 지도감독의 측면에 대한 실용적 통찰을 제공하고자 한다. 다수의 지도감독 기법과 개별 지도감독 주제와 관련된 사안, 지도감독과 연관된 법적 문제, 그리고 전문성 개발에 대한 현황도 살펴볼 것이다.

지난 20여 년간 임상 지도감독의 이해에 있어서 유의미한 진보가 이루어졌고, 여기에는 특히 지도감독 역량 운동(Falender & Shafranske, 2004; Psychology Board of Australia, 2018; UCL Psychology and Language Sciences, 2018), 그리고 근거 기반 지도감독 시행에 대한 인식이 크게 기여하였다. Borders(2014)에 따르면, 효과적인 지도감독을 위해서는 역량 외에도 중요한 지도감독 지침을 제공하는 모범 기준이 함께 필요하다. 현행 임상 역량 체제는 비록 높은 가치를 가지고 있지만, 아직 실험적 근거가 부족하며, 예측타당도나 구성타당도가 입증되지 않았다(Gonsalvez et al., 2013). 더구나 정신의학 분야의 전공의(레지던트) 및 전임의(펠로우) 수련의 관리기구인 ACGME(Accreditation Council for Graduate Medical Education, 미국 전공의 교육평가원)에서 지도감독에 대한 지침을 제공하지 않는 것 역시 근거 기반 지침의 부재를 방증한다. ACGME에서는 "교수진은 교육과정에 충분한 시간을 할애하여 자신의 지도감독 및 교육 책임을 이행해야 하고…"(Accreditation Council for Graduate Medical Education, 2017) 정도의 일반적인 지침만을 제시한다. 그리하여 전공의와 전임의를 수련하는 각 의국이 지도감독과 관계된 행동 및 절차, 그리고 최종적으로는 지도감독 역량이 과정 내에서 평가 및 추적되는 방식까지도 독자적으로 정해야 하는 실정이다.

이 장은 지도감독에 대한 기본적 길잡이를 제공하고자 한다. 여기서는 분야, 장소, 형태를 막론하고 정신의학 지도감독에 공통되는 핵심 요소를 취급한다. 이 핵심 요소는 다양한 정신건강 전문가만이 아니라 다른 분야의 의사, 진료보조인력 및 행정가를 지도할 때, 입원병동부터 지역사회 환경 또는 다양한 행정 및 학술 환경 등 다양한 상황에서 지도할 때, 개인이나 집단 또는 팀을 지도할 때, 현장에서 또는 온라인상에서 지도할 때 모두 적용된다. 이 장에 제시된 핵심 요소들은 모든 지도감독 환경에 해당된다. 다만, 절대적 규범으로 적용될 것은 아니다.

---

3 the formal provision, by approved supervisors, of a relationship-based education and training that is work focused and which manages, supports, develops and evaluates the work of colleagues

지도감독의 단계 Phases of Supervision

지도감독에 대하여 살펴보는 여러 가지 방법 중 하나는 지도감독을 4개의 단계로 분해하여 보는 것이다([그림 1-1] 참조). 준비 단계에는 지도감독자가 지도감독 관계를 시작하기 전에 고려하여야 할 측면들이 관련되며, 도입 단계에서는 지도감독 대상자를 처음 만났을 때 진행되는 상황을 살펴본다. 진행 단계는 다량의 학습과 기술 발달이 일어나는 단계이며, 종결 단계에서는 지도감독 대상자를 다음 지도감독, 단독 진료, 또는 자문하의 진료 등으로 넘어갈 수 있게 해 주는 데 초점을 맞춘다. 종결 단계에서는 최종 평가가 포함될 수 있다.

준비 단계 preparatory phase

지도감독 대상자를 만나기 전, 지도감독자는 성인 학습의 이론과 원리를 익혀 교육의 골격에 대한 감을 잡는 것이 좋다. 또한 지도감독을 요청받은 맥락을 이해하는 것이 반드시 필요하다. 상황의 맥락을 이해한 상태에서 지도감독자는 맡을 수 있는 역할들에 대하여 대비하고, 지도감독 대상자의 수요와 지도감독이 이루어지는 체계 그리고 지도감독자 본인의 한계를 고려하여야 한다.

핵심 포인트

- 성인 학습 원리를 복습한다.
  - 성인 학습자는 자기주도적이며, 의욕을 가지고 있고, 학습 과정에 참여하고자 하며, 의미와 응용에 초점을 맞춘다.
- 맥락을 이해한다.
  - 지도감독하는 환경(의 자원 및 제한점), 지도감독자의 요건 및 기대치, 지도감독자 자신에 대한 평가 방식을 파악한다.
- 지도감독자의 역할과 한계를 예측한다.
  - 많은 지도감독자의 역할은 동시에 일어나며, 상충되어 보일 수 있다.
  - 권력 격차 · 문화 · 특권 문제에 유의한다.
  - 이중 관계를 피하고 지지와 자기노출의 균형을 맞추되, 명확한 경계를 유지한다.

성인 학습 원리 복습하기

최근 들어 의학 및 정신건강 교육은 지도감독 시행에 의도적 · 상호작용적 · 명시적 학습 과정을 더 많이 포함시켰다. 이는 보다 전통적인 도제apprenticeship 학습 모형을 넘어서고 있

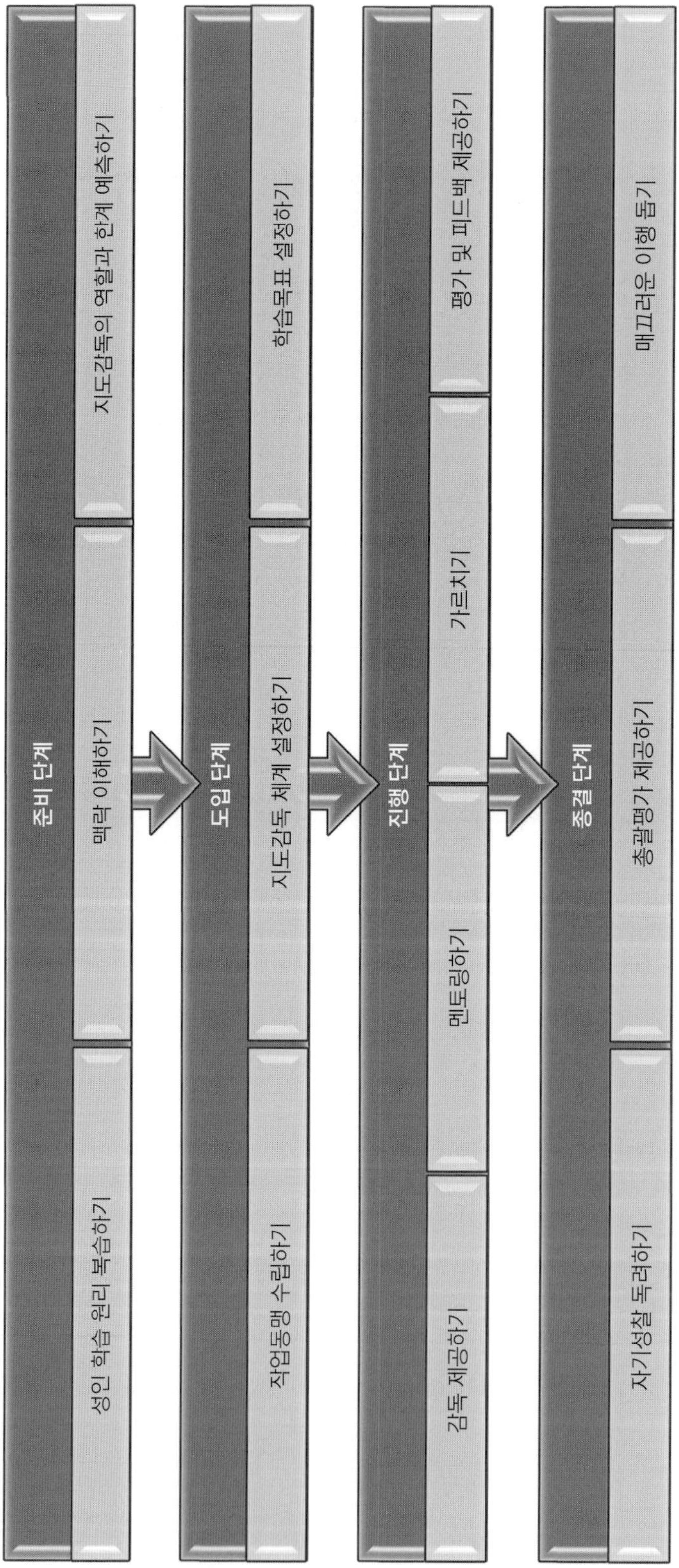

[그림 1-1] 지도감독의 4개 단계

는 경향을 보여 준다. 연구 결과상 교육자가 학습이론에 기반한 원리를 적용시키면 더 나은 학습이 가능하다(Bergman et al., 2013). 학습이론의 상세한 논의는 이 장의 범위를 넘어서나, 성인교육학andragogy, 즉 성인 학습에 사용되는 원리가 설명하는 성인 학습자와 그 수요를 지도감독 상황에 적용이 가능하다(Knowles, 1984). 지도감독 대상자는(그리고 지도감독자도) 성인 학습자이다. Knowles(1984)는 성인 학습자의 특성을 자기주도성과 동기로 규정하였다. 성인 학습자는 학습 과정에 능동적으로 참여하기를 원하며, 새로운 정보를 유의한 방식으로 습득하고 통합하고자 한다.

의미 있는 혹은 깊이 있는 학습을 달성하기 위하여 성인 학습자는 이해에 초점을 맞춘다. 성인 학습자는 새로운 지식을 개별 사실의 조합보다는 일관된 전체로서 이해하고자 애쓴다. 이론에 따르면, 지도감독에 의미를 부여하기 위해서는 성인 학습자가 능동적으로 참여할 수 있게 하는 것이 중요하다. 성인 학습자는 특정 내용을 배우는 것이 자신이 전문가로서의 이해에 어떤 기여를 할 수 있는지 납득할 만한 근거를 원한다. 의미가 확인되면 성인 학습자는 학습한 내용을 향후에 어떻게 적용할 수 있는지 알기를 원한다. 이렇게 하여 지도감독 대상자가 내용에 주의를 기울이고, 자료를 흡수하여 뒤이어 이를 저장할 수 있도록 동기를 부여할 수 있다.

또한 성인 학습자는 학습의 증진을 위해 과거 경험의 도움을 받는다. 새로운 지식을 의미 있는 전체로서 자신의 의식에 통합하기 위하여 학습자는 지도감독자가 제공한 새 정보를 자신이 이미 알거나 지각하는 것과 연결해야 한다. 이미 갖고 있는 지식이 활성화되고 새로 받아들인 정보와 밀접한 관련이 있을 때, 이 새로운 정보가 장기기억에 좀 더 쉽게 흡수될 수 있다.

그리고 마지막으로 성인 학습자는 자신의 새 지식을 즉시 문제 해결에 활용하고, 자신의 발전에 대한 피드백을 받기를 원한다. 정신의학 지도감독은 임상 및 학술 활동을 감독하는 측면에 있어서 직무 현장과 밀접하게 엮여 있으므로 체험학습experiential learning을 촉진하기에 최적의 상황이 될 수 있다. 모든 학습은 다양한 의학적 · 문화적 내용이 내장된 일과 중의 직무와 관련된 과제에 참여하는 것으로부터 시작된다(Teunissen et al., 2007). 임상, 행정, 학술 등 자신의 업무활동으로부터 의미를 해석하고 구성함으로써 지도감독 대상자는 이러한 활동의 핵심을 변환하여 자신의 지식으로 만든다. 지도감독자는 이러한 학습을 본보이기modeling, 유도 성찰guided reflection, 피드백 및 멘토링mentorship을 통하여 유도한다.

지도감독자는 자기 스스로 역량과 교육 방식에 대하여 되돌아 보아야 하며, 이를 통하여 자신의 접근을 성인 학습자의 수요에 더 잘 일치시키도록 노력해야 한다. 또한 자신의 지도감독 역량을 향상시키기 위해서 지도감독 및 교육에 대한 이론교육을 받고 실습에 참여하는 것도 고려해 볼 수 있다.

맥락 이해하기

지도감독을 시행하는 맥락은 지도감독이 이루어지는 상황(예: 입원병동에서의 전공의 지도/다른 종사자 관리)뿐만 아니라 보다 넓은 범위의 환경도 관계된다. 환경 내에서 지식 습득 또는 여유 있는 사례 평가를 위한 시간 확보가 충분히 가능한가? 지도감독 대상자들에게 필요한 자원(예: 기술 지원, 공간)을 지원받을 수 있는가? 교육에 가치, 우선순위, 보상이 주어지는가(예: 시간 확보)? 더구나 지도감독 활동의 동력을 제공하는 것이 교육이나 환자의 안전에 대한 고려만이 아니라 명시되지 않은 다른 규칙과 규정의 영향을 받고 있을 수도 있다. 예를 들어, 지도감독이 감독 또는 교육의 필요성에 따라 이루어지는 것이 아니라 메디케어[4] 규정이나 보험심사 지침이 전공의가 시행한 진료에 대한 진료비 청구를 위하여 요구하는 내용이나 방식에 따라 이루어지고 있을 수도 있다(Kuttner, 1999; Stern, 2002).

지도감독의 계기가 어디에 있는지 이해하는 것도 중요하다. 만일 소속 기관을 거치지 않은 지도감독 요청이라면, 지도감독자는 지도감독 대상자의 구체적인 요구사항과 함께 법적으로 혹은 평가 측면에서 요구사항이 있는지 확인해 보는 것이 좋다. 지도감독을 요청한 것이 의국이나 기관이라면, 지도감독을 최종 관장하고 있는 책임자가 누구인지, 그리고 문의사항이나 자원에 대한 요청, 또는 지도감독 대상자의 수행에 문제가 생겼을 경우에 누구에게 보고할 것인지를 확인해야 한다. 지도감독의 형식(개인 지도감독인지 집단 지도감독인지, 현장 지도감독인지 아니면 온라인 지도감독인지), 절차상의 특정 요소(장소, 빈도, 기간), 예정된 지도감독 기법(영상 촬영, 단방향 투시거울,[5] 의도적 연습[6]) 등을 명확히 해 두는 것도 중요하다. 지도 시간이 취소되거나, 지도감독 대상자가 결석하였을 경우에는 이후에 어떻게 해야 하는가? 지도감독자(또는 지도감독 대상자)의 휴가시에 대리할 사람이 있는가? 문제 개선이 요구되는 상황에서는 지도감독자는 어떤 역할을 하게 되는가?

지도감독 대상자를 평가하는 데 사용되는 개념 체계를 명확히 해 두는 것도 중요하다. 여기에는 ACGME에서 규정하는 역량 및 성취 지표, EPA(Entrustable Professional Activities, 신뢰 가능한 전문활동), 정립된 지도감독 지침(예: Psychology Board of Australia, 2018), 또는 정신치료(예: 인지행동치료 및 역동정신치료) 기반 또는 지도감독 기반 정신치료 모형(예: 발달형 또는 통합형) 등의 체계로부터 유래한 다른 기법 등의 평가 도구가 포함될 수 있다. 지도감독 대

---

4 역주: Medicare, 65세 이상의 노인에 대한 미국의 건강보험제도

5 역주: 제11장 참조

6 역주: 제10장 참조

상자는 주어진 지도감독 기간 동안에 어떤 역량을 성취할 것으로 기대되는가? 만일 자체적인 역량 지침이 없다면, 국가 기관(예: ACGME)에서 제공하는 지침이 유용할 수 있다. 지도감독에 기대되는 사항을 확인하는 또 하나의 방법은 평가 양식을 검토하는 것이다. 비록 모든 평가 도구가 기관 측의 요구사항, 특히 지도감독 대상자의 수준에서의 요구사항을 충분히 반영하는 것은 아니다.

역으로 체계 내에서 지도감독자가 어떻게 평가될 것인지 확인하는 것 역시 중요하다. 수련 과정 책임자 또는 부서 업무 책임자에게 평가 절차를 확인할 수 있다. 만일 지도감독자에 대한 평가양식이 있다면, 지도감독을 시작하기 전에 이를 검토하는 것이 유용하다.

사전에 이 모든 사안이 명시되고 이해되는 것이 바람직하나, 안타깝게도 이러한 정보가 늘 명시적으로 기술되어 있거나 접근이 가능한 것은 아니다. 지도감독의 구조적 측면이 명확할수록 지도감독자와 체계 간의 관계, 지도감독자와 지도감독 대상자의 관계 둘 다가 더욱 투명하고 긴장으로부터 자유로울 수 있다.

지도감독자의 역할과 한계 예측하기

지도감독자의 역할은 관리managerial, 교육, 서비스 및 지지 제공에 걸쳐 있을 수 있다. 책임은 맥락에 따라 다양할 것이며, 이것들 중 많은 역할이 동시에 존재할 것이다. 관리자의 역할에는 다양한 일련의 책임이 포함되는데, 본보이기, 효과적인 의사소통 유지하기, 효과적인 팀 꾸리고 유지하기, 업무분장 정하기, 마감 설정하기, 명확한 경계 설정 및 유지하기, 자원을 보존하고 유지하기, 스태프 역할을 설정하고 규정하기, 정책과 절차를 정하고 발효하기, 사회의 법령 준수하기, 규율하기, 그리고 갈등의 개선과 해소하기가 이에 해당한다. 교육자의 역할에는 다양한 교육 기법 및 방법에 참여하는 것이 포함되며, 평가(성과 측정), 피드백 제공, 그리고 자기주도self-directed(평생lifelong)학습의 촉진이 이에 해당한다. 서비스 측면에서의 지도감독자는 임상 종사자로서 환자 안전의 유지에 대한 책임을 지며, 경우에 따라서는 직접 진료를 제공해야 할 수 있다. 멘토링에는 코칭, 지지, 그리고 학습자로서 또는 전문가로서 발전하도록 육성하기 위한 행위가 포함된다. 경우에 따라서는 이들 역할이 서로 상충되는 것처럼 보일 수 있고, 이로 인하여 지도감독에 내재적 긴장을 유발한다. 지도감독자의 기능에 복잡한 기술이 요구되고 많은 어려움이 동반되는 것은 이 때문이다.

지도감독을 준비할 때, 지도감독자와 지도감독 대상자 간에 발생할 수 있는 권력 격차를 유의할 필요가 있다. 지도감독 대상자는 비판 또는 낮은 평가에 대한 우려 때문에 지도감독자에게 자신을 정직하게 노출하는 것을 두려워할 수 있다. 권력 외에도 지도감독자는 문화 및 특권 문제에 대한 자기성찰을 하고 있어야 한다(제35장 '지도감독 관계 내에서의 문화 사안' 참조). 지도감독자의 다중 역할과 관련된 또 하나의 복잡한 요소는 기관 내에서 지도감독 대상자와의 이중 관계dual relationship의 가능성이다. 지도감독자는 이론 교육자로서, 병동 책임자로서, 논문의 공저자로서, 위원회의 위원으로서, 국가 기관 내의 동료로서, 친구로서, 학습자와 다양한 맥락에서 엮일 수 있다. 지도감독자로서 가능한 한 이중 관계를 삼가는 것이 바람직하지만, 종종 그러기가 불가능한 경우도 있다. 이와 연관하여 고려할 사항은 경계의 유지이다(제38장 '경계: 지도감독 역할 및 행동의 관리' 참조). 지도감독은 멘토링이 아니며, 정신치료도 아니다. 지도감독에는 평가의 역할이 필요하다. 하지만 지도감독에는 멘토링과 치료의 일부 요소가 포함될 수 있다. 지도감독자는 지도감독 대상자가 내적 감정과 반응에 대해 탐색하도록 허용하는 것과 지나친 자기노출을 삼가는 것 사이에서 균형을 잡아야 한다(Sarnat, 2010). 한편으로 지도감독자의 자기노출은 상당히 유용하고 적절할 수 있는데, 특히 지도감독 대상자가 걱정을 호소할 때 특히 그러하다(Ladany et al., 2013). 이 점은 자기노출이 훨씬 조심스럽고 제한되는 치료 상황과의 차이점이다. 더구나 견고한 작업동맹이 필수적임에도 불구하고, 지도감독 관계에서 전적인 비밀보장은 불가능함을 용인해야 한다. 수련 과정의 상황에서 지도감독자에게는 수련 대상자를 평가할 의무가 주어지며, 경우에 따라서는 지도감독 대상자에게 발생하는 심각한 우려에 대해 의국 측에 보고할 필요가 있다. 지도감독자는 문제가 발생하였을 때 이에 대해 조치를 취할 수 있는 준비를 하고 있어야 한다.

도입 단계 introductory phase

지도감독은 선제적 · 계획적 · 목적적 · 목표지향적 · 의도적 행위이다. 바로 이러한 의미에서 초반의 몇 차례 회기는 주로 작업동맹의 수립, 지도감독 체계의 설정, 그리고 학습목표의 설정에 할애된다.

핵심 포인트

- 작업동맹을 수립한다.
  - 지도감독 대상자에 대해 알기 위하여 시간을 투자한다.
  - 지도감독 대상자는 자율성의 격려와 생각의 공유를 통한 권한 부여를 중요하게 여긴다.
  - 의사소통 통로를 유지한다. 권력 역동, 다양성 및 문화적 사안, 이중 관계, 그리고 지도감독 관계의 손상 가능성에 대한 대처 방법을 고려한다.
- 지도감독의 체계를 설정한다.
  - 지도감독의 이점과 합당함을 지도감독 대상자에게 설명한다.

- 지도감독 내 비밀보장의 한계에 대한 사안을 검토한다.
- 지도감독의 조건, 체제, 기대치에 대하여 검토한다.

• 학습목표를 설정한다.
  - 지도감독 대상자의 역량 수준과 개선이 필요한 영역을 평가한다.
  - 상호 협력 하에 명확한 목적과 목표를 정한다.
  - 목적에 기반하여 교육활동을 결정한다.

작업동맹 수립하기

지도감독의 진행 또는 내용에 돌입하기 전에 지도감독자는 지도감독 대상자에 대해 알고 이해할 필요가 있다. 안전하고 안락하며 존중에 기반한 관계의 형성에 투자함으로써 지도감독 대상자는 과도한 수치심 또는 불안을 경험하지 않고 걱정, 취약점, 두려움, 실수, 그리고 치료상의 실책을 더 잘 표현할 수 있게 된다. 그러나 지도감독 대상자의 불안과 저항 resistance은 정상이며, 특히 저년차일 경우에는 더더욱 그렇다. 튼튼한 지도감독 작업동맹은 환자와의 치료동맹therapeutic alliance과 마찬가지로, 효과적인 학습의 장이 된다. 능동적 경청, 감정의 반영, 그리고 공감empathy 모두가 유대를 공고히 하여 신뢰에 기반한 효과적인 작업동맹에 기여하며(Bernard & Goodyear, 2009; Shanfield et al., 1992), 튼튼한 작업동맹은 의욕을 고취시키고(Orsini et al., 2018), 자신감과 전반적 사기를 북돋우며(van der Wal et al., 2016), 학술적 성취에도 영향을 주고(Lucas et al., 1993), 소진(Edwards et al., 2006)과 의료과오(Chang & Mark, 2011)의 예방에도 도움을 준다. 지도감독 대상자는 자율성을 격려하고, 자신의 생각을 개방하도록 촉진하는 지도감독자로부터의 권한 부여를 중요하게 여긴다(Ladany et al., 2013). 견고한 지도감독 작업동맹은 지도감독자 대상자가 좀 더 편하게 도움을 청하고, 피드백을 받으며, 변화를 수용할 수 있게 격려한다. 부실한 지도감독 작업동맹과 연관된 요인은 지도감독자의 윤리적 일탈, 지도감독자의 다문화 역량 부족, 지도감독 대상자의 자기노출 거부, 역할 갈등, 모호한 역할(Ladany, 2004), 환자 관련 사건에 대한 지도감독자의 대처 기술 부족(Kozlowska et al., 1997b), 그리고 지도감독 대상자의 절망 및 심리적 어려움(Kozlowska et al., 1997a)으로 밝혀져 있다.

지도감독자는 지도감독 대상자의 과거 경험 및 지식 기반에 대해서 알아보는 것이 좋다. 그들이 겪고 있는 어려움은 무엇이며, 관계된 개인 및 직업적 사안은 어떤 것이 있는가? 그들이 처한 상황을 이해함으로써 진정성 있고 따뜻한 환경을 형성하고, 지도감독자가 가진 교육과 성장에 대한 열의를 보여 줄 수 있다.

다양성 및 문화적 사안, 그리고 지도감독 관계에 내재한 권력 격차를 다루는 것도 중요한데, 이를 통하여 지도감독 관계 사이에서 더 심도 있는 이해가 가능하기 때문이다. 지도감독 관계에서의 역동의 속성을 명시적으로 취급함으로써 의사소통 통로를 열어 둘 수 있다. 추가로 지도감독 관계 내에 존재하는 이중 관계는 식별하여 회피하거나, 아니면 최소한 지도감독 관계에 미칠 수 있는 영향에 대해 명시적으로 대처할 필요가 있다. 이러한 사안들과 그에 대한 대처를 명확히 함으로써 의사소통과 학습에서 발생할 수 있는 장벽을 최소화하는 데 기여할 수 있다.

지도감독을 시작할 때, 지도감독자가 지도감독 관계에서 손상이나 어려움이 발생할 경우에 이를 탐색하고 헤쳐 나갈 것임을 명확히 선언하면 좋다(제36장 '지도감독 동맹의 손상' 참조). 지도감독의 과정에 있어 정직성과 개방성(특히 잠재적 갈등 요인에 대한)을 격려함으로써 지도감독 대상자가 그러한 탐색 대상 사안을 보다 마음 편히 제기할 수 있도록 도울 수 있다. 만일 어려움이 발생할 경우, 지도감독자가 생산적으로 긴장을 관리할 방법을 찾고, 지도감독자의 대인관계 유형, 가치관과 신념의 차이, 원하지 않았던 지도감독 대상자의 요청 등으로 인한 자신의 역할에 대해 인식하는 것이 중요하다. 갈등 조정에 있어 모범을 보임으로써 지도감독자는 지도감독 대상자가 핵심 전문가의 가치를 배울 수 있는 귀중한 기회를 제공할 수 있다. 그러한 모습을 본받아 학습자는 불확실성을 인정하고, 스스로 책임을 지며, 한계를 인정하는 법을 배울 수 있다(Ramani & Orlander, 2013).

지도감독 체계 설정하기

많은 저년차 지도감독 대상자는 지도감독에서 무엇을 기대해야 할지 알지 못한다. 따라서 지도감독의 이점과 그 이점이 지도감독 대상자에게 가지는 의미를 설명해 주는 것이 유용하다. 지도감독 대상자가 지도감독의 유용성과 목적을 수용하고 난 뒤에는 지도감독 관계의 조건을 정할 수 있다. 얼마나 자주, 언제, 어디서 만날지, 기대치는 무엇인지, 서로에게는 (특히 위기 상황에서) 어떻게 연락을 취할 수 있을지, 결석은 어떻게 관리할지 등에 대해서 규정하도록 한다. 또한 지도감독자는 자신이 환자 및 해당 의국에 대해 가지는 법적 의무를 검토하는 것이 바람직하다.

지도감독 시작부터 비밀보장confidentiality의 한계를 명시적으로 논의하는 것이 권장된다. 지도감독 대상자는 지도감독자가 비밀보장을 해제하고 지도감독 과정을 관리하는 적정한 의국 책임자에게 보고해야 하는 문제 또는 행동에 대하여 이해하여야 한다. 대상이 되는 문제로는 지도감독 회기에 대한 지나친 결석, 피드백으로도 고쳐지지 않는 미흡한 수행, 비윤리적 행위, 또는 자살위험성이나 인지장애 등의 정신건강 문제가 있다. 비밀보장 해제의 대상이 되는 행동 및 이행해야 할 과정에 대한 의국의 지침이 있을 것이다. 이 모든 사안에 대해서 지도감독 대상자와 함께 사려 깊고 섬세한 논의가 필요하다.

마지막으로, 지도감독이 기반을 둘 체제(예: 역량, 성취 지표, 신뢰 가능한 전문활동) 그리고 평가 방법을 지도감독 대상자에게 명시하여 줄 것이 권장된다. 또한 지도감독자는 어떤 형태의 감독 그리고 학습 접근이 해당 지도감독 대상자에게 가장 효과가 좋을지를 알아보는 것이 좋다. 각 회기에 대해 예상되는 접근법, 내용 발표의 방법, 그리고 지도감독 이후에 새로운 자료를 지도감독 대상자가 활용할 방법에 대하여 명확한 합의가 이루어지는 것이 바람직하다. 예를 들어, 지도감독 대상자에게 질문, 의제agenda, 촬영 영상을 준비하여 지도감독 시간에 임하게 할 수 있다. 또한 지도감독 대상자에게 다음 회기 전에 과제를 해 오거나 논의한 기술을 연습해 오도록 요구할 수 있다.

학습목표 설정하기

목표는 학습자에게 기대되는 바에 대한 지침을 제시함으로써 학습에 동력을 제공한다. 지도감독 과정에서 목표는 중심에 있다. 자신이 무엇을 배워야 할지 수련 대상자들은 감을 잡고 있지 못한 경우가 많다(Rojas et al., 2010). 학습의 목표와 목적을 학습자에게 제공해 주면 자신의 진전을 파악하고 이해하는 데 유용하게 활용할 수 있다. 이는 임상 수행에 대한 깊은 성찰을 유도하고 촉진하는 것뿐 아니라 자기주도학습을 격려하는 데에도 유용하다.

지도감독 대상자의 역량competence 수준을 아는 것은 적절한 학습목표를 설정하고 협력하는 데에도 중요하지만, 지도감독 대상자와 환자의 안전에 위험이 생기지 않도록 하기 위해서도 중요하다. 하지만 지도감독 대상자의 역량 수준을 파악하는 것은 특히 지도감독 초기에는 쉽지 않다. 지도감독에 해당하는 합당한 이론 교육, 임상 및 직무 관련 경험에 대해 지도감독 대상자는 얼마만큼의 사전 경험이 있는가? 숙달된 점은 어떤 것들인가? 고생하고 있거나 취약한 부분은 어디인가? 지도감독 대상자가 이런 빈틈을 표현하기 어려워하거나 혹은 자신의 결함을 모르고 있을 수도 있음을 명심해야 한다. 지도감독자가 지도감독 대상자의 치료 시행을 직접 관찰하면 역량 수준을 확실하게 파악하는 것이 가능하다. 추가로 다른 스태프나 이전의 지도감독자에게 지도감독 대상자의 역량 수준 및 개선이 필요한 영역에 대한 견해를 물어보는 것도 좋다.

지도감독 대상자의 지도감독에 대한 자신만의 관심사 및 목표는 무엇인가? 지도감독 대상자와 지식뿐만 아니라 기술 및 태도에 관해서도 협력하여 명확한 목표를 세움으로써 지도감독 대상자들은 자신의 학습의 주인이 되며 내적 동기에 추진력을 얻는다. 의국 또는 지도감독자의 목표에만 집중하면 지도감독 대상자들은 지도감독의 목표를 자신이 평가받게 되는 외적 기준으로만 받아들이게 되며, 이는 외적 동기로 이어진다. 목표에 대한 협력을 통해 학습자는 더 나은 수행을 보이며, 목표에 대해 협력하지 않는 학습자에 비하여 높은 자기효능감을 경험한다(Latham et al., 1994). 개인적 목표와 의국 수련 과정의 목표를 지도감독 대상자 본인의 수요와 일치시켜서 의미를 확보하고, 동기, 주인의식 및 책임감을 향상시키는 것이 가장 바람직할 것이다.

명료하고 유용한 목표를 설정하는 것은 그 자체로 협력적 학습 과정이자 학습 기술이다. SMART[Specific(구체적인), Measurable(측정 가능한), Achievable(달성 가능한), Relevant(적절한), Time-limited(기한이 있는)] 목표 형태는 성공적인 성취를 위한, 기대치를 명확히 하기 위한, 안정되고 효과적인 목표를 설정하기 위한 유용한 도구가 된다(Doran, 1981). 목표는 지도감독 대상자의 발달 단계에 부합하여야 하며, 지도감독자의 역량 범위 이내에 포함되어 있어야 한다.

다음 단계는 지도감독 대상자의 목표 달성을 확실히 하기 위한 교육활동을 정하는 것이다. 여기에는 독서 과제 부여, 역할극role-play 참여, 영상촬영 검토, 질문에 대한 대답, 성찰의 시간 독려, 서사 작문 또는 주석이 포함된 버바팀 제출 요구, 그리고 집담회 참석 독려 등이 있을 수 있다. 목표와 상황에 따라 교육활동을 선택하고 접근하는 방식이 달라진다.

상호 합의한 목표와 교육활동을 문서화하여 작성함으로써 지도감독자와 지도감독 대상자 모두 지도감독의 진행에 따라 주기적으로 목표를 검토하고 추적할 수 있다. 또한 이 방법을 통해 지도감독자는 설정된 목표 각각에 대한 의식적인 평가와 피드백을 지도감독 대상자에게 해 줄 수 있다. 지도감독 계약 또는 지도감독 일지가 양자 간의 명확한 이해에 유용할 수 있다(지도감독 계약에 대해 더 알기 위해서는 이 장 끝의 추가 자료 참조, 지도감독 일지의 예시는 [그림 1-2] 참조). 지도감독이 진행됨에 따라 학습자의 경험 증진, 평가, 피드백 등에 따른 새로 습득해야 할 수요와 기술에 대한 인식이 발생할 것이며, 이에 따라 목표도 조정되어야 한다.

진행 단계 working phase

진행 단계의 지도감독에는 네 가지 영역이 존재한다. 감독, 멘토링, 교육, 그리고 평가 및 피드백 활동이다. 이들의 기능은 연속선상에서 서로 중첩되어 있다. 지도감독은 학습자의 목표에 기반하여 확인된 공백을 메우기 위한 방법에 대한 계획을 세운다. 지도감독자가 유연하게 반응하고, 지도감독 대상자의 발달 단계와 본인만의 수요, 능력 및 결함을 고려할 수 있는 능력을 가지는 것이 바람직하다.

이러한 각 영역에 대한 설명 전에 지도감독자는 각 지도감독 회기를 어떻게 진행할 것인지 생각해 볼 것을 권한다. 지도감독의 의제는 즉흥적으로 설정되는 경우가 많으나, 이 방식에 의하면 많은 사항이 우연에 맡겨진다. 회기 전에 지도감독 대상자의 학습 목표, 발달 수요, 학습 유형, 문화적 특성, 그리고 이전 회기에서의 반응성을 검토하는 것이 바람직하다. 지도감독 회기 내에서 무엇이 유용했는지(또는 유용하지 않았는지), 강점과 부족한 영역 그리고 지도감독 대상자, 환자 및 작업이 순항 중인지의 여부를 추적하는 것이 중요하다. 각 회기가 시작되기 전에 미리 의제를 계획하여 설정해 두는 것이 경험에서 최대한 성과를 얻어 내는 데 도움이 된다. 또한 이러한 요소들을 추적하기 위하여 회기에 대한 서면 기록을 남겨 두는 것도 좋다([그림 1-2] 참조).

핵심 포인트

- 감독을 제공한다.
  - 환자 진료와 안전, 연구 및 학술의 진전, 그리고 리더십의 성공 여부를 확인한다.
  - 수행을 추적 관찰한다.
  - 규칙, 규정, 절차, 법령의 준수를 확인한다.
- 멘토링한다.
  - 지지하고, 코칭하며, 옹호하고, 전문가다움과 자기관리에 있어서 모범이 된다.
  - 지도감독 대상자가 동료들과 어울릴 수 있도록 돕는다.
  - 멘토링과의 차이점으로 지도감독자는 지도감독 대상자에 대한 평가도 시행한다.
- 가르친다.
  - 지도감독 대상자의 수준에 맞춘 학습자 중심의 협력적 교육방식을 추구한다.
  - 교육기법을 학습자의 목표, 관심사 및 맥락에 맞춘다.
  - 학습의 향상을 위하여 하나 이상의 교육 수단을 사용하기 위해 노력한다.
- 평가하고 피드백을 제공한다.
  - 직접 관찰 및 질문을 통한 세심한 평가를 위하여 노력한다.
  - 상호 반응형 피드백에 참여한다.

임상 지도감독 일지

지도감독 대상자 이름: ________ 연락처: ________ 지도감독 시간: ________

목표 설정	논의일: ________
지도감독 대상자의 목표	지도감독자의 목표
1.	1.
2.	2.
3.	3.

지도감독에 대한 중간 피드백 ____________(일자)

(완료/미완료)

일자	지도감독 질문	논의사항	고찰: 지도감독에서 효과적이라고 여긴 점	지도감독 대상자/지도감독자의 행동 계획

[그림 1-2] 지도감독 일지 예시

감독[7] 제공하기

지도감독 대상자의 학습을 지도하면서 동시에 환자의 진료 수요, 지도감독 대상자의 연구 수요, 의료 질 표준의 관리와 정책의 준수 내에서의 행정적 딜레마도 살펴야 하는 상호 경쟁적인 여러 요소의 관리 필요성으로 인하여 지도감독은 매우 복잡한 과정이 된다.

환자치료의 맥락에서 Kilminster 등(2007, p. 3)은 지도감독의 목적을 "주어진 상황에서 환자에게 가능한 한 가장 양질의 진료를 제공하고, 환자가 속한 공동체의 필요에 걸맞은 양질의 서비스를 제공하기 위함"으로 정의하였다. 임상 지도감독자는 지도감독 대상자의 역량과 수행이 자신의 적정 수준 이내에 있도록 관리하여야 한다. 이를 확인하는 것이 늘 원활

---

7 역주: 지도감독supervision/supervise과 감독oversight/oversee은 어원을 공유한다[라틴어super (over)/videre (see)] 개관/조사/감시surveillance/survey도 같은 어원이다(라틴어supervidere > 프랑스어surveier).

하지 않을 수 있으며, 직접 관찰이나 다른 스태프의 피드백을 참고할 필요가 있을 수도 있다. 지도감독자는 지도감독 대상자의 독자적인 환자 진료 진행을 얼마나 신뢰할 수 있는지에 대해 지도감독 대상자 요인을 고려하여 판단하는데, 이러한 요인에는 발달 수준, 업무 맥락 및 상황, 관련된 과제 및 활동, 그리고 지도감독 대상자–지도감독자 간의 관계가 있다(Ten Cate et al., 2016). 양질의 진료를 보장할 수 있는 범위 내에서 지도감독자는 지도감독 대상자에게 어느 정도의 자율성을 허용하기도 한다(Babbott, 2010). 그렇지만 학습과 정체성 형성identity formation을 위하여 과제를 수행하는 과정에서 학습자가 위험한 행위를 하게 될 위험이 발생할 수 있다(de Feijter et al., 2011). 이 점이 특히 지도감독 대상자가 새로운 기술을 습득하는 상황에서 효과적인 지도감독이 얼마나 중요한지를 보여 준다. 불충분한 지도감독은 환자의 안전을 위협하고 지도감독 대상자의 학습을 위험에 빠뜨릴 수 있다(Baldwin et al., 2010; Ten Cate et al., 2016).

Kennedy 등(2007)은 임상 감독을 조작화하기 위한 방안으로서 감독활동을 네 가지 영역으로 구분하였다. 영역별로 활동 내용은 가장 가벼운 개입부터 가장 침습적인 개입까지의 순서로 다음과 같다.

- 정규형 감독활동: 사전에 계획된 일과 활동의 수행(예: 일일 회진 또는 사전에 계획된 증례 토의)
- 반응형 감독활동: 특정 환자와 관련한 지도감독 대상자의 요청에 대해 반응(예: 임상 정보의 불일치나 중증 환자의 상태 변화에 대한 지도감독 대상자의 보고에 따라 지도감독자가 환자를 진찰)
- 직접 환자진료: 지도감독 대상자의 역량 수준을 넘어서는 환자 진료를 지도감독자가 직접 수행
- 배경형 감독활동: 지도감독 대상자의 인지 여부와 별도로 상시 또는 촉발 요인(예: 검사결과 검토 또는 환자 진찰)에 따라 시행하는 감독활동

이러한 활동 분류는 애초에 임상 상황에서 기술되었으나, 다른 지도감독 현장에도 적용이 가능하다.

멘토링하기

지도감독에는 멘토링의 여러 측면이 포함되어 있으나, 지도감독과 멘토링은 명확히 다르다. 멘토와 비슷하게 지도감독자는 지지와 반응을 제공하고, 진로와 개인의 발전에 대한 질문에 대하여 질문을 되돌려 준다. 또한 지도감독 대상자가 관리, 조직, 리더십 등의 개별 영

역에서 기술을 발전시킬 수 있도록 코칭하여 준다. 또한 학습 자원 및 지도감독에 필요한 적정한 시간을 확보할 수 있도록 지원하고 학습 수요의 충족을 보장한다. 전문가다운 모습에 있어서 모범을 보이며, 동료집단의 문화에 어울릴 수 있게 돕는다. 이러한 임무의 달성은 멘토링에서와 마찬가지로 명확한 경계의 유지를 전제로 한 능동적 경청, 역할 모델 제공, 공감 및 분석, 그리고 정직하고 구체적인 피드백 제공을 통하여 달성이 가능하다. 또한 지도감독자는 자신의 한계를 인정하는 면에서도 모범을 보인다.

또 다른 지도감독자-멘토의 중요한 역할은 자기관리에서 모범을 보이는 것이다. 정신건강 종사자의 소진 및 스트레스, 그리고 건강, 직무 만족, 이직률, 진료의 질, 치료 결과, 사회적 비용에 대한 영향은 잘 알려져 있다(Morse et al., 2012). 지도감독자는 경청, 지지 및 대처역량 향상에 대한 조력을 통하여 지도감독 대상자의 스트레스 정도와 안녕을 보살펴야 할 의무가 있다. 지도감독 대상자가 자신의 직무 경험의 관리에 도움을 받으면 소진, 스트레스 수준, 그리고 공감에 의한 피로[8]를 줄일 수 있고, 직무 효율이 향상될 수 있다(Wallbank & Robertson, 2008). 지도감독자는 지도감독 대상자들을 조력하기 위해 자원 활용을 제안할 수 있고, 정도가 심한 경우에는 의국 책임자에게 지도감독 대상자가 겪고 있는 어려움을 보고해야 할 필요가 있다.

하지만 멘토와 달리 지도감독자-멘토는 평가를 시행하고 수행에 대한 피드백을 의국 또는 기관에 제공해야 하는 역할도 함께 맡는다. 또한 지도감독자는 환자 진료의 결과에 대한 책임을 지며, 지도감독 대상자의 연구 및 행정 성과에도 책임을 지거나 최소한 관여를 하게 된다. 또한 지도감독 대상자의 전문가로서의 수행을 관리하기 위한 최종 평가를 제공할 책무도 진다.

가르치기

지도감독과 교육은 밀접하게 엮여 있다. 임상환경 지도감독에서 보다 우수한 교육이 실습자의 임상 역량에 직접적인 영향을 미치는 것이 입증되었다(Wimmers et al., 2006). 하지만 일정 수준을 초과하는 업무 부담 또는 업무량은 지도감독 대상자의 학습 능력을 감소시키는 것으로 알려져 있다(Dornan, 2012).

모방은 강력한 학습 수단이지만, 지도감독 중의 교육은 과거의 정보 전달을 강조하는 교육자 중심의 접근에서 보다 협동에 초점을 맞춘 학습자 중심의 접근으로 변화되어 왔다. 하

---

8 역주: compassion fatigue. 타인의 심리적 외상에 장기적으로 노출됨으로써 발생하는 간접·대리 외상 경험 현상. 이차/대리 외상 증후군(secondary/vicarious trauma syndrome)과도 유의어로 쓰인다.

지만 임상 지도감독자들은 아직 교육 전략, 피드백 기술, 학습자의 성찰과 통찰을 촉진할 방법에 있어 부족함을 호소한다. 이는 지도감독자들이 아직 학습자 중심의 교육 전략에 충분히 익숙하지 못함을 시사한다(Bearman et al., 2018).

수립한 목표를 지도감독 초반에 검토하여 교육과 평가의 길잡이로 삼는 것이 좋은 출발점이 될 수 있다. 지도감독 대상자의 목표, 관심사 및 맥락에 부합하는 교육 기법을 선택하는 것이 중요하다. 학습에 대한 접근에 있어 명확한 의도를 가짐과 함께 지도감독 대상자가 선호하는 학습 유형, 수요 및 내용, 그리고 발생할 수 있는 예상치 못한 상황에 적응할 수 있는 유연성도 갖추는 것이 바람직하다. 또한 지도감독 대상자의 수준에 맞추어 교육의 초점을 맞춤으로써 학습 시기를 놓치는 것을 방지할 수 있다(Newman et al., 2016). 일반적으로 저년차일수록 더 명확한 구조와 구체적인 지시사항을 필요로 하는 경향이 있다.

복수의 교육 수단을 사용하는 것이 학습 내용의 유지에 도움이 된다는 것이 연구로 밝혀져 있다(Dwyer, 1978). 이를 달성하기 위하여 다양한 범위의 교육 수단을 활용할 수 있다. 청각(지도감독자의 지도하에 이루어지는 독서 토론, 팟캐스트, 영상, 강의), 시각(독서 과제 부과–특히 도표 포함, 파워포인트 슬라이드), 운동감각(연습을 위한 역할극, 버바팀에 주석 달기, 필기) 등의 기법 중 의도하는 학습 결과에 부합하고 내용에 적절한 수단을 사용한다. 이해와 보유를 더욱 촉진하기 위한 방법으로 잘 조직된 자료 제시하기, 자료 내의 관계성 설명하기, 학습자의 질문에 대해 충분히 답변하기, 그리고 지도감독 대상자에게 질문을 재구성하고 자신의 사전 지식과 통합하여 우선순위를 정해 보도록 하기 등이 있다. 이 방법 모두가 내용의 심도 있는 가공을 가능하게 한다. 새로 습득한 지식을 강화하기 위하여 이 지식을 수행 중인 과제나 역할극에 적용해 보게 할 수 있다. 사용되지 않거나 유용하지 않은 지식은 유지되기 힘들기 때문이다. 본보이기 역시 강력한 교육 방법이다. 우수 임상 진료, 리더십, 시간 관리, 효과적이고 개방적인 의사소통, 팀워크, 비판적 자기평가능력, 자기관리 등의 역할 모델을 제공할 수 있다. 지도감독이 이론 강좌와 병행하여 진행 중이라면 강의실에서 학습한 내용을 활용함으로써 개념을 다지는 데 일조할 수 있다(Cabaniss & Arbuckle, 2011; 서로 다른 교육 기법을 지도감독 내에 통합하는 방식의 예시를 위하여 제3부 '지도감독 기술'을 참조).

평가 및 피드백 제공하기

평가evaluation 또는 성과 측정은 지도감독 과정에 걸쳐 학습자가 학습목표와 관련되어 형성한 지식, 기술, 태도에 대하여 판단 및 평가하는 작업을 말한다. 지도감독 대상자는 자신이 어떤 방식으로, 특히 어떤 기준에 따라서 평가를 받게 될 것인지를 모르는 경우가 많다(Rojas et al., 2010). 지도감독자뿐 아니라 지도감독 대상자도 평가의 대상이 되어야 한다.

평가의 방법에는 여러 가지가 있다. 한 가지 명백한 방법은 직접 관찰이다. 지도감독 대상자의 임상 진료 또는 과제 수행에 대한 직접 관찰은 타당하고 신뢰할 수 있는 역량 예측 방식이다(Hasnain et al., 2004). 기술의 발전 덕택에 환자 진료 회기, 교육활동, 그리고 지도감독 회기까지도 촬영하는 것이 훨씬 용이해졌고, 지도감독자는 이 촬영을 평가하고 피드백할 수 있다(제9장 '녹화 영상: 촉진된 관찰과 피드백을 통한 학습' 참조). 직접 관찰에 기반한 피드백이 행동의 변화로 이어질 가능성이 더 높다(Watling et al., 2008). 지도감독 대상자와 다른 사람들(환자, 동료)의 관계를 관찰하는 것에 더하여 지도감독 내에서의 지도감독 대상자를 관찰함으로써 그들이 타인에게 어떻게 대하고 맡은 임무를 이해하는지 간접적으로 확인할 수 있다. 지도감독 대상자들이 자기성찰을 하는지, 방어적인지, 불안을 관리할 수 있는지, 그리고 전문가답고 윤리적인 태도를 보이는지 점검할 수 있다.

질문을 던지는 것도 또 하나의 평가 방법이다. 개방형 질문과 폐쇄형 질문 모두를 활용하는 것이 가능하다. 질문은 기초 질문(원리와 연관됨), 응용 질문(증례, 과제 및 상황과 연관됨)의 두 가지 범주로 나눌 수 있다. 질문은 다른 수준으로 구성하여 기억(회상)에 따른 반응을 이끌어 내거나 학습자가 정보를 분석하고 합성할 것을 요구할 수 있다. 서로 다른 유형과 수준의 질문을 활용하여 지도감독자는 지도감독 대상자의 능력에 대하여 더 깊은 이해를 할 수 있는 기회를 얻을 수 있다.

지도감독 대상자에게 학습목표에 따른 자기성찰 및 자기평가를 해 보게 함으로써 지도감독자는 학습자가 스스로에 대해 그리고 자신의 지식과 기술에 대해 얼마나 이해하고 있는지를 확인할 수 있다. 또한 지도감독 대상자 스스로가 의식하지 못하고 있는 자신의 행동도 확인할 수 있다. 그리고 지도감독 대상자의 자기평가를 바탕으로 해서 피드백을 전달할 수 있는 가장 바람직한 방식도 계획할 수 있다.

마지막으로, 현재 활발히 연구가 이루어지고 있는 영역으로서 지도감독 상황에서 활용할 수 있는 타당도가 검증된 평가 도구의 개발이 있다(제42장 '지도감독에 척도 기반 진료 도입하기' 참조). 신뢰도와 타당도가 검증된 평가 도구의 예시로는 전공의나 전임의의 입원 및 외래환자 대상의 임상 기술을 평가하기 위한 양식인 CSV(Clinical Skills Verification, 임상기술 입증 도구: Dalack & Jibson, 2012), 임상 교육자를 지도감독하는 지도감독자가 교육의 기술을 평가할 수 있는 도구(Ricciotti et al., 2017), 정신치료 지도감독 내에서 사용할 수 있는 CTS(Cognitive Therapy Scale, 인지치료 척도; Vallis et al., 1986) 등이 있다. 이러한 도구들은 적용하기 전에 지도감독 대상자들에게 공유해도 좋으며, 평가에 사용함에 있어서 풍부한 피드백의 기초 자료로도 활용할 수 있다.

효과적인 피드백은 학습 및 설정한 목표의 달성에 필수적이다(Bing-You & Trowbridge,

2009). 피드백은 "관찰된 대상자의 수행과 표준 수행을 비교한 구체적인 정보를 대상자의 수행을 향상시키기 위한 목적을 가지고 제공하는 것"으로 정의된다(van de Ridder et al., 2008, p. 193). 형성formative 피드백은 지도감독 대상자의 행동을 개선하거나 수정하기 위한 목적으로 주기적이고 지속적으로 주어지는 반면, 총괄summative 피드백은 지도감독 관계의 종료 시점에 지도감독 대상자의 수행에 대한 판단으로서 이루어진다. 총괄 피드백은 전반적인 수행에 기반하여 이루어지며, 성취를 기록하고, 역량을 측정하며, 실제 수행이 기준에 부합하는지 확인하고자 하는 목적으로 제공된다. 피드백이 없으면 학습자는 고립과 불확신을 느끼게 되며, 자신의 수행이 불충분하지 않은지 우려하게 된다(Sargeant et al., 2010). 또한 피드백이 있어야 지도감독 대상자는 자기평가를 하는 데 도움을 받고 그 정확도를 개선할 수 있다(Sargeant et al., 2011). 부가적으로 지도감독 대상자들이 지도감독자로부터 피드백을 선제적으로 구하는 것에 더하여 환자 및 동료들의 피드백에 유의할 수 있게 격려하고 지지하는 것이 바람직하다.

피드백은 결코 쉽지 않은 임무이다. 효과적인 피드백 기법과 수단에 대한 많은 문헌에도 불구하고(Bienstock et al., 2007; Ende, 1983; French et al., 2015; Hewson & Little, 1998; Sargeant et al., 2015), 전공의들은 자신이 받은 피드백에 대하여 양적 및 질적 측면에서 만족하지 못하며(Bing-You & Trowbridge, 2009; Jensen et al., 2012; Sargeant et al., 2011), 교수진은 피드백의 제공을 편하게 여기지 못하고 제대로 준비가 되어 있지 않다고 느낀다(Bearman et al., 2018). 효과적으로 피드백하지 못하는 지도감독자 측의 요인으로는 학습자의 자신감 및 자존감을 지키고, 동료로서의 관계를 보호하며, 능동적인 학습 의욕을 보존하고, 학습자의 주도성을 유지하면서 지도감독 대상자의 감정적 반응을 피하고자 하는 의도가 보고되었다(Ende et al., 1995; Kogan et al., 2012). 또한 반발에 대한 우려, 행동이 변화하지 않을 것이라는 예감(Thomas & Arnold, 2011), 지도감독자 측의 시간 부족 및 피드백의 중요성에 대한 이해 부족(Bing-You & Trowbridge, 2009) 역시 피드백 부족의 요인으로 지목되었다. 지도감독 대상자들은 피드백의 목적이 자신의 수행을 향상시키기 위함임을 이해할 필요가 있다.

효과적인 피드백은 몇 가지 특성에 기반하며, 그중 하나는 건강한 학습환경이다. 지도감독 관계가 상호 신뢰와 존중에 기반하였을 때 피드백의 수용과 적용이 더 수월하다(Sargeant et al., 2010). 견고한 지도감독 관계가 바탕이 되면 더 구체적인 피드백이 가능하고, 이는 지도감독 대상자의 발전을 위한 더 정확한 지침의 제공으로 이어진다(Watling et al., 2012). 효과적인 피드백의 또 다른 특징은 목표를 명확히 규정하는 (그리고 상호 간에 이해하는) 것, 지도감독 대상자를 철저하게 평가하는 것, 긍정적인 언급과 교정적인 언급 양쪽을 포함하는 구체적이고 행동에 기반한 평가를 제공하는 것, 제때에(관련된 사건이 발생한 뒤 최대한 일찍)

피드백을 제공하는 것, 학습자의 반응을 평가하는 것, 그리고 개선을 위한 행동 계획action plan을 수립하는 것 등이 있다. 지도감독자는 추정, 의도 또는 성격 측면에 기반한 피드백을 삼가야 한다. 또한 피드백은 매 지도감독 회기에서 제공하는 것을 우선 고려한다. 피드백은 중간 또는 최종 지도감독 회기까지 미루어 두어서는 안 된다. 피드백의 지연은 학습 기회의 감소로 이어질 수 있다.

문헌에 제시된 피드백의 모형에는 여러 가지가 있다. 피드백 샌드위치(Dohrenwend, 2002), 묻기-말하기-묻기(Ask-Tell-Ask; French et al., 2015), 피드백 촉진 모형(Facilitated Feedback Model 또는 R2C2; Sargeant et al., 2015) 등이 대표적이다. 최근 몇 년간 피드백 관련 연구를 통하여 상호작용을 활용하는 학습자 중심의 피드백 제공 방식이 전통적인 일방적 정보 제공(예: 피드백 샌드위치)보다 선호되며, 외부 피드백을 학습자의 수행에 대한 자기 인식과 통합하는 것이 유익하다고 밝혀졌다(Sargeant et al., 2011; Telio et al., 2015; Watling et al., 2008). 이러한 반응형의 학습자 중심 접근에서 지도감독자는 지도감독 대상자를 수행에 대한 의도적, 반응성 대화로 이끌어 지도감독 대상자가 수행 자체와 피드백을 모두 이해했음을 확인하고 수행의 개선 방안을 수립한다. 피드백에 대한 성찰과 명료화는 유익하며, 동기를 강화하고, 수행에 대한 주인의식으로 이어질 뿐 아니라(Sargeant et al., 2015) 피드백의 수용과 활용으로 이어질 수 있다(Sargeant et al., 2011). 지도감독 대상자가 피드백을 이해하였는지, 이해하지 못한 부분이 있는지를 확인하는 것이 중요하다. 이렇게 함으로써 지도감독 대상자는 자신의 강점과 함께 약점 및 변화 기회도 파악하게 된다. 지도감독자는 지도감독 대상자와 함께 피드백에 기반한 구체적인 개선 전략을 수립하기 위한 문제 해결에 돌입할 수 있다. 이를 통하여 지도감독 대상자는 피드백을 흡수하여 실제의 변화에 사용할 수 있게 된다(Sargeant et al., 2015). 반응형 피드백의 일종인 묻기-말하기-묻기는 다음과 같이 진행된다.

묻기(ask): 지도감독 대상자에게 자기평가에 대해 묻는다. 자기평가를 통해 학습자는 강점과 함께 개선이 필요한 영역을 식별할 수 있다. 지도감독자는 학습자가 자신의 수행에 대해 어떻게 이해하고 있는지 선입견 없이 확인할 수 있다. 자기성찰을 독려하기 위하여 지도감독자는 지도감독 대상자에게 비판단적인nonjudgmental 방식으로 자신의 경험에 대해 되돌아보도록 한다. 어떤 일이 일어났는가? 특정한 행동을 한 이유는 무엇인가? 상황에 대하여 놀란 점이 있는가? 상황에 대해 대처할 수 있는 정보와 능력을 갖고 있었는가? 가지고 있지 못했다면 어떤 것인가? 상황이 해결되지 못한 이유가 있는가?

그다음에 지도감독자는 지도감독 대상자가 감정, 생각 및 경험을 처리하도록 도와줄 수 있다. 경험에 의미를 부여하는 것은 강한 감정을 불러일으킬 수 있으며(Boud et al., 1985), 지도감독 대상자는 무의식적으로(혹은 의식적으로) 경험에 대한 인식을 차단하거나 이에 대한 논의를 꺼릴 수 있다. 자기평가를 해 보게 함으로써 지도감독자는 지도감독 대상자가 의식하고 있는 약점과 의식 밖에 두는 약점이 무엇인지 파악할 수 있다. 또한 이러한 성찰은 심층적 학습을 촉진하며, 새로운 학습이 기존의 지식과 기술에 통합될 수 있도록 도와준다(Mann et al., 2009). 지도감독 대상자의 자기평가와 자기성찰, 그리고 정보를 변환하고 해석하며 통합할 수 있는 능력은 피드백을 흡수할 수 있는 능력도 향상시켜 준다(Bing-You & Trowbridge, 2009).

안타깝게도 의사들, 특히 수행에 가장 많은 결함을 가진 의사들일수록 자기평가능력이 부족한 경향을 보인다는 것이 연구에 의해 밝혀져 있다(Davis et al., 2006). 학습자가 수련을 마치게 되면 더욱더, 특히 정신의학에서 자기평가는 핵심적 기술이 되며 평생학습에도 중요하게 작용한다. 정확한 피드백을 받음으로써 지도감독 대상자는 보다 정확한 자기평가를 할 수 있고, 따라서 향후 자신의 행동을 수정할 때 보다 정확한 정보에 기초할 가능성을 높일 수 있다.

말하기(tell): 구체적이고 행동에 기반한 피드백을 해 준다. 피드백은 직접 관찰에 기반하는 것이 바람직하며, 지도감독 대상자를 수치스럽게 하거나 깎아내리지 않도록 주의를 기울여야 한다. 관찰에 기반하지 않은 피드백은 쓸모가 없으며 지도감독자의 신용을 손상시킨다(Sargeant et al., 2011; Telio et al., 2015). 지도감독자는 평가하는 언어를 사용하지 않아야 하는데, 이는 형성 피드백의 목적은 판단이 아니라 수행의 향상이기 때문이다. 추가로 지도감독자는 일반화, 인격에 기반한 피드백, 추정 또는 과잉해석을 삼가야 하며, 피드백의 양을 제한하여야 한다. 너무 많은 언급을 하면 지도감독 대상자가 들은 말을 잊어버리거나 압도될 위험성이 생긴다.

강점을 강조하고 바람직한 행동을 강화하기 위해 연관된 긍정적 언급을 교정을 위한 언급과 함께 둘 다 제공해야 한다. 교정을 위한 피드백이 해 주기 가장 어려운 유형의 피드백이다. 지도감독자는 적대적 입장이 되어서는 안 되며, 우군의 입장에 서야만 한다. 지도감독 대상자는 자기인식과 일치하는 피드백을 더 잘 수용하고, 자기인식과 일치하지 않는 피드백에 대해서는 감정적으로 강하게 반응하며, 수용을 더 어려워하는 경향이 있다는 것은 놀랍지 않다(Sargeant et al., 2010). 학습자가 칭찬에 보다 더 만족을 느끼는 것과 별도로 교정 피드백이 수행 개선에는 더 도움이 된다(Boehler et al., 2006).

묻기(ask): 지도감독 대상자에게 피드백 회기의 요약에 대해 묻는다. 지도감독 대상자에게 피드백 회기를 요약하게 함으로써 지도감독자는 지도감독 대상자가 논의된 사안을 이해하고, 이를 개선하기 위하여 얼마만큼의 기간 내에 어떤 계획을 가지고 있는지, 그리고 진전을 어떻게 점검할 것인지 확인할 수 있다. 회기의 내용을 기록으로 남겨서 추가된 목표와 행동 계획을 상기할 수 있도록 한다.

만일 지도감독 대상자가 지도감독 중 합의한 목표에 도달하지 못하거나, 수차례의 적절한 피드백 시도에도 불구하고 미흡한 수행이 지속될 경우에는 지도감독자는 이 사안에 대하여 지도감독의 종결보다 충분히 앞서서 지도감독 대상자와 신중히 논의해야 한다. 진전이 지연되거나 막혀 있는 이유도 반드시 찾아야 한다. 진전이 이루어지지 않은 이유를 찾아낸 다음에도 현행 지도감독 내에서 상황의 해결이 어렵다면, 지도감독자는 지도감독을 관리하고 있는 수련 기관 측에 이를 보고하여야 한다. 지도감독 대상자가 기관에 보고하기 이전에 수행상의 결함을 기관과 논의하여야 할 필요성에 대하여 지도감독 대상자에게 미리 고지하여야 한다. 비밀보장의 제한에 대하여 지도감독의 도입 단계에서 이미 논의가 이루어졌을지라도, 지도감독자는 지도감독 대상자의 약점을 노출하고 배반하며 수치심을 주는 것을 가능한 한 피해야 한다. 맥락에 따라서는 지도감독자가 명확한 목표와 시한을 가진 개선 계획을 수립하는 것도 지도감독자의 책무가 될 수 있다(제39장 '전문가답지 못한 행위: 지도감독 중의 식별 및 개선' 참조).

작업동맹을 향상시키고, 지도감독 관계에서 발생하는 손상을 해소하며, 지도감독 기술을 개선하기 위하여 지도감독자는 지도감독 대상자로부터 피드백을 구할 것이 권장된다. 지도감독 대상자 입장에서 도움이 된 점과 그렇지 않은 점은 무엇이었는가? 개방적이고 수용적인 자세의 본보기를 보이는 것은 지도감독 대상자에게 중요한 학습의 기회이며, 이를 통하여 지도감독 대상자가 더 많은 정보를 기꺼이 제공하려고 할 수 있다. 지도감독자를 대상으로 한 피드백을 받기 위한 또 하나의 방식은 믿을 만한 동료에게 동료평가를 요청하는 것이다. 지도감독 회기에 동료가 참관하게 하거나, 교육 전문가에게 지도감독 회기의 녹화영상을 검토받음으로써 지도감독자는 중요한 통찰을 얻을 수 있다.

요약하면 피드백은 숙달하기 쉬운 기술이 아니며, 피드백의 제공은 많은 양의 연습이 필요하다. 지도감독자가 피드백이라는 기술을 연습하고, 가능하다면 훈련을 받는 것이 바람직하다.

종결 단계 termination phase

지도감독의 종결 단계에 대한 문헌은 매우 부족하다. 지도감독의 종결은 지도감독 관계가 수련 과정에서 지정한 시간상의 종료점에 도달하거나, 상호 협의한 목표를 달성하거나, 지도감독 대상자가 기관을 떠나거나, 진급하거나, 자격을 취득함으로써 일어난다.

핵심 포인트

- 자기성찰을 독려한다.
  - 지도감독자의 자기성찰을 이끌고, 다음 지도감독자에게로의 전달을 독려한다.
- 총괄평가를 제공한다.
  - 모든 목표에 대한 진전을 검토하고, 지도감독 대상자에게 서면 요약 보고를 제공하기 전에 지속적인 발전이 필요한 영역을 알려 준다.
  - 지도감독 종결 전에 모든 문서를 작성해 준다.
- 원활한 이행을 돕는다.
  - 지도감독 대상자가 새 지도감독자와 강점과 개선이 필요한 영역을 공유하게 격려한다.
  - 새 지도감독자와 공유할 지속적인 행동 계획을 설정하는 것을 고려한다.
  - 새 지도감독자에게 연락하여 바톤터치를 하는 것을 고려한다.

자기성찰 독려하기

지도감독 대상자의 자기성찰을 이끄는 것은 중요하다. 지도감독 경험 중 유용했던 것은 무엇인가? 지도감독 경험으로부터 지식, 기술, 태도의 측면에서 어떤 영향을 받았는가? 어떤 성장과 발전을 이루었는가? 앞으로 더 지속적으로 성장할 기회는 어떤 것이 있는가? 지도감독 대상자와 이러한 고려사항을 다음 지도감독 경험 또는 자문 제공자에게 어떻게 가지고 갈 것인지를 논의하고, 지도감독 대상자의 향후 과제와 자원에 대하여 탐색해 볼 만한 가치가 있다(제47장 '임상 자문: 자문과 지도감독의 차이점' 참조).

총괄평가 제공하기

총괄평가는 기관 또는 의국의 요구사항인 경우가 많다. 지도감독 과정 전반에 걸쳐 지속적인 평가와 피드백이 이루어졌다면 총괄평가를 내는 것은 어려운 일이 아니다. 지도감독자는 지도감독 경험 전반에 걸쳐 생성한 모든 목표에 대하여 되돌아보고 각각에 대하여 명확하고 구체적인 피드백을 제공할 수 있다. 통상 그러한 피드백은 서면의 형태를 가지며, 지도감독의 종결 전 그리고 지도감독 대상자가 서면의 보고를 받기 전에 피드백의 내용을 지도감독 대상자와 논의하는 것이 필요하다. 사전에 논의 없이 서면으로 피드백 요약 보고를 받는 것은 혼란을 야기할 수 있으며, 지도감독 대상자가 사전에 알지 못하는 정보를 담고 있을 경우에는 지도감독 대상자를 당혹하게 할 수 있다. 지도감독 종결 일자까지 모든 문서 작성을 마치는 것도 중요하다. 이는 환자 의무기록에 대한 코사인 및 지도감독 대상자에 대한 최종 평가 제출을 포함한다. 마감일까지 최종 평가를 완성하여 제출하지 못할 경우에는 제공한 피드백의 신뢰도를 떨어뜨릴 수 있고, 최종 평가보고서의 가치도 저하될 수 있다(Watling et al., 2008).

매끄러운 이행 돕기

만일 지도감독자가 지도감독 관계를 떠나면서 새로운 지도감독자가 같은 역할을 맡게 된다면, 지도감독자가 매끄러운 이행transition을 도울 수 있다. 지도감독 대상자를 격려하여 다음 차례의 지도감독자에게 개선이 필요한 영역에 대하여 알리게 할 수 있다. 종단적 평가의 차원에서 현재의 지도감독자가 다음 지도감독자에게 연락을 취하여 지도감독 대상자의 발달에 대한 정보를 전달하고 지속적이고 유의미한 행동 계획을 설정하여 이행을 도울 수도 있다. 다만 일부 지도감독자 또는 의국 책임자들은 새로운 지도감독자에게 선입견을 줄 소지가 있는 행위를 선호하지 않을 수도 있다(제40장 '종결: '아름다운 작별'에 대한 지도감독하기' 참조).

결론 Conclusion

지도감독자는 수련 대상자가 지도감독 없이 진료할 수 있는 준비를 갖추게 해 주고, 수련 이수 이후의 향후 진료에 깊이와 풍성함을 더하도록 도우며, 지도감독 대상자의 경력 개발에 기여한다. 이 과정에는 복잡한 조합의 역량과 접근이 관계되며, 이러한 역량과 조합은 지도감독의 환경과 형태에 따라 다양할 수 있다. 이 장에 제시된 지도감독의 핵심 요소는 이러한 복잡한 과정에 접근하는 토대가 되어 줄 것이며, 이 책의 나머지 부분에서 더 깊이 다룰 것이다.

이 장에서 제시된 지도감독의 핵심 요소에 더하여 지도감독을 뒷받침하는 근거를 제시하여(제2장 '정신치료 지도감독 연구: 현황 보고 및 전망 제시' 참조) 독자들이 이러한 요약을 참고로 가장 자신에게 중요한 영역을 찾기를 권한다. 지도감독의 다양한 형태와 전달 체계(제2부 '지도감독 형식'), 구체적인 특정한 지도감독 기법의 학습(제3부 '지도감독 기술')뿐 아니라, 임상 환경(제4부 '임상 지도감독 현장') 및 비임상 환경(제5부 '비임상 지도감독 현장')의 특수한 상황에서 보다 깊이 있는 지도감독에 대한 설명을 찾을 수 있을 것이다. 제6부('지도감독의 특수 사안들')에서는 지도감독에서의 다양한 특수 사안을 다룰 것이며, 여기서는 지도감독자의 선정, 종결과 관련한 문제의 지도감독, 지도감독과 뇌신경과학의 통합 등을 다룬다. 제7부('윤리 및 법적 문제')에서는 지도감독과 관련된 윤리적 선언 및 법적 측면을 살펴보며, 제8부('전문성 개발')에서는 지도감독 관련 전문성 개발의 현황과 함께 지도감독자 연수 과정의 개발을 다룬다.

독자가 신참 지도감독자이든 경험 많은 지도감독자이든(혹은 지도감독 대상자이든), 이 책이 때로 매우 복잡한 과정을 명료화하고, 과정을 개선하기 위한 구체적인 접근을 제시하고, 향후의 연구, 교육적 개발 및 리더십에 대한 영감을 제공하는 효과적인 자원이 되는 것이 저자들이 바라는 바이다.

추가 자료

• 성인학습이론

Teaching Excellence in Adult Literacy Center: Adult Learning Theories. TEAL Center Fact Sheet No 11. Washington, DC, American Institutes for Research, 2011. Available at: https://lincs.ed.gov/sites/default/files/11_%20TEAL_Adult_Learning_Theory.pdf

• 지도감독 계약

American Psychological Association: Summary of Supervisory Contract. Available at: http://supp.apa.org/books/Essential-Ethics-for-Psychologists/summary.pdf

Milne DL, Reiser RP: A Manual for Evidence-Based Supervision. Hoboken, NJ, Wiley, 2017

Sudak DM, Codd RT III, Ludgate J, et al: Teaching and Supervising Cognitive Behavioral Therapy. Hoboken, NJ, Wiley, 2016

• 학습목표

Doran GT: There's a S.M.A.R.T. way to write management's goals and objectives. Management Review (AMA Forum) 70(11):35–36, 1981

• 멘토링

Clinical and Translational Science Institute, University of Minnesota: Free web-based interactive modules. https://www.ctsi.umn.edu/education-and-training/mentoring/mentor-training

Johnson WB: On Being a Mentor: A Guide for Higher Education Faculty, 2nd Edition. New York,

Routledge, 2016

• 피드백

French J, Colbert C, Pien L, et al: Targeted feedback in the milestones era: Utilization of the ask-tell-ask feedback model to promote reflection and self-assessment. J Surg Educ 72(6):e274–e279, 2015

참고문헌

Accreditation Council for Graduate Medical Education: Program requirements. July 1, 2017. Section 11.B.1.a. Available at: http://acgme.org/Specialties/Program-Requirements-andFAQs-and-Applications/pfcatid/21/Psychiatry. Accessed August 6, 2018.

Babbott S: Commentary: Watching closely at a distance: Key tensions in supervising resident physicians. Acad Med 85(9):1399–1400, 2010 20736665

Baldwin DC Jr, Daugherty SR, Ryan PM: How residents view their clinical supervision: A reanalysis of classic national survey data. J Grad Med Educ 2(1):37–45, 2010 21975882

Bearman M, Tai J, Kent F, et al: What should we teach the teachers? Identifying the learning priorities of clinical supervisors. Adv Health Sci Educ Theory Pract 23(1):29–41, 2018 28315114

Bernard JM, Goodyear RK: Fundamentals of clinical supervision, 4th Edition. Upper Saddle River, NJ, Pearson Education, 2009

Bergman EM, Sieben JM, Smailbegovic I, et al: Constructive, collaborative, contextual, and self-directed learning in surface anatomy education. Anat Sci Educ 6(2):114–124, 2013 22899567

Bienstock JL, Katz NT, Cox SM, et al; Association of professors of gynecology and obstetrics undergraduate medical education committee: To the point: Medical education reviews–providing feedback. Am J Obstet Gynecol 196(6):508–513, 2007 17547874

Bing-You RG, Trowbridge RL: Why medical educators may be failing at feedback. JAMA 302(12):1330–1331, 2009 19773569

Boehler ML, Rogers DA, Schwind CJ, et al: An investigation of medical student reactions to feedback: A randomized controlled trial. Med Educ 40(8):746–749, 2006 16869919

Borders LD: Best practices in clinical supervision: Another step in delineating effective supervision practice. Am J Psychother 68(2):151–162, 2014 25122982

Borders LD, Brown LL: The new handbook of counseling supervision. Mahwah, NJ, Lahaska/Lawrence Erlbaum, 2005

Boud D, Keogh R, Walker D: Reflection: Turning experience into learning. London, Kogan, 1985

Cabaniss D, Arbuckle M: Course ad lab: A new model for supervision. Acad Psych 35:4, 2011

Chang Y, Mark B: Effects of learning climate and registered nurse staffing on medication errors. Nurs Res 60(1):32–39, 2011 21127452

Dalack GW, Jibson MD: Clinical skills verification, formative feedback, and psychiatry residency trainees. Acad Psychiatry 36(2):122–125, 2012 22532202

Davis DA, Mazmanian PE, Fordis M, et al: Accuracy of physician self-assessment compared with observed measures of competence: A systematic review. JAMA 296(9):1094–1102, 2006 16954489

de Feijter JM, de Grave WS, Dornan T, et al: Students' perceptions of patient safety during the transition from undergraduate to postgraduate training: An activity theory analysis. Adv Health Sci Educ Theory Pract 16(3):347–358, 2011 21132361

Dohrenwend A: Serving up the feedback sandwich. Fam Pract Manag 9(10):43–46, 2002 12469676

Doran GT: There's a S.M.A.R.T. way to write management's goals and objectives. Management Review. AMA Forum 70(11):35–36, 1981

Dornan T: Workplace learning. Perspect Med Educ 1(1):15–23, 2012 23316455

Dwyer FM: Strategies for improving visual learning: A handbook for the effective selection, design, and use of visualized materials. State College, PA, Learning Services, 1978, pp 1–20

Edwards D, Burnard P, Hannigan B, et al: Clinical supervision and burnout: The influence of clinical supervision for community mental health nurses. J Clin Nurs 15(8):1007–1015, 2006 16879545

Ende J: Feedback in clinical medical education. JAMA 250(6):777–781, 1983 6876333

Ende J, Pomerantz A, Erickson F: Preceptors' strategies for correcting residents in an ambulatory care medicine setting: A qualitative analysis. Acad Med 70(3):224–229, 1995 7873011

Falender CA, Shafranske EP: Clinical supervision: A competency based approach. Washington, DC, American Psychological Association, 2004

French J, Colbert C, Pien L, et al: Targeted feedback in the milestones era: Utilization of the asktell-ask feedback model to promote reflection and self-assessment. J Surg Educ 72(6):e274–e279, 2015 26123726

Gonsalvez CJ, Bushnell J, Blackman R, et al: Assessment of psychology competencies in field placements: Standardized vignettes reduce rater bias. Train Educ Prof Psychol 7(2):99–111, 2013

Grant J, Schofield MJ, Crawford S: Managing difficulties in supervision: Supervisors' perspectives. J Couns Psychol 59(4):528–541, 2012 23088684

Hasnain M, Connell KJ, Downing SM, et al: Toward meaningful evaluation of clinical competence: The role of direct observation in clerkship ratings. Acad Med 79(10)(Suppl):S21–S24, 2004 15383380

Hewson MG, Little ML: Giving feedback in medical education: Verification of recommended techniques. J Gen Intern Med 13(2):111–116, 1998 9502371

Jensen AR, Wright AS, Kim S, et al: Educational feedback in the operating room: A gap between resident and faculty perceptions. Am J Surg 204(2):248–255, 2012 22537472

Kaufman J, Schwartz T: Models of supervision. Clin Supervisor 22(1):143–158, 2004

Kennedy TJ, Lingard L, Baker GR, et al: Clinical oversight: Conceptualizing the relationship between supervision and safety. J Gen Intern Med 22(8):1080–1085, 2007 17557190

Kilminster S, Cottrell D, Grant J, et al: AMEE Guide No. 27: Effective educational and clinical supervision. Med Teach 29(1):2–19, 2007 17538823

Knowles MS: The Adult Learner: A neglected Species, 3rd Edition. Houston, TX, Gulf Publishing, 1984

Kogan JR, Conforti LN, Bernabeo EC, et al: Faculty staff perceptions of feedback to residents after direct observation of clinical skills. Med Educ 46(2):201–215, 2012 22239334

Kozlowska K, Nunn K, Cousens P: Adverse experiences in psychiatric training. Part 2. Aust N Z J Psychiatry 31(5):641–652, discussion 653–654, 1997a 9400870

Kozlowska K, Nunn K, Cousens P: Training in psychiatry: An examination of trainee perceptions. Part 1. Aust N Z J Psychiatry 31(5):628–640, discussion 653–654, 1997b 9400869

Kuttner R: Managed care and medical education. N Engl J Med 341(14):1092–1096, 1999 10502601

Ladany N: Psychotherapy supervision: What lies beneath. Psychother Res 14(1):1–19, 2004 22011114

Ladany N, Mori Y, Mehr K: Effective and ineffective supervision. Couns Psychol 41:28–47, 2013

Latham GP, Winters D, Locke E: Cognitive and motivational effects of participation: A mediator study. J Organ Behav 15:49–63, 1994

Lucas CA, Benedek D, Pangaro L: Learning climate and students' achievement in a medicine clerkship. Acad Med 68(10):811–812, 1993 8397620

Mann K, Gordon J, Macleod A: Reflection and reflective practice in health professions education: A systematic review. Adv Health Sci Educ 14(4):595–621, 2009 18034364

Milne DL: Evidence-based clinical supervision: Principles and practice. Malden, MA, BPS/ Blackwell, 2009

Morse G, Salyers MP, Rollins AL, et al: Burnout in mental health services: A review of the problem and its remediation. Adm Policy Ment Health 39(5):341–352, 2012 21533847

Newman M, Ravindranath D, Figueroa S, et al: Perceptions of supervision in an outpatient psychiatry clinic. Acad Psychiatry 40(1):153–156, 2016 25085500

Orsini C, Binnie V, Wilson S, et al: Learning climate and feedback as predictors of dental students' self-determined motivation: The mediating role of basic psychological needs and satisfaction. Eur J Dent Educ 22(2):e228–e236, 2018 28643884Psychology Board of Australia: Guidelines for supervisors and supervisor training providers. January 8, 2018. Available at: http://www.psychologyboard.gov.au/Standards-and-Guidelines/Codes-Guidelines-Policies.aspx. Accessed Agugust 6, 2018

Ramani S, Orlander JD: Human dimensions in bedside teaching: Focus group discussions of teachers and learners. Teach Learn Med 25(4):312–318, 2013 24112200

Reiss H, Fishel AK: The necessity of continuing education for psychotherapy supervisors. Acad Psychiatry 24:147–155, 2000

Ricciotti HA, Freret TS, Aluko A, et al: Effects of a short video-based resident-as-teacher training toolkit on resident teaching. Obstet Gynecol 130(1)(Suppl 1):S36–S41, 2017 28937517

Rodenhauser P: Psychiatry residency programs: Trends in psychotherapy supervision. Am J Psychother 46(2):240–249, 1992 1605331

Rojas A, Arbuckle M, Cabaniss D: Don't leave teaching to chance: Learning objectives for psychodynamic psychotherapy supervision. Acad Psychiatry 34(1):46–49, 2010 20071725

Sargeant J, Armson H, Chesluk B, et al: The processes and dimensions of informed self-assessment: A conceptual model. Acad Med 85(7):1212–1220, 2010 20375832

Sargeant J, Eva KW, Armson H, et al: Features of assessment learners use to make informed self-assessments of clinical performance. Med Educ 45(6):636–647, 2011 21564201

Sargeant J, Lockyer J, Mann K, et al: Facilitated reflective performance feedback: Developing an evidence-and theory-based model that builds relationship, explores reactions and content, and coaches for performance change (R2C2). Acad Med 90(12):1698–1706, 2015 26200584

Sarnat J: Key competencies of the psychodynamic psychotherapist and how to teach them in supervision. Psychotherapy (Chic) 47(1):20–27, 2010 22401997

Shanfield SB, Mohl PC, Matthews KL, et al: Quantitative assessment of the behavior of psychotherapy supervisors. Am J Psychiatry 149(3):352–357, 1992 1536274

Stern RS: Medicare reimbursement policy and teaching physicians' behavior in hospital clinics: The changes of 1996. Acad Med 77(1):65–71, 2002 11788328

Telio S, Ajjawi R, Regehr G: The "educational alliance" as a framework for reconceptualizing feedback in medical education. Acad Med 90(5):609–614, 2015 25406607

Ten Cate O, Hart D, Ankel F, et al: International competency-based medical education collaborators: Entrustment decision making in clinical training. Acad Med 91(2):191–198, 2016 26630606

Teunissen P, Scheele F, Scherpbier A, et al: How residents learn: Qualitative evidence for the pivotal role of clinical activities. Med Educ 41(8):763–770, 2007 17661884

Thomas JD, Arnold RM: Giving feedback. J Palliat Med 14(2):233–239, 2011 21314576

UCL Psychology and Language Sciences: Competence frameworks. 2018. Available at: http://www.ucl.ac.uk/pals/research/cehp/research-groups/core/competence-frameworks. Accessed August 6, 2018

Vallis TM, Shaw BF, Dobson KS: The cognitive therapy scale: Psychometric properties. J Consult Clin Psychol 54(3):381–385, 1986 3722567

van de Ridder JM, Stokking KM, McGaghie WC, et al: What is feedback in clinical education? Med

Educ 42(2):189–197, 2008 18230092

van der Wal M, Schonrock-Adema J, Scheele F, et al: Supervisor leadership in relation to resident job satisfaction. BMC Med Educ 16:194, 2016 27480528

Wallbank S, Robertson N: Midwife and nurse responses to miscarriage, stillbirth and neonatal death. Evid Based Midwifery 6(3):100–106, 2008

Watling CJ, Kenyon CF, Zibrowski EM, et al: Rules of engagement: Residents' perceptions of the in-training evaluation process. Acad Med 83(10)(Suppl):S97–S100, 2008 18820513

Watling C, Driessen E, van der Vleuten CPM, et al: Learning from clinical work: The roles of learning cues and credibility judgements. Med Educ 46(2):192–200, 2012 22239333

Wimmers P, Schmidt H, Splinter T: Influence of clerkship experiences on clinical competence. Med Educ 40(5):450–458, 2006 16635125

02 정신치료 지도감독 연구
현황 보고 및 전망 제시
Psychotherapy Supervision Research
A Status Report and Proposed Model

C. Edward Watkins Jr., Ph.D.
Jennifer L. Callahan, Ph.D., ABPP

"임상 지도감독의 유용성을 추정하는 것만으로는 충분하지 않으며…"
– Simpson-Southward, Waller, & Hardy(2017, p. 1242)

연구는 중요하다. 그리고 정신치료 지도감독에 있어서 연구의 중요성은 막대하다. 단순히 '유용성을 추정하는' 수준을 넘어서기 위해서는 지도감독에도 과학적 검증이 필요하다. 지도감독과 관련한 첫 연구는 60년 전에 시행되었다(Bernard & Goodyear, 2019). 이후 수십 년이 흐르며 다수의 지도감독 관련 주제가 탐구되었고, 지도감독 과학이라는 분야가 성장하였으며, 지도감독에 대한 지식도 많이 확장되었다(Inman et al., 2014). 하지만 정신치료 지도감독에 대해서는 지금까지 우리가 무엇을 알게 되었는가? 경험적 자료는 무엇을 시사하는가? 지도감독이 정말로 차이를 가져오는가? 다음에서 이 질문들에 대하여 다루고자 한다. 이 장에서 우리는 ① 정신치료 지도감독에 대해 가장 눈에 띄는 연구 관찰, 결과 및 결론에 대한 간단한 요약 및 현황 보고를 제시하고, 그 현황 보고를 바탕으로 ② 향후 지도감독 연구를 여러 이론에 걸쳐서 진행시키는 데 유용할 수 있는 통합적 모형을 제시하고자 한다. 비록 정신치료 지도감독에 대한 연구 결과만을 기반으로 하였으나, 여기에 제시된 자료는 다른 형태의 지도감독(예: 정신치료 이외의 임상 지도감독, 행정 및 학술 지도감독)에도 유효할 수 있다.

핵심 포인트

- 연구 결과는 지도감독이 최소한 지도감독 대상자에게는 도움이 됨을, 그것도 많은 도움이 됨을 강력히 시사한다.
- 지도감독과 환자 치료 결과에 대한 연구의 결과는 혼재되어 있고 일관되지 않다. 현 시점에

는 지도감독이 환자에게 미치는 영향에 대해 확실하고 결정적인 결론을 내리기가 어려울 것으로 보인다.

- 정신치료자가 되는 것을 일종의 발달 과정의 전개로 개념화하는 것이 이로우며, 지도감독도 발달의 속성을 지닌 적응의 기조를 따를 때 그 진행이 가장 원활할 것으로 보인다.
- 지도감독자-지도감독 대상자 관계가 지도감독 과정의 성패를 좌우하는 (유일하지는 않을지 몰라도) 핵심적인 매개변수이다.
- 다문화 변수는 지도감독 경험에 영향을 미치며, 지도감독자가 이를 인식하고 그 인식을 활용하여 지도감독 수행에 반영하는 것이 유익한 것으로 보인다.
- 지도감독 연구에 대한 비판은 주로 작은 표본 크기, 추적관찰 자료의 부족, 검증된 지도감독 관련 척도의 부족, 자가보고 척도에 대한 과한 의존, 과정에 대한 연구의 제한, 그리고 내담자의 결과에 대한 초점의 부족 등에 대하여 이루어졌다.
- 지도감독 연구에는 방법론적 다원주의에 대한 경험적 포용이 가장 큰 도움이 된다.
- 정신치료 지도감독의 일반화 모형을 이론을 초월하는 발견적 체계로 활용하여 서로 다른 지도감독 모형에 걸친 연구주제 설정을 촉진할 수 있다.

지도감독 연구의 과거와 현재 Supervision Research Then and Now

지도감독 연구가 어렵다는 것은 오래 전부터 알려져 왔다. 지도감독 관계의 삼자적 특성도 그 이유 중 하나의 예이다. 또한 계획적 연구는 매우 제한되어 왔다. 지도감독 연구의 현황은 측정도구 문제 및 효과성 문제가 중대하다는 면에서 1950년대와 1960년대의 정신치료 연구에 비견되어 왔다(Milne et al., 2012). 비록 10년 단위로 보면 지도감독 관련 연구가 증가 추세에 있으나, 매년 시행되는 지도감독 관련 연구 수는 여전히 10여 건에 불과한 실정이다(Ladany & Inman, 2008). 그러다 보니 안타깝게도 지도감독에 대해서는 많은 것이 아직 잘 알려져 있지 않다(Inman et al., 2014; Watkins, 2014a). 아마도 Milne 등(2012, p. 144)의 의견처럼, "과학적 근거를 찾기 위한 여정은 반쯤 온" 것일지도 모른다.

그러나 '반쯤 온' 정도로도 지도감독 연구에는 여전히 많은 가치가 있다. 제일 마지막 세대의 지도감독 학술연구에서 이루어진 연구는 이전까지의 결과에 기반하여 근거 기반의 결과를 추가로 제시하였다(Callahan & Watkins, 2018). 만일 이 근거 기반 결과를 면밀히 검토한다면 지도감독에서 가장 확고한 결과로 드러나는 것은 어떤 것일까? 지도감독의 이해와 시행의 현황에 있어서 어떤 것들을 확실하고 자신 있게 말할 수 있을까? 추가로 현재와 미래의 지도감독 연구를 규정하는 관찰 결과로는 어떤 것들이 있을까? 그러한 몇 가지의 확고한 결과, 자신 있게 말할 수 있는 내용, 그리고 규정적인 관찰 결과는 다음과 같다.

1. 최소한 지도감독 대상자에게는 지도감독이 도움이 된다

점점 더 많은 연구 결과가 지도감독이 지도감독 대상자에게 미치는 직접적으로 긍정적인 효과의 근거를 제시한다. 이러한 긍정적인 효과에는 지도감독 대상자의 자각self-awareness 증가, 치료 지식 향상, 기술 습득 향상 등이 있다. Bernard와 Goodyear(2019)에 따르면, 지도감독은 지도감독 대상자의 사례개념화 기술, 개입 기술 및 자신 스스로를 치료 상황에서 효과적인 도구로 사용하는 기술을 발전시키는 데 효율적임을 다수의 연구 결과가 보여 준다. 지도감독이 지도감독 대상자에게 미치는 긍정적인 영향은 잘 정립되어 있다.

2. 환자 치료 결과에 대한 지도감독 연구의 결과는 혼재되어 있고 일관되지 않으며, 현 시점에서 지도감독이 환자에게 미치는 영향에 대해 확실하고 결정적인 결론을 내리기는 어려울 것으로 보인다

20년도 더 전에 Ellis와 Ladany(1997)는 지도감독에 대한 최종 평가는 이것으로 귀결된다고 제시하였다. 지도감독은 환자에게 긍정적인 변화를 유발하는가? 확정적인 답변이 이루어지지 않은 이 물음은 지금과 같은 책임 의료 시대에 중요성이 더 커지며, 지도감독/환자 치료 결과 문제를 제대로 입증하라는 요구도 점차 많아지고 있다(Simpson-Southward et al., 2017; Watkins, 2011a). "효과성 문제에 대한 설득력 있는 답을 내놓지 않으면 지도감독이 '합당해 보이나 입증되지 않은 관행 수준'을 벗어나기 어려울 것이며…"(Watkins, 2011b, p. 63). 치료 결과에 대한 연구는 여러 방법론적 이유로 비판을 받아 왔으며, 방법론적으로 안정된 소수의 연구에서조차도 결과는 혼재된 상황이다(Ellis & Ladany, 1997; Freitas, 2002; Watkins, 2011a). 그러나 지난 10년간 등장한 지도감독의 결과에 대한 엄격하고 철저한 세 건의 연구가 환자 치료 결과에 지도감독자가 어느 정도 영향을 미침을 보임으로써 최소한 이 영역의 이후 연구에 다소간의 희망을 제시하였다(Callahan et al., 2009; Rieck et al., 2015; Wrape et al., 2015). 이 연구들에서는 환자의 회복이 결과변수로 코딩되었고, 이것이 지도감독자/환자 치료 결과 문제를 최종적으로 발견하는 데 유용할지 모르는 질문 방식의 예시가 될 수 있을 수도 있다. 그때까지는, 아직 현실에서는 지도감독은 결론적이고 결정적이고 확정적인 최종 평가를 통과하지는 못하였다고 보아야 할 것이다.

3. 정신치료자가 되는 것은 일종의 발달 과정의 전개이며, 시작하는 치료자가 바로 그 과정에서 분투하는 시점이 지도감독의 가치가 가장 빛나는 시점일 수 있다

정신치료자는 처음부터 완성되지 않는다. 대신 연구 결과는 ① 정신치료자는 때로 고된 시간을 거쳐 자신의 기술과 역량을 누적해 나가고 치료자로서의 정체성을 공고히 한다는 것, ② 지도감독은 그러한 정신치료자의 발달 과정을 촉진시키는 데 효과적이며, 특히 신규 치료자/지도감독 대상자가 가장 취약하고 필수 치료 기반이 부족할 때 지도감독의 가치가 가장 클 수 있음을 보여 준다(Orlinsky & Ronnestad, 2005; Ronnestad & Skovholt, 2013). 정신치료자의 발달 개념은 이제 지도감독에 내재적으로 여겨지며 전 세계에서 중요한 개념이다. 지도감독자가 지도감독 대상자의 발달 과정의 전개를 이해하고자 노력하고, 지도감독 대상자의 진화하는 학습 수요에 맞추어 지도감독을 다듬고 조정하는 것이 이상적이다(Bernard & Goodyear, 2019; Inman et al., 2014; Watkins et al., 2018).

4. 지도감독 관계는 지도감독이 작동하도록 하는 데 있어서 결정적으로 중요한 위치를 차지하는 것으로 보이며, 지도감독자가 지도감독 대상자와의 건설적인 작업 관계의 함양과 유지에 유의하고 노력할 때 가장 좋은 성과가 나는 것으로 보인다

지도감독 관계에는 다양한 요소(실제 관계, 전이-역전이 형태)가 관여되어 있지만(Watkins, 2015b), 동맹alliance 요소가 경험적으로 가장 많은 관심을 받아 왔다. 지도감독자-지도감독 대상자 사이의 동맹은 유대, 목표, 과제의 공유로 정의되며, 지도감독의 가장 견고하고 실험적으로 증명된 공통 요소로 보인다. 바람직한 동맹의 특성에 대한 흔한 표현으로는 공감, 존중, 따뜻함, 촉진적, 협력적, 유연함, 긍정, 격려, 관심이 있고 참여함, 유용한 피드백 제공에 있어 효과적임, 건설적인 문제 제기 등이 있다(Watkins, 2011b, 2016, 2018a). 바람직하지 못한 동맹의 특성에 대한 흔한 표현으로는 불참함, 간섭함, 집착함, 무관심하고 무성의함, 무심함, 부정적이고 사기를 꺾음, 권위주의적이거나 자유방임적임, 깎아내림, 비평적이고 판단적임, 비평적이고 지지적이지 않은 행동 특징, 비윤리적임 등이 있다(Watkins, 2011b, 2016, 2018a). 바람직하게 여기는 지도감독자-지도감독 대상자 동맹이 자리잡으면 바람직한 결과가 나타날 가능성이 높다. 역으로 바람직하지 못하게 여기는 동맹과 바람직하지 못한 결과가 함께 나타나는 경향이 있다. 예를 들어, 바람직하다고 인식된 동맹은 바람직한 지도감독 변수들, 즉 지도감독의 주관적 효과, 지도감독에 대한 만족, 직무 만족, 낮은 소진, 지도감독 대상자의 높은 자기효능감 및 안녕감, 지도감독 대상자의 지도감독 중 자기노출에 대한 의향 증가, 지도감독 대상자의 이용 가능한 대처 자원 증가, 그리고 지도감독 중 젠더 및 문화와 관련한 논의에 대한 보다 지지적인 인식과 상관관계를 보이는 것으로 나타났다(Watkins, 2014b, 2015a). 바람직하지 못하다고 인식된 동맹은 바람직하지 못한 지도감독 변수들, 즉 부정적인 지도감독 사건의 발생 빈도 증가, 높은 수준의 지도감독 대상자 스트레스, 피로 및 소진, 지도감독 역할 갈등 및 역할 모호성의 보고 증가 등과 상관관계를 보이는 것으로 나타났다(Watkins, 2014b, 2015a). 30여 년 동안 시행된 60건 이상의 연구에 걸쳐 지도감독 동맹은 대체로 가설과 같은 기능을 보였다. 지도감독자–지도감독 대상자 동맹은 근거에 기반한 지도감독의 토대일 것이며, Ladany 등(2016)에 따르면 "아마도 효과적인 지도감독의 기초"(p. 24)일지도 모른다. 더구나 지도감독이 불충분하거나 유해할 경우에는 동맹이 손상되었거나 혹은 형성되지 않았을 가능성이 높다(Ellis et al., 2014).

5. 다문화 변수는 지도감독 과정 및 결과에 확실히 영향을 미치며, 지도감독자가 이를 인식하고 다문화주의를 지도감독 수행의 일부로 삼고자 노력하는 것이 유익한 것으로 보인다

다문화 변수로는 인종race/민족ethnicity, 젠더, 성지향성sexual orientation, 장애, 연령, 사회경제적 수준, 종교 및 영성spirituality, 국적international status, 그리고 이것들의 교차가 있을 수 있다. 모든 만남은 어떤 면에서는 다문화적 만남이다(Bernard & Goodyear, 2019). 다문화에서의 차이점과 그로 인한 잠재적 영향을 고려하고자 하는 의향이 바람직한 지도감독 수행의 핵심으로서 가지는 중요성이 점점 더 강조되어 왔다. 지도감독자는 ① 다문화적 감수성과 이해를 지도감독자–지도감독 대상자 양자관계에 포함시키고자 노력하고, ② 치료자–환자 양자관계에 대한 논의에 다문화적 감수성과 이해를 침투시키고자 노력하는 것이 이상적이다(Watkins, 2014a). 지도감독 중 다문화 변수와 관련하여 둔감함, 오해, 미세공격성[1], 그리고 손상 사건이 일어날 수 있으며, 다문화 지도감독 장면이 건설적이고 생산적이기 위해서는 튼튼한 지도감독 동맹이 필수적이고, 다문화에 대한 열린 자세로 이를 지도감독 경험의 중요한 일부로 삼는 데 있어서 지도감독자의 역할이 핵심임을 연구는 보여 주고 있다(Inman et al., 2014; Soheilian et al., 2014). 지도감독 대상자들은 지도감독 중 다문화 관련 논의에 참여하기를 원하는 것으로 보이며, 지도감독자들은 그렇게 하기에 최적의 위치에 있다(Soheilian et al., 2014; Tohidian & Quek, 2017를 비교하라).

연구의 한계 Limitations of the Research

연구의 진전에도 불구하고, 반복되는 한계와 임박한 요구가 지도감독 연구를 대체로 규정하여 왔고 또 계속하고 있다. 지도감독 연구에 대한 과거와 현재의 비판은 주로 작은 표본 크기, 추적관찰 자료의 부족, 검증된 지도감독 관련 척도의 부족, 자가보고 척도에 대한 과한 의존, 과정에 대한 연구의 제한, 그리고 내담자의 결과에 대한 초점의 부족 등에 대하

1 역주: 제41장의 '이럴 땐 이렇게' 참조

여 이루어졌다(예: Hill & Knox 2013; Inman et al., 2014; Lambert & Ogles, 1997; Watkins, 1998, 2014a, 2014b). 오랫동안 이해되고 일반적으로 받아들인 점으로 지도감독 연구는 ① 적절한 척도 타당도 검증 절차가 필요하며(예: 정신치료 척도를 적용), ② 표본 크기를 키우고 보다 강력한 결과를 위하여 다기관 연구를 수행하며, ③ 지도감독 과정을 시간에 걸쳐 연구하고, ④ 분야에 특이한 지도감독 효과의 가능성을 고려하며, ⑤ 자료 수집 및 분석 과정에 다중방법, 다중특성 접근을 사용할 필요가 있다(예: 자가보고와 관찰연구; Callahan & Watkins, 2018; Hill & Knox, 2013; Inman et al., 2014; Watkins, 2018c). 비록 이러한 제한점과 필요성을 극복하고자 하는 노력은 지속적으로 이루어지고 있으나 정신치료 지도감독 연구에 있어서 이 점들은 아직도 이전처럼 절박하고 또 이전처럼 두드러진 문제이다(Watkins, 2012, p. 201).

지도감독 연구는 실험적 노력에 양적, 질적, 그리고 사례연구 방법론을 활용하여 연구 노력에 다원주의적으로 접근할 때 가장 유용할 것이다. 모든 지도감독 연구는 연구하고자 하는 특정 지도감독 관련 질문에 대한 답을 얻기 위해 어떤 연구방법이 가장 적절한지를 찾는 것부터 시작하는 것이 바람직하다. 지도감독은 여러 측면에서 상대적으로 새로운 연구 분야이다. 연구에 대한 다원주의적 접근을 통해 지도감독 지식 기반을 확장할 수 있는 가능성을 열 수 있다(Hill & Knox, 2013; Watkins, 2014b). 방법론적 가능성의 연속선상에 있는 다양한 사례가 이를 입증한다(예: Arczynski & Morrow, 2017). 다원주의는 지도감독 관련 연구를 진행해 나가는 데 있어서 선호되는 경로로서 강력하게 권장된다(Hill & Knox, 2013; Watkins, 2014b).

향후 전망: 지도감독 연구에 대한 모형 제안

Future Directions: A Proposed Model for Supervision Research Study

지도감독에 대한 연구가 누적되고 진전됨에 따라 지도감독 연구에 대한 통합 모형이 앞으로의 연구 노력을 이끄는 데 도움이 될 수 있을 것인가? 지도감독 연구의 틀이 발견적 목적으로 제안되어 지도감독의 이론을 초월하는 가장 공통적이고 의미 있는 핵심 요소를 중심으로 지도감독 경험을 구조화하는 방법으로 사용될 수 있을 것인가? 저자들은 그러한 체계가 매우 필요하다고 단언한다. Orlinsky와 Howard(1987)의 정신치료에 대한 일반화 모형 Generic Model of Psychotharpy: GMP과 유사한 방식으로 저자들은 정신치료 지도감독에 대한 일반화 모형 Generic Model of Psychotherapy Supervision: GMPS(Watkins, 2018a, 2018b)을 그러한 목적에 맞춘 체계의 하나로서 제안했다. [그림 2-1]에 GMPS를 제시하였다. GMP가 수백 건의 정신치료 과정-결과 연구와 수천 가지의 연구 결과를 정리하고 비평하는 데 유용한 틀을

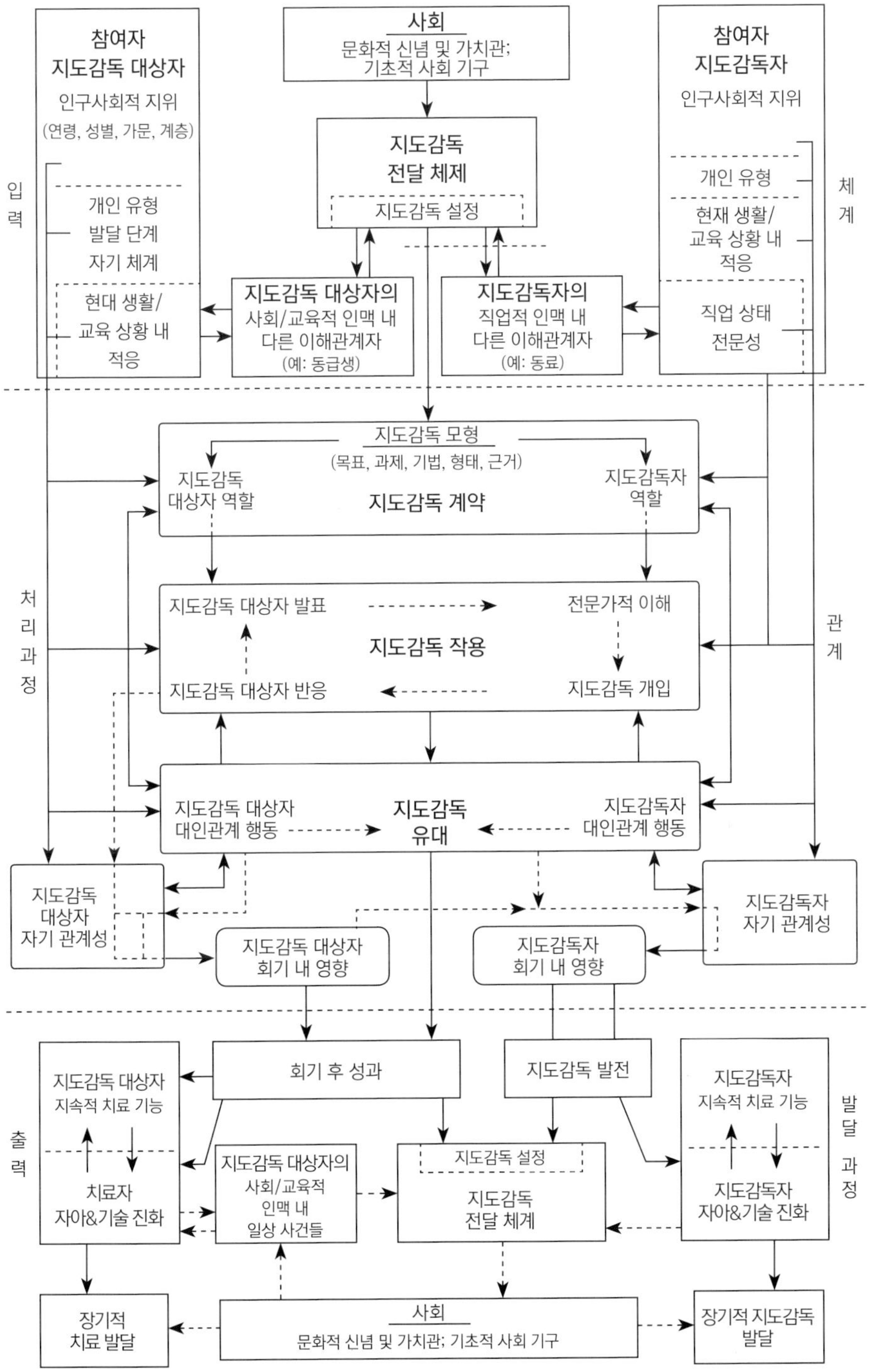

[그림 2-1] 정신치료 지도감독에 대한 일반화 모형(GMPS): 입력, 처리 과정, 출력 변수의 상호 관계

출처: Watkins CE Jr: "The Generic Model of Psychotherapy Supervision: An Analogized Research-Informing Meta-Theory." Journal of Psychotherapy Integration May 24, 2018. Copyright 2018, American Psychological Association.에서 변형.
정신치료에 대한 일반화 모형으로부터의 지도감독에 대한 일반화 모형 유도: Orlinsky DE, Ronnestad MH, Willutzki U: "Fifty Years of Psychotherapy Process-Outcome Research: Continuity and Change," in Bergin and Garfield's Handbook of Psychotherapy and Behavior Change, 5th Edition. Edited by Lambert MJ. Hoboken, NJ, Wiley, 2013, pp. 307−389. Copyright 2013, John Wiley Publishers. 중 Figure 1을 참조.

제공하였듯이[정신치료와 행동변화 핸드북(Handbook of Psychotherapy and Behavior Change)의 최근 네 판(7판, 6판, 5판 및 4판) 참조, 예: Lambert, 2013], 저자들은 GMPS가 지도감독에 있어서 동일한 목적으로 활용될 수 있기를 바란다.

모형의 입력 부분은 '체계system로서의 지도감독' 측면을 상당 부분 반영하며, 지도감독자와 지도감독 대상자가 지도감독 상황 및 다른 상황에 무엇을 가지고 오는지와 그 상황에 사회가 미치는 영향에 특히 주안점을 둔다. 입력 변수들은 대체로 지도감독의 진행을 원활하게 하거나 혹은 그 반대이다.

모형의 처리 과정 부분은 '관계relationship로서의 지도감독' 측면을 상당 부분 반영한다. '처리'의 핵심 변수들은 특성상 특정 이론에 국한되지 않으며, 다음과 같다. ① 지도감독자–지도감독 대상자의 계약 또는 합의, ② 지도감독 작용(또는 지도감독 대상자와 지도감독자 사이에서 행동화되는 개입의 주기), ③ 지도감독 유대, ④ 지도감독 대상자와 지도감독자의 자기 관계성, 양측의 개방성과 비방어성을 의미하고, ⑤ 회기 내 영향, 즉 지도 회기의 영향을 의미하며, ⑥ 시간적 양상(시각적으로 반영되지는 않지만 내재된 변수), 지도감독 경험에 미치는 시간 그 자체의 영향을 염두에 둔다. '처리'는 지도감독 관계에서 작업의 상승작용과 진행되는 개입을 파악하고자 한다.

모형의 출력 부분은 '발달 과정developmental process으로서의 지도감독' 측면을 상당 부분 반영하며, 지도감독 대상자와 지도감독자 양측에게 발생할 수 있는 변화 및 성장에 주안점을 둔다. 출력은 지도감독의 영향이 미치는 것이 바람직한 결과변수들을 파악하고자 한다.

Orlinsky와 Howard(1987)의 GMP가 정신치료에 대하여 보다 완전하고 복합적으로 생각할 수 있게 도움을 준 것처럼, 그와 유사하게 구성한 이 지도감독 모형도 우리가 정신치료 지도감독에 대해 보다 완전하고 복합적으로 생각할 수 있게 도움을 줄 수도 있다. 그러한 취지에서 저자들은 GMPS를 제시한다. 지도감독자들은 그들의 지도감독의 핵심에 있어서 다른 부분보다 공통되는 부분이 훨씬 더 많으며, GMPS는 어떻게 그러한지를 보여 주기 위한 노력이다.

지도감독 연구자를 위한 질문

- 지도감독은 어떻게 작동하는가? 관계된 작동 원리는 무엇인가?
- 지도감독의 다른 요인들(예: 개입, 관계 조건)은 실제로 어느 정도로 진행 과정에 영향을 미치게 되는가?
- 지도감독 시행에 지도감독 모형이 주는 영향은 무엇인가?
- 지도감독은 환자 치료 결과에 영향을 미치는가? 그렇다면 어떻게, 또 왜 그러한가?
- 지도감독자의 수련은 어떻게 지도감독 과정과 그 결과에 영향을 미치는가?

추가 자료

Hill CE, Knox S: Training and supervision in psychotherapy, in Bergin and Garfield's handbook of psychotherapy and behavior change, 6th Edition. Edited by Lam bert MJ. Hoboken, NJ, Wiley, 2013, pp 775–811

Inman AG, Hutman H, Pendse A, et al: Current trends concerning supervisors, supervisees, and clients in clinical supervision, in Wiley international handbook of clinical supervision. Edited by Watkins CE Jr, Milne D. Oxford, UK, Wiley, 2014, pp 61–102

참고문헌

Arczynski AV, Morrow SL: The complexities of power in feminist multicultural psychotherapy supervision. J Couns Psychol 64(2):192–205, 2017 27918171

Bernard JM, Goodyear RK: Fundamentals of clinical supervision, 6th Edition. Upper Saddle River, NJ, Merrill, 2019

Callahan JL, Watkins CE Jr: The science of training III: Internship, supervision, and compe tency. Train Educ Prof Psychol 12(4):245–261, 2018

Callahan JL, Almstrom CM, Swift JK, et al: Exploring the contribution of supervisors to intervention outcomes. Train Educ Prof Psychol 3:72–77, 2009

Ellis MV, Ladany N: Inferences concerning supervisees and clients in clinical supervision: An in tegrative review, in Handbook of psychotherapy supervision. Edited by Watkins CE Jr. New York, Wiley, 1997, pp 447–507

Ellis MV, Berger L, Hanus AE, et al: Inadequate and harmful clinical supervision: Testing a revised framework and assessing occurrence. Couns Psychol 42:434–472, 2014

Freitas G: The impact of psychotherapy supervision on client outcome: A critical examination of 2 decades of research. Psychother 39:354–367, 2002

Hill CE, Knox S: Training and supervision in psychotherapy, in Bergin and Garfield's handbook of psychotherapy and behavior change, 6th Edition. Edited by Lambert MJ. Hoboken, NJ, Wiley, 2013, pp 775–811

Inman AG, Hutman H, Pendse A, et al: Current trends concerning supervisors, supervisees, and clients in clinical supervision, in Wiley international handbook of clinical supervision. Edited by Watkins CE Jr, Milne D. Oxford, UK, Wiley, 2014, pp 61–102

Ladany N, Inman AG: Developments in counseling skills training and supervision in handbook of counseling psychology, 4th Edition. Edited by Brown SD, Lent RW. Hoboken, NJ, Wiley, 2008, pp 338–354

Ladany N, Friedlander ML, Nelson ML: Supervision essentials for the critical events in psychotherapy supervision model. Washington, DC, American Psychological Association, 2016

Lambert MJ (Ed): Bergin and Garfield's handbook of psychotherapy and behavior change, 6th Edition. Hoboken, NJ, Wiley, 2013

Lambert MJ, Ogles BM: The effectiveness of psychotherapy supervision, in Handbook of psychotherapy supervision. Edited by Watkins CE Jr. New York, Wiley, 1997, pp 421–446

Milne D, Leck C, James I, et al: High fidelity in clinical supervision research, in Supervision and clinical psychology: Theory, practice and perspectives, 2nd Edition. Edited by Fleming I, Steen L. London, Routledge, 2012, pp 142–158

Orlinsky DE, Howard KI: A generic model of psychotherapy. Int J Eclect Psychother 6:6–27, 1987

Orlinsky DE, Ronnestad MH: How psychotherapists develop: A study of therapeutic work and professional growth. Washington, DC, American Psychological Association, 2005

Rieck T, Callahan JL, Watkins CE Jr: Clinical supervision: An exploration of possible mechanisms of action. Train Educ Prof Psychol 9:187–194, 2015

Ronnestad MH, Skovholt TM: The developing practitioner: Growth and stagnation of therapists and counselors. New York, Routledge, 2013

Simpson-Southward C, Waller G, Hardy GE: How do we know what makes for "best practice" in clinical supervision for psychological therapists?: A content analysis of supervisory models and approaches. Clin Psychol Psychother 24(6):1228–1245, 2017 28421642

Soheilian SS, Inman AG, Klinger RS, et al: Multicultural supervision: Supervisees' reflections on culturally competent supervision. Couns Psychol Q 27:379–392, 2014

Tohidian NB, Quek KMT: Processes that inform multicultural supervision: A qualitative meta analysis. J Marital Fam Ther 43(4):573–590, 2017 28299797

Watkins CE Jr: Psychotherapy supervision in the 21st century: Some pressing needs and impressing possibilities. J Psychother Pract Res 7(2):93–101, 1998 9527954

Watkins CE Jr: Does psychotherapy supervision contribute to patient outcomes?: Considering 30 years of research. Clin Supervisor 30:235–256, 2011a

Watkins CE Jr: Psychotherapy supervision since 1909: Some friendly observations about its first century. J Contemp Psychother 41:57–67, 2011b

Watkins CE Jr: Psychotherapy supervision in the new millennium: Competency-based, evidence-based, particularized, and energized. J Contemp Psychother 42:193–203, 2012

Watkins CE Jr: Clinical supervision in the 21st century: Revisiting pressing needs and impressing possibilities. Am J Psychother 68(2):251–272, 2014a 25122988

Watkins CE Jr: The supervisory alliance: A half century of theory, practice, and research in critical perspective. Am J Psychother 68(1):19–55, 2014b 24818456

Watkins CE Jr: The alliance in reflective supervision: A commentary on Tomlin, Weatherston, and Pavkov's critical components of reflective supervision. Infant Ment Health J 36(2):141–145, 2015a 25640088

Watkins CE Jr: Extrapolating Gelso's tripartite model of the psychotherapy relationship to the psychotherapy supervision relationship: A potential common factors perspective. J Psycho ther Integration 25:143–157, 2015b

Watkins CE Jr: A unifying vision of psychotherapy supervision: Part I. Productive and unpro ductive supervision relationships. J Unified Psychother Clin Sci 4:21–35, 2016

Watkins CE Jr: The generic model of psychotherapy supervision: An analogized research-informing meta-theory. Journal of Psychotherapy Integration May 24, 2018a [Epub ahead of print]

Watkins CE Jr: Psychotherapy supervision: The educational practice of hope, promise, and possibility. Keynote address delivered at the International Conference: Supervision in Psychotherapy, Timisoara, Romania, June 2018b

Watkins CE Jr: A unifying vision of psychotherapy supervision: Part III. Meta-values, metaprinciples, and meta-roles of the contextual supervision relationship model. J Unified Psychother Clin Sci 5:23–40, 2018c

Watkins CE Jr, Davis EC, Callahan JL: On disruption, disorientation, and development in clinical supervision: A transformative learning perspective. The Clinical Supervisor January 15, 2018 [Epub ahead of print]

Wrape ER, Callahan JL, Ruggero CJ, et al: An exploration of faculty supervisor variables and their impact on client outcome. Train Educ Prof Psychol 9:35–43, 2015

Supervision in Psychiatric Practice
-Practical Approaches Across Venues and Providers-

PART II

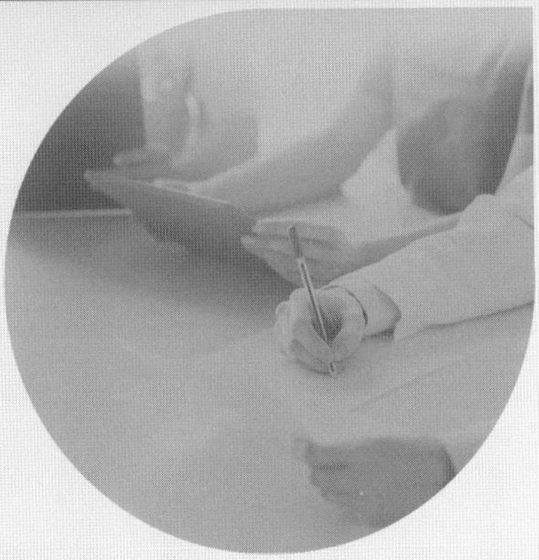

지도감독 형식

Supervision Formats

03 지도감독 형식
Supervision Formats

Elise Gibbs, Psy.D.
Kathleen M. Corcoran, Ph.D.

지도감독은 각양각색으로 나타난다. 임상 지도감독을 Milne(2007)은 "승인된 지도감독자가 공식적으로 제공하는, 동료의 작업을 관리하고 지원하며 발전시키고 평가하는, 실무에 초점을 맞춘, 관계에 기반한 교육과 훈련"이라고 정의하였다. 이 장에서는 지도감독의 다양한 조합을 구조와 양식에 따라 구분하고, 각각에 대한 중요한 고려사항도 함께 살펴본다.

핵심 포인트

- 지도감독은 구조와 양식 면에서 다양한 형식으로 이루어질 수 있다.
- 지도감독의 형식을 결정할 때 수련 의국은 여러 가지 요소를 고려하여야 하며, 지도감독 대상자의 수요, 환경, 과정 인증을 위한 지도감독 요건, 수련 경험의 기간, 그리고 지도감독자의 선호/능력 등이 고려요소가 된다.
- 지도감독은 단일한 독립활동이 아니라 수련 경험의 기간에 걸쳐 구조와 강도가 달라질 수 있는 역동적인 과정이다.

지도감독 형식 Supervision Formats

개인 지도감독

개인 지도감독individual supervision은 수련 기관에서 가장 흔한 지도감독 형식이며, 지도감독 대상자가 배정된 개인 지도감독자를 주기적으로 찾아 증례를 논의하게 된다. 통상 개인 지도감독은 주 1회, 회당 1시간 동안 진행되며, 매 회기마다의 의제는 지도감독 대상자와 지도감독자가 함께 정한다. 만일 지도감독 대상자가 정신치료 회기 등을 영상으로 녹화하였다면, 지도감독 시간에 이를 시청하고 검토할 수 있다.

일대일 형식의 장점으로는 수련목표에 대해 보다 집중할 수 있는 기회, 환자 치료에서의 보다 나은 질적 관리, 그리고 통상 양측이 모두 선호하는 지도감독자와 지도감독 대상자 사이의 양자 관계이다(Milne & Oliver, 2000). 개인 지도감독의 또 하나의 이점은 다른 형식들에 비해 많은 사람에게 익숙한 방식이라는 것이다. 개인 지도감독은 실시간으로 이루어지지 않는다. 따라서 지도감독에서의 피드백과 지도감독 대상자의 행동 사이에 시간차가 있다는 것이 잠재적 단점이 될 수 있다. 또 하나의 잠재적 단점은 지도감독 대상자와 지도감독자 사이가 잘 맞지 않을 경우이다. 집단 지도감독 상황에서는 이것이 지도감독의 전체 기능에 상대적으로 큰 문제가 되지 않는다(제36장 '지도감독 동맹의 손상' 참조).

집단 지도감독

집단 지도감독group supervision에서는 통상 소집단의 지도감독 대상자 그리고 최소 한 명의 지도감독자가 주기적으로 만나 증례를 논의하게 된다. 집단 회기의 구조는 지도감독 대상자들의 수요와 지도감독자(들)의 선호도에 따라 달라질 수 있다. 지도감독 대상자들을 대상으로 특정 회기 일자가 지정되고 집단에 증례를 발표한 뒤 자신의 사례 이해와 치료계획에 대한 일반적인 피드백을 받을 수 있다. 또한 증례에 대한 구체적인 질문을 가지고 와서 회기 중에 집단토의에서 제시하고 서로 답할 수 있다. 그리고 집단 지도감독 중에는 모든 지도감독 대상자에게 해당하는 주제 또는 사안에 대한 토론이 이루어질 수 있다.

집단 지도감독은 지도감독자 수에 비해 지도감독 대상자 수가 많은 의국에 효과적인 수련 방식이 될 수 있다. 집단 지도감독의 또 하나의 이점은 지도감독 대상자가 개별학습과 함께 대리학습을 함께 경험할 수 있다는 것이다(Milne & Oliver, 2000). 집단 지도감독의 잠재적 단점으로는 동료 간의 경쟁 가능성이 있는데, 이는 학습에 부정적인 영향을 미칠 수 있고 발견하였을 때 지도감독자가 더 많은 노력을 기울여야 한다(Milne & Oliver, 2000). 집단 형식으로 촬영 영상 검토와 특정 사례에 대한 관리가 이루어질 경우에는 지도감독 대상자들에게 적정하게 시간이 배분되도록 특히 주의를 기울이는 것이 좋다(Sudak et al., 2015). 어떤 지도감독자들의 경우에는 집단 환경일 때 지도감독 대상자가 피드백을 어떻게 받아들일지 판단하기가 더 어렵기 때문에 건설적이거나 비판적인 피드백을 하기가 더 어렵다고 보기도 한다.

현장 지도감독

현장 지도감독live supervision은 지도감독자가 지도감독 대상자의 임상 진료를 직접 관찰할 때 일어난다. 이것은 현장에서 혹은 단방향 투시거울one-way mirror, 「미국 건강보험 양도 및 책임에 관한 법(Health Insurance Portability and Accountability Act: HIPAA)」 승인을 받은 영상회의 기술, 인이어 장비 또는 화면으로 지도사항 송출['Bug in the Ear' 또는 'Bug in the Eye'(BITE)](Gallant et al., 1991; Rizvi et al., 2016) 등의 방식을 통하여 가능하다. 단방향 투시거울이 사용될 경우, 지도감독자는 정신치료 회기 중에 전화를 걸어 피드백을 줄 수 있다. 인이어 장비나 화면을 쓸 경우에는 지도감독자가 지도감독 대상자에게 문자 또는 음성으로 피드백을 제공해 줄 수 있다.

현장 지도감독은 지도감독 대상자의 환자에 대한 행동에 관해 명확하고 즉각적인 피드백을 가능하게 하여 즉시 학습이 이루어질 수 있게 하고, 환자는 지도감독자의 전문성으로부터 도움을 받을 수 있게 된다(Rousmaniere, 2016). 잠재적인 단점으로는 현장에서의 피드백에 따른 불안의 증가로 인하여 지도감독 대상자의 학습이 방해를 받을 수 있다는 점이다(Costa, 1994). 또한 현장 지도감독은 언급된 장비와 장소가 필요하므로 이의 지원이 어려운 경우에는 수련 프로그램에서 활용하기가 어렵다. 지도감독 대상자에게 즉각적으로 피드백이 주어지는 이런 방식의 지도감독은 환자에게 새로운 종류의 치료 경험이 된다. 환자의 경우에는 이를 긍정적으로 경험하기도 하지만(예: 보다 전문가에게 치료를 받는다고 느낌) 부정적으로 경험하기도 한다(예: 방해를 받는다고 느끼거나 자신의 치료자의 실력을 의심함). 따라서 환자의 반응 역시 환자 사례를 이해하는 데 있어서 중요한 정보가 되며, 이러한 형태의 지도감독을 고려할 때 반영할 필요가 있다.

동료 지도감독

지도감독 대상자가 또 다른 지도감독 대상자를 지도감독할 때 이를 동료 지도감독peer supervision이라고 분류할 수 있다. 동료 지도감독은 자격을 갖춘 비동료 지도감독자가 시행하는 필수 지도감독을 보완하는 보조 지도감독의 경험으로 활용된다. 또한 이는 동료조력학습Peer-Assisted Learning: PAL이라고 부르기도 한다(Silbert & Lake, 2012). 동료 지도감독자는 수련 과정 내의 공식적 평가 역할을 맡는 경우도 있고, 그렇지 않는 경우도 있다. Martin 등(2018)은 동료 지도감독 대신에 동료 자문consultation이라는 명칭을 통하여 '의학적-법적 의무의 함의'를 피할 것을 제의하였다.

동료 지도감독에는 많은 이점이 있다. 우선, 고년차 전공의가 저년차의 동료에게 지도감독을 제공하는 과정을 지도감독자가 참관하고, 이 지도에 대하여 이후 피드백을 제공한다면 한 상호작용 내에서 다층의 학습 기회가 발생한다(Blanchard, 2015). 둘째로, 동료 지도감독은 지도감독 대상자들의 입장에서 유익하고 즐겁다고 보고되는데, 이는 동료 지도감독자가 지도감독 대상자의 관점과 지식 수준에 대한 이해도가 높기 때문이다(Silbert & Lake,

2012). 동료 지도감독의 또 하나의 이점은 이를 구성하는 상대적인 수월성인데, 지도감독자보다 동료 지도감독자가 좀 더 유연할 수 있는 경우에 그러하다. 동료 지도감독은 양식에 있어서 동료 자문에 제일 가깝고(Martin et al., 2018), 이 양식의 평생학습에 지도감독 대상자들이 익숙해지는 것도 유익한 점이다. 하지만 동료 지도감독이 효과적이고 시간의 질적 활용이 되려면 동료 지도감독자들도 자신의 지도감독에 대한 지도감독을 받아야만 한다.

단점으로는 동료 지도감독자가 실력이나 경험이 부족한 상태에서 적절한 감독을 받지 못하면 지도감독의 질이 저하될 수 있다. 또한 동료 지도감독이 다중관계의 가능성에 보다 더 취약할 가능성이 있는데, 만일 동료 지도감독자와 지도감독 대상자가 다른 수련 환경에서 중첩된 관계에 있거나 지도감독 구조와 상충될 수 있는 사전의 관계에 있는 경우에 그러하다.

팀 지도감독

팀 지도감독team supervision은 특정 팀을 구성하는 한 집단의 종사자를 대상으로 이루어지는 집단 지도감독을 말한다. 이는 다학제multidisciplinary 집단일 수 있다. 예를 들어, 기분장애 클리닉에서 환자 치료에 관여하는 모든 종사자(임상심리사, 정신건강의학과 의사, 사회복지사, 간호사 등)가 팀 지도감독을 위해 주기적으로 모일 수 있다. 이 지도감독 회기는 구조 측면에 있어서 집단 지도감독과 매우 유사해 보일 수 있으며, 팀 내에서 사례의 배정도 지도감독의 의제 중 일부인 경우가 많다.

팀 지도감독의 이점 중 하나는 회기 내에서 선임 지도감독자를 모방하는 방식으로 후임 지도감독자 양성의 틀이 마련될 수 있다는 점이다(Milne & Oliver, 2000). 또한 전문가적인 협동심과 상호 지지를 느낄 기회가 되며, 팀 내에서의 다양한 관점은 팀 전체의 학습에 유익할 수 있다. 단점으로는 팀이 커지면서 생길 수 있는 대인 갈등 가능성, 그리고 팀 구성원 간의 역량 차가 집단 과정에 영향을 미칠 가능성이다. 예를 들어, 만일 한 팀원이 신규자일 경우에 대부분의 지도감독 시간이 이 팀원을 지도하는 데 할애된다면 나머지 팀원들에게는 힘빠지고 비효율적인 시간일 수 있다. 추가로 임상, 지도감독, 행정 등 여러 사안을 다루어야 하는 상황에서 만일 시간과 구조가 잘 관리되지 않으면 회기가 성급하게 느껴지거나 마무리되지 않을 수 있다. 만일 임상, 지도감독, 행정 사안을 팀 회의에서 모두 다루고자 한다면 회의 시간을 연장하는 것이 바람직할 수도 있다.

보충 지도감독

지도감독 대상자는 의국에서 지정한 필수 지도감독 이외에 부가적인 지도감독의 도움을 받을 수도 있다. 수련의 빈 부분을 채울 적임자가 지도감독 대상자의 주 지도감독자가 아닌 다른 지도감독자가 아닌 다른 지도감독자일 경우 이런 상황이 된다. 많은 기관에는 이런 방식의 지도감독을 제공해 줄 수 있는 외래교수를 두고 있다. 보충 지도감독supplemental supervision의 이점은 지도감독 대상자가 보다 폭넓은 범위의 지도감독 유형과 관점을 경험할 기회를 가질 수 있다는 점이다. 단점으로는 추가된 지도감독으로 인한 증가된 시간 부담, 그리고 이러한 지도감독 관계에 대하여 혹시 문제가 발생하였을 때는 의국 측의 감독이 덜 미친다는 점을 들 수 있다.

지도감독에 대한 지도감독

지도감독은 그 자체로 하나의 역량이며 수련의 대상이다(Falender et al., 2004). 지도감독에 대한 지도감독은 형식과 양식 측면에 있어서 환자 진료에 대한 지도감독과 동일하게 보일 수 있다. 지도감독자들은 집단으로 모여서 담당하는 지도감독 대상자들에 대하여 선배 지도감독자와 논의할 수 있다. 지도감독 회기의 촬영 영상 시청도 포함할 수 있다. 지도감독에 대한 수련은 임상가의 전문 수련 중 매우 중요하지만 아직 많이 무시되는 영역이다(Falender et al., 2004). 따라서 지도감독에 대한 지도감독은 만일 지도감독자 본인이 이에 대한 공식 수련을 받은 적이 없다면 특히 어려운 책무가 될 수 있다. 이 영역에 대한 수련이 역사적으로 없었던 점을 들어 이를 불필요하게 보는 의견이 있을 수 있다. 하지만 지도감독에 대한 훈련과 지도감독 역량은 점차 증가된 관심의 초점이 되고 있다(Falender & Shafranske, 2014; Falender et al., 2004).

지도감독 수위 Levels of Supervision

형식의 차이에 더하여 지도감독은 지도감독자의 활동 또는 관여의 정도에 따라 분류할 수 있다. 지도감독의 다양한 수위를 설명하는 분류의 모형도 여러 가지가 있으며, 이 중 Galanter 등(2016)의 모형을 다음에 소개한다.

직접 지도감독

직접direct 지도감독은 지도감독자가 물리적으로 지도감독 대상자 및 환자와 같은 공간에 있는 방식을 말한다. 바로 앞에서 다룬 현장 지도감독은 정의상 직접 지도감독이다. 이는 전형적으로 저년차 전공의들에게 활용되지만, 정신건강의학과 수련에서 직접 지도감독은 그다지 널리 활용되지 않는다. Galanter 등(2016, p. 161)은 정신건강의학과에서 직접 지도감독을 잘 사용하지 않는 몇 가지 이유로 "정신건강의학과에서 관리식으로oversight 지도감독하는 현재의 관행이 대부분의 상황에서 효과적이라고 여기기 때문에, 지도감독 대상자의 자율성을 키우기 위해서, 비밀보장을 유지하기 위해서, 직접 지도감독에 대한 지침 및 규정의 부족" 등을 들었다. 직접 지도감독은 또한 지도감독자가 치료를 회수하고 지도감독 대상자에게 참관하도록 하면 지도감독자의 직접 환자 진료로 바뀌게 된다(Kennedy et al., 2007). 이 방식은 반응형 감독responsive oversight이라고 할 수 있으며, 환자의 중증도가 매우 높거나, 지도감독 대상자의 역량에 우려가 있을 경우에 사용될 수 있는 방식이다.

간접 지도감독

간접indirect 지도감독은 지도감독자가 병원 또는 의원의 필요에 따라서 직접 지도감독을 제공하기 위해 상주하고 있는 방식을 말한다. ACGME 규정상 이는 "직접 지도감독이 즉시 가능한 간접 지도감독"(Accreditation Council for Graduate Medical Education, 2017, p. 32)이다. 또한 이를 "직접 지도감독이 가능한 간접 지도감독"으로까지 확장할 수도 있는데, 이 경우에는 지도감독자가 병원 등 환자 진료 장소에 물리적으로 상주하지는 않으나 전화 또는 전자메일 등의 수단으로 지도를 제공할 수 있는 경우를 말한다. 이 수준의 지도감독은 보통 특정 수준의 기술을 입증하여 독립성이 증가된 방식의 지도감독이 수련 발달 단계에 적정한 대상자에게 적용이 가능하다.

관리식 지도감독

관리식oversight 지도감독은 지도감독자가 환자 진료와 관련된 정보를 환자와의 접촉이 끝난 뒤에 검토하는 것을 말한다(Accreditation Council for Graduate Medical Education, 2017, p. 32). 이러한 감독은 정규적으로 또는 반응성으로 이루어질 수 있으며, 정신치료 기록이나 검사 결과, 평가 기록, 녹화 영상 등의 검토를 포함할 수 있다. 이러한 형태의 지도감독을 배경형 감독활동(Kennedy et al., 2007)이라고 하기도 하는데, 여기에는 지도감독 대상자가 인식하지 못하는 활동(예: 환자 의무기록 검토) 등도 포함할 수 있다. 관리식 지도감독은 고년차 전공의에 더 많이 사용하며, 직접 지도감독이 어려운 '야간 당직'과 같은 특정 상황에서도 사용된다(제15장 '야간 당직: 전공의와 함께 원격으로 근무하기' 참조).

대안적 지도감독 전달 방식 Alternative Modes of Delivery

마지막으로, 지도감독을 전달하는 다른 방식들이 있다. 앞에 언급된 모든 지도감독 형식은 다양한 방식으로 전달될 수 있다. 지도감독 전달의 가장 흔한 방식은 수련 기관에서 대면으로 진행하는 것이다. 하지만 현대의 기술 발전으로 인하여 지도감독을 새로운 방식으로 전달하는 것도 가능해졌다.

영상회의

영상회의videoconferencing, 또는 원격 지도감독telesupervision은 오지에 있는 임상가에게 지도감독을 제공하기 위한 방식으로 사용되어 왔다(Wood et al., 2005). 집단 원격 지도감독을 시행한 Reese 등(2009)의 소규모 예비연구에서 지도감독 대상자들은 원격 지도감독에 대하여 전반적 평가 그리고 지도감독 관계 측면에 있어서 대면 지도감독과 유사하게 평가하였으나, 이 연구에 참여한 지도감독 대상자들은 영상회의를 통하여 대면 지도감독의 일부 정서적 요소가 소실된다는 점을 지적하였고, 원격 지도감독은 단독 지도감독 수단보다는 대면 지도감독에 부가적으로 활용되는 것을 선호하였다.

원격 지도감독은 지방 거주의 지리적 제약을 극복할 때나 지도감독자가 수련 기관에 물리적으로 머무르기 어려운 예상치 못한 상황에 유용할 수 있다. 추가적으로 원격 지도감독에서는 양쪽이 이미 컴퓨터 또는 이에 준하는 전자기기를 사용하고 있으므로 지도감독에 수련 영상이나 홈페이지 등 다른 형태의 전자매체를 추가로 도입하기가 수월할 수 있다(Wood et al., 2005). 원격 지도감독의 단점으로는 인터넷 접속 문제 등의 기술적 장애로 인하여 지도감독 회기가 지연되거나 중단될 위험성이 있다는 점이다. 추가로 환자 치료 상황에서 쓰이는 영상화의 기술은「HIPAA」규제를 따라야 하는데, 이 기준을 충족시키는 프로그램은 제한적이고 이로 인하여 비용의 증가가 발생할 수 있다는 점도 고려해야 한다(제4장 '온라인 혼합형 지도감독' 참조).

이럴 땐 이렇게

○ 우리 의국에는 수련 대상자 수에 비해 지도감독자 수가 너무 적다

집단 지도감독 또는 원격 지도감독을 계획해 보는 것을 고려한다. 지도감독자 대 지도감독 대상자의 비가 너무 높아 적절한 지도감독이 현실적으로 어렵다면 지도감독자 추가 채용 요청을 고려해 본다. 또한 수련 경험의 향상을 위하여 여러 지도감독 형식을 함께 사용할 수 있다. 예를 들어, 다수 전공의를 대상으로 매주 집단 지도감독 회기를 갖고, 각 전공의의 개별 수련 필요사항에 대해 보다 낮은 빈도의 개인 지도감독 시간을 잡아 보충할 수 있다.

○ 한 명의 수련 대상자가 너무 헤매고 있어서 집단 지도감독이 어렵다

역량의 격차 또는 전문가다움과 관련된 문제는 집단 지도감독에서 다루기가 어려울 수 있다. 지도감독 내에서 효과가 검증된 다른 전략을 활용할 것을 고려해 본다. 예를 들어, 역할극이나 영상 시청 등을 통해 해당 수련 대상자가 다른 집단구성원을 관찰할 기회를 줄 수 있다. 집단으로 영상을 시청할 때, 영상을 중요한 학습 시점에 일시 정지한 뒤 집단 구성원에게 자신이라면 어떻게 응답하겠는지 물어보고, 이를 기회로 삼아 해당 수련 대상자에게 중요하다고 생각하는 핵심 성장 영역에 대한 논의를 촉진해 본다. 이것으로도 해결되지 않는다면 각 수련 대상자에게 월 1회씩 개별 피드백을 위한 개인 지도감독 회기를 잡는 것을 고려해 본다. 또 다른 방법으로는 해당 지도감독 대상자에게 이에 대해 직접적으로 이야기를 하고 직접 또는 다른 개인 지도감독자와 보충 지도감독 시간을 잡아 줄 수 있다.

○ 지도감독 대상자들이 수련 중 충분한 치료 사례를 경험하지 못하는 것 같아 우려스럽다

개인 지도감독을 통해 지도감독자가 각 지도감독자의 사례에 면밀한 감독을 제공하고 각 지도감독 대상자에 대해 심도 있게 지도할 수 있으나, 이것만으로는 지도감독 대상자가 접하는 환자 사례 수가 제한적이다. 기초 기술을 익힌 지도감독 대상자들을 위해서는 수련 경험 전반을 거쳐 다양한 증례에 대해 추가로 노출될 수 있는 집단 지도감독을 포함시킬 수 있다.

지도감독자 스스로를 위한 질문

- 어떤 형식의 지도감독이 내 지도감독 대상자의 필요를 가장 잘 충족할 것인가?
- 내 환경에서는 어떤 자원이 활용 가능한가?
  (예: 지도감독을 위해 확보된 시간은 나와 지도감독 대상자 각각을 위해 얼만큼인가?)
- 지도감독 형식을 혼합하는 것, 예를 들어 개인 지도감독과 집단 지도감독을 같이 사용하는 것에 이점이 있을 것인가?

추가 자료

Falender CA, Shafranske EP: Clinical supervision: The state of the art. J Clin Psychol 70:1030–1041, 2014

Milne D: An empirical definition of clinical supervision. Br J Clin Psychol 46:437–447, 2007

Oliver DM: Flexible formats of clinical supervision: Description, evaluation and imple mentation. J Ment Health 9:291–304, 2000

Rousmaniere T: Using technology to enhance clinical supervision and training, in the wiley international handbook of clinical supervision. Edited by Watkins CE, Milne DL. New York, Wiley, 2014, pp 204–237

참고문헌

Accreditation Council for Graduate Medical Education: Program requirements. Section 11.B.1.a. July 1, 2017. Available at: http://acgme.org/Specialties/Program-Requirements and-FAQs-and-Applications/pfcatid/21/Psychiatry. Accessed August 6, 2018

Blanchard DS: Peer-teaching: An important skill for all medical students and doctors?. Perspect Med Educ 4(1):6−7, 2015 25605494

Costa L: Reducing anxiety in live supervision. Couns Educ Superv 34:30−40, 1994

Falender CA, Shafranske EP: Clinical supervision: The state of the art. J Clin Psychol 70(11):1030−1041, 2014 25220545

Falender CA, Cornish JA, Goodyear R, et al: Defining competencies in psychology supervision: A consensus statement. J Clin Psychol 60(7):771−785, 2004 15195339

Galanter CA, Nikolov R, Green N, et al: Direct supervision in outpatient psychiatric graduate medical education. Acad Psychiatry 40(1):157−163, 2016 25424638

Gallant JP, Thyer BA, Bailey JS: Using bug-in-the-ear feedback in clinical supervision: Preliminary evaluations. Res Soc Work Pract 1:175−187, 1991

Kennedy TJ, Lingard L, Baker GR, et al: Clinical oversight: Conceptualizing the relationship between supervision and safety. J Gen Intern Med 22(8):1080−1085, 2007 17557190

Martin P, Milne DL, Reiser RP: Peer supervision: International problems and prospects. J Adv Nurs 74(5):998−999, 2018 28792603

Milne D: An empirical definition of clinical supervision. Br J Clin Psychol 46(Pt 4):437−447, 2007 17535535

Milne D, Oliver V: Flexible formats of clinical supervision: Description, evaluation and imple mentation. J Ment Health 9:291−304, 2000

Reese RJ, Aldarondo F, Anderson CR, et al: Telehealth in clinical supervision: A comparison of supervision formats. J Telemed Telecare 15(7):356−361, 2009 19815905

Rizvi SL, Yu J, Geisser S, et al: The use of "bug-in-the-eye" live supervision for training in dialectical behavior therapy: A case study. Clin Case Stud 15:243−258, 2016

Rousmaniere T: Technology for evidence-based cognitive behavioural supervision: New applications and research to improve organizational support. The Cognitive Behaviour Therapist 9:e28, 2016

Silbert BI, Lake FR: Peer-assisted learning in teaching clinical examination to junior medical students. Med Teach 34(5):392−397, 2012 22471912

Sudak DM, Codd RT III, Ludgate JW, et al: Teaching and supervising cognitive behavioral therapy. New York, Wiley, 2015

Wood JA, Miller TW, Hargrove DS: Clinical supervision in rural settings: A telehealth model. Professional Psychology: Research and Practice 36(2):173−179, 2005

Supervision in Psychiatric Practice
-Practical Approaches Across Venues and Providers-

04 온라인 혼합형 지도감독

Virtual or Hybrid Supervision

Peter Yellowlees, M.B.B.S., M.D.

기술의 변화가 현재 미국의 건강과 교육 시장을 바꿔 놓고 있다(Yellowlees & Shore, 2018). 몇 년 동안 변화를 겪고 있는 영역 중 하나가 전문가에 대한 지도감독이며, 이 변화는 이미 전환점을 한참 넘어섰다. 온라인 혼합형hybrid(or virtual) 지도감독은 지도감독에서 대면 기법과 한 가지 이상의 온라인 접근을 조합하여 사용하는 것을 말한다. 이는 이미 많은 지도감독자 및 지도감독 대상자에 있어서 표준 방식이 되었다. 임상 지도감독에 대한 공식 문헌은 상대적으로 적고, 지도감독 과정을 지원하는 기술 수단이 흔한 점을 고려하면 이와 관련한 연구는 거의 되어 있지 않다. 이 장에서는 온라인 혼합형 지도감독의 과정 및 사용되는 기술 수단을 논의하고, 지도감독자 및 지도감독 대상자를 위한 지침으로 끝맺도록 할 것이다.

핵심 포인트

- 정보통신 기술은 모든 곳에 있으며, 이미 모든 형태의 지도감독에 널리 사용되고 있다.
- 혼합형 지도감독(온라인 및 대면)이 미래에는 많은 지도감독 관계의 표준 관행이 될 가능성이 높다.
- 혼합형 지도감독을 통하여 보다 유연하고 접근성이 높으며 평등한 지도감독자-지도감독 대상자 관계가 가능하다.
- 혼합형 지도감독에 대하여 특히 지도감독 관계에서의 '가상공간'의 의미와 활용에 대하여 더 많은 연구가 필요하다.
- 혼합형 지도감독은 향후 자동 번역 기술을 통한 국가 장벽의 감소로 인해 언어와 문화를 건너 이루어질 가능성이 있다.

혼합형 지도감독에서는 어떤 기술이 사용되고 있는가

What Technologies Are Being Used in Hybrid Supervision

정신의학 분야에서 많은 기술이 활용되고 있다[American Psychiatric Association, 2018; 미국 원격의학협회American Telemedicine Association 홈페이지(www.americantelemed.org)도 참조]. 이들 기술은 이미 일상의 일부가 된 것들과 현재에는 널리 배치되어 사용되지 않고 있으나 장래에 흔해질 것으로 보이는 것들로 나뉜다. 대부분의 경우에 실시간으로 또는 비실시간으로 둘 다 사용이 가능한 경우가 많다.

현행의 임상 · 교육 · 연구 지도감독 목적에 이용되는 기반 기술은 다음과 같다.

1. 전자메일 및 보안 메시지 이 비실시간 기술은 지도감독 전에 의제를 설정하거나 회기 뒤에 회기 기록을 남기는 등의 행정 사안에 특히 유용하며, 회기 사이 또는 회기 이후의 간단한 의사소통에도 편리하다.

2. 영상회의videoconferencing 실시간 상호반응형 영상회의는 통상 실시간으로 일어나며, 이미 임상 목적으로 널리 적용되고 있고, 미국에서만 2016년에 실인원 100만 명 이상의 정신건강의학과 환자가 원격정신의학telepsychiatry을 통해 치료를 받았다(Yellowlees & Shore, 2018). 영상회의는 또한 지도감독을 포함한 교육활동을 위하여 흔히 사용되며, 여기에는 개인 지도감독, 소그룹 활동 외에 대규모 국제 학회도 포함된다(Smith et al., 2012). 만일 임상 사례 또는 환자 자료가 논의된다면 이 기술은 「HIPAA」 기준을 충족시켜야 한다. 경우에 따라서는 환자 진료의 녹화영상을 실시간 영상회의 지도감독 중에 재생하고 검토할 수 있으며, 그러한 지도감독 회기를 녹화하여 나중에 (비실시간으로) 다른 사람이 시청하는 것도 가능하다.

3. 웹 기반 응용 프로그램web-based application 웹 기반 응용 프로그램은 현재 교육을 위해 광범위하게 적용되고 있으며, 많은 프로그램이 실시간 및 비실시간 의사소통 기능을 가지고 있고, 지도감독의 보조 도구로 쓰이거나 영상 또는 문자를 통해 지도감독이 가능하게 하는 통신 기술로서 활용될 수 있다.

4. 모바일 기기mobile device 휴대전화는 21세기 정신건강에 사용될 수 있는 기술 중 가장 광범위하게 보급되었다고 할 만하며, 전통적인 전화망의 모든 기능에 추가하여 문자메시지, 앱, 측정, 녹화, 필기 기능 등이 추가되어 있다. 모바일기기를 통하여 지도감독자나 지도감독 대상자가 자신의 사무실과 데스크탑 컴퓨터를 벗어날 수 있고, 지도감독 의

사소통이 문자 그대로 언제 어디서나 이루어질 수 있다.

5. 전자의무기록Electronic medical records: EMRs 전자의무기록을 혼합형 또는 온라인 지도감독을 위해 공유할 수 있으며, 이미 많은 의무기록 시스템이 교육자료 또는 의사결정 보조 도구와 연동되어 있다. 영상회의와 실시간 메시지 기능이 도입되는 경우도 있어서 향후 전자의무기록 시스템이 임상 지도감독의 포털 역할을 하게 될 가능성도 있다.

떠오르는 기술들이지만 아직 광범위하고 일관되게 지도감독에서 또는 임상 정신의학 진료에서 사용되고 있지 않은 기술들도 있다. 제한된 범위에서 시범 적용 중인 이러한 기술로는 가상현실virtual reality 및 대규모 다중사용자massive multiplayer 체계(Yellowlees et al., 2012), 사회관계망 환경, 인공지능, 아바타 생성, 그리고 위치추적시스템 등이 있다(Yellowlees & Shore, 2018). 미래에는 이 기술들을 포함한 많은 기술이 분명 지도감독에 활용될 것이다.

혼합형 지도감독의 이점 Advantages of Hybrid Supervision

지도감독 시행에 정보통신기술이 통합됨으로써 지도감독자와 지도감독 대상자의 관계가 대면과 온라인 양쪽에서 이루어지게 되었고, 아마도 미래의 지도감독 관행의 표준은 순수한 대면 교육경험에 비해 주요한 이점을 가진 '혼합형'의 관계가 되어 있을 것이다. 이는 임상 실제에서 점점 더 많은 수의 환자와 임상가가 '혼합형' 관계를 맺어 대면 관계에서뿐만 아니라 영상, 이메일, 문자메시지, 전화 등으로 서로가 편한 장소와 시간에 만나고 의사소통하는 경향과도 부합하며 놀라울 일도 아니다(Yellowlees et al., 2015).

향상된 공감 능력

Yellowlees와 Shore(2018)는 온라인 요소를 추가하는 것이 지도감독자와 지도감독 대상자 모두가 의사-환자 관계에서와 마찬가지로 서로를 공감하고 유의미하며 신뢰할 수 있는 치료적으로 양자 간에 상호 관계를 맺을 능력을 증진시킴에 주목하였다. 화상회의, 전자메일, 문자메시지 및 전화 통화를 통해 이전에는 불가능했던 시간대와 상황에 상호작용이 가능해졌고, 이는 양자에게 흥미롭고 또 보상이 되는 일이다. 스승과 제자 사이에 '가상환경virtual environment'이 개입한다는 것은 보다 친밀한 상호작용을 가능하게 함과 동시에 양측 모두 추가된 전자적 거리와 회기 내의 '가상공간virtual space'을 사용하여 객관적으로 관찰할 수 있게 해 주는 기회이기도 하다(Yellowlees & Shore, 2018).

확장된 접근 범위

이러한 혼합형 접근 방식을 사용함으로써, 특히 화상회의 환경에 점점 더 많이 통합되고 있는 자동 번역 기능에 대한 접근이 가능한 경우라면 기술적 수단의 사용을 통해 지리적 접근 장벽을 크게 낮출 수 있고, 언어와 문화권을 초월한 지도감독이 이루어질 수 있는 가능성도 생긴다. 이러한 번역 기능을 활용하면 미래에는 통역사를 통한 대면 방식보다 더 나은 다른 언어권 사이의 상호 이해를 가능하게 할 수 있을지도 모르는데, 이는 이러한 번역 기능이 기계학습machine learning의 적용으로 인하여 끊임없이 개선되고 또 더 정확해지고 있기 때문이다. Martin 등(2018)이 기술의 지원을 받은 지도감독에 대한 대부분의 공식적인 연구를 검토하여 의료보건 종사자에 대한 원격 지도감독의 질 및 효과성에 영향을 미치는 요인을 체계적으로 살펴보았다. 그들은 기술의 지원을 받은 임상 지도감독이 오스트레일리아에서와 같이 고립된 전문가에게 전문적 지원을 제공하는 데 특히 유용함에 주목하였으며, 대도시 지역을 벗어나 근무하는 의료보건 전문가에게도 네트워킹 및 전문적 상호작용의 기회를 준다는 점에도 주목하였다. 그들은 임상 지도감독에서 기술적 수단의 활용은 점차 증가하고 있으나, 이것이 효과 및 질 높은 의료에 미치는 영향에 대한 명확한 지침은 없음에 대하여 언급하였다.

권력 격차의 감소

화상회의 환경에서 임상가와 환자는 보다 동등한 권력 관계를 가지며, 여기서 관계의 다음 부분을 대면으로 시행할지 혹은 온라인으로 시행할지, 즉시 시행할지 혹은 나중에 시행할지 결정할 권한을 양측이 다 가지고 있다(Chan et al., 2015). 비슷한 방식의 역동이 임상 지도감독에서도 작용할 수 있으나, 지도감독자와 지도감독 대상자 사이의 권력 위계가 종종 약화된다. 이 점은 지도감독 대상자 측에서 특히 명백할 수 있는데, 이들은 경험 많은 지도 감독자를 접할 때 대면 상황에 비해 영상 상황에서 억제를 훨씬 덜 느낄 수 있기 때문이다. 만일 지도감독 대상자가 영상기술 사용자에서 흔히 나타나는 것으로 잘 알려져 있는 탈억제를 보이는 경우에 이러한 권력 격차 감소와 탈억제의 조합에 대해 관계된 모든 사람이 파악하고 이해하지 않는다면 본의 아니게 무례와 오해로 이어질 수도 있다.

향상된 의사소통

이 점에 대해서는 Martin 등(2018)의 의견이 흥미로운데, 이들은 지도감독의 질에 영향을 미치는 요인에 대한 고찰 논문에서 원격 지도감독이 지도감독 관계 내의 의사소통을 증진시킨다는 결론을 내렸다. 이들은 어떻게 원격 지도감독의 과정이 지도감독 대상자들을 더 잘 언어화하고 더 잘 소통하게 하는지, 그리고 지도감독자들이 더 많은 질문에 대하여 양질의 더 자세한 지도와 설명을 하게 하는지를 기술하였다.

향상된 안전

화상회의를 통한 상호작용에서 대면 상호작용보다 더 많은 눈맞춤eye contact이 일어나는 것으로 알려져 있는데, 그럼에도 불구하고 실제의 물리적 거리를 통한 환자와 치료자의 분리가 일종의 심리적 거리와 분리되었다는 느낌을 만들어 낸다고 알려져 있다(Yellowlees & Shore, 2018). Yellowlees 등(2015)은 이러한 '가상공간'의 개념, 즉 화상회의 매체의 특성상 발생하는 물리적 및 심리적 거리의 조합의 개념에 대하여 논하였는데, 직관과 반대로 가상공간의 존재는 참여자 상호 간에게 안전함을 느끼게 해 주어 친밀감의 공유가 오히려 증가한다. Kocsis와 Yellowlees(2018)는 이 개념을 확장하여 원격 정신치료에서 환자는 이 가상공간이 제공하는 '보호'에 의지하여 친밀감을 촉진하는 눈 맞춤을 유지한 상태에서도 오히려 더 정직하고, 중요한 내용을 허심탄회하게 말할 수 있음에 주목하였다. 원격 정신치료 경험 및 관련 문헌에서 밝혀진 결과는 비록 이 주제에 대한 더 많은 연구가 필요하기는 하지만 지도감독자-지도감독 대상자의 관계에도 적용할 수 있을지 모른다.

혼합형 지도감독의 중요 고려사항

Important Considerations in Hybrid Supervision

탈억제의 경향

이러한 혼합형 지도감독 관계로의 이행에서 유의할 점은 관계에서의 양측 모두 적절한 전문가로서의 경계(윤리적, 물리적, 기술적, 시간적) 그리고 과정 자체의 비밀을 유지하기 위해 노력해야 한다는 점이다. 화상회의에서만이 아니라 전자메일을 통한 상호작용에도 동반될 수 있는 탈억제disinhibition 경향이 알려져 있다. 답장, 또는 더 끔찍하게는 전체 답장을 누르고 어떤 사안에 대한 감정 섞인 답장을 작성한 뒤 보내기를 누르고서 나중에야 후회하는 일이 벌어지기는 너무나도 쉽다. 지도감독자는 어떠한 종류의 교육활동을 하고자 하는지 생각해 본 뒤 이를 지도감독 대상자와 논의하여야 하며, 경우에 따라서는 제자들과 직접적인 상호작용을 하는 데 사용되는 모든 기술적 수단에 대한 소통 및 참여의 '규칙'을 정하는 것까지 필요할지도 모른다(Yellowlees & Shore, 2018).

비밀보장

비밀보장의 중요성은 필수적이다. 보건 산업에서 환자들이 지도감독의 논의 대상이 되는 경우에는 어떤 기술이라도「HIPAA」기준을 충족시켜야만 한다. 하지만 기술적 표준은 사안의 일부만을 차지하며, 웹캠의 사각 지대에 다른 사람(특히 가족 구성원)이 있을 가능성이 늘 존재하기 때문에 어떤 종류의 의사소통에 있어서도 양자가 양측의 공간에 누가 있는지 알고 있는 것은 반드시 필요하다. 양쪽 다 창문과 문을 닫아 통신이 이루어지고 있는 공간 바깥에서 대화 내용이 들릴 가능성을 차단하여야 한다. 원격 정신의학에 필요한 전문 역량과 기술을 평생 발전시키고, 다양한 기술에 걸친 매체를 통한 의사소통 방식에 대하여 훈련하는 것의 중요성에 대한 상세한 설명은 Yellowlees와 Shore(2018)가 잘 설명하였으며, 이러한 훈련의 필요성은 지도감독자 및 지도감독 대상자 양자에게 동일하게 적용된다.

양질의 원격 지도감독과 관련된 주제들

Themes That Contribute to High-Quality Telesupervision

Martin 등(2018)은 효과적이고 양질인 원격 지도감독과 관련된 8가지 주제를 선정하였다. 지도감독 대상자의 특성, 지도감독자의 특성, 지도감독의 특성, 지도감독 관계, 의사소통 전략, 사전의 대면 접촉, 환경 요인, 그리고 기술사항이 그것이다(상세한 내용은 〈표 4-1〉 참조). 이들은 세팅이 제대로 이루어진 원격 지도감독이라면 구현과 수용이 가능한 지도감독 형태가 될 수 있지만, 현존하는 근거 수준, 특히 이러한 접근의 비용효과성cost-effectiveness을 점검하기 위하여 훨씬 더 많은 연구가 필요하다고 언급하였다.

<표 4-1> 효과적이고 양질인 원격 지도감독과 관련된 8가지 주제

주제	속성
지도감독 대상자의 특성	• 임상 진료 경험 • 자신의 수요에 대한 통찰 • 원격 지도감독을 통한 학습에 대한 개방성 • 유연하고 실용적이며 안정된 성격
지도감독자의 특성	• 지도감독 대상자의 상황에 대한 경험 • 집단 상황에서 우수한 진행자 및 관리자의 기술

지도감독의 특성	• 구조화된 회기 • 사전에 작성된 주제를 지정하는 의제 • 상호 간의 계약에 대한 기대 • 회기의 준비, 길이 및 일시
지도감독 관계	• 작업동맹의 견고함 • 관계의 즉각성, 연속성 및 접근성
의사소통 전략	• 보다 공적인 언어 사용 • 상호작용 시간이 중요한 상황이라면 지도감독 관계 양측이 영상 사용에 익숙해질 수 있을 정도로 충분히 긴 발언 기회
사전의 대면 접촉	• 상호 간의 신뢰 및 존중의 향상
환경 요인	• 조용한 공간 • 전화가 가능하며 방음과 분리가 가능한 환경
기술사항	• 기술적 요소를 조작할 수 있는 능력 • 최소한 배경 소음, 음성의 지연, 집중 방해 요소에 대한 용인 (보통 시간이 지나면 감소함)

출처: Martin et al., 2018.

유능한 혼합형 지도감독자가 되기 위한 지침
Guidelines for Being an Effective Hybrid Supervisor

온라인 혼합형 또는 전적으로 온라인으로 이루어지는 지도감독의 어떤 측면에 대해서는 독특한 느낌이 존재한다. 그리고 모든 양호한 지도감독 관계에서 그러하듯, 경험의 구조, 특정한 지도감독 접근 및 기법의 활용, 그리고 관계된 양자 상호간의 참여가 중요하게 작용한다. 따라서 모든 지도감독자에게 다음의 몇 가지 전략을 제안한다.

계획과 조직화를 추구한다

회기의 전후로 전자메일을 통해 의제를 논의하고, 구체적인 서면 피드백을 제공하며, 논의할 주제와 합의한 활동을 확정한다. 회기 사이의 전자메일을 통한 논의는 지도감독 대상자와 지도감독자가 서로에게 그리고 스스로에게 책임감 있는 자세를 갖게 하는 데에도 도움이 된다.

구두 의사소통 기능의 사용에 유의한다

어렵거나 낙인의 위험이 있는 주제와 관련한 직접적인 대화는 대면보다 화상을 통해 더 쉽게 이루어지는 경우가 많은데, 이는 거리 때문에 양측 모두가 더 개방적이고 정직할 수 있으며 민망함이 적기 때문이다. 이 거리를 인식하지 않으면 안타깝게도 어려움을 유발할 수 있는데, 화상회의에서는 거만하거나 세심하지 않아 보이기 십상이기 때문이다. 이는 아마도 영상 대화에서 피드백의 수용이 상대적으로 부족하기 때문일 수 있다.

신체언어와 매체 기법을 효과적으로 사용한다

영상에서는 신체언어body language 및 어조를 평상시의 110% 정도로 증가시키는 것이 일반적으로 유용하며, 그렇게 함으로써 TV상의 뉴스 앵커처럼 활기 있게 보일 수 있다고 알려져 있다(Yellowlees & Shore, 2018). 반면에 지나치게 무절제한 상태로 보이는 것도 좋지 않은데, 이를 유의하기 위하여 전면 카메라를 사용한 작은 창을 항상 띄워 놓음으로써 지도감독자 자신의 모습을 보고 있는 것이 바람직하다. 이러한 신체언어의 과장이 없다면 영상 내에서 과도하게 조심스럽고 밋밋하게 보일 수 있다. 정기적으로 화상회의를 통해 지도감독을 제공해야 한다면 많은 언론인 및 매체 출연자가 제공하는 매체 기법media skills 강좌를 수강하는 것도 강력하게 추천되는 방법이다.

유연성을 발휘하고 다중의 기술적 장치 및 접근을 사용하기 위하여 대비한다

이 점은 혼합형 지도감독이 여러 기술적 장치를 사용하여 수개월 내지 수년 동안에 진행될 경우에 특히 중요하다. 의사소통을 위하여 실시간 기법(전화, 영상회의, 대면 일정)과 비실시간 기법(문자메시지 및 전자메일) 둘 다를 사용하면 지도감독 과정이 더 많은 가르침과 효과를 줄 수 있다. 또한 1회성의 대면 회기 내에 모든 상호작용이 일어나야 하는 상황과 비교하여 보았을 때, 여러 기술적 장치를 통하여 지도감독의 과정 내에서 거의 연속적인 '대화'가 가능해지는 장점도 있다.

신중한 중재 및 집단의 촉진을 위한 역량을 개발한다

신중한 중재 및 집단의 촉진은 전형적으로는 대면 세계에서 학습할 수 있는 기술이나, 온라인의 집단 지도감독에서도 전수가 가능하며, 이러한 기술은 집단활동이 훨씬 더 원활하게 진행되는 데 기여할 수 있다. 동시에 전송되어 들어오는 여러 영상 입력을 관리하기 위하여 진행자는 화상회의 중에 주된 의제를 정하고, 어떤 순서로 각 참여자가 발언할 것인지를 지정함으로써 모든 참여자가 발언할 수 있도록 상당히 구조화된 과정을 거쳐야 할 수 있다. 만일 음성이 영상을 활성화하는 응용 프로그램이거나 통신망 접속이 원활하지 않아 지연이 발생하는 상황이라면 이 점이 특히 중요하다. 예상되지 않게 누군가가 끼어들어 큰 방해를 유발하고 음성을 통한 영상 활성화 때문에 송출되는 영상에 빠른 변화가 발생할 수 있으므로 이러한 가능성을 낮추기 위해서 이러한 구조화가 필요하다.

유능한 혼합형 지도감독 대상자가 되기 위한 지침

Guidelines for Being an Effective Hybrid Supervisee

지도감독 대상자들은 혼합형 지도감독을 지도감독자들보다 훨씬 더 자연스럽게 받아들일 가능성이 높은데, 이는 지도감독 대상자들이 '디지털 원어민digital native'에 해당할 수 있기 때문이다(Yellowlees & Shore, 2018). 이들은 30세 미만으로, 인터넷이 없는 세상을 경험해 본 적이 없다. 하지만 이들 역시 지도감독자에 대한 배려와 함께 다음의 추가적인 문제에 대하여 유의할 필요는 있다.

관용을 가진다

지도감독자가 기술에 익숙하지 않을 수 있으므로 관용의 자세가 필요하다. 또한 지도감독자가 최신 기술에 상당히 능하다고 하더라도, 세대차 때문에 동시에 다중의 기기에 반응하거나 보다 젊고 기술에 익숙한 지도감독 대상자가 문서나 파일을 익숙하지 않은 온라인 수단을 통해 공유하고자 할 때 즉각적으로 이해하는 것이 어려울 수 있다. 지도감독자는 클라우드 서비스보다는 전자메일 첨부 형태로 문서를 전달받는 것을 더 편하게 느낄 수 있다는 점, 그리고 이를 읽고 검토하기 위해서는 아직 출력물을 선호할 수도 있다는 점을 기억하도록 한다. 지도감독자가 최신 기술에 동일하게 익숙할 것이라고 단정짓는 대신, 지도감독자가 선호하는 연락 수단 및 문서 공유 수단을 물어보는 것을 추천한다.

능동적이면서도 관계에서 존중하는 자세를 갖는다

능동적이고 지도감독자를 존중하되, 과도한 요구를 하거나 침습적인 태도를 보이지 않는다. 지도감독 대상자 입장에서 친구나 동료에게 일요일 자정에 연락하는 것이 아무런 문제가 되지 않을지라도, 지도감독자는 그러하지 않을 수 있고, 30분 이상 답장에 지연이 발생할 수도 있다. 책임 있는 자세로 협의한 마감을 지키되, 지도감독자가 동시에 다른 여러 제자에 대하여 대처하느라 즉각 반응하기 어려울 수도 있다는 점을 배려하도록 한다.

이럴 땐 이렇게

○ 화상회의가 중간에 멈추었다가 회기 중간에 화질이 저하되었다

일단 양쪽 모두 재부팅하도록 한다. 양쪽의 영상 및 음성이 작동하는지 확인하고, 기기에 문제가 생긴 것은 아닌지 확인한다. 비상시에는 영상보다 음성이 중요하며, 음성이 차지하는 대역이 상대적으로 적어서 대역 문제가 발생하였을 경우에는 영상보다는 음성이 유지될 가능성이 높다는 점도 알아둘 만하다. 비상시라도 영상만으로 지도감독을 이어나가는 것은 불가능하나, 음성만으로 이어나가는 것은 가능하다. 이러한 문제를 사전에 방지하기 위해 통신 기술을 활용하기 전에 시간을 할애하여 예비 작동해 보는 것이 좋다.

○ 지도감독 대상자가 너무 많은 전자메일을 보낸다

지도감독자가 전자메일에 어느 기간 이내에, 언제 답장을 할지, 그리고 검토할 수 있는 최대의 전자메일 및 첨부파일 개수를 사전에 지도감독 대상자와 서면으로 규정해 두도록 한다. 이로 인한 애로사항이 발생한다면 이를 지도감독 중에 다루도록 한다. 그럼에도 불구하고 지도감독 대상자가 이를 준수하지 못한다면 이를 전문가답지 못한 행동으로서 다루어야 할 수 있다.

○ 나는 내 지도감독자를 대면하고 싶은데, 내 지도감독자는 나를 회피하는 방법으로 통신수단을 사용하는 것 같은 느낌을 받는다

사전에 정기적인 약속을 잡고, 지도감독자의 근무시간 및 여유 시간을 확인해 본다. 지도감독자와 지도감독에 대한 선호사항에 대하여 논의한 뒤 상호 합의하에 해결책을 찾아내도록 한다. 그래도 해결을 보기 어렵다면 이는 의국의 수련책임자와 논의해야 할 사안일 수 있다.

지도감독 대상자에게 할 수 있는 질문

- 통신 기술을 활용한 지도감독에 대해 기대하는 바로는 어떤 것이 있나요?
- 온라인 회기와 대면 회기의 비율은 어떻게 정하면 좋을까요? 회기의 빈도는 어떻게 할까요?
- 최근 출시된 데스크탑, 노트북, 태블릿이나 스마트폰을 가지고 있나요? 원격 지도감독을 위해 어떤 기기를 사용하게 될까요?
- 가족이나 친구와 영상통화를 해 본 적이 있나요? 영상통화에 익숙한가요?
- 화상회의를 통한 지도감독이 가능한 독립된 공간을 사용할 수 있을까요?

추가 자료

American Psychiatric Association. Telepsychiatry Toolkit. Available at: https://www.psychiatry.org/psychiatrists/practice/telepsychiatry/telepsychiatry-toolkithome

American Telemedicine Association. www.americantelemed.org

참고문헌

American Psychiatric Association: Telepsychiatry toolkit. 2018. Available at: https://www.psychiatry.org/psychiatrists/practice/telepsychiatry/telepsychiatry-toolkit-home. Accessed August 6, 2018

Chan S, Parish M, Yellowlees P: Telepsychiatry today. Curr Psychiatry Rep 17(11):89, 2015 26384338

Kocsis BJ, Yellowlees P: Telepsychotherapy and the therapeutic relationship: Principles, advantages and case examples. Telemed J E Health 24(5):329–334, 2018 28836902

Martin P, Lizarondo L, Kumar S: A systematic review of the factors that influence the quality and effectiveness of telesupervision for health professionals. J Telemed Telecare 24(4):271–281, 2018 28387603

Smith AC, White MM, McBride CA, et al: Multi-site videoconference tutorials for medical students in Australia. ANZ J Surg 82(10):714–719, 2012 22957836

Yellowlees PM, Shore J: Telepsychiatry and health technologies: A guide for mental health professionals. Arlington, VA, American Psychiatric Association Publishing, 2018

Yellowlees PM, Holloway KM, Parish MB: Therapy in virtual environments—clinical and ethical issues. Telemed J E Health 18(7):558–564, 2012 22823138

Yellowlees P, Richard Chan S, Burke Parish M: The hybrid doctor-patient relationship in the age of technology—telepsychiatry consultations and the use of virtual space. Int Rev Psychiatry 27(6):476–489, 2015 26493089

Supervision in Psychiatric Practice
-Practical Approaches Across Venues and Providers-

PART III

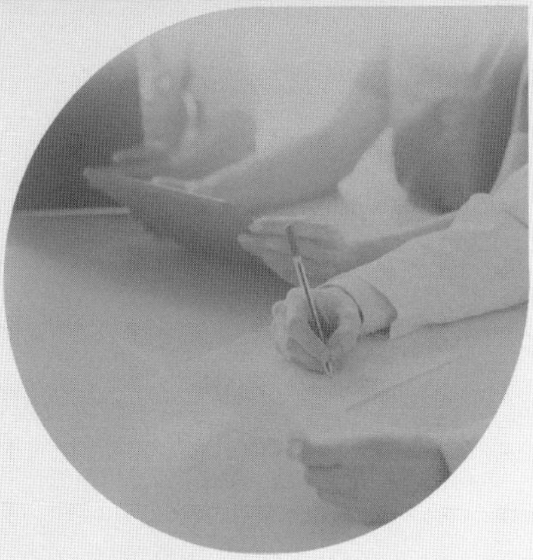

지도감독 기술

Supervision Techniques

05 버바팀 다루기
충분히 활용되지 않는 지도감독 접근법
Working With Transcripts
An Underutilized Supervisory Approach

Sallie G. De Golia, M.D., M.P.H.
Katherine E. Williams, M.D.
Debra L. Safer, M.D.

정신치료 지도감독에서 감독과 교육을 제공하는 방법 중 버바팀[1]을 사용하는 전략은 충분히 활용되지 않고 있다. 정신치료 프로그램 운영자에 대해 캐나다에서 이루어진 De Roma 등(2007)에 의한 설문조사에서 증례 토의/발표가 정신치료 지도감독 방법으로 가장 많이 활용되며(42%), 이어서 영상 녹화(12%), 실시간 지도감독(10%) 및 음성 녹음(9%) 순서였다. 버바팀 녹취록의 사용에 대한 문헌이 매우 적다는 점을 고려하면 버바팀이 여기 포함되지 않은 것도 놀라운 일은 아니다(Arthur & Gfroerer, 2002). 지도감독에서 사례 자료를 객관적으로 다루는 방식은 치료자의 역량을 향상시키는 것으로 입증되었으며(Miller et al., 2004), 이러한 측면에서 버바팀 녹취록을 지도감독의 도구 중 하나로 활용하는 것은 중요하다. 이 장에서는 버바팀 녹취록 활용의 장점과 단점을 살펴보고, 지도감독 중 버바팀을 효과적으로 활용하는 전략을 제시한다.

핵심 포인트

- 버바팀 활용의 장점은 단점을 상쇄한다.
- 버바팀은 제한된 범위 내에서 효율적이며 신속한 정신치료 회기에 대한 검토가 가능하게 한다.
- 버바팀은 특정 과제를 부여함으로써 지식을 강화하는 데 활용될 수 있다.
- 버바팀은 회기별 내용에 대한 목록이 되어 준다.

---

1 역주: (verbatim) transcript. 축어록 또는 녹취록으로 번역되기도 하나, 외래어인 버바팀이 가장 흔히 쓰임을 고려하여 여기서는 transcript의 경우에 버바팀으로, verbatim transcript는 버바팀 녹취록으로 번역하였다.

버바팀 활용의 이점 Benefits of Using Transcripts

지도감독 대상자 입장에서의 이점

버바팀 사용의 가장 의미 있는 이점 중 하나는 지도감독 대상자가 세 가지 학습 수단을 사용한다는 점이다. 첫째로 지도감독 대상자는 회기 촬영 영상을 시청하면서(시각 및 청각) 이것을 문서 형태로 변환하게 되는데(운동감각적 학습), 그럼으로써 학습 잠재력을 상당히 증가시킬 수 있다(Dwyer, 1978). 녹취 과정에서 지도감독 대상자는 회기 중에는 의식적으로나 무의식적으로 지각하지 못했을 수 있는, 실제로 환자가 어떻게 말하였는지 그리고 자신이 환자의 반응에 대하여 어떻게 반응하였는지를 확인하는 숙고의 과정을 거친다. 지도감독 대상자는 영상을 다시 시청하며 실제 사용된 단어들을 타자로 기록함으로써 시각적으로 그리고 문자적으로 집중력을 높인 상태로 치료경험에 다시 몰입하게 된다.

회기 중에서의 짧은 구간(10분)만 녹취하도록 해도 지도감독 대상자는 실제로 어떤 말이 오갔는지를 숙고하기 위하여 영상 자체만 제출할 때보다 더 많은 시간을 써야 한다. 녹취한 부분에 대해 더 깊이 생각하는 것에 더하여 대안이 될 수 있는 다른 반응도 생각해 볼 수 있으며, 지도감독자에게 할 만한 질문을 찾아내고, 지도감독 전에 자신의 감정을 처리할 수 있다. 또한 구간을 선택하여 녹취하도록 하지 않으면 지도감독 대상자는 치료 녹화 영상을 다시 보려고 하지 않을 수도 있다.

버바팀 사용의 또 하나의 이점은 녹화나 녹음 자료상의 대화나 비언어적 자료를 따라가는 것에 비해 문서화한 자료를 깊이 살펴보는 것이 지도감독 대상자 입장에서 편하다는 것이다. 버바팀 쪽이 주석과 색인에 훨씬 유리하다. 더구나 영상물을 보는 것보다 버바팀을 읽는 속도가 빠르기 때문에 여러 회기를 자료집으로 만들고자 한다면 버바팀 쪽이 재검토 면에서 접근하기 쉽다. 또한 녹화나 녹음 자료에 비해 버바팀 쪽이 (버바팀에 추가 기록하는 식으로) 버바팀 내의 특정 지점에 대한 지도사항을 관리하고, 다시 찾아보는 데 있어서 편하다.

지도감독자 입장에서의 이점

지도감독자의 관점에서는 버바팀을 쓰는 것이 이상적이다. 우선, 시간의 제약 때문에도 지도감독 전에 영상물을 시청하는 것보다 버바팀을 훑어 보는 쪽이 빠르다. 그렇게 함으로써 대응하는 영상이 첨부되어 있지 않더라도, 회상 또는 치료 과정 기록[2]에 비하여 회기에 대해 보다 정확하게 볼 수 있는데, 이는 회상이나 치료기록의 경우에 지도감독 대상자가 의식

2 역주: process note. 제6장 참조

적 또는 무의식적으로 정보를 빠뜨릴 수 있기 때문이다. 녹취록은 영상물과 마찬가지로 회기를 함께 탐색할 수 있게 하며, 이를 통해 지도감독 관계에서의 동맹이 촉진된다. 또한 버바팀을 통해서 지도감독 회기 이전에 지도할 점을 식별하고, 나올 수 있는 질문에 대한 답을 준비하며, 살펴볼 만한 문제 지점들을 찾아낼 수 있어서 가르칠 부분의 선택을 우연에 맡기는 것에 비하여 깊이 있는 토의를 통해 증가된 효율을 달성할 수 있다.

버바팀을 검토함으로써 지도감독자는 지도감독 대상자가 환자를 따라가지 못한 부분을 확인하고 이 현상의 속성을 지도감독 대상자와 깊이 있게 따져 볼 수 있다. 예를 들어, 환자의 정동이나 비언어적 신호가 단절이나 역전이를 일으켰을 수 있다. 비슷하게 영상보다 버바팀에서 지도감독 대상자의 왜곡이나 역전이를 더 분명하게 강조할 수 있다. 누락된 비언어적 정보에 대해서는 촬영 영상을 함께 볼 수 있는데, 이를 통해 환자 치료에서 비언어적 요소의 중요성에 대해 풍부한 논의가 가능하다. 추가적으로 전체 회기를 녹취하여 사전에 살펴보았다면 지도감독 대상자가 검토할 부분을 선택할 때 알아차리지 못했을 수 있는 특히 중요한 구간을 지도감독자가 찾아낼 수도 있다.

마지막으로, 버바팀은 시간에 따라 환자가 치료되어 가는 과정에 대한 누적 기록도 된다. 하지만 중요한 것은 버바팀을 통해 구체적이고 목적에 맞는 섬세한 피드백을 준비할 수 있으며, 이것이 학습과 발전의 필수적인 부분이라는 점이다.

버바팀 자체의 내적 가치

녹화 영상과 분리하여 별도로 버바팀을 검토함으로써 비언어적 자료와 억양 등으로 인한 주의의 분산 없이 환자가 말한 문자 그대로의 내용을 살펴볼 수 있다. 환자가 사용한 언어 자료를 분석함으로써 비일관성, 유창성, 말실수, 연상, 구체적이거나 추상적인 사고, 화제의 전환 등을 보다 면밀하게 살펴볼 수 있다. 자료를 잘못 해석하는 일이(심지어 영상을 함께 보아도) 발생할 수는 있으나, 언어적 내용과 정서 사이의 불일치 자체가 실제 삶에서 환자가 어떻게 오해받을 수 있는지에 대한 강력한 정보를 제공한다.

지도감독 회기에서의 이점

지도감독 대상자에게 녹취하여 버바팀을 작성하고, 이에 기반한 질문을 준비하도록 함으로써 지도감독 회기의 초점과 방향이 명확해질 수 있다. 지도감독 대상자는 자신의 학습목표를 시간을 들여 고찰하게 된다. 시간 제약을 고려할 때 영상물을 단순히 검토하는 것은 주의의 분산이나 이탈로 인하여 효율이 떨어질 수 있다. 영상 촬영을 사용하는 경우에는 흔히 지도감독 대상자나 지도감독자가 지도감독 회기 전에 영상을 미리 보지 않은 상태에서 회기의 초반부터 혹은 중간중간을 건너뛰어서 시청하게 되는데, 이는 지도감독에 있어서 시간 낭비가 된다.

'표준gold standard'적인 방법은 버바팀과 영상 촬영을 짝지어 임상 회기의 '실황'을 실제에 가깝게 재현하는 것이다. 이러한 조합을 통해 문제되는 부분이나 가르칠 거리가 있는 부분을 사전에 빨리 식별할 수 있으며, 그리하여 영상 촬영물을 더 효율적으로 활용하고 깊이 있게 분석할 수 있다. 영상을 버바팀에 표시해 둔 특정 핵심 지점까지 빨리 감기해도 된다. 마지막으로, 회기 내에 영상을 끝까지 다 살펴보지 못하였더라도 사전에 버바팀을 살펴본 지도감독자는 기억해 둘 사항을 놓치지 않고 전달할 수 있다.

버바팀 사용의 단점 Drawbacks of Using Transcripts

버바팀 사용의 많지는 않지만 중요한 단점이 있다. 첫번째 단점으로, 버바팀 준비에 시간이 소요된다는 점은 인정해야 한다. 대부분의 지도감독 대상자는 수련을 받는 입장으로, 전공의 과정 중 진료 관련 호출과 당직근무 등의 여러 과업을 고려할 때 시간 압박에 대한 고려는 중요하다. 하지만 기술의 지속적인 발전으로 카세트테이프를 사용하던 시절에 비하여 디지털파일을 사용할 때 재생속도 조절 등의 기능을 통해 버바팀을 더 빨리 작성할 수 있다.

더불어 치료내용을 좀 더 편하게 소화하고 통찰할 능력이 부족한 초심자에게는 자신과 환자 사이의 대화 내용을 그대로 적어 내는 것이 고통스러운 일일 수 있다. 또한 버바팀은 영상과 함께 보지 않는다면 치료자-환자 경험의 일부분만을 보여 줄 뿐이다. 비언어적 부분(환자의 한숨이나 긴장한 웃음)을 기록한다고 하더라도, 실제의 발화가 가지는 전체 의미가 동반된 비언어적 신호 및 언어의 뉘앙스 없이는 알아차리기가 어렵다.

마지막으로, 버바팀을 다룰 때는 비밀보장의 의무를 위반하지 않아야 한다. 따라서 이름 등 개인식별정보를 제외하고는 암호화된 컴퓨터나 서버 저장소를 사용하며, 암호화된 이동식 디스크나 이메일, 「HIPAA」 승인 웹사이트 등 보안 대책이 마련된 방식으로 전달하여야 한다.

버바팀을 어떻게 다룰 것인가 How to Work With Transcripts

우선적으로 버바팀 준비에 소요될 것으로 생각되는 시간으로 당혹스러울 것이 분명한 지도감독 대상자에게 버바팀의 강력한 장점을 설명하도록 한다. 한두 번 준비해 보고 나면 대개 유용성과 가치를 깨닫게 되며, 준비하는 속도도 빨라진다.

녹취할 구간의 선택

우선 지도감독 대상자에게 영상 중 10분을 선택해서 녹취하게 한다. 개인별로 다르지만 10분 분량을 녹취하는 데 30~60분 정도가 걸린다. 지도감독 대상자가 치료 회기에 대한 질문사항 및 궁금증 또는 혼란스러웠던 점을 준비해 오도록 한다. 예를 들어, 이런 것이 있을 수 있다. "왜 환자가 이렇게 대답했을까요?" "환자가 이렇게 말한 것은 어떤 의미였을까요?" "이 부분에서 정서를 더 깊게 파고들려면 어떻게 하는 것이 좋겠습니까?"

지도감독 대상자가 사전에 버바팀을 보낼 때 질문이나 배우고 싶은 점도 함께 보내도록 하여 살펴보고 가르칠 점을 준비할 시간을 확보하도록 한다. 지도감독 대상자에게 개인식별정보를 제외하고 보안이 확보된 전자메일이나 「HIPAA」 승인 사이트를 통해 버바팀을 보내도록 확인한다. 10분간의 구간이라도 상당히 풍부한 내용이 담겨 있기 때문에 가르치고 싶은 내용이 많겠으나, 시간이 부족할 경우에는 지도감독 대상자가 질문한 사항을 우선하여야 한다. 만일 소규모의 집단 지도감독이라면 지도감독 대상자가 동료들에게도 사전에 버바팀을 보내 두도록 한다.

버바팀 검토

매 회기를 지도감독 대상자의 질문에 대한 대답으로 시작하도록 한다. 시간상 가능하다면 버바팀과 함께 해당되는 영상을 시청함으로써 질문사항에 대한 더 풍부한 분석이 가능하도록 한다. 그리고 이렇게 물어볼 수 있다. "어떤 의도였나요?" "선생님이 개입한 효과는 어땠나요?" "개입이 통한 것 같나요, 아닌가요? 어째서 그런 것 같나요?" "의도했던 결과를 얻기 위한 다른 방법이 있을까요?" 지도감독 대상자의 질문을 충분히 다루었다고 생각되면 버바팀에서 드러나는 다른 가르칠 점들을 추가로 지적할 수도 있다.

버바팀의 추가적 활용

학습목표나 지도감독 대상자의 개별적인 수요에 따라 과제를 부과하는 것도 고려할 수 있다. 지도감독 회기 전에 버바팀에 정서 또는 정서가 드러나는 단어들을 표시하도록 (특히 환자의 정서와 환자가 하는 말이 일치하지 않을 경우) 할 수 있다. 전이, 저항, 방어기제의 사용, 평행 과정parallel process, 행동화enactment, 윤리적 딜레마, 문화적 영향, 의도, 사용된 분석 기법(명료화clarification 대 직면confrontation)의 예라거나, 핵심 신념core belief, 갈등, 함입의 근거, 그리고 치료자의 반응이 환자의 목표에 어떻게 도움이 되는지, 특정 부분이 사례구조화formulation한 내용과 어떻게 관련되는지를 표시하게 할 수 있다.

버바팀도 촬영 영상과 마찬가지로 대안적 반응을 논의하는 출발점으로 쓸 수 있다. 보다 고년차를 대상으로 환자의 다양한 반응에 대하여 서로 다른 이론적 틀에 근거해서 어떻게 반응할 수 있는지를 물어봄으로써 같은 치료 내용에 대해 접근할 수 있는 다양한 방법을 비교하고 대조해 볼 수 있다. 예를 들어, 인지행동치료의 일부분으로서라면 어떻게 목표를 통합할 것인지, 단기역동 정신치료의 주기적인 부적응 형태에는 이 자료가 어떻게 적용될 것인지, 역동정신치료라고 하면 환자가 경험하고 있을 수 있는 무의식적 갈등은 무엇인지 질문할 수 있다.

이럴 땐 이렇게

○ 지도감독 대상자가 버바팀을 준비해 오지 않는다

버바팀 작성의 장점을 충분히 설명했는가? 지도감독자 자신이 치료한 회기에 대한 버바팀을 작성하여 버바팀 작성의 이점을 직접 체험하도록 한다. 이 과정을 지도감독자 자신이 완전히 받아들였을 때 훨씬 더 설득력 있게 설명할 수 있다. 그래도 써 오지 않는다면 어떤 장애물이 있는지 살펴본다. 시간의 문제일 경우에는 더 작은 과제부터 시작해 본다. 1분 또는 2분 분량만 적어오도록 한 뒤에 이를 출발점으로 삼는다.

○ 지도감독 대상자가 버바팀을 보여 주는 것을 너무 민망하게 여긴다

편안하게 느끼는 부분을 녹취하고, 녹취하기 부담스럽게 느끼는 부분은 요약해 오도록 한다. 요약해 오는 것조차도 민망해 한다면 그 부분의 어떤 면이 그토록 민망한지 이야기해 보도록 한다. 잘 진행한 부분에 대해 자신감을 북돋아 주고, 어려운 경험에 대해서는 공감하여 이해해 준다. 또한 안전과 비밀보장 측면에서의 학습 분위기와 지도감독 동맹을 점검한다. 학습자 입장에서 더 안전한 분위기를 조성하기 위한 조정이 필요할 수 있다. 매우 숙련된 치료자들조차도 자각하지 못한 채 재행동화에 빠질 수 있는데, 이 역시 가르침의 기회이다.

○ 10분 분량으로 한 치료 회기의 전체 주제나 흐름을 다 다룰 수 있을까

지도감독 중 회기 전체를 다루는 것이 당연히 맞다. 하지만 종종 한 구간이 회기의 전반적인 주제를 반영할 수 있으며, 기술을 원활히 평가하고 다루면서 피드백을 제공할 수 있는 구체적인 사례를 담고 있을 수 있다.

지도감독 대상자에게 할 수 있는 질문

- 회기의 어디에서 가장 막혔다고 느끼나요?
- 회기에서 어떤 부분이 제일 불편하게 느껴졌나요?
- 환자와의 연결을 잃어버렸다고 느껴진 부분이 있나요?
- 역전이가 일어났다고 알아차린 부분은 어디인가요?

지도감독자 스스로를 위한 질문

- 지도감독 대상자가 가장 어려워하는 부분은 무엇인가? 버바팀을 꾸준히 사용함으로써 어떻게 그 능력을 기르도록 도울 수 있을 것인가?
- 버바팀을 탐색하면서 지도감독 대상자가 가장 흥미있어 할 만한 내용은 무엇인가?
- 지도감독 대상자의 질문을 적절히 다루고, 가르치고, 피드백할 점을 찾아내기 위하여 회기에 대한 방침을 정했는가?

참고문헌

Arthur GL, Gfroerer KP: Training and supervision through the written word: A description and intern feedback. Fam J (Alex Va) 10(2):213–219, 2002

De Roma VM, Hickey DA, Stanek KM: Methods of supervision in marriage and family therapist training: A brief report. N Am J Psychol 9:415–422, 2007

Dwyer FM: Strategies for improving visual learning: A handbook for the effective selection, design, and use of visualized materials. State College, PA, Learning Services, 1978, pp 1–20

Miller WR, Yahne CE, Moyers TB, et al: A randomized trial of methods to help clinicians learn motivational interviewing. J Consult Clin Psychol 72(6):1050–1062, 2004 15612851

Supervision in Psychiatric Practice
-Practical Approaches Across Venues and Providers-

06 치료 과정 기록 다루기

Working With Process Notes

Dana Wideman, Ph.D.

대부분의 정신분석적 정신치료 및 많은 역동정신치료 수련을 제공하는 외국에서 치료 과정 기록을 작성하는 것은 지도감독의 필수요소이다. 치료 과정 기록은 환자에 대하여 지도감독 대상자와 지도감독자가 소통하는 수단임과 동시에 정신치료의 과정에 대한 학습도구로도 사용된다. 치료 과정 기록을 작성하고 읽는 과정에서 무의식적 역동에 대하여 심도 있게 이해할 수 있다. 치료 과정 기록은 서면의 형태로 회기 전체를 감당 가능한 단위로 농축하는 것이기도 하다(Sarnat, 2016). 이 장에서는 치료 과정 기록을 정의하고 그 이점을 제시한 다음, 개인 및 집단 지도감독을 위해 치료 과정 기록을 어떻게 작성하고 또 활용할 것인지에 초점을 맞출 것이다. 기록을 작성하고 발표하는 데 따르는 어려움, 그리고 이러한 어려움에 대처하는 구체적인 방안들에 대한 논의도 이루어질 것이다.

핵심 포인트

- 치료 과정 기록은 회기에 대한 서술을 제공해 줄 뿐 아니라, 치료자의 의식적 경험과 그에 대한 해석을 풍부하게 보여 줄 수 있는 임상 자료가 된다.
- 치료 과정 기록은 치료자와 환자 사이에 오가는 무의식적 과정에 대한 정보원이 된다.
- 치료 과정 기록은 지도감독자가 환자 내면의 무의식적 역동을 발견할 수 있게 도와준다.
- 치료 과정 기록은 치료자의 무의식의 내용이 드러나는 데에도 유용하다.
- 치료 과정 기록은 개인 지도감독과 집단 지도감독 양쪽에서 활용이 가능하다.

치료 과정 기록의 정의 Definition of Process Notes

표면상 치료 과정 기록은 치료자의 시선, 그리고 기억에 따라 회기 내에서 무엇이 일어났는가에 대한 기록이다. 치료 과정 기록은 녹음 또는 녹화에 기반한 버바팀 기록이 아니다. 통상 '누가 어떻게 말했고, 또 누구는 어떻게 말했다'의 형식을 띠게 된다. 표면 층에서는 환자가 자신의 관심사나 우려에 대해서 한 말과 이에 대한 치료자의 개입이 나타나 있고, 이를 참조 기준이 되는 특정 이론 체계 내에서 탐색하고 가능한 대안적 반응을 제시할 수 있다. 또 다른 한 층에는 치료자 자신의 내면에 의해 대사된 임상 자료도 드러난다(예: "환자는 화가 난 것처럼 보였음/안심을 원하는 것처럼 보였음. 또한 치료자에게 질문에 대한 답을 요구하라고 압력을 가하는 것처럼 느껴짐").

아마도 좀 더 무의식 수준에 가까운 측면에 주의를 기울여 치료자는 회기 중의 어느 시점에서도 일어나는 본인의 내부 반응, 즉 연상, 생각, 환상, 감정 및 신체감각 역시 기록하도록 되어 있다. 이러한 역전이 반응은 이후 투사, 투사적 동일시 및 무의식적인 소통 등의 무의식인 과정에 대해 생각해 보는 데 활용이 가능하다. 이는 무의식 과정이 정의상 우리의 인식 범위를 벗어나 있으면서 인간으로서 겪는 대부분의 고난과 고통의 원인이라는 전제 하에 이 무의식을 발굴하는 데 초점을 맞춘 과정이다. 치료 과정 기록은 회기의 지금 여기here and now에서 이러한 무의식 과정을 놓치지 않고 붙잡기 위한 시도라고 할 수 있다.

치료 과정 기록의 유용성 Benefits of Process Notes

지도감독자와 지도감독 대상자는 작성된 치료 과정 기록을 살펴보며 무의식의 과정을 추론하게 되고, 그러면서 이전에는 알거나 기억하거나 알아차리지 못하였던 내용을 파악하여 무의식 수준에서 일어나는 일을 새로 조명할 수 있다. 치료 과정 기록의 작성 중 지도감독 대상자는 자료를 한 번 더 훑어보며 자료 내의 여러 층위에 더 잘 주의를 기울일 수 있다. 기록 작성 중 그리고 기록 발표 중에도 무엇이 기억나고 무엇을 잊어버리는지, 무엇에 주의를 기울이는지, 어떤 것이 이해되고 어떤 것이 오해되는지, 어떤 연상이 떠오르는지, 어떤 말 실수tongue slip를 하게 되는지 등 모두 의미가 있다. 치료 과정 기록은 환자 그리고 지도감독 대상자가 서로에게 영향을 주며, 상호작용하는 과정에서 양측의 무의식에 대해 알고자 하는 하나의 방법이다. 또한 이는 유형pattern을 알려 주는 작은 분석 대상 사건들로 이루어진 세계이다. 유형은 녹음 자료에서도 들을 수 있으나, 상호 반응을 분석하는 과정에서 자료의 앞뒤를 오가며 파악할 수 있는 점도 있다. 환자가 최고의 지도감독자임을 잊지 않고, 지도감독 대상자는 기록의 본문을 통하여 자신의 개입을 환자가 어떻게 이해하고 또 반응하였는지, 그리고 자신은 거기에 대해 어떻게 반응하였는지를 살펴보게 된다.

치료 과정 기록의 작성 Creation of Process Notes

어떤 저자들(Epstein & Wallerstein, 1958)은 치료 과정 기록을 작성할 때 지도감독 대상자에게 가장 유용한 방법으로 유연성과 개방적 사고를 가지고 작성할 것을 제안한다. 최소한 처음 몇 회기 동안은 몇 가지 권장사항을 준 뒤 이를 염두에 두고 작성하게 하는 것도 좋다. 사실 자체에 대한 기록 말고 회기를 치료자가 어떻게 구현하였는지가 중요한 점이며, 이는 평가의 대상이 아닌 탐색의 대상이다. 이 과정에서 지도감독 대상자를 돕기 위해 다음의 사항들을 제안할 수 있다.

1. 회기가 끝난 뒤에 가능한 한 신속하게 기록을 작성한다. 가능한 한 당일 작성하는 것이 좋다. 다음날만 되어도 많은 것을 잊어버리게 된다.
2. 회기의 내용을 '환자: 말한 내용, 치료자: 말한 내용'의 형태로 작성하면서 여기에 회기 중 또는 기록 작성(혹은 녹취) 시점에 떠오르거나 느낀 연상, 심상, 환상, 감정 및 신체 감각을 추가한다.
3. 회기 진행 중에는 기록을 작성하지 않는 것이 일반적으로 바람직하다. 회기 중의 작성은 '지금 여기' 일어나는 것들에 머무르며 유의하는 데 방해가 되기 때문이다. 다만, 일부 초심자인 지도감독 대상자에게는 회기 중의 기록 작성이 거리를 확보하여 높은 불안도를 통제하는 데 유용할 수 있다.

치료 과정 기록의 활용 Use of Process Notes

치료 과정 기록의 활용은 개인 지도감독 회기와 집단 지도감독 회기에서 약간 다르다.

개인 지도감독

지도감독 대상자가 지도감독자에게 제출할 치료 과정 기록의 사본도 지참해 오도록 한다. 지도감독 대상자가 기록을 낭독하는 동안에 지도감독자는 본문을 같이 훑도록 한다. 자료를 발표하며 떠오르는 반응이나 추가되는 생각이 있다면 추가하여 이야기할 수 있도록 독려한다. 이에 반응하여 지도감독자는 자신의 연상, 생각, 감정을 나누고, 경우에 따라서는 다른 가설이나 다른 가능한 개입을 제안한다. 이후에는 지도감독자의 반응과 제안에 대한 지도감독 대상자의 반응에 대해 논의한다. 이 과정은 궁금증으로부터 동력을 얻은 탐색 과정이어야만 하며, 규정하는 방식("이런 경우에는 이렇게 …해야 합니다")이 아니어야 한다. 지도감독자도, 지도감독 대상자도 각각의 서로 다른 층에서 무엇이 일어나고 있는지 가설을 세워 보도록 한다. 다음은 치료 과정 기록을 이용한 개인 지도감독의 한 예시이다.

> 지도감독 대상자에게 생각지 못하게 환자가 초콜릿 한 상자를 가지고 와서 선물하였다. 지도감독 대상자는 혼란스러웠지만, 어색해 하며 꽤 망설이듯 선물을 받았다. 중얼거리듯 감사 인사는 하였으나 선물에 대한 환자의 생각이 어떠한지에 대해서는 탐색하지 않았다. 이후 환자가 초콜릿을 건네 주었을 당시의 기록을 작성하며, 그때 초콜릿을 먹고 탈이 나면 어떡하나 하는 생각이 들었던 것이 떠올랐다. 지도감독 회기에서 이 부분의 기록을 읽자, 지도감독자는 지도감독 대상자가 혼란스러운 감정을 느끼고 초콜릿 때문에 탈이 날 것 같다는 생각이 들었다는 것을 흥미롭게 느꼈다. 지도감독자는 치료자가 보통 이런 상황에서 쉽게 어색해 하는 편이 아니었기 때문에 혹시 환자가 느끼기 두려운 감정을 치료자가 대신 집어 든 것은 아닌가 하는 가설을 제안하였다. 지도감독자와 지도감독 대상자는 이 선물이 환자가 치료자에 대해 가지는 분노에 대한 복합적인 취소undoing였을 수 있지 않을까 생각해 보았다. 지도감독 대상자는 이 선물이 약간 '뇌물'처럼 느껴졌던 것도 떠올렸다. 둘은 환자가 치료자에 대하여 가지는 분노를 표현하는 것이 안전하지 않다고 느껴 부인하고, 이 분노를 떨치기 위해 이 선물을 준 것이 아닐까 하는 가설에 도달하였다. 이러한 환자의 태도를 "나는 선생님에게 감사한 마음만 가지고 있고, 좋은 걸 드리고 싶지 나쁜 걸 드리고 싶지는 않아요"라고 요약하였다. 다음 치료 회기에서 치료자는 초콜릿 선물에 대해 자신이 궁금해했음을 꺼냈고, 환자가 언제 선물을 줄 생각을 했는지 알고 싶어 하였다. 놀랍게도 환자는 자신이 이 초콜릿을 산 것이 최근 치료자의 휴가 때였음을 밝혔다. 이에 대해 환자 자신도 놀랐는데, 선물을 샀을 때의 감정이 치료자가 '또' 휴가를 가 버린 것에 대한 거슬림이었다는 것이 떠올랐기 때문이었다. 이를 계기로 환자는 치료자에 대한 자신의 분노 섞인 복잡한 감정을 논의하기 시작할 수 있게 되었다. 추후의 회기들에서 치료자는 환자의 기저에 있는 분노 감정에 더 촉각을 세우고, 또 최종적으로는 이를 다룰 수 있게 되었다. 또한 이 '초콜릿 사건'은 환자가 자신의 분노 감정에 대해 불안을 느끼고 이에 대해 탐색할 때 치료자나 환자가 참조할 수 있는 예시로 활용하게 되었다.

집단 지도감독

발표자가 집단 구성원들에게도 치료 과정 기록의 사본을 준비해 와서 배부할 수 있게 한다. 기록을 낭독하고, 기록 낭독 시점에 떠오르는 반응도 이야기할 수 있도록 한다. 발표자가 기록을 읽는 도중에 지도감독자가 적절한 지점을 발견하면 멈추게 한다. 자료의 내용에서 방향 전환이 일어났을 때, 지도감독자가 강조하고 싶은 무의식 과정을 함의하는 반응이 일어났을 때, 전이에 주목하게 하고 싶을 때, 기타 적절한 교육의 기회가 포착되었을 때가 이러한 지점이다. 집단 구성원들에게도 발표된 내용에 대한 자신의 반응을 여과 없이 공유하도록 권장한다. 그리고 집단 구성원들에게 환자에게서 그리고 치료 관계에서 어떤 것이 일어나고 있는지에 대한 가설을 제기해 보게 한다. 발표자는 집단의 반응과 생각에 대한 자신의 반응을 공유하게 하고, 등장한 가설들에 대해 다 같이 토의한다. 무의식층 내의 환자의 다양한 부분 그리고 치료자/환자 관계의 다양한 측면을 각각의 집단 구성원이 어떻게 대변하는가 역시 평행 과정의 일종이며, 흥미로운 탐색 대상이다(Epstein & Wallerstein, 1958; Rosbrow, 1997). 치료 과정 기록을 논의하는 중에 환자-치료자 역동의 '지금 여기'를 분석하는 것이 중요하다. 주된 감정, 불안과 방어의 이동, 전이, 역전이, 무의식적 환상, 믿음, 그리고 누가 반응하였는지 그리고 혹시 어째서일지 집단이 함께 생각해 본다. 치료 과정 기록을 작성하는 것은 시간을 많이 잡아먹는 과제이며, 부담으로 느껴지는 것이 사실이다. 하지만 동시에 이는 의미와 보람이 있는 경험일 때도 많은데, 치료 회기에 재방문하여 더 많은 내부 공간을 탐색하고 깊이 생각하며 새로운 것을 발견할 수 있는 기회가 되기 때문이다. 또한 치료자의 수용성을 단련하는 데에도 도움이 되는 과정인데, 이 과정을 통해 치료자가 공감에 더하여 환자의 의식적 · 무의식적 의사소통을 수용하게 되기 때문이다. 치료 과정 기록을 통하여서만 경험할 수 있는 치료 과정 기록의 풍성함과 깊이를 제대로 체험할 수 있도록 최소한 수련 기간 중 한 번은 회기에 대하여 영상도 촬영하고, 치료 과정 기록을 작성한 뒤에 촬영한 영상을 시청해 볼 만한 가치가 있다.

치료 과정 기록의 보관 Storage of Process Notes

1996년의 「HIPAA」는 치료 과정 기록이 정신치료자와 지도감독자만 보도록 작성된 것이므로 경과기록 등 환자의 공식 의무기록과 별도로 보관할 것을 강조하였다. 지도감독 대상자는 환자, 다른 임상가가 치료 과정 기록을 보게 되거나 공적 절차를 위해 제출될 가능성에 대하여 걱정하지 않고 자신의 역전이 반응을 최대한 개방적으로 대하도록 한다. 치료 과정 기록은 다른 의무기록과 달리 각종 공적 절차에서 면제되며, 매우 드문 경우[1]에만 재판에 제출될 수 있다(Health Information Privacy, 2017).

1 역주: 다른 법령에 의한 공개로, 학대에 대한 의무적 보고, 환자에 의한 즉각적이고 심각한 타해 위험에 대한 경고 의무 등에 해당할 경우

이럴 땐 이렇게

○ 지도감독 대상자가 치료 과정 기록을 제대로 작성하는 데 어려움을 겪고 있다

치료 과정 기록의 발표는 자신을 드러내는 느낌을 받게 하며, 지도감독 대상자 입장에서 극히 불안한 일이다. 결과적으로 지도감독 대상자는 이 과정에 대하여 저항을 느낄 수 있다. 기록의 목적은 탐색과 학습이나, 자신의 치료가 비판의 도마에 오르는 것으로 느껴질 수 있다. 그러한 경우라면 치료 과정 기록이 치료자의 개입을 정당화하기 위한 수단으로 쓰이거나 심지어는 회기 중에 일어난 일을 왜곡하여 기록하기도 한다. 안전하고 수용적인 환경을 조성하는 것이 중요함은 아무리 강조하여도 지나치지 않다. 치료자의 저항은 치료 내부의 문제일 수도 있지만, 지도감독 관계 내에서 해결되지 않은 문제가 이 저항의 일부를 구성하고 있을 수도 있다.

○ 지도감독 대상자가 치료 과정 기록을 완성해 오지 않는다

지도감독 대상자가 기록을 미완성 상태로 가지고 와서 완성할 시간이 부족했다거나 혹은 회기가 충분히 기억나지 않았다고 호소하는 경우가 있을 수 있다. 이런 경우에는 치료 과정 기록의 작성법과 관련한 권장사항을 다시 한번 검토하고 이를 따를 수 있는 방법에 대해 논의해 보는 것이 유용할 수 있다. 지도감독에 보다 더 완전한 자료를 가지고 오지 못하는 것이 불안에 의해 생성된 거리낌인 것처럼 보이고, 이것이 환자가 자신을 드러내는 것을 거리끼는 것과 평행하게 보인다면 이 상황을 전이와 역전이를 논의하는 재료로 사용할 수 있다. 치료 과정 기록의 미완성이 지도감독 관계 내에서 해결되지 않은 문제 때문일 수도 있는데, 이 경우에 지도감독자는 이에 대하여 물어보고 또 다루어야 한다.

○ 지도감독에서 활용하기에 치료 과정 기록의 세부사항이 부족하다

세부사항이 부족한 경우로는 기록을 해 오지 않는 경우, 부분적이거나 미완성이거나 불분명한 기록을 가져오는 경우, 환자가 한 말만 나열되어 있고 치료자의 개입이 보이지 않는 기록을 가져오는 경우 등이 있다. 이러면 지도감독자는 회기의 과정에 대해 오리무중에 빠지게 된다. 이러한 어려움을 다루기 위하여 지도감독자는 지도감독 대상자가 판단의 대상이 되거나 모자라 보이지 않을지 겁내는 것은 아닌지 궁금증을 표시할 수 있다. 또한 지도감독자 자신이 치료자에게 불안과 이에 대한 방어를 유발한 것은 아닌지 자신의 행동을 분석해 보아야 한다. 또 다른 층에서 이것들이 환자-치료자 관계의 진행에 대한 치료자의 무의식적 반응으로 보아야 할 수도 있다.

지도감독 대상자에게 할 수 있는 질문

- 치료 과정 기록과 경과 기록의 차이를 알고 있나요?
- 치료 과정 기록을 적어 오는 데 막히거나 어려운 점이 어떤 것인가요?
- 지도감독 회기 중 발표하면서 어려운 점이 있나요?
- 본인이 개입하고 반응하고 느끼고 연상한 것을 기록하고 발표하는 게 안전하게 느껴지나요?
- 치료 과정 기록을 하는 과정이 환자, 본인, 그리고 치료 과정에 대해 더 깊이 이해하는 데 도움이 되고 있나요?
- 치료 과정 기록 방식을 바꾸면 더 유용할 것 같은 점이 있을까요?

추가 자료

American Psychological Association: DVD Relational psychodynamic psychotherapy supervision. Washington, DC, American Psychological Association, 2015. Available at: http://www.apa.org/pubs/videos/4310942.aspx

Casement P: Towards autonomy: Some thoughts on psychoanalytic supervision, in Psychodynamic supervision: Perspectives of the supervisor and the supervisee. Edited by Rock M. Northvale, NJ, Jason Aronson, 1997, pp 263-284

참고문헌

Epstein R, Wallerstein R: The teaching and learning of psychotherapy. New York, Basic Books, 1958

Health Information Privacy: Does HIPAA provide extra protections for mental health information compared with other health information?. September 21, 2017. Available at: https://www.hhs.gov/hipaa/for-professionals/faq/2088/does-hipaa-provide-extra-protectionsmental-health-information-compared-other-health.html. Accessed August 7, 2018

Rosbrow T: From parallel process to developmental process: A developmental plan/formulation approach to supervision, in Psychodynamic supervision: Perspectives of the supervisor and the Supervisee. Edited by Rock M. Northvale, NJ, Jason Aronson, 1997, pp 213-238

Sarnat J: Supervision essentials for psychodynamic psychotherapies. Washington, DC, American Psychological Association, 2016

Supervision in Psychiatric Practice

-Practical Approaches Across Venues and Providers-

07 역할극
Role-Play

Kim D. Bullock, M.D.

역할극은 능동적 학습법 그리고 교육학적 기법으로서 여러 분야와 용도로 사용되어 왔다. 학습환경에서 간략히 정의하면 역할극이란 학습자와 교육자가 학습의 목적을 위해 특정 배역을 맡아 이를 연기하는 모든 활동을 말한다. 역할극은 정신의학에서 치료도구로 흔히 사용되나, 교육 수단으로서 문헌에 언급된 바는 그리 많지 않다(king et al., 2015). 역할극은 특히 지금의 빠르게 진행되는 학습환경에서 성인 학습자에게 전통적 교육 기법보다 더 적합함이 최근 보고되고 있다. 교육 기법으로서의 역할극이 적용되었을 때 학습 결과 면에서 정서, 인지 및 행동의 세 영역에 대한 효능의 근거가 제시되었다(Rao & Stupans, 2012). 비록 대조군을 포함한 임상시험은 없으나, 문헌을 검토하였을 때 역할극은 장기 보유 및 자기성찰을 이끌어 낼 수 있는 능력 면에 있어서 다른 교육 기법에 비해 우월한 것으로 보인다. 의대생의 의사소통 기술 학습방법에 대한 가장 광범위한 문헌 고찰에서는 역할극을 포함하는 체험적 기법이 우월하며, 의사소통 훈련에 추천되기 때문에 의사소통 훈련에서는 수동적인 교습방법이 사용되어서는 안 된다고 결론지었다(Aspegren, 1999). 정신의학 지도감독의 많은 부분은 암시적 또는 명시적인 의사소통의 교습을 포함한다. 따라서 역할극 기법은 지도감독자의 교육 기술 중 주요 항목의 하나로 고려되어야 할 것이다(Baile & Blatner, 2014). 이 장에서는 어떻게 역할극을 진행하는지에 대한 안내를 제공함과 더불어 정신의학 학습환경에서 역할극을 사용하는 것의 강점과 유의사항을 설명하고자 한다.

핵심 포인트

- 정신의학 지도감독에서 역할극은 ① 모방, ② 역할 역전, ③ 성찰 및 교정의 세 가지 단계로 이루어진다.

- 각 단계에서 지도감독 대상자의 자율성을 존중하기 위해 선택의 기회를 주고, 역할극의 과정에 대하여 안내하며, 역할극 기법에 참여하는 데 대한 동의를 구하도록 한다.
- 지도감독자는 본인이 직접 구체적인 교정 피드백과 함께 넉넉한 칭찬을 제공하고, 이를 지도감독 대상자 또는 다른 집단 내의 참관자에게 의존하지 않는다.
- 역할극은 구체적인 기술 결핍을 찾아내고 대상으로 삼음으로써 학습을 증진하고, 신뢰와 안전을 향상시키며, 기술의 일반화를 촉진한다.
- 역할극은 자원 활용, 위험 감소, 동감 형성에 효능을 보인다.
- 지도감독자는 소속 기관과 논의하여 역할극을 실시하고, 지원하고, 일반화하기 위한 방법을 찾도록 한다.

역할극이란 무엇인가 What Is Role-Play

역할극은 수련 대상자가 강의, 이론 학습, 참관을 통해 받는 보다 수동적이고 필요한 서술적 declarative 지식을 보강할 수 있는 독자적인 기술이다. 능동적 학습으로서 기술 습득의 보완적 형태이며, 절차적procedural · 행동적 · 인지적 · 감정적, 암시적 기술 훈련에 있어서 특히 더 중요한 방식이다(Bennett-Levy et al., 2009). 인턴 및 레지던트 과정에 이르는 많은 의학 수련이 체험적이라고 주장할 수 있겠으나, 이는 역할극과는 매우 다르다. 많은 수련 대상자가 수련 중 어느 시점에는 자신이 사칭 또는 가장하는 느낌을 받는다고 보고한다. 이러한 시련 trial by fire은 역할극이라고 할 수 없다. 능동적 학습 중에서도 역할극은 될 때까지 해 보는 fake it till you make it 방식을 훨씬 넘어선 수준의 학습 방식이다.

역할극을 언제 사용하는가 When to Use Role-Play

역할극이 가장 유용한 경우는 개념, 원리, 절차 등을 환자와의 실제 상호작용에 적용할 수 있게 가르칠 때이다. 지도감독에서 환자에게 인정validation을 제공해 주고 치료동맹을 향상시키는 방법을 가르칠 때, 핵심 신념을 발견하는 방법을 가르칠 때, 동기강화 면담 motivational interview의 진행 방식이나 회기의 구조를 정하는 방법을 가르칠 때 등이 그 예시이다. 치료동맹의 손상을 복구하는 과정을 구구절절이 가르치는 것도 역할극을 사용할 수 있는 상황의 또 한 예이다. 또한 역할극 기법은 의제 설정, 과정에의 재집중, 목소리 외부화하기, 이외에도 많은 조작화된 절차를 가르칠 때 속도를 높여 준다. 제한을 설정하거나 전이 또는 치료에 방해가 되는 행동을 다루기 위한 기술도 익힐 수 있다. 역할극은 또한 지도감독 대상자가 자신이 통상 쓰는 범위를 벗어난 환자와의 다양한 상호작용 양식을 탐험하고 개발하는 데 도움이 될 수 있다.

역할극은 어떻게 하는가 How to Do a Role-Play

여기에 제시된 역할극 방법은 세 부분으로 분할할 수 있으며, 거의 모든 상황에 맞추어 변형하여 쓸 수 있다([그림 7-1] 참조). 다른 모든 절차적 학습과 마찬가지로, 지도감독자는 숙련된 지도감독자가 이 방법을 사용하는 시범을 보는 것을 참관하는 것이 권장된다. 역설적으로 들릴 수 있겠으나, 지도감독자가 역할극을 가르치는 방법을 연습하는 가장 유용한 방법도 이에 대한 역할극일 수 있다. 역할극은 일대일 학습환경과 다수 참관자가 있는 집단에서 모두 수행이 가능하다. 정신의학 지도감독에서 역할극의 수행에 대한 3단계 모형을 다음에 제시하였다.

1단계 모방

모방modeling[1]은 그 자체만으로 이미 하나의 유효한 기법이다. 지도감독 대상자가 도움을 청하는 구체적인 문제를 사용하였을 때 시범을 가장 잘 시행할 수 있다. 그래야 유효하지 않거나 이미 학습된 불필요한 영역을 가르치는 것을 피할 수 있다. 성인 학습자는 어디에 자신의 기술 결핍이 있는지 알고 통상 이러한 결핍에 집중하는 데 동기가 잘 부여되며, 치료의 특정한 순간에 결함이 있는 영역이 어디서 드러나는지도 정확히 알고 있다. 지도감독 대상자가 도움을 원하고 도움에 대한 필요를 느끼는 특정한 순간을 지도감독자가 공략하는 것 자체가 중요한 동기 강화 방식일 수 있다. "최근 회기에서 궁금하거나 자신이 없었던 구체적인 순간이 있었나요?"와 같은 질문이 유용할 수 있다. 지도감독 대상자에게 문제에 대해 기술하도록 하고, 이 문제가 어떻게 나타났는지 진료실에서 환자와 함께 있을 때 나타난 그대로 특징적인 예시를 들어 보게 한다. 그런 다음, 지도감독자는 문제 자체에 대한 인정과 공감으로 정서적으로 안전한 환경을 확보한다. 자율성을 보존하고 참여를 극대화하기 위하여 지도감독자는 지도감독 대상자에게 시범 단계에 대한 안내를 하고, 역할극 방식의 시범 단계를 진행할 것에 대한 명시적인 동의를 구한다. 만일 지도감독 대상자가 망설이거나 거절하면 지도감독자는 장애 요인을 탐색해 본다. 만일 지도감독 대상자가 동의하면 지도감독자는 시범의 구체적인 과정에 대해 안내하고 설명하는 과정으로 진행한다. 그리고 지

1 역주: 시범 및 시연을 포함한다. 문맥에 따라 세 가지 표현을 혼용하였다.

모방
Model

- 지도감독 대상자가 배우고 싶어 하거나 어려움을 겪고 있는 특정 환자 각본을 설명하고 정하게 한다.
- 가능한 해결책에 대해 구두로 논의한다.
- 역할극에 대한 동의를 구한다. 저항과 장애물에 대해 살펴본다. 명시적 동의가 없으면 진행하지 않는다.
- 지도감독 대상자가 환자 역할을, 지도감독자가 치료자 역할을 맡을 것에 합의한다.
- 역할극을 시행한다. 지도감독 대상자가 환자 역할로서 한 말을 그대로 받아 적는다.
- 치료자로서의 상황 대처를 시연한다.
- 역할극이 끝난 뒤, 지도감독 대상자의 기술 시연에 대한 지도감독 대상자 및 집단의 생각과 관찰을 확인한다. 기술의 기초 및 배경에 대해 좀 더 자세히 설명한다. 기술을 단계별로 나누어 설명한다.
- 지도감독 대상자가 다시 한 번 성찰해 보게 한다.

역할 역전
Reverse Roles

- 역할을 역전한 역할극에 대한 동의를 다시 구한다. 저항과 장애물에 대해 살펴본다. 명시적 동의가 없으면 진행하지 않는다.
- 지도감독 대상자가 치료자 역할을, 지도감독자가 환자 역할을 맡을 것에 합의한다.
- 지도감독 대상자가 환자 역할로서 했던 말 그대로를 적어 둔 내용을 사용한다. 실제 각본 그대로 시연한다(문제되는 표현 및 태도 포함).
- 연기를 마친다. 각본을 끝까지 마치거나 기술을 성공적으로 시연할 때까지 엔지를 내지 않는다.

성찰 및 교정
Reflect and Correct

- 지도감독 대상자가 자기성찰 및 수행에 대한 평가를 하게 한다.
- 피드백을 한다. 인정과 교정을 5:1 비율로 한다.
- 교정 이후에는 역할극 역전을 반복한다.
- 지도감독 대상자 및 지도감독자의 평가, 피드백 및 역할극을 숙달될 때까지 반복한다.
- 지도감독 대상자와 함께 수행 및 과정에 대해 성찰한다.
- 지도감독 대상자의 노력과 성취에 대해 축하하고 강화한다.

[그림 7-1] 역할극의 세 단계

도감독 대상자가 환자 역할을 맡아 환자와 있었던 문제의 의사소통 부분을 연기해 보게 한다. 이때 지도감독자는 정신건강의학과 의사 역할을 맡는다. 이 모의 대화에서 지도감독 대상자가 환자 역할을 하면서 정확히 무슨 말을 했는지 메모해 두는 것이 다음 단계의 역할 역전을 원활히 진행하기 위해 유용할 수 있다. 필요한 기술 또는 교육목표에 대해 지도감독자가 시연을 마치면 이 단계에서의 모의실험은 끝난다. 시연 뒤에 지도감독자는 지도감독 대상자 및 참관 중인 다른 학습자에게 무엇을 관찰하였는지 질문하여 확인한다. "어떤 것 같은가요?" "어떤 점이 눈에 띄었나요?" "내가 환자한테 한 반응 중 마음에 드는 부분과 마음에 들지 않는 부분은 어떤 게 있었나요?"와 같은 질문을 활용할 수 있다. 그다음 지도감독자와 지도감독 대상자는 과정과 교육되고 있는 기술에 대해 돌이켜 보도록 한다. 이 대화에서 지도감독자는 가르치고 싶은 절차나 학습 요점을 강조할 수 있다. 또한 이 때가 많은 경우에 보다 서술적인 지식과 개념을 시범 보인 절차 및 응용과 연결할 수 있는 좋은 시점이기도 하다. 더 많은 시범이 있거나 지도감독 대상자의 요청이 있을 경우에 시연을 반복해도 좋으며, 일부 문제가 되는 구간만을 다루어도 좋다.

2단계 역할 역전

역할을 역전하여 지도감독 대상자가 자신의 역할을 맡는 것은 역할극을 통한 학습에서 감정적 부담이 가장 큰 부분이지만 또 가장 효과적인 부분이기도 하다. 자전거를 타는 법에 대하여 설명해 줄 수 있고, 자전거를 타는 모습을 시범 보일 수 있으나, 배우는 사람이 자전거 위에 오르지 않고 자전거 타는 법을 배울 수는 없다. 이번에도 한 번 더 역할극에 대한 안내를 사전에 해 주고, 시행 전에 명시적 동의를 구하도록 한다. 지도감독 대상자들은 흔히 역할극의 2단계에 참여하기에 자신의 기술이 부족하다고 느끼므로 이러한 인지왜곡을 다루어 주도록 한다. 역할 역전에 대해 가지는 부담을 탐색함에 있어 동기강화면담이 유용할 수 있다. 또 비슷한 방식으로 안전과 신뢰가 확보되어야 한다. 집단환경이라면 특히 더 그러하다. 많은 의학 훈련에서 실수 또는 결함을 회피하거나 심지어 감추는 일이 발생한다. 역할 역전은 지도감독자 입장에서 극단적으로 다른 학습 방식이라고 느낄 수 있다. 당연히 수행불안performance anxiety이 발생할 수 있으며, 이에 대해서도 다루도록 한다. 역할 역전에 대한 동의를 취득한 뒤에는 지도감독 대상자에게 다시 한 번 누가 어떤 역할을 맡을지에 대하여 상기시켜 주고, 1단계에서 지도감독 대상자가 모방했던 환자의 말과 태도를 포함하여 정확히 그대로 극본을 사용하여 진행한다. 지도감독 대상자 입장에서는 웃음을 참지 못하거나 제대로 하고 있지 못하다는 느낌이 들 때 엔지를 내고 싶은 유혹이 들 수 있다. 극본 또는 기술의 어느 정도 분량이 시연되기 전에 엔지를 선언하는 것을 허락하지 않는 것이 좋다. 흔히 대부분의 지도감독 대상자 스스로가 느끼는 것보다 훨씬 더 잘 연기하고 있다. 제대로 하고 있으면서도 불편감에서 도피하는 것을 단호하게 불허하는 것이 중요하다. 만일 지도감독 대상자가 실제로 막혀 있거나 혹은 압도되어 있다면 지도감독자가 이렇게 청할 수 있다. “역할을 원래대로 다시 바꿔서 내가 치료자를 한 번 더 해 볼까요?” 이후 즉각 1단계로 되돌아가서 지도감독 대상자가 어려움을 겪고 있는 부분에 대해 지도감독자가 시범을 보이도록 한다. 소요되는 시간 대비 학습 효율은 결코 낮지 않은데, 이는 수련 대상자가 어려움을 겪는 부분에 대한 반복만 이루어지기 때문이다. 기술 결핍을 정밀하게 진단하고 신속하게 치료하는 셈이다. 만일 1단계로 되돌아가는 것이 필요하다면 역할 재역전을 최대한 빨리 시행하여 의도된 행동에 대한 모방이 접근 가능하고 단기기억 속에 남아 있도록 하여야 한다.

3단계 성찰 및 교정

지도감독자가 역할 역전을 마치고 나면 우선 지도감독자와 먼저, 그리고 만일 있다면 동석한 다른 관찰자들과 성찰 과정을 거치는 것이 중요하다. 역할 역전을 사용할 때 지도감독자가 가장 흔히 저지르는 실수는 피드백을 집단 또는 지도감독 대상자에게 맡겨 두는 것이다. 집단과 지도감독 대상자는 교육 중인 개념의 중요한 측면을 알아차릴 수 있지만 자신들의 통찰에 대하여 과대평가하고 있을 수도 있으며, 보통 사용된 기술의 구체적인 적용에 대해서는 익숙하지 않은 경우가 많다. 반드시 지도감독자 본인이 피드백의 마무리를 하도록 하며, 집단 또는 지도감독 대상자의 피드백 중 부정확한 부분이 있다면 이 역시 반드시 수정한다. 지도감독 대상자가 입증한 강점을 강조함으로써 정서적으로 힘들 때가 많은 이 기술을 계속 해 나갈 수 있게 하고 이후의 반복에 대한 참여도를 높일 수 있다. 지도감독 대상자가 역할극 또는 기술을 수행하는 과정에서 증명한 노력, 의지 및 용기를 강조한다. 지도감독 대상자는 대상된 목표를 달성하지 못한 채로 역할 역전을 여러 차례 반복해야 할 수도 있는데, 특히 이런 상황에서라면 지도감독자 자신이 해당 기술을 배울 때 실패했던 경험을 공유해 줌으로써 지도감독 대상자에게 인정과 동기부여를 강하게 느끼게 해 줄 수 있다. 한 번의 연습 회기만으로 기술을 습득하지 못하는 것이 당연하다고 받아들이게 하는 것이 중요하다. 서로 다른 지도감독 대상자들에게는 개념과 기술을 익히고 숙달하기 위해 필요한 반복 횟수가 다를 수밖에 없다. 지도감독자는 끈기를 가지고 ‘실패를 반복함으로써’ 개인별 학습의 차이 그리고 학습 과정을 이에 맞춰 주어야 함을 수용하여야 한다. 모방과 역할 역전은 필요한 횟수만큼 반복할 수 있다. 이것들은 자신감을 생성하고 학습 과정을 지속하게 할 수 있는 강력한 도구이다. 역할극이 지도감독 과정의 모든 경험 중 가장 큰 고통을 유발하면서도 동시에 또 가장 큰 학습효과를 내는 강력한 학습 기법인 경우가 꽤 많다. 견디어 내야 하는 정서적 취약성과 약점의 공개가 얼마나 힘들 수 있는지를 생각해 보면, 지도감독자-지도감독 대상자 동맹이 역할극의 성공에 있어서 필수불가결함은 당연할 것이다.

역할극의 강점 Strengths of Role-Play

역할극 기법은 본질적으로 능동적이며, 지도감독자와 지도감독 대상자의 각성도와 참여를 증가시키고, 학습환경의 참여도가 낮을 경우에 이를 개선시킬 수 있다. 역으로 과도하게 각성하고 과몰입한 불안감 높은 지도감독 대상자 및 지도감독자에게는 역할극이 유희play 기반 학습을 촉진하고, 신뢰를 증진시키며, 유대를 강화함과 동시에 이완을 격려함으로써 작업기억과 학습에 도움을 줄 수 있다. 역할극이 학습을 증진시킬 수 있는 몇 가지 이유가 있는데, 이를 다음에서 서술한다.

기술 결핍에 대한 정밀한 타격과 처치

역할극이 발휘하는 가장 큰 위력은 지도감독 대상자가 가진 결핍을 노출시키는 속도와 효율에 있다. 역할극을 통하여 지도감독자는 어디에 수정이 필요한지 정확히 볼 수 있다. 또한 지도감독자는 상호작용에 조정을 가하여 기술 결핍의 경계 또는 일반화가 필요한 기술 획득의 경계를 구획할 수 있다. 1단계의 모방 중 지도감독 대상자는 문제가 되는 각본 중에서 어느 부분을 연기할지 재단하고 통제할 수 있을 뿐 아니라 아직 환자와 경험하지 못한 새로운 학습 영역을 대상으로 삼을 수도 있다. 예를 들어, 만일 지도감독 대상자가 색정적erotic 전이를 다루는 방법을 배우고 싶으나 자신이 현재 치료 중인 증례에서 단시일 내에 이러한 전이가 발생할 가능성이 낮다고 느낀다면 현재 상황을 확장한 역할극을 통하여 이 각본을 대상으로 삼을 수 있다. 배우는 내용에 대해 지도감독자 만큼이나 지도감독 대상자도 통제권을 행사할 수 있다는 점에서 역할극에서 나타나는 참여의 형태는 전통적 학습보다 더 균형이 잡혀 있고 높은 상호성을 지닌다.

신뢰와 안전의 증진

우리의 뇌는 어린 시절부터 '놀이play'를 통하여 학습하기 위한 회로가 이미 하드웨어적으로 장착되어 있으며, 역할극[2]은 일단 적용되고 나면 놀라울 만큼 자연스럽고 익숙하게 느낄 수 있다. 신뢰와 안전의 환경 내에서 학습 진행의 효율은 높아진다. 학습 성과를 위하여 지도감

---

2 역주: 아동 및 청소년 대상의 role-play는 '역할놀이'로 번역하기도 한다.

독 동맹은 결정적 역할을 한다. 이러한 안전감과 지지적이고 비판단적이며 조건 없이 보살피는 방식으로 이루어지는 취약성에 대한 자기노출은 신뢰 형성을 가능하게 하고, 이 신뢰는 강렬한 학습 경험에 동력을 준다. 이러한 애착attachment 과정 자체 역시 학습에 대한 강화요인이 될 수 있으며, 지도감독 대상자들이 지도감독에 대한 갈증과 열의를 갖게 해 준다.

자원 절약

역할극을 활용하면 통상의 자원 소모 없이도 수련 대상자의 기술에 대한 직접 관찰이 가능하다. 필요하다면 녹음이나 영상 촬영도 생략할 수 있으며, 다른 방법, 예컨대 단방향 투시 거울 참관이나 환자를 둔 공동치료에 비해 세팅하기 수월하다. 특히 집단 상황에서의 역할극은 시간 측면에서 매우 효율적이다. 지도감독자가 보인 한 번의 시범을 전체 지도감독 대상자 집단이 활용할 수 있고, 동료의 반복 수행을 목도함으로써 자신의 차례가 왔을 때 학습에 필요한 시간이 더 단축될 수 있다.

위험 감소

역할극은 환자, 수련 대상자와 지도감독자 모두에게 있어서 위험을 줄여 준다. 많은 학습이 실수, 위험의 감수, 피드백 수용, 그리고 다회의 시행착오 반복을 포함한다. 상상해 낸 세계 내에서의 시행착오는 환자에게 미치는 영향이 없으며, 치료 관계의 손상과 같은 실제 상황에서 일어날 수 있는 타격이 큰 부작용을 피할 수 있게 해 준다. 또한 역할극을 임상 환경에서 발생할 수 있는 많은 위기를 방지하거나 대처하기 위하여 예방적으로 사용할 수도 있다. 역할극 기법을 통하여 지도감독자는 기술을 보다 정확히 평가하고, 보다 효율적으로 가르칠 수 있으며, 교육활동에 수반될 수 있는 법적 책임이나 의료과오 가능성도 낮출 수 있다. 추가로 역할극은 지도감독 대상자들이 자신의 가장 민망한 순간 또는 실수를 환자 곁에서 혹은 치료 관계 내에서가 아니라 역할극 환경이라는 안전 범위 내에서 겪을 수 있게 해 준다.

공감과 동감

역할극에서 다른 사람, 특히 환자를 연기하는 경험은 내재한 편견을 재구성하고 세상을 다른 사람의 관점에서 볼 수 있는 기회를 준다. 이렇게 부여된 공감은 거울 뉴런mirror neuron 망을 활성화시켜서 지도감독 대상자가 문제를 다른 시각에서 바라보는 것을 통해 비판적 사고 및 문제 해결 능력을 증진시킬 수 있게 해 주고, 또한 타인의 감정과 의도를 이해할 수 있게 해 준다. 공감 능력의 향상은 치료동맹의 증진으로 이어지며, 치료동맹은 다수의 정신의학 환경에서 결과에 영향을 끼치는 것으로 알려져 있다. 공감은 동감으로 이어지며, 역전이 및 치료 전반에 걸쳐 드러난 감정을 조절하는 데 도움이 된다. 치료동맹의 증진, 공감과 동감의 증가를 통한 전이 문제의 해결은 비록 역할극 학습 방법의 애초 취지는 아니지만, 역할극에서 파생되는 유익한 부수효과라고 할 수 있다.

이럴 땐 이렇게

○ 내가 가르치려는 기술 면에서 지도감독 대상자는 기술이 매우 부족하며 역할극으로 인해 압도된 것 같다

기술이 부족하거나, 준비가 되어 있지 않거나, 불안, 기분 또는 소진 문제를 겪고 있는 지도감독 대상자에게는 역할극이 역효과를 낼 수 있다. 지도감독 대상자를 역할극에 참여하도록 권하기 전에 반드시 안내와 충분한 지식, 그리고 시범을 제공해 주도록 한다. 만일 지도감독 대상자가 과도한 민망함이나 감정적인 압도를 느끼게 되면 이는 저조한 수행, 자신감의 손상, 포기, 그리고 특정 기술 영역에 대한 회피로 이어질 수 있다. 지도감독 대상자가 역할극에 올라탈 준비가 되어 있는지를 반드시 평가하고, 역할극을 지속하는 중에도 계속 지도감독 대상자의 정서적 안녕을 평가하여 필요한 조정을 해야 한다.

○ 지도감독 대상자가 역할극 중에 개인적 문제를 노출하고 도움을 청한다

지도감독이 개인의 의사소통 및 신념과 연관되다 보니 가끔은 지도감독 대상자 본인의 심리적 어려움이 지도감독 내에 스며들려고 하는 경우가 생길 수 있다. 지도감독자와 정신치료자의 이중 역할에 대해 지도감독 대상자는 쉽게 오인할 수 있다. 지도감독 관계는 치료 관계가 아님을 지도감독 대상자와 지도감독자 둘 다 받아들이고 동의하는 것이 중요하다. '연기'활동을 통한 정서적 격랑이 과도하여 경계가 흐려진다면 이로 인한 정서적 스트레스가 둘 다를 위험에 처하게 할 수 있고, 지도감독자와 기관이 법적 책임을 져야 할 수 있다. 역할극은 지도감독 대상자가 가진 정신적 문제를 돕는 데 사용되어서는 안 된다는 제한에 대해 명확히 인식하도록 한다.

○ 주당 한 시간 주어진 지도감독 시간에도 역할극 기법을 도입할 수 있을까

지도감독자가 역할극을 진행하고 준비하는 데에는 복잡한 기술 전수에 대해서라면 상당히 많은 시간이 필요할 수 있다. 기술 자체와 교육 기법 둘 다에 대한 숙달이 반드시 필요하다. 가르쳐야 할 기술과 가르치게 될 방법 모두 자신 있게 준비해야 하며, 이를 위한 충분한 시간도 확보하도록 한다. 하나의 역할극에 대해서 최소한 60분은 확보하는 것이 권장되며, 시간을 더 확보할 수 있다면 좋다. 지도감독 중에 흔히 시행하는 '미니 역할극'(2~5분 길이)은 보통 역할극보다는 시범modeling의 일종으로 분류한다.

○ 동료 지도감독자들이 역할극 기법을 찬성하지 않을 때는 어떻게 하면 좋은가

역할극 기법을 현장 정신의학 수련에 정규 내용으로 포함시키기 위해서는 기관 차원의 선행 조건이 필요하다. 수련 기관이 이 학습 기법에 대해 다른 지도감독 형태와 마찬가지로 지원을 해 줄 수 있어야 한다. 그렇게 하지 않으면 역할극은 그저 흥미롭고 관심을 끌지만 괴상하고 특이한 교육양식 정도로만 받아들일 가능성이 있다. 만일 역할극이 아직 도입되지 않은 지도감독 문화이거나 역할극을 사용할 수련이 가용하지 않은 환경이라면 쉽지 않은 상황일 수 있다. 그러므로 조직 또는 기관 차원에서 먼저 지속적으로 논의하고 설득하는 것이 강력하게 권고된다.

지도감독 대상자에게 할 수 있는 질문

- 지도감독 중 역할극을 해 본 경험이 있나요? 해 봤다면 어땠나요? 아직 안 해 봤다면 역할극을 활용하는 데 걱정되는 점이 있나요?
- 최근 회기에서 궁금하거나 자신이 없었던, 그래서 역할극으로 도움을 받을 수 있을 만한 구체적인 순간이 있었나요?
- 지도감독 과정 중의 역할극 과정에 대해 가장 마음에 안 들었던 점과 가장 마음에 들었던 점은 무엇이었나요?
- 이번 역할극에 대해 자신한테 점수를 준다면 몇 점을 주고 싶나요? 어떤 부분을 잘했나요? 어떤 부분을 더 잘하고 싶나요?

추가 자료

Allen D: Role play in training for clinical psychology practice: Investing to increase educational outcomes. Clinical Psychology Supervision Observation Report, 2006. Available at: https://www.scribd.com/document/64316786/Role-Play-in-Trainingfor-Clinical-Psychology-Practice-Investing-to-Increase-Educative-Outcomes. Accessed August 7, 2018

참고문헌

Aspegren K: BEME Guide No. 2: Teaching and learning communication skills in medicine—a review with quality grading of articles. Med Teach 21(6):563–570, 1999 21281175

Baile WF, Blatner A: Teaching communication skills: Using action methods to enhance role-play in problem-based learning. Simul Healthc 9(4):220–227, 2014 24614796

Bennett-Levy J, McManus F, Westling BE, et al: Acquiring and refining CBT skills and competencies: Which training methods are perceived to be most effective?. Behav Cogn Psychother 37(5):571–583, 2009 19703329

King J, Hill K, Gleason A: All the world's a stage: Evaluating psychiatry role-play based learning for medical students. Australas Psychiatry 23(1):76–79, 2015 25512966

Rao D, Stupans I: Exploring the potential of role play in higher education: Development of a typology and teacher guidelines. Innov Educ Teach Int 49(4):427–436, 2012

08 시범, 시연 및 피드백

복잡한 기술을 가르치는 간단한 접근

Modeling, Rehearsal, and Feedback

A Simple Approach to Teaching Complex Skills

Joanna Jarecki, M.D.
Susan McNair, M.D.
Jennifer Ruzhynsky, M.D., M.A.
Priyanthy Weerasekera, M.D., M.Ed.

정신건강의학과 전공의는 면담 기술, 목표 협상, 위험도 평가, 치료동맹 형성, 여러 종류의 정신치료 시행, 점진적 흥분 감소de-escalation 기법을 통한 흥분agitation 및 공격성aggression에 대한 조치 등에 관한 역량을 발달시켜야 한다. 이들은 모두 정교한 기술이며, 단순히 독서나 이론적 지식의 축적만으로 학습할 수 없다. 시범-시연(연습)-피드백은 기술 습득을 위한 핵심 기법으로 알려져 있다(Peters et al., 1978). 이 방식은 학습자에게 맥락 내에서 제공될 필요가 있다. 이 장에서는 시범-시연-피드백에 대하여 실용적 관점에서 논의하여 임상 지도감독자가 이러한 기법을 지도감독에 포함시킬 수 있도록 할 것이다.

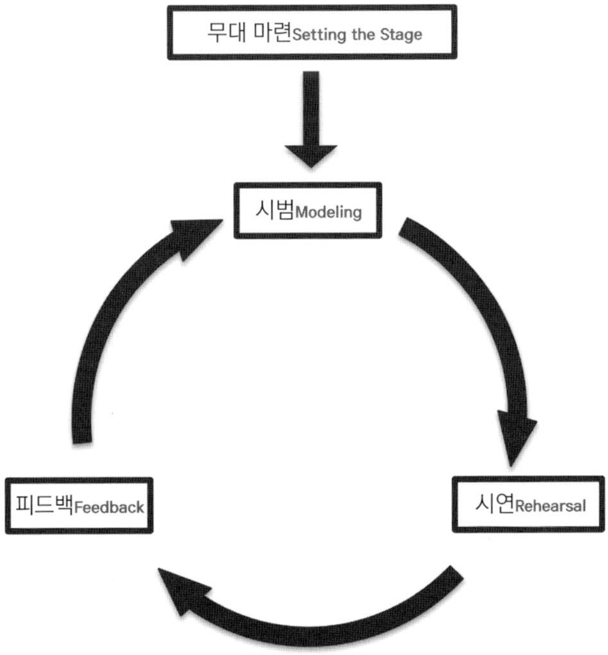

[그림 8-1] 시범-시연(연습)-피드백

핵심 포인트

- 의미 있는 맥락을 제공하고 구체적인 학습 계획을 설정하여 학습을 위한 무대를 마련한다.
- 시범은 복잡한 기술을 가르치기 위한 필수적인 첫 단계임을 잊지 않는다. 시범을 통하여 학습자는 기술의 핵심 구성요소들을 시각화하여 볼 기회를 얻는다.
- 시범은 ① 환자에게 직접적으로, ② 역할극을 통하여 간접적으로 혹은 ③ 기술적 수단을 사용하는(음성, 영상, 온라인 자료) 방법으로 가능하다.
- 학습자가 각 기술을 반복적으로 시연할 기회를 준다.
- 시연을 관찰하여(직접 관찰 혹은 시청각 기기를 사용) 학습자 역량에 대한 타당한 평가를 하도록 한다.
- 안전하고 존중에 기반한 환경에서 피드백을 제공한다. 이를 통하여 평가가 아니라 학습이 주 목표임을 보여 줄 수 있다.
- 피드백은 구체적이고 목표지향적이며 건설적이고 늦지 않게 한다. 지속적인 최적의 학습을 지원하기 위하여 주기적인 피드백을 제공한다.

맥락의 제공 Providing Context

관찰 또는 연습 대상에 대하여 맥락을 제공하는 것은 목표에 대한 논의와 함께 기술 발달에 중요하게 작용한다. 지도감독자는 왜 이 기술의 학습이 중요한지 지도감독 대상자에게 근거를 알려 주어야 한다. 이 기술을 사용하게 될 상황을 구체적으로 정하고, 어떻게 변형할 수 있는지 설명하며, 이 기술을 익히는 데 시간이 걸릴 것임을 강조한다. 모든 시범 및 시연 경험 전에 수련 대상자와 짧은 논의 시간을 확보함으로써 적절한 안내가 이루어질 수 있다.

시범 Modeling

시범은 모든 기술을 맨 처음에 개념화할 때 필수적이다. 지도감독자는 특정 기술을 환자에게 혹은 역할극을 통하여 시범을 보일(또는 시연할) 수 있다. 실황 시범이 어렵다면 지도감독자는 녹음 또는 녹화, 그리고 온라인 홈페이지 등의 기술적 수단을 사용할 수 있다. 유튜브YouTube나 비메오Vimeo 등의 영상 공유 사이트에 다양한 영상이 올라와 있다. 지도감독자가 먼저 영상을 시청하여 양질의 시범을 접하는지 확인할 필요가 있다(이 장 끝의 '추가 자료' 참조).

시범을 통해 학습자는 특정 기술에 필수적인 핵심요소들을 시각화하여 볼 기회를 갖는다.

체계적인 시범을 통해 복잡한 기술 조합을 필수요소들로 조각을 내어 따로 습득한 뒤에 나중에 복잡한 연쇄적 행동으로 통합할 수 있다(Rosenbaum et al., 2001). 학습자에게 잘 주어지지는 않지만, 시범은 세 과정 중 적용하기에 가장 단순한 부분이다. 배워야 하는 구체적인 기술을 지도감독자가 수행하는 것을 수련 대상자가 참관하는 것이 장려되어야 한다. 그러한 참관은 여러 차례 이루어져야 하는데, 이는 반복이 학습의 핵심적인 부분이기 때문이다(Ericsson et al., 1993). 가능하다면 복수의 전문가의 기술 수행을 참관할 수 있게 하는 것이 좋다. 시범 단계 뒤에 지도감독자는 디브리핑 시간을 내어 지도감독 대상자가 관찰한 바와 질문을 다루도록 한다.

시연 Rehearsal

시연에서 학습자는 구체적인 기술을 연습한다. 연습(및 피드백)이 없다면 학습은 일어나지 않는다(Mazor et al., 2011). 반복되는 연습 그리고 피드백을 통하여 역량, 숙달, 전문성이 발달한다. 따라서 수련 중에 피드백을 동반한 의도된 연습, 그리고 단계적으로 독립성을 높이는 연습 둘 다에 대한 기회가 반드시 필요하다. 후자는 자신감 및 자주성을 느끼기 위하여 꼭 필요하다.

ACGME에서는 전공의의 기술 수행에 대한 직접 관찰을 강조하며, 전공의 역량평가의 신뢰도와 타당도를 위한 필수요소로 본다(Jardine et al., 2017). 정신의학에서의 기술 수행(예: 면담, 동맹 형성)은 증례 발표로부터 추론할 수 없다. 가능할 때마다 시연에 대한 직접 관찰을 그 자리에서 혹은 단방향 투시거울을 통하여 시행하여야 한다. 이것이 불가능하다면 수련 대상자는 자신의 시연을 환자 동의하에 녹화 또는 녹음할 수 있다. 보통 녹화가 수련 대상자의 기술 향상 목적임을 알게 될 경우에 적지 않은 환자가 흔쾌히 이에 동의한다.

피드백 Feedback

피드백은 학습에 필수이다(Mazor et al., 2011). 피드백할 때, 학습자의 시연 중 수행에 대해 관찰한 바를 논의하고 기술을 더 발전시키기 위한 권장사항을 알려 준다. 효과적인 피드백을 위한 몇 가지 필수적인 방법이 연구를 통해 알려져 있다.

1. 피드백의 시작 전에 존중에 기반한 환경을 조성한다(Ramani & Krackov, 2012). 지도감독자는 이 맥락에서 피드백의 목적은 수행을 향상시키기 위함이며 평가나 판단이 아니

라는 점을 명확히 전달한다.

2. 구체적이고 목표지향적인 피드백을 제공한다(Peters et al., 1978). 피드백은 직접 관찰에 기반해야 하며 관찰된 행동을 강화하거나 수정하여야 한다. 수행에 대한 총평, 예를 들어 "참 잘했어요!"와 같은 표현은 구체적인 역량 또는 우수성을 보인 점과 그러한 근거를 함께 제시하는 방식에 비해 효용이 떨어진다. 예시로, "환자가 집에서 두려움을 느낀다고 이야기했을 때 두려움을 느끼는 구체적인 사람이 있는지, 그리고 무엇이든 스스로를 보호하기 위한 조치를 할 예정이거나 했는지를 탐색한 부분은 잘했어요. 일단 위험도 평가에 필요한 정보를 모두 얻으면서도 라포를 유지하는 부드럽고 공감적인 태도를 갖고 질문 내용을 환자의 관심사에 연결지었잖아요. 이거 요령 있게 잘한 겁니다"의 방식으로 평할 수 있다. 유사하게 "면담이 미흡하네요"라는 식으로 말하는 대신에 학습자가 자신의 기술을 개선할 수 있는 구체적인 권장사항을 가지고 건설적인 피드백을 제공하여야 한다. 다음이 한 예시이다.

> 선생님이 환자에게 부인의 사망에 대한 감정을 물었을 때, 환자가 말로는 "괜찮습니다"라고 대답했지만, 정동이 즉각 바뀌면서 우울해지고 눈물을 글썽였죠. 이런 경우에는 환자가 한 말만 액면 그대로 받아들이는 것보다는 정동에 변화가 생긴 점과 이게 환자가 한 말이랑 일치하지 않는다는 점을 부드럽게 짚고 살펴보는 게 환자한테 더 도움이 되었을 것 같아요. 말하자면 "괜찮다고 말씀하셨지만, 말씀하신 목소리에 슬픔이 묻어나는 것 같고, 눈물이 차오르는 게 보이네요"라고 해 보았을 수 있겠어요.

3. 긍정적 피드백과 교정적 피드백 사이의 균형을 유지한다. 둘 중 한쪽이 과하게 많으면 피드백 자체의 효과가 무너질 수 있다(Jardine et al., 2017).
4. 시의적절하고 정규적인 피드백을 한다. 지도감독자는 가능하면 시연 이후에 최대한 가까운 시점에 충분한 시간을 확보하여 피드백에 할애하고자 노력하여야 한다(Ramani & Krackov, 2012). 연구에 따르면, 피드백 빈도와 수행은 피드백 빈도가 너무 뜸해도 혹은 너무 잦아도 저조한 수행으로 이어지는 거꾸로 된 U자 형태inverted U-shape의 상관관계를 보였다(Lam et al., 2011). 따라서 수행 수준을 최대로 끌어올리기 위해서는 피드백을 최적의 빈도로 제공할 필요가 있다. 피드백을 준 뒤에는 학습자가 이에 대하여 반응하고 성찰할 수 있는 시간을 주는 것도 중요하다.
5. 이러한 피드백을 학습자가 어떻게 사용할 것인지에 대한 행동 계획action plan을 세운다(Jardine et al., 2017). 피드백은 지속되는 학습과 발전에 활발하게 적용될 때 가장 큰 효

과를 보인다.

지도감독자와 학습자 사이의 직접적인 피드백에 더하여 수련 대상자들은 서로의 기술 발달로부터 배울 수 있고, 동료들의 시연과 교정 피드백 과정을 참관하면서도 도움을 받는다. 이렇게 해도 학습이 증진되고, 이것이 집단 지도감독의 유리한 점 중 하나이다(Rohbanfard & Proteau, 2011).

훈련은 일부 구간 또는 전체 순서를 필요한 만큼 추가로 반복하는 방식으로 진행한다. 점차 학습자는 더 복잡한 상황에서도 기술과 역량 수준이 높아지는 모습을 보일 것이며, 이에 따라 지도감독자가 관여하고 피드백해 주어야 할 필요성도 점진적으로 줄어들 것이다.

이럴 땐 이렇게

○ 시범-시연-피드백 방식을 사용할 시간이 없다

이 모형이 간단해 보여도 시간상의 제약과 진료와의 병행 때문에 이 방식의 적용이 어려운 경우가 흔하다(Hauer et al., 2011). 지도감독자 입장에서 전공의가 자신의 진료를 참관하게 하고, 전공의의 면담을 관찰하고, 기술 시연 회기에서 관찰된 모든 사항에 대해 구체적인 피드백을 해 주기에는 시간이 부족하게 느껴질 수 있다. 결과적으로 학습자는 자신의 진료를 관찰받는 기회를 별로 갖지 못하며, 심지어 저년차 기간에도 대부분의 업무는 독립적으로 수행하는 것으로 나타났다(Hauer et al., 2011). 환자 평가 면담 전체를 한 덩어리의 '기술'로 보고 초점을 맞추지 말고, 이를 구성요소로 분해한 뒤에 각각을 더 짧고 집중적인 시범-시연-피드백 과정의 대상으로 삼을 수 있다. 환자 면담 또는 대면 전체보다 면담의 구체적인 구성요소를 관찰 및 피드백의 대상으로 삼아 보도록 한다. 예를 들어, 면담 시작하기, 위험도 평가하기, 외상 병력 청취하기, 우울 선별하기 등이 있다.

○ 시범-시연-피드백 방식을 자신 있게 쓸 수 있을지 잘 모르겠다. 나 때는 수련 과정에서 이런 방식으로 배워 볼 기회가 없었다

지도감독자 입장에서 학습자가 자신의 진료를 참관하는 게 불편하게 느낄 수 있다. 많은 지도감독자는 자신이 수련받을 때 숙련자의 진료를 참관하거나 지도감독자가 자신의 진료를 보고 해 주는 피드백을 받아 본 경험이 없어서 이 과정이 친숙하지 않을 수 있다. 시범-시연-피드백을 통한 지도감독도 자체로서 하나의 기술 조합이며, 바람직하게는 지도감독자들의 시범을 보고 시연해 본 뒤에 피드백을 받는 것이 이상적이다. 지도감독자 스스로가 체험적 학습을 모방하여 자신의 지도감독에 반영할 의향을 표현할 수도 있다. 지도감독자는 자신의 보수교육을 이수하거나 다른 지도감독자 또는 교육자가 자신의 교육을 참관하게 함으로써 자신의 교육 능력에 대한 피드백을 받을 수 있다. 추가로 지도감독 과정 중 학습자에게 받는 피드백도 중요하므로 피드백을 적극적으로 얻어 자신의 지도감독 역량의 지속적인 발전에 활용하여야 한다.

지도감독자 스스로를 위한 질문

- 수련 대상자와 함께 기술에 초점을 맞춘 학습목표를 생성하였는가?
- 기술을 구성요소들로 분해하였는가?
- 학습자의 기술 발전을 위해 충분한 시간을 마련하였는가?
- 이 기술들을 내가 시범을 보여 주었는가?
- 수련 대상자가 이 기술을 연습하는 것을 관찰하였는가?
- 기술에 대한 구체적이고 건설적인 피드백을 해 주었는가?

추가 자료

- 영상 자료의 사용

Dong C, Goh PS: Twelve tips for the effective use of videos in medical education. Medical Teacher 37:140–145, 2015

- 의학교육 관련 온라인 자료

American Psychological Association: APA PsycNET streaming videos. Available at: http://www.apa.org/pubs/databases/streaming-video/index.aspx

Beck Institute: Online training. Available at: https://beckinstitute.org/get-training/online-training.

Psychotherapy Training e-Resources (PTeR): https://pter.mcmaster.ca

Weerasekera P: Psychotherapy Training e-Resources (PTeR): On-line psychotherapy education. Acad Psychiatry 37(1):51–54, 2013 23338876

참고문헌

Ericsson K, Krampe RT, Tesch-Romer C: The role of deliberate practice in the acquisition of expert performance. Psychol Rev 100:363–406, 1993

Hauer KE, Holmboe ES, Kogan JR: Twelve tips for implementing tools for direct observation of medical trainees' clinical skills during patient encounters. Med Teach 33(1):27–33, 2011 20874011

Jardine D, Deslauriers J, Kamran SC, et al: Milestones guidebook for residents and fellows. ACGME, 2017. Available at: https://www.acgme.org/Portals/0/PDFs/Milestones/MilestonesGuidebookforResidentsFellows.pdf. Accessed August 16, 2018

Lam CF, DeRue DS, Karam EP, et al: The impact of feedback frequency on learning and task performance: Challenging the "more is better" assumption. Organ Behav Hum Decis Process 116:217–228, 2011

Mazor KM, Holtman MC, Shchukin Y, et al: The relationship between direct observation, knowledge, and feedback: Results of a national survey. Acad Med 86(10)(Suppl):S63–S67, quiz S68, 2011 21955772

Peters GA, Cormier LS, Cormier WH: Effects of modeling, rehearsal, feedback, and remediation on acquisition of a counseling strategy. J Couns Psychol 25:231–237, 1978

Ramani S, Krackov SK: Twelve tips for giving feedback effectively in the clinical environment. Med Teach 34(10):787–791, 2012 22730899

Rohbanfard H, Proteau L: Learning through observation: A combination of expert and novice models favors learning. Exp Brain Res 215(3–4):183–197, 2011 21986667

Rosenbaum DA, Carlson RA, Gilmore RO: Acquisition of intellectual and perceptual-motor skills. Annu Rev Psychol 52:453–470, 2001 11148313

Supervision in Psychiatric Practice
-Practical Approaches Across Venues and Providers-

09 녹화 영상
촉진된 관찰과 피드백을 통한 학습
Video Recordings
Learning Through Facilitated Observation and feedback

Sallie G. De Golia, M.D., M.P.H.

영상에 기반한 관찰은 임상 상황과 비임상(수업 등)의 상황 모두에서 지도감독 대상자에게 교육, 평가, 피드백을 하는 이상적인 방법이다. 이 방식의 장점과 제한점에 대해 이미 많은 문헌이 있다(Abbass, 2004; Betcher & Zinberg, 1988; Benschoter et al., 1965; Chodoff, 1972; Goldberg, 1983). 하지만 수행의 관찰이 역량의 평가 그리고 효과적이고 정확한 피드백의 제공을 위해 필수적인 역량 기반 지도감독의 시대임을 고려하면 녹화 영상은 중요한 지도감독 수단임에도 불구하고, 지도감독에서 녹화 영상을 사용하는 방식에 대해 제대로 교육받은 지도감독자의 수는 많지 않다(Accreditation Council for Graduate Medical Education, 2018; Falender & Shafranske, 2007).

이 장에서는 개인 및 집단 임상 지도감독에서의 영상 활용에 주로 중점을 둘 것이다. 한편, 영상은 교육 능력이나 리더십을 지도감독하면서도 유용하게 활용할 수 있으며, 나아가 지도감독자/지도감독 대상자가 현장 관찰이 어려운 여건에서 수행을 관찰하고 구체적인 피드백을 해야 하는 모든 경우에도 사용할 수 있다.

핵심 포인트

- 기관의 협조, 즉 자원, 행정 및 지도감독자에 대한 지원, 그리고 명확한 지침을 확보한다.
- 영상 활용 지도감독 과정에 대하여 지도감독 대상자 또는 대상 집단을 준비시킨다.
- 녹화 대상이 되는 데 따른 반응을 지지한다.
- 재생–일시정지–토론의 방식을 사용하여 세심하고 지지적인 방식으로 디브리핑한다.
- 지도감독 과정과 학습 경험에 대한 자기성찰/집단성찰을 독려한다.
- 새로 배우거나 수정한 행동을 식별하고 적용하는 것을 돕는다.
- 구조적 장벽에 대처한다.

영상 사용의 목적 Purpose for Using Video

교육

지도감독 중의 영상 사용은 효과적인 교육 및 감독 도구이다. 실제 활동의 맥락에서 이루어지는 학습의 효과가 더 좋기 때문에(Godden & Baddeley, 1975), 자신의 수행을 녹화하여 영상을 되돌려보는 것은 가르치고 피드백하는 데 탁월한 교육 수단이 된다. 이 과정은 지도감독 대상자가 관찰, 평가, 분석 능력을 키우는 데 도움이 된다. 또한 지도감독자가 복잡한 개념, 기술, 태도에 대해 초점을 맞추고 지도감독 대상자를 위하여 이를 작은 단계로 분해하는 것도 가능하게 해 준다.

동료 또는 집단 지도감독의 상황에서 쓰일 때는 이 과정이 지지적이고 협력적인 학습 문화로도 이어질 수 있다. 각자의 진료 내용을 공유함으로써 지도감독 대상자들은 자신의 실수로부터 배우는 것에 더하여 동료의 실제 진료 방식과 기법도 관찰하고 분석할 수 있다. 또한 지도감독자가 자신의 치료 영상을 보여 준다면 더더욱 꾸준히 학습하는 자세의 모범이 될 수 있다. 동료 지도감독 상황에서 지도감독 대상자는 녹화 영상 다시보기를 통해 기술을 더 수월하게 발전시킬 수 있고, 동료에게 피드백을 하는 것에도 익숙해지며, 의미 있는 피드백을 받아들이는 방법도 배울 수 있다.

더구나 영상 촬영은 더 정확한 감독을 가능하게 한다. 전공의 수련에서 지도감독자가 지도감독 대상자의 정신치료 환자를 만나 보아야 하는 경우는 많지 않다. 영상 녹화를 통하여 지도감독자는 불완전한 회상에 의지하지 않고 치료 회기 내에서 실제로 무엇이 일어나는지를 볼 수 있다.

지지의 도구

집단 지도감독 상황에서 지도감독 대상자들은 서로에게 배우고, 특히 어려운 상황 뒤에는 동료와 지도감독자의 지지를 받을 수 있다. 이를 통하여 학습자는 치료자로서의 외로움을 덜 느끼고 자신감과 안정감을 가질 수 있다. 또한 이러한 경험은 지도감독 대상자가 환자에 대해 갖는 공감을 증진시키는 데에도 도움이 되는데, 이는 지도감독 대상자가 자신의 약점을 지도감독자에게 드러내는 경험을 다루는 것이 환자가 정신치료 내에서 하는 경험과 다르지 않기 때문이다(Funkenstein et al., 2014).

평가

영상 관찰도 지도감독 대상자의 수행에 대한 직접 관찰 방식의 한 가지이다. 지도감독자의 편견을 줄이고, 지도감독 대상자의 회상 및 해석 과정에서 일어나는 왜곡을 줄여 보다 정확한 수행의 평가가 가능하게 하며, 비언어적 신호nonverbal sign을 볼 수 있게 한다. 집단 지도감독이라면 모두가 동일한 행동을 관찰할 수 있게 되어 주관성을 줄일 수 있다.

피드백

지도감독자는 실제 실행되는 수행을 직접 관찰하면서도 환자로 인한 압력이나 업무 중의 부담이 없는 안락하고 지지적인 공간 내에서 의미 있고 구체적인 피드백을 지도감독 대상자에게 제공할 수 있다. 지도감독 대상자의 회상만이 아닌 수행의 관찰에 기반하므로 더 정확한 피드백이 가능하다.

영상에 대한 피드백이 학습자의 행동에 영향을 미치고(Beckman & Frankel, 1994; Chou & Lee, 2002; Edwards et al., 1996; Huhra et al., 2008; Maguire et al., 1986), 환자 치료 결과가 향상되며(Diener et al., 2007), 지도감독 대상자의 통찰이 증진되고(Alpert, 1996; Falzone et al., 2005), 임상 기술을 가르치는 데 있어 구두 피드백보다 우월함이 알려져 있다(Ozcakar et al., 2009).

여기에 더하여 한 적용 보고에서는 지도감독 대상자가 영상 관찰을 통해 이루어진 평가에 대해 수긍하지 않을 가능성이 더 낮고, 자신의 행동에 유의한 변화를 보고하였으며, 평가가 관찰에 기반하였을 때 지도감독자를 좀 더 지지적이고 공정하게 느꼈다(Kane et al., 2015).

기관의 지원 Instotutional Support

영상 녹화가 의미 있기 위해서는 의국과 기관이 영상 촬영 과정에 적극적으로 참여하고 지원해야 할 필요가 있다. 그렇지 않으면 실패할 위험이 생긴다. 장비에 대한 투자, 암호화된 보안, 지속적인 기술 지원, 지도감독자와 지도감독 대상자에 대한 훈련, 그리고 지속적인 행정적 검토가 전부 정립되고 유지되어야 한다. 영상 녹화의 절차적 측면을 정립하고 유지하는 것에 대해 다룬 여러 논문이 있다(Harvard University, Center for Education Policy Research, 2015; Muench et al., 2013; Rousmaniere & Renfro-Michel, 2016).

영상 활용 지도감독을 시작하기 전에 의국 차원에서 환자 동의 절차, 「HIPAA」 인증을 받은 영상 전송 및 접속 시스템, 저장 서버, 자료 파기 절차, 그리고 촬영 영상의 분실이나 유출에 대한 대비책을 준비해야 한다. 미국 보건복지부Department of Health and Human Services의 지침은 건강정보에 대한 보안, 즉 유효한 과정을 통하여 암호화할 것을 권고하지만, 전문가 기구에서는 아직 영상촬영물의 보관에 대한 공식적인 정책, 권고 또는 표준 지침을 내지 못한 상태이며, 아직 개별 기관 단위의 지침만 존재한다(Funkenstein et al., 2014).

영상 사용을 위한 준비 Preparation for Video Use

지도감독 대상자

지도감독 대상자, 특히 신규자라면 촬영되는 것에 대해 불안하고 취약해진다고 느끼기 마련이다. 지도감독자 혹은 의국 차원에서 지도감독 대상자가 영상 촬영의 이득, 특히 이 이득이 치료자뿐 아니라 환자에게도 미친다는 점을 이해할 수 있게 도와주도록 한다. 수련계획 일정에 실제로 환자를 보기 전에 영상 촬영 장비를 설치하는 연습을 할 수 있는 연습 시간을 잡아 두면 좋다. 지도감독 대상자에게 기기 고장에 대한 대처와 문제 발생 시 연락할 곳을 안내해 주어야 한다. 지도감독 대상자가 장비와 친숙해지고 난 뒤에 지도감독자 또는 의국 스태프가 촬영 영상에 누가 접근할 수 있고, 영상을 어떻게 사용하고 보관하고 파기할 것인지 꼼꼼히 검토하도록 한다. 임상 지도감독에서 환자의 안전과 비밀보장은 기본이다.

다음으로는 임상 환경 내에서 환자의 동의 절차에 대한 검토가 필요하다. 기본적 원칙에 포함되는 것으로는 촬영 및 지도감독자에게의 정보 공개에 대한 동의를 받는 것, 압박감을 주지 않고 촬영의 장점과 단점을 포함한 목적에 대한 정보를 제공하는 것, 어느 시점에도 촬영 중지를 요구하거나 동의를 철회할 수 있고 이로 인해 치료에 불이익을 받지 않는다는 것, 보관 시의 보안과 삭제 절차에 대해 안내하는 것이 있다. 애초의 동의된 범위를 벗어나 영상을 사용하고자 한다면(예: 수업에 사용) 이에 대한 추가 동의를 받아야 한다. 비임상 상황이라면 동의해야 하는 사람이 있는지, 있다면 누구인지 정해야 한다. 지도감독 대상자만 촬영할 수도 있으나, 영상에 다른 사람의 모습이나 음성이 포함될 수 있다면 참여자들의 동의도 받는 것이 좋다.

지도감독 대상자가 실제로 동의 취득을 수행하기 전에 동의 취득 과정 자체를 역할극 대상으로 삼아 역량으로 개발해 보는 것도 방법으로, 지도감독 대상자의 망설임을 줄일 수 있을지도 모른다. 지도감독 대상자가 영상 촬영을 일상화함으로써 자신(그리고 자신의 환자)이 절차에 익숙해지고 이를 덜 의식하게 될 것임을 이해할 수 있게 한다.

지도감독자

지도감독자는 영상 사용의 유익함과 함께 보안체계 내의 영상에 대한 접근(외부 지도감독자에게 매우 쓸모 있다) 방식을 잘 알고 있어야 한다. 촬영에 대한 요구사항, 즉 지도감독에서 촬영을 필수로 할 것인지, 권장으로 할 것인지, 그리고 이를 어떻게 관리할 것인지를 검토한다. 지도감독자는 또한 교육과 지도감독에 영상을 사용하는 방식, 그리고 관련된 평가 양식에 대하여 훈련을 받아야 한다.

영상 사용을 위한 전략 Strategies for Using Video

지도감독에서의 영상 사용을 촉진시키기 위한 몇 가지 전략이 있다. 통상적으로 지도감독 대상자가 다시 볼 영상의 구간을 선택해 온다. 지도감독자가 별도로 시간을 내어 이를 시청하고 지도감독 회기에 피드백을 하거나 서면으로 피드백을 하기도 하고, 지도감독 대상자와 함께 지도감독 회기 중에 영상을 볼 수도 있다. 만일 전체 치료를 다 훑어본다면 회기 전에 미리 보고, 회기 때 좀 더 자세히 볼 부분을 선택해 올 수도 있다. 촬영 영상이 지도감독

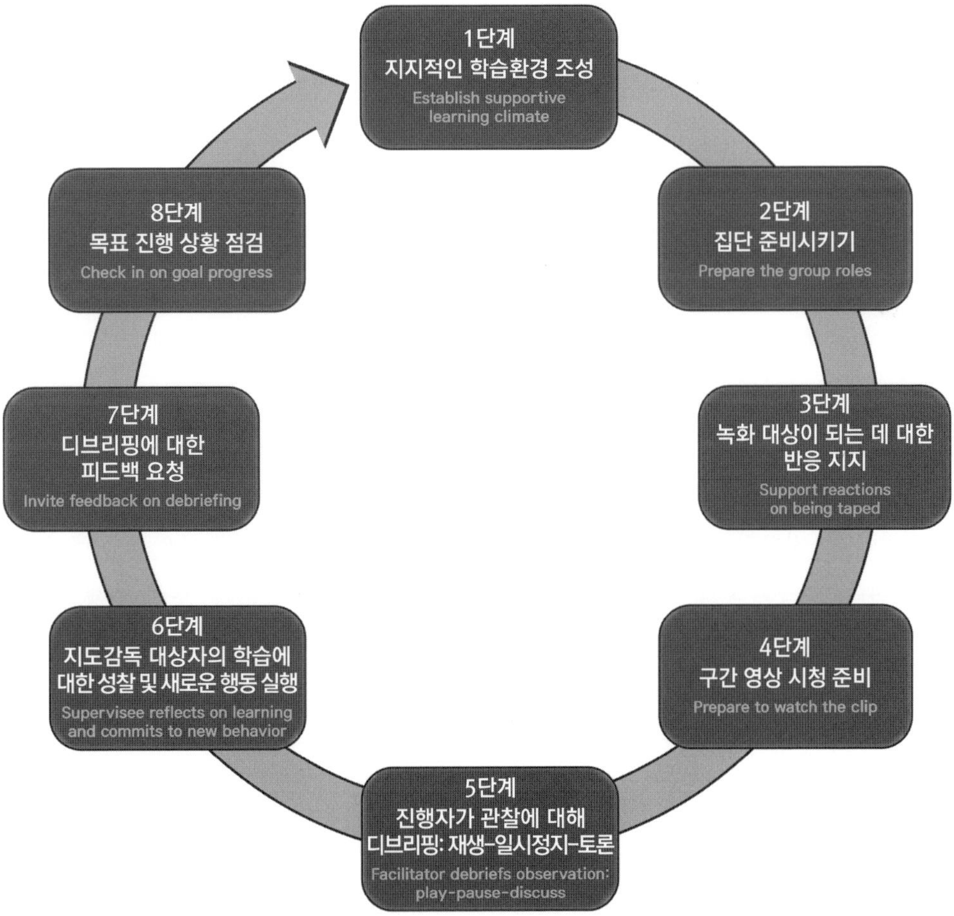

[그림 9-1] 녹화 영상 지도감독의 핵심 단계들

에 적용되는 접근과 과정에 대해 신중하게 주의를 기울이는 것이 이 교육 기법의 성공과 성과에 중요하다.

[그림 9-1]에 제시된 단계는 집단 지도감독을 기준으로 설명되어 있지만, 개인 지도감독에서도 동일한 개념이 적용된다.

1단계 지지적인 학습환경을 조성한다

다른 모든 지도감독 경험과 마찬가지로, 안전하고 편안한 작업동맹은 더 많은 자기 발견과 깊이 있는 학습으로 이어져서 학습자들이 좀 더 모험을 할 수 있는 배경을 생성한다. 특히 자신의 치료가 시청되고 직접적으로 공유될 상황에서 지도감독 대상자는 불안하고, 노출된 것 같고, 상황에 대해 걱정스러울 수 있다. 동료들이 관여되어 있으면 더욱 그럴 수 있다. 이러한 공유를 안전하게 느낄 수 있는 환경이어야 한다.

2단계 집단을 준비시킨다

지도감독 대상자의 구간영상clip을 보는 과정과 디브리핑 시간의 전 과정은 의도에 따라야 하고 구조화되어 있어야 한다. 지도감독 상황에서 영상을 시청하는 목적을 논의한다. 이는 지도감독 대상자의 학습과 발전을 위한 것이다. 지도감독 대상자를 안심시키고, 지도감독 대상자의 진료에 대한 평가가 아니라 자기성찰과 발전을 촉진하기 위함이 목적임을 알려 주도록 한다.

누가 영상을 제출할 것인지 결정하기 전에 과정에 대한 기본 규칙을 정해 둔다. 영상을 보게 될 사람이 누구인지, 회기는 누가 진행할 것인지, 그리고 회기 중에 영상은 어떤 방식으로 사용할 것인지를 검토한다. 영상이 지도 목적으로 사용된다는 전제 하에 영상은 총괄평가에는 사용하지 않도록 하며, 필요하다면 형성평가에 이용하도록 한다. 성장과 학습의 촉진이 목적이다. 지도감독 대상자에게 (추가 보관에 대해 별도의 동의를 받은 활용 목적이 따로 있지 않다면) 지도감독 후에 모든 영상은 삭제될 것임을 상기시켜 준다. 또한 수행 향상을 목적으로 한 피드백을 어떻게 적절히 제공할 수 있는지 복습한다(제1장 '지도감독의 구성요소' 참조). 동료 집단환경에서 '좋은 게 좋은culture of nice' 문화가 발생하여 지도감독 대상자들이 서로의 감정에 상처를 줄 것을 우려하여 교정적인 피드백을 피하는 상황이 발생할 수 있음에 대비하고 대처하도록 한다. 이런 방식의 피드백의 효과는 보통 제한적이다.

지도감독자의 역할은 진행자facilitator이다. 지도감독자는 지도감독 대상자들이 자신의 치료를 보는 과정을 지도하고, 일어났으면 좋았을 것, 관찰한 것, 불일치가 있다면 이에 대한 가능한 이유에 대하여 돌아보고, 대안적 전략에 대한 브레인스토밍을 하도록 돕는다. 협력적인 방식으로 지도감독자는 성장이 필요한 영역을 식별하는 것을 도울 수 있다. 이 역할을 효과적으로 수행함으로써 지도감독자는 자신의 치료를 검토하고, 피드백을 제공하고, 동료들 사이에서 절차를 진행하는 과정도 본보이게 된다.

시청할 영상 구간은 지도감독 대상자가 선택하게 한다. 어떤 지점이라도 10분의 구간이면 된다. 치료자가 잘했다고 생각하는 부분, 새로 배운 기법을 적용한 부분, 어렵거나 막혔다고 생각하는 부분, 동맹에 손상을 경험한 부분, 혹은 공부에 활용할 점이 있는 부분, 즉 최근의 이론교육에서 나왔던 개념이 반영된 부분 등이 될 수 있다. 이렇게 함으로써 지도감독 대상자는 자신이 지도감독 회기에서 배우고자 하는 점에 대해 스스로 비판적으로 생각할 수 있는 기회를 갖는다. 또한 자신이 영상 구간을 선택하는 것은 관찰 상황을 더 공정하게 느끼는 데에도 영향을 미치고(Kane et al., 2015) 자신의 학습 과정에 대한 주도성을 높여 준다. 아무리 지도감독 대상자가 자신이 생각하는 '제일 잘된 부분'을 가져와도 긍정적 피드백과 교정적 피드백 둘 다에 사용할 만한 거리는 차고 넘칠 것이다(Kane et al., 2015). 선택한 구간에 대해 스스로 던질 질문을 찾아보게 한다. 다음과 같은 예시가 가능하다. "내가 무엇을 놓쳤을까?" "라포rapport를 깊게 하기 위해 어떻게 할 수 있었을까?" "왜 환자가 이런 반응을 보였을까?" "여기서는 내가 왜 이렇게 막막하다고 느꼈을까?" "나는 환자의 감정에 어떻게 반응하고 있는가?" "증례 전체의 구조화formulation와 이 구간은 어떤 관계가 있을까?"

동료 관찰자들이 함께 비디오를 보도록 지도하지만, 주도권은 지도감독 대상자가 갖게 한다.

3단계 녹화 대상이 되는 데 따른 반응을 지지한다

구간 영상을 다시 보기 전에 지도감독 대상자들이 (이미 경험해 본 적이 있다면) 녹화에 대해서 그리고 구간 영상을 시청하는 것에 대해서 어떻게 느끼는지에 대해 물어본다. 이 과정을 통해 영상 녹화 과정 및 자신의 치료를 보여 주는 것과 관련된 불안의 일부를 떨치는 데 도움이 될 수 있다. 동일한 지도감독 대상자와 이 단계를 진행한 적이 있다면 이 과정에는 많은 시간이 필요하지 않을 수 있다.

4단계 구간 영상 시청을 준비한다

지도감독 대상자에게 10분의 구간 영상을 재생하기 전에 약간의 배경 설명을 하게 한다. 사례 구조화에 대한 간단한 요약, 해당 회기의 특징, 선택한 구간에서 의도했던 본인의 목표, 그리고 지도감독자(및 동료 집단)에게 어떤 도움을 받고 싶은지 등을 설명하게 한다.

이제 집단은 구간 영상을 시청한다. 불필요한 지연이 없도록 선택한 구간을 바로 재생할 수 있게 미리 준비해 둔다. 지도감독 대상자와 나머지 참여자 중 누구도 어느 시점에든 일시정지를 요구할 수 있다고 안내한다. 리모컨은 지도감독 대상자가 들고 있는 것이 좋을 수 있다. 그렇게 함으로써 지도감독 대상자는 자신이 적어도 최초에는 매우 취약하다고 느낄 수 있는 과정에 대해 약간이라도 통제권을 줄 수 있다.

5단계 디브리핑: 재생-일시정지-토론

이 과정의 핵심은 치료자 자신이 구간에서 어떤 점을 잘했는지 그리고 어떤 부분이 아쉽거나 기회를 놓쳤는지 발견하게 하는 데 있다. 지도감독 대상자에게 무언가를 했어야 하거나 하지 말았어야 한다고 직접 이야기해 주는 것은 효과가 덜하다.

항상 지도감독 대상자가 제일 먼저 자신이 영상에서 본 것을 해석 없이 기술적으로만 묘사하게 한다. 이렇게 함으로써 지도감독 대상자는 편안함과 통제감을 좀 더 느낄 수 있다. 지도감독 대상자의 목표에서 벗어나지 않는 것과 동일하게 영상의 정보에서 벗어나지 않도록 한다. 이후 동료들이 해석 없이 영상의 정보를 묘사하게 한다. 이 방식은 지도감독 대상자의 관찰 기술을 발달시키는 데 효과적이다. 그리고 겸사겸사 지도감독자는 동료 지도감독 대상자들의 관찰 기술에 대해서도 파악할 수 있다.

그날의 구간 영상에 목표가 여러 가지일 수 있다. 지도감독 대상자에게 구간 영상에서 본인이 의도했던 목표가 무엇인지 그리고 이것을 달성했다고 생각하는지 물어본다. 지도감독자가 이런 질문들을 해 볼 수 있다. "이 개입이 의도한 결과로 이어진 것 같나요? 혹시 아니라면 어떤 부분이 빗맞았을까요?" "여기서 이렇게 하기로 했을 때 어떤 생각인지 이야기해 줄 수 있을까요?" "여기서는 무슨 생각을 하고 있었어요?" "예상했던 것이랑 실제랑 어느 정도 맞았나요?" "'아니요'라고 말했을 때 의도한 건 무엇이었나요?" "그건 어떻게 된 것 같아요?" 추가로 지도감독 대상자들이 의도한 목표 달성을 위한 접근 방법의 대안을 브레인스토밍할 수 있게 한다. 집단 상황에서 나머지 동료들이 논의에 참여할 때는 최대한 논의가 지도감독 대상자의 질문이나 목표에서 벗어나지 않게 신경을 쓴다. 이 과정을 선택된 구간 전체에 대하여 재생-일시정지-토론의 방식으로 반복한다. 지도감독 대상자가 압도되지 않도록 비판적인 의견의 개수를 세어 두고, 구간 영상에 대해 정한 지도감독 대상자의 목표에 대한 것으로 피드백 내용을 한정한다.

구간 영상을 다 보고 나면 지도감독 대상자에게 이 영상을 함께 다시 보는 과정에서 무엇을 배웠는지 되돌아보도록 할 수 있다. 시간 여력이 있다면 각 참여자에게 그날의 구간 영상에 대해 느낀 점을 말해 보게 해도 좋다. 각자는 어떤 것을 떠올렸는가? 다른 참여자들의 의견에 이어 영상을 제출한 지도감독 대상자가 동료들의 의견과 질문에 대답할 수 있게 한다.

만일 지도감독 대상자가 특정 지점을 공부할 부분의 예시로 골랐으면 지도감독 대상자가 해당 개념에 대한 자신의 이해를 설명하게 한다. 지도감독 대상자의 생각에 이 개념이 드러났다고 보는 부분을 재생한다. 만일 구간 영상 내용 중 지도감독 대상자가 제의한 개념과 벗어나는 부분이 있는지 물어보고, 혹시 있다면 내용과 이유를 물어본다. "이 개념과 관련해서 이 장면에 잘 안 나타났다고 생각되거나 혼란스러운 부분이 있을까요?" 토론에 나머지 동료들이 참여하도록 한다. 지도감독 대상자가 질문에 답하면서 이해를 더 다듬어 나가게 해 준다.

6단계 배운 것을 되돌아보고 새로운 행동을 실행한다

디브리핑을 마무리할 때 지도감독 대상자에게 토론에서 배운 것을 되돌아보게 한다. 시간 여력이 있다면 이 과정을 모든 참여자에게 허락해도 좋다. 각자 배운 것이 다를 수 있기 때문이다. 지도감독 대상자에게 관찰과 디브리핑 동안에 배운 것을 토대로 다음 치료 회기에 새로 배운 혹은 수정한 행동을 시도해 보게 한다. 지도감독 대상자는 이에 대해 다음 지도감독 회기 시작 때 이에 대해 보고하도록 한다.

7단계 회기에 대한 피드백을 청한다

마지막으로, 지도감독 대상자에게 구간 영상 검토 회기와 관련한 피드백을 부탁한다. 여기서 지도감독자와 나머지 참여자들이 이후의 회기를 어떻게 진행할지에 대한 중요한 정보가 나온다. 회기가 끝난 뒤에 논의 내용 및 변경된 지도감독 목표를 메모하여 다음 지도감독 회기 시작 전에 참고하는 것이 권장된다.

8단계 목표 진행 상황을 점검한다

다음 지도감독 회기에 이전 회기에 영상 검토를 거친 지도감독 대상자에게 정했던 목표에 관하여 진전된 점이 있는지 물어보도록 한다.

영상 촬영에의 장벽 Barriers to Video Recording

지도감독에서 영상의 사용을 가로막는 것으로 기관의 비용, 행정 및 다른 자원에 대한 지원 부족, 불분명한 행정 및 지도감독 절차, 촬영 영상 사용에 대한 지도감독자의 권장(또는 요구) 부족, 동의 취득, 장비 사용, 영상 사용 촉진 및 디브리핑에 대한 지도감독자 및 지도감독 대상자의 훈련 미비 등이 있다(Edwards et al., 1996). 업로드 문제, 음질 문제 등의 장애 발생 시에 기술 지원이 제대로 이루어지지 않는 것만으로도 수련 대상자나 지도감독자가 이 학습방법을 포기하고 싶게 만들기에 충분하다. 지도감독자에 따라서는 자신의 임상적 또는 지도감독자로서의 방침상 시간에 대한 부담, 보안에 대한 걱정, 새로운 교육방법을 배우는 것에 대한 저항 등의 이유로 영상의 사용을 중요히 여기지 않을 수도 있다. 마지막으로, 지도감독자(경우에 따라서는 동료 포함) 앞에서 지도감독 대상자가 느끼는 불안과 취약함 때문에 환자에게 동의를 얻는 데 주저하게 되어 영상을 촬영하거나 지도감독에 가져오지 못하게 될 수 있다. 이러한 저항은 동의 취득 과정에 대해 자신이 없거나 특정한 환자군(예: 편집적이거나paranoid 과도한 불안)을 대하기 어려워서일 수 있다. 이런 경우에는 능동적으로 장벽에 대처하는 것이 중요하다. 지지적이고 비판단적이며 학습자 중심인 환경을 유지함으로써 지도감독 대상자가 이 과정을 좀 더 편안하게 느끼게 할 수 있다. 교수진에게도 우려사항 또는 절차와 관련한 요구사항에 대한 지원을 제공할 필요가 있다. 마지막으로, 지도감독자의 의지나 능력이 부족하여 지도감독 대상자가 학습자 중심으로 이 과정을 진행해 가도록 이끌지 못하고, 이로 인해 의미 있고 혁신적일 수도 있는 학습 기회가 방해받을 수 있다.

이럴 땐 이렇게

○ 지도감독 대상자가 지도감독에 쓸 영상이 하나도 없다고 한다

영상이 없는 이유에 대해 지도감독 대상자가 어떻게 생각하는지 먼저 탐색한다. 담당 환자가 과도하게 불안하거나 편집적이어서 내키지 않게 촬영에 동의는 하였지만 촬영을 시도할 때마다 저항을 보이는 경우일 수 있다. 이런 경우에는 녹화가 적절하지 않다. 한편, 지도감독 대상자가 자신이 생각하는 능력 부족이 드러날까 봐 겁이 나서 녹화를 불편하게 여기고 있을 수 있다. 대부분의 지도감독 대상자가 어느 정도는 녹화에 대한 불편감을 느낀다. 사실 경험이 많은 지도감독자들조차도 그렇다. 이런 경우에는 지도감독 대상자의 불편감을 다루면서 녹화의 가치를 상기시켜 준다. 내키지 않아 한 것이 환자이든 치료자이든, 녹화 대신 녹음만 시행하거나 영상을 촬영하되 화면에는 환자와 치료자가 나오지 않게 녹화하는 대안을 제안해 볼 수 있다. 이 과정에 환자와 지도감독 대상자가 익숙해지고 나면 둘의 모습이 화면 안에 잡히게 할 것을 천천히 설득해 볼 수 있다. 또한 지도감독의 학습환경과 동맹을 점검한다(제1장 '지도감독의 구성요소' 참조). 지도감독 대상자가 안심하고 스스로를 내려놓을 수 있는 여건이 조성되어 있는가?

○ 지도감독 대상자가 재생-일시정지-토론 과정 중에 울음을 터뜨렸다

우선 지도감독자가 심호흡을 한다. 지도감독 대상자에게 잠시 여유를 준 뒤에 부드럽게 묻는다. 조금 전 어떤 상황이 생긴 것인지를 지도감독 대상자가 말할 수 있게 해 준다. 의견에 대해 대답하던 중이었는가? 영상에 나온 내용 때문에 불안해졌는가? 스스로 약점을 느꼈는가? 영상의 내용에서 스스로 해결되지 않은 감정이 자극되었는가? 또한 지도감독자가 토론의 질적 측면을 되돌아보도록 한다. 교정 피드백이 너무 많지는 않았는가? 피드백 자체가 너무 많지는 않았는가? 선을 넘는 의견이 있었는가? 인정과 지지가 너무 없었는가? 지도감독 대상자가 자신의 감정을, 그리고 어떤 것 때문에 이 감정이 자극되었는지를 표현해 보도록 격려하고, 인정해 주고, 인정해 주고, 또 인정해 준다. 치료를 촬영 당한 지도감독 대상자가 더더군다나 이에 대해 동료 집단 속에서 지도를 받는 중이라면 매우 취약한 상태라는 것을 염두에 둔다. 이 과정을 거쳐 조심스럽게 지도감독 대상자를 지지해 주되, 합당한 범위 내에서 꼭 필요한 교정 피드백을 피하지는 않는다. 피드백의 총량을 제한한다. 지도감독 대상자의 발전과 성장이 영상 촬영의 목표임을 다시 한 번 상기시킨다.

○ **지도감독자가 영상 촬영 활용 방법을 신뢰하지 않는다**

자신이 지도하는 대상자의 치료 영상 촬영에 참여하기를 원하지 않는 지도감독자들이 있을 수 있다. 영상 촬영 교육과정에 대한 의국 차원의 충분한 안내가 이루어져서 지도감독자가 촬영의 목적과 유익함을 이해하도록 한다. 만일 교육방법으로 영상 촬영을 필수로 요구하거나 강하게 추천하는 기관인데 여전히 지도감독자가 거부한다면 영상 촬영할 생각이 있는 지도감독자들이 채용되는 것이 나을 수 있다. 영상 촬영을 원하지 않는 지도감독자가 이직할 수 있는, 영상 촬영이 사용되지 않거나 필수 요건이 아닌 지도감독 환경이 있을 것이다.

지도감독 대상자에게 할 수 있는 질문

- 이 구간에서 도움이 필요한 곳이 있을까요?
- 이 구간에서 가장 어려웠던 점은 무엇인가요?
- 이 구간에서 혼란스러웠던 부분이 있을까요?
- 이 토론에서 무엇을 얻어 갈 것 같은가요?

추가 자료

Best Foot Forward: A tool-kit for fast forwarding classroom observations using video. Best Foot Forward Project. Center for Education Policy Research, Harvard University. Available at: https://cepr.harvard.edu/video-observation-toolkitAccessed. Accessed August 7, 2018

Rousmaniere T, Renfro-Michel E: Using technology to enhance clinical supervision. Alexandria, VA, American Counseling Association, 2016

• 동의 과정

Funkenstein A, Kessler K, Schen C: Learning through the lens: Ethical considerations in videotaping psychotherapy. Harv Rev Psychiatry 22(5):316–322, 2014

• 다시 보기 과정

Kane TJ, Gehlbach H, Greenberg M, et al: The best foot forward project: Substituting teachercollected video for in-person classroom observations—First-year implementation report. Center for Education Policy Research, Harvard University. Available at: http://cepr.harvard.edu/files/cepr/files/l4a_best_foot_forward_research_brief1.pdf. Accessed on August 7, 2018

Steinert Y: Twelve tips for using videotape reviews for feedback on clinical performance. Medical Teacher 15(2/3):131–139, 1993

참고문헌

Abbass A: Small-group videotape training for psychotherapy skills development. Acad Psychiatry 28(2):151–155, 2004 15298869

Accreditation Council for Graduate Medical Education: The Psychiatry Milestone Project. 2018. Available at: www.acgme.org/Portals/0/PDFs/Milestones/PsychiatryMilestones.pdf?ver=2015-11-06-120520-753. Accessed on March 17, 2018

Alpert MC: Videotaping psychotherapy. J Psychother Pract Res 5(2):93–105, 1996 22700270

Beckman HB, Frankel RM: The use of videotape in internal medicine training. J Gen Intern Med 9(9):517–521, 1994 7996296

Benschoter RA, Eaton MT, Smith P: Use of videotape to provide individual instruction in techniques of psychotherapy. J Med Educ 40(12):1159–1161, 1965 5839291

Betcher RW, Zinberg NE: Supervision and privacy in psychotherapy training. Am J Psychiatry 145(7):796–803, 1988 2454590

Chodoff P: Supervision of psychotherapy with videotape: Pros and cons. Am J Psychiatry 128(7):810–823, 1972 5009256

Chou C, Lee K: Improving residents' interviewing skills by group videotape review. Acad Med 77(7):744, 2002 12114164

Diener MJ, Hilsenroth MJ, Weinberger J: Therapist affect focus and patient outcomes in psychodynamic psychotherapy: A meta-analysis. Am J Psychiatry 164(6):936–941, 2007 17541054

Edwards A, Tzelepis A, Klingbeil C, et al: Fifteen years of a videotape review program for internal medicine and medicine-pediatrics residents. Acad Med 71(7):744–748, 1996 9158342

Falender CA, Shafranske EP: Competence in competency-based supervision practice: Construct and application. Prof Psychol Res Pr 38:232–240, 2007

Falzone RL, Hall S, Beresin EV: How and why for the camera-shy: Using digital video in psychiatry. Child Adolesc Psychiatr Clin N Am 14(3):603–612, xi, 2005 15936676

Funkenstein AB, Kessler KA, Schen CR: Learning through the lens: Ethical considerations in videotaping psychotherapy. Harv Rev Psychiatry 22(5):316–322, 2014 25188735

Godden DR, Baddeley AD: Context dependent memory in two natural environments: On land and under water. Br J Psychol 66:325–331, 1975

Goldberg DA: Resistance to the use of video in individual psychotherapy training. Am J Psychiatry 140(9):1172–1176, 1983 6614223

Harvard University, Center for Education Policy Research: Best Foot Forward: A tool-kit for fast forwarding classroom observations using video. Best Foot Forward Project, 2015. Available at: https://cepr.harvard.edu/video-observation-toolkit. Accessed on August 7, 2018

Supervision in Psychiatric Practice
-Practical Approaches Across Venues and Providers-

10 임상 지도감독 및 수련에서의 의도적 연습

Deliberate Practice for Clinical Supervision and Training

Tony Rousmaniere, Psy.D.

의도적 연습deliberate practice은 Anders K. Ericsson 등이 전문성 발달에 대한 심리학 연구에서 도입한 개념이다(Ericsson et al., 1993). 의도적 연습은 "반복과 연속적인 정제를 통해 개인 수행의 특정 측면을 개선하고자 지도감독자 또는 교사가 특별히 고안한 개별화된 훈련 활동"[1]이라고 정의된다(Ericsson & Lehmann, 1996, pp. 278-279). 의도적 연습은 전문가의 피드백을 반영해 가면서 기술을 형성하는 연습을 반복하는 집중적인 훈련 과정이며, 전문가로서의 전 이력에 걸쳐 수행된다. 음악, 체육, 체스, 의학 등 다양한 분야의 전문가들이 탁월한 수준에 이르기 위하여 의도적 연습을 활용한다(Ericsson & Pool, 2016). 전문가들은 수련 시작 시점부터 원숙한 대가가 되기까지 이력의 전 과정 동안에 의도적 연습을 통하여 자신의 기술을 습득하고 또 유지한다. 이 장에서는 의도적 연습 이론을 훑어보고 이를 어떻게 임상 지도감독 및 수련에 적용할 수 있는지 알아보고자 한다.

핵심 포인트

- 연구에 따르면, 임상 수련의 전통적 방법은 임상 기술 습득과 환자 치료 결과에 대해 미치는 영향력이 제한적이다.
- 의도적 연습은 이론적 입장을 가리지 않는 훈련 모형으로, 구체적인 임상 기술의 습득에 치중한다.
- 정신의학 모의 진료 상황에서의 행동 시연(즉, 역할극)과 같은 능동적 학습방법이 중요하다.
- 반복과 높은 수준의 노력을 통해 기술 습득의 향상이 가능하다.

1 the individualized training activities specially designed by a supervisor or teacher to improve specific aspects of an individual's performance through repetition and successive refinement

- 숙제(모의 상황에서의 행동 시연)가 학습의 중추적 부분으로 사용된다.
- 수행의 측정은 치료 모형을 충실하게 준수하는지의 여부가 아니라, 환자 치료 결과에 대한 평가를 기준으로 이루어진다.
- 의도적 연습은 전문가로서의 전 생애 동안에 사용된다.

의학교육에서의 의도적 연습 Deliberate Practice in Medical Education

전통적 의학교육에서는 의도적 연습에 초점을 맞추어 오지 않았다(McGaghie & Kristopaitis, 2015). 그보다 학습자의 일차적 학습활동은 일련의 임상 수련 상황(인턴 과정internship, 전공의 과정residency, 전임의 과정fellowship)을 중심으로 구성된 지도감독하의 임상 경험으로 구성되어 왔다. 하지만 연구들을 통하여 지도감독하의 임상 경험이 구체적인 임상 기술의 습득에 주는 도움이 제한적이라는 의문이 제기되었다. 예를 들어, 1990년대의 세 가지 연구에서 구체적인 임상 기술을 검토하여 보았을 때는 심장 청진 및 심음 해석과 같은 다양한 의학활동 기술에서 면허를 취득한 의사와 의대생 사이에 숙련도의 차이가 나타나지 않았다(McGaghie & Kristopaitis, 2015).

이러한 한계를 인식하고 연구자들은 의학교육의 효과를 높이기 위한 의도적 연습의 활용 방법을 검토하였다. 이러한 변화로 구체적인 임상 기술의 반복 시연에 더 많은 주안점을 두게 되었다.

의학교육 상황에서 의도적 연습은 학습자가 피드백과 교정을 제공하는 교육자의 지도감독을 받으며, 높은 성취 기준의 조건하에서 난이도 높은 목표지향적 활동에 참여하고, 수정과 개선을 거친다는 의미이다(McGaghie & Kristopaitis, 2015, p. 223).

병원의 수련 방식에 대한 고전적인 격언인 "보고, 하고, 가르친다(see one, do one, teach one)"와 대조되게, 의도적 연습은 요약하면 "보고, 여러 번 계속하고, 제대로 할 때까지 계속한다(see one, do many more, and keep doing it until you get it right)"(Rousmaniere, 2016, 2019). 의도적 연습을 사용한 기술 초점 연습 및 모의 진료를 전통적 의학교육과 비교한 14개의 연구에 대한 2011년의 메타분석에서 의도적 연습과 모의훈련(역할극)의 성과가 전통적인 방식에서보다 크게 탁월하게 나타났다(McGaghie et al., 2011).

의도적 연습은 치료 이론(예: 인지행동치료, 정신역동적 정신치료)을 이해하지만 환자에게 아직 잘 활용하지 못하는 지도감독 대상자에게 도움을 줄 수 있다. 의도적 연습은 이론의 교육이나 기술에 대한 설명보다 모의 상황에 대한 행동 시연에 가장 많은 시간을 사용한다. 지도감독 대상자가 기술을 연습하지 않으면 이것은 이론학습이지 행동학습은 아니다. 만일 1시간의 수업 중 20분 동안에 기법을 설명하고, 10분 동안에 기술 시연을 보고, 10분을 토의한 뒤에 20분을 (지도감독 대상자 한 명당 5분씩을 배분받아) 역할극에 쓴다면 지도감독자 한 사람이 실질적으로 기술 개발에 쓰는 시간은 5분이 된다. 이론과 실제의 비율이 앞의 사례에서처럼 11:1의 비율이 아니라, 2:1에서 1:1이 되는 것이 바람직한 비율이다. 이는 전통적인 정신치료 수련과 많이 대비되는데, 전통적 방식에는 수동적 학습(강의) 및 이론적 학습(토론)의 비중이 상당하기 때문이다(Rousmaniere, 2016, 2019).

경력의 전 과정에서 의도적 연습은 기술 습득과 유지에 도움을 준다. 음악가, 운동 선수, 체스 선수, 조종사들이 동일한 기본 기술을 평생 연습하는 것과 다르지 않게, 임상가는 연습을 쉬어서는 안 된다. 더구나 의도적 연습은 마음을 비우고 하는 반복이 아닌 스스로의 항상성homeostasis을 뒤흔들기 위해 자신을 몰아붙이는 멈추지 않는 노력이다. 목표는 몸에 밴 자동화가 아니라, 멈추지 않는 발전이다. 이것이 어렵게 느껴지지 않는다면 지도감독 대상자의 기술은 향상되고 있지 않은 것이다.

정신의학 수련에서의 의도적 연습
Deliberate Practice in Psychiatric Training

아직 의도적 연습은 정신의학 수련 및 다른 정신건강 분야 수련에서 널리 활용되고 있지 않다. Scott Miller의 연구에서 정신건강 수련에 의도적 연습이 도움이 될 것을 처음으로 주장하였다(Miller et al., 2007). 그 이후 의도적 연습이 정신치료 지도감독 및 수련의 효과를 어떻게 높일 수 있는지에 대하여 여러 연구가 이루어졌다(Chow et al., 2015; Rousmaniere, 2016; Rousmaniere et al., 2017; Tracey et al., 2014).

의도적 연습을 사용한 지도감독 방법
How to Supervise Using Deliberate Practice

다음에 제시된 절차에 따라 정신치료에 대한 의도적 연습이 가능하다([그림 10-1]에 개요를 제시하였다).

1. 지도감독 대상자가 지도감독자 앞에서 사례를 발표한다

지도감독 대상자는 치료가 막혀 있거나 악화 또는 중도 탈락의 위험이 있는 환자를 선택한다. 치료 회기의 촬영 영상 또는 치료 중 어려웠던 장면에 대한 역할극이 사용된다.

2. 지도감독자가 1~3개의 미세 기술을 정한다

기술의 예시는 다음과 같다. 환자의 말을 끊거나 가로채지 않기, 환자의 경험 되돌려 주기, 환자가 자신의 생각과 감정을 탐색하도록 유도하기가 그것이다.

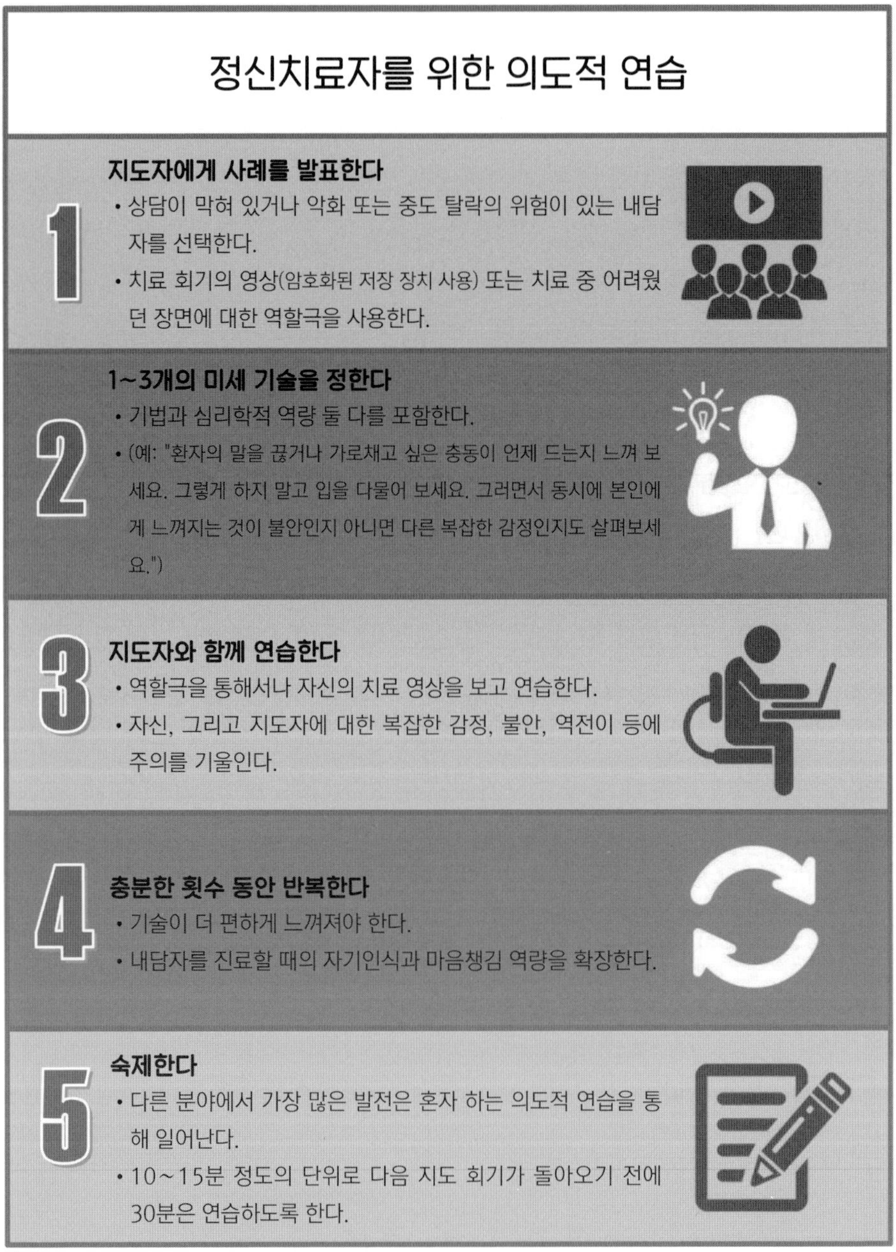

[그림 10-1] 자신만의 의도적 연습 루틴 만들기

출처: www.drtonyr.com

3. 지도감독 대상자가 연습한다

지도감독 대상자는 지도감독자와 함께 역할극을 통하여 연습하거나 녹화된 영상과 대화할 수 있다. 지도감독자가 이렇게 언급할 수 있다. "환자의 말을 끊거나 가로채고 싶은 충동이 언제 드는지 느껴 보세요. 그렇게 하지 말고 입을 다물어 보세요. 그러면서 동시에 본인에게 느껴지는 것이 불안인지 아니면 다른 복잡한 감정인지도 살펴보세요."

4. 이 과정을 충분한 횟수 동안 반복한다

이 기술을 편하게 느낄 수 있게 되고, 그럼으로써 지도감독 대상자가 환자를 진료할 때 자기인식과 마음챙김 역량이 확장될 수 있게 하는 것이 목표이다.

5. 숙제를 통해 기술을 다진다

다른 분야에서 대부분의 발전은 혼자 혹은 짝을 지어서 하는 의도적 연습을 통해 이루어진다. 지도감독 대상자는 15~20분 정도의 단위로 끊어 매월 1시간은 연습을 하도록 하며, 이 연습에서 지도감독 대상자는 동료와 역할극을 하거나 영상을 틀어 놓고 의도적 연습 숙제를 훈련한다(다음의 '이럴 땐 이렇게' 참조).

이럴 땐 이렇게

○ 지도감독 대상자가 의도적 연습에서 초점을 맞추어 사용할 기술을 찾지 못한다

기술의 점진적 향상을 위한 작은 요소에 집중한다. 지도감독 대상자의 역량 한계 너머에 곧바로 걸쳐 있는 기술의 가장 작은 구성요소(미세 기술)를 분리해 보도록 한다. 전통적인 수련에서 지도감독자는 지도감독 대상자에게 내담자를 '좀 더 주의해서 경청하도록' 할 수 있다. 의도적 연습을 위해서 지도감독자는 '경청' 중에서 다음의 미세 기술을 분리해 낼 수 있다. "이 영상을 보면서 환자의 말을 끊은 횟수가 몇 번인지 세어 보세요." "이 영상을 보면서 환자의 말이 끝나고 난 뒤에 본인이 대답하기 전까지 몇 초씩 기다렸는지 재어 보세요." "이 영상을 보면서 환자가 분노를 표시할 때 치료자로서 느낀 마음속 경험에 주의를 기울여 보세요. 그중 불편한 마음이 들었던 경우는 얼마나 되는지 적어 보세요."

○ 지도감독 대상자가 지도감독을 받기 위해 할애할 시간이 부족하다고 한다

다른 많은 분야에서와 마찬가지로, 탁월한 임상 능력은 많은 시간을 들인 독자적인 의도적 연습과 동료와의 연습을 통해 얻을 수 있다. 지도감독자 또는 자문가를 만나는 것은 피드백과 수행의 파악에 필수적이나, 행정적(특히 경제적) 요인 때문에 임상가가 얻을 수 있는 전문가의 피드백이 제한될 수도 있다. 다행인 것은 혼자 또는 동료와 연습하는 데에는 비용이 들지 않는다는 점이다. 다행이 아닌 것은 전문가와 연습하는 것에 비해 혼자 또는 동료와 연습하는 데에는 훨씬 더 많은 노력과 의지력이 필요하다는 점이다.

지도감독 대상자에게 할 수 있는 질문

- 익히는 데 어려움을 겪고 있는 임상 기술은 어떤 것인가요?
- 치료할 때 좀 더 자신이 없는 환자군이나 증상(예: 불안, 정신증)이 있나요?
- 진료하면서 어려운 점을 지도감독자와 상의하고 도움을 요청했나요?
- 자신의 임상 능력 중 약점을 드러내도 괜찮나요?
- 보조 지도감독자, 멘토, 지도감독자 등의 역할로서 임상 기술을 더 익히는 데 도움을 받을 만한 사람을 알고 있나요?
- 어떤 것이 시간, 노력, 비용을 들여 평생 임상 기술을 다듬기 위한 동기가 될까요?

지도감독자 스스로를 위한 질문

- 수련 대상자들이 익히기 어려워하는 임상 기술에는 어떤 것이 있는가?
- 나는 지도감독에서 모의 행동 시연을 얼마나 사용하는가?
- 나는 지도감독하면서 숙제를 내고 있는가?(학습 이론에 기반한 읽기 과제가 아닌, 기술 습득에 초점을 맞춘 행동 시연 숙제를 내고 있는가?)
- 지도감독 대상자에게 보조 지도감독자, 멘토, 지도감독자 등의 역할로서 임상 기술을 더 익히는 데 도움을 줄 만한 사람을 연결해 줄 수 있는가?
- 나는 지도감독 대상자가 평생에 걸친 임상 기술 발전을 준비하는 데 도움이 되고 있는가?

추가 자료

- 정신건강 수련에 있어서 의도적 연습의 이점

Rousmaniere TG: Deliberate practice for psychotherapists: A guide to improving clinical effectiveness. New York, Routledge, 2016

Rousmaniere TG: Mastering the inner skills of psychotherapy: A deliberate practice manual. Seattle, WA, Gold Lantern Books, 2019

Rousmaniere TG, Goodyear R, Miller SD (Eds): The cycle of excellence: Using deliberate practice to improve supervision and training. London, Wiley, 2017

- 의도적 연습의 이론 및 과학

Ericsson KA, Pool R: Peak: Secrets from the new science of expertise. New York, Houghton Mifflin Harcourt, 2016

• 의학교육에서의 의도적 연습

McGaghie W: Advances in medical education from mastery learning and deliberate practice, in The cycle of excellence: Using deliberate practice to improve supervision and training. Edited by Rousmaniere TG, Goodyear R, Miller SD, et al. London, Wiley, 2017, pp 249–264

• 의도적 연습의 다양한 분야에서의 활용

Ericsson KA, Charness N, Feltovich PJ, et al: The cambridge handbook of expertise and expert performance. Cambridge, UK, Cambridge University Press, 2006

• 의도적 연습 영상 과제 및 기타 자료

www.dpfortherapists.com

참고문헌

Chow DL, Miller SD, Seidel JA, et al: The role of deliberate practice in the development of highly effective psychotherapists. Psychotherapy (Chic) 52(3):337–345, 2015 26301425

Ericsson KA, Pool R: Peak: Secrets from the new science of expertise. New York, Houghton Mifflin Harcourt, 2016

Ericsson KA, Krampe RT, Tesch-Romer C: The role of deliberate practice in the acquisition of expert performance. Psychol Rev 100(3):363–406, 1993

Ericsson KA, Lehmann AC: Expert and exceptional performance: Evidence of maximal adaptation to task constraints. Annu Rev Psychol 47:273–305, 1996 15012483

McGaghie WC, Kristopaitis T: Deliberate practice and mastery learning: Origins of expert medical performance, in Researching medical education. Edited by Cleland JA, Durning SJ. Hoboken, NJ, Wiley Blackwell, 2015, pp 219–230

McGaghie WC, Issenberg SB, Cohen ER, et al: Does simulation-based medical education with deliberate practice yield better results than traditional clinical education?: A meta-analytic comparative review of the evidence. Acad Med 86(6):706–711, 2011 21512370

Miller SD, Hubble MA, Duncan BL: Supershrinks: Learning from the field's most effective practitioners. The Psychotherapy Networker 31(6):26–35, 56, 2007

Rousmaniere TG: Deliberate practice for psychotherapists: A guide to improving clinical effectiveness. New York, Routledge, 2016

Rousmaniere TG: Mastering the inner skills of psychotherapy: A deliberate practice manual. Seattle, WA, Gold Lantern Books, 2019

Rousmaniere TG, Goodyear R, Miller SD, et al (Eds): The cycle of excellence: Using deliberate

practice to improve supervision and training. London, Wiley, 2017
Tracey TJG, Wampold BE, Lichtenberg JW, et al: Expertise in psychotherapy: An elusive goal?. Am Psychol 69(3):218–229, 2014 24393136

11 현장 지도감독

단방향 투시거울 너머

Live Supervision

Behind the One-way Mirror

Douglas S. Rait, Ph.D.

현장 지도감독은 커플 및 가족 치료에 있어서 최첨단을 달리는 수련 기관과 가장 밀접히 연관되어 있는데, 가장 직접적이고 강력한 방식으로 지도감독 대상자들이 관찰과 함께 기술적 기법을 습득할 수 있는 방법이 현장 지도감독이기 때문이다. 초심 치료자가 수행하는 부부치료 회기를 상상해 보자. 단방향 투시거울 너머에는 지도감독자와 지도감독 집단 구성원들이 위치하여 회기를 관찰하고 조용히 그들의 반응, 가설, 그리고 부부에게 도움이 될지 모르는 다음 단계에 대한 아이디어를 논의한다. 열띤 회기의 결정적 순간에 남편이 이탈하기 시작하자, 지도감독자는 지도감독 대상자에게 신속히 전화를 걸어 이렇게 지적한다. "부인과는 수월하게 잘 이어졌는데, 남편 쪽에서 약간 소외된다고 느낄지도 모르겠군요. 둘 사이의 갈등을 더 살펴보기 전에 남편 쪽에 더 다가갈 방법을 찾아봐야겠어요." 치료자가 자신의 의자를 남편 쪽에 좀 더 가까이 조정하여 남편의 참여를 다시 이끌어 내자 부부는 성공적으로 대화를 마친다.

이런 면에서 현장 지도감독은 환자, 지도감독 대상자, 지도감독자 및 지도감독 팀 모두에게 긴장과 전율, 그리고 직접적인 감정을 제공해 준다. 변화는 순식간에 일어나며, 피드백도 즉각적으로 이루어진다. 다른 수단과 현장 지도감독이 다른 분명한 점 중 하나는 지도감독자가 거울 뒤에서 회기를 직접적으로 관찰하면서 치료의 극적인 과정이 전개되는 것을 실시간으로 지켜본다는 점이다. 더구나 현장 지도감독에서는 지도감독자가 치료를 수행 중인 지도감독자와 전화로(혹은 세팅에 따라 인이어 장비로) 직접적으로 의사소통을 할 수 있다는 점도 추가적인 이득이다. 따라서 피드백은 정확한 순간에 전달될 수 있고, 곧바로 지도감독 대상자의 학습만이 아니라 환자나 부부, 가족의 경험 역시 확장된다.

이에 더하여 현장 지도감독에서는 지도감독자가 때때로 치료실에 들어가 치료자를 돕는다거나, 지도감독 대상자가 치료 중간의 휴식 시간에 지도감독자와 상의한다거나, 몇 명의 지도감독 대상자들이 지도감독자와 거울 뒤에서 모인다거나 하는 등의 유연성을 발휘할 수 있다. 따라서 현장 지도감독은 직간접적 동기 부여를 제공하여 치료실의 치료자가 고착된 관계 형태를 발견하고 방향을 전환하는 데 도움을 줄 수 있다. 앞서 묘사하였듯이, 현장 지도감독은 탐색, 실험, 도전, 지지를 치료 과정에 도입하여 즉각적 결과를 이끌어 낼 수 있게 한다. 오로지 한 치료 회기 내에서 치료자와 지도감독 집단, 그리고 지도감독자가 함께 밀접한 작업을 통하여 임상 자료로부터 추론을 이끌어 내고 가설을 세우며 개입을 고안하여 평가까지 할 수 있다는 점은 모두에게 흥미롭고 짜릿한 경험이 된다.

핵심 포인트

- 현장 지도감독을 통하여 실시간으로 관찰, 사례구조화, 그리고 가설 수립 및 검정이 가능하다.
- 현장 지도감독을 통하여 협업에 의한 임상적 개입 방안의 수립이 가능할 뿐 아니라 이러한 개입에 대한 즉각적 피드백을 신속하게 지도감독 대상자의 작업 가설과 사례구성화에 통합할 수 있는 기회도 된다.
- 현장 지도감독은 지도감독 대상자의 임상 기술에 대하여 실시간의 피드백을 제공한다. 피드백 대상이 되는 기술에는 동맹의 형성과 유지, 구조적 패턴의 식별과 추적, 그리고 특정한 개입의 적용 등이 포함된다.
- 현장 지도감독은 지도감독자가 환자들의 수요와 지도감독 대상자의 수련상 수요 양쪽을 책임감 있게 다룰 수 있는 기회가 된다.
- 현장 지도감독은 지지적이고 협력적인 임상 팀의 구성을 촉진하며, 이러한 팀은 어려운 사례를 다루는 지도감독 대상자의 불안과 고립감을 감소시킬 수 있으며, 동시에 모든 팀 구성원에게 학습 기회를 부여한다.

현장 지도감독의 맥락 Contexts for Live Supervision

커플 및 가족 치료

현장 지도감독은 커플 또는 가족과 관계된 치료에 있어서 많은 이점을 가진다. 커플치료나 가족치료는 경험이 많은 치료자에게도 버겁게 느껴질 수 있다. 커플치료나 가족치료에는 참여자가 복수이기 때문에 특히 초심자인 지도감독 대상자에게는 커플이나 가족을 만나는 것 자체가 큰 숙제가 될 수 있다. 개인 정신치료 회기와 비교해 보면 이들을 대상으로 하는 치료 회기는 통상 더 시끄럽고, 갈등도 더 대놓고 드러난다. 여러 출처에서 쏟아지는 치료적 대화를 관리하는 어려움과 씨름하는 것에 더하여 지도감독 대상자는 모든 가족 구성원이 동일한 동기, 비슷한 목표 또는 변화에 대한 합의된 신념을 가지고 치료에 오지 않는다는 것을 즉각적으로 알게 된다. 현장 지도감독이 의도하는 바는 이러한 복잡성에 명료함을 더하고, 지도감독 대상자의 주의력과 치료적 집중을 이끌며, 지도감독 대상자가 자유롭게 움직이면서 창의적인 개입을 할 수 있는 능력을 촉진하는 데 있다.

개인치료

현장 지도감독이 커플 및 가족 치료의 임상 수련에 가장 밀접하게 연관되어 온 것과 별도로, 그중 일부의 개념과 수행은 약간의 변형을 거쳐서 개인치료에 적용할 수 있음이 알려졌다(Kivlighan et al., 1991; Reardon et al., 2014). 현장 지도감독의 주요 강점 중 하나는 지도감독 대상자가 구체적인 개입 기술을 보다 빨리 연습하고 적용할 수 있다는 점이다. Berger와 Dammann(1982)에 따르면, 현장 지도감독에서는 즉각적인 지도감독 피드백이 가능하고, 지도감독자가 실제로 지도감독 대상자를 위해 시범을 보여 줄 수 있으며, 추가할 사항을 제안하여 지도감독 대상자의 행동을 형성하는 데 도움이 될 수 있고, 매 지도감독적 개입에서 이전 지도감독적 개입과의 상승작용이 일어날 수 있다.

지도감독자의 역할 Role of Supervisor

현장 지도감독을 수행하는 지도감독자는 서로 경합하는 많은 목표와 책임을 갖고 있을 수 있다. 첫째, 단방향 투시거울 너머의 지도감독자는 환자, 커플 또는 환자가 상대적으로 경험이 적은 임상가를 만나면서도 최상급의 치료를 받을 수 있도록 보장하는 역할을 한다. 둘째, 지도감독자는 지도감독 대상자에게 일차 교육자이자 멘토로서도 중요한 역할을 한다. 셋째, 만일 거울 뒤에 지도감독자와 함께 팀이 위치한다면 지도감독자는 팀 구성원들에게 해설과 함께 의사결정과 관련한 딜레마와 선택 지점을 이야기해야 한다.

지도감독 구조 Supervision Structure

많은 수련 대상자에게 현장 지도감독의 구조는 익숙하지 않을 수 있다. 각 지도감독 회기는 지도감독 대상자의 사례구조화, 가설, 그리고 회기에 대한 계획을 염두에 둔 회기 전의 토의로부터 시작한다. 치료실에는 단방향 투시거울과 함께 핫라인 전화가 연결되어 있어서 지도감독자(및 소집단 활동에서라면 참관 팀)가 치료를 진행 중인 수련 대상자와 직접 소통할 수 있다. 개인 환자, 커플, 가족은 이러한 참관 예정에 대해 사전에 고지를 받고, 첫 회기 전에 설명에 근거한 동의서에 서명을 한 상태여야 한다.

현장 지도감독의 강점 중 하나로 시간과 장소를 유연하게 사용할 수 있다. 지도감독자가 지도감독 대상자에게 전화를 걸 수 있으며, 지도감독 대상자가 잠시 진행을 멈추고 거울 뒤의 지도감독자 및 팀과 상의할 수 있고, 지도감독자가 치료실에 들어가서 더 많은 정보를 얻거나, 지도감독 대상자의 개입을 지지해 주거나, 기법의 시범을 보이거나, 치료 강도를 높이는 것을 돕거나, 회기의 초점을 이동시킬 수 있다. 통상 회기 이후의 간단한 팀 모임에서는 회기에 대해 잘된 부분과 다음번에 어디에 초점을 맞출지에 대해 논의한다. 학습의 즉각성 때문에 수련 대상자들은 현장 지도감독 경험을 매력적이고 소중하게 여길 때가 많다. 현장 지도감독의 맥락과 형태는 대부분의 환자, 커플, 가족에게도 새로우며, 환자들이 진료실 안의 치료자 외에 단방향 투시거울 뒤의 인원들까지 자신(들)의 치료를 위해 팀을 이루었다는 점을 감사히 여긴다고 보고하는 경우도 흔하다.

현장 지도감독에의 접근 Approach to Live Supervision

신뢰에 기반한 지지적인 지도감독 관계를 수립한다

현장 지도감독은 지도감독 대상자의 치료에 대한 직접 관찰을 수반하므로 이는 치료자에게 상당한 개인적 부담이 될 수밖에 없다. 지도감독 대상자는 자신의 치료를 지도감독자 및 팀에게 보여 주는 것에 대해 걱정할 수 있고, 특히 아직 익숙하지 않은 방식으로 진료할 때는 더더욱 그러하다. 따라서 임상 팀 내에서 신뢰를 구축하기 위해 필수적인 첫 단계로 개별 수련 대상자 편안하게 느끼는 범위를 이해하고 각자의 목표를 파악할 필요가 있다. 시작 시점에서 각 수련 대상자가 강렬한 감정과 갈등을 견뎌 내거나, 솔직한 정서 교환의 기회를 형성하거나, 역기능적 행동양식을 직접적으로 식별하고 이에 맞서는 등의 영역에서 자신의 역량을 더 확장시키고 익숙해지고자 하는 의지가 어느 정도인지 확인하는 것 역시 중요하다. 이러한 모험을 감수할 수 있고, 갈등이 위험 수위에 도달한 경우에는 지도감독자가 전화하거나 혹은 진료실에 들어와서 상황의 해결을 도와줄 것이라는 신뢰와 확신을 지도감독 대상자가 가질 수 있게 됨으로써 지도감독자와 지도감독 대상자의 관계는 견고해질 수 있다.

지도감독자가 언제 어떻게 개입할 것인지 논의하여 명확한 지침을 설정한다

언제 어떻게 지도감독자가 개입할 것인지 명확히 해 두는 것이 유용하다. 지도감독 대상자들이 진료실에서 역량을 부여받고, 몰입하며, 반응할 수 있다고 느끼기 위해서는 두 가지 생각의 병행이 필요하다. 한편으로는 커플 또는 치료자로서 자유롭게 또 자신 있게 치료를 진행하면서, 또 한편으로는 지도감독자가 든든한 뒷배로서 전체 치료 체계(즉, 가족과 치료자)의 배움과 성장을 도울 것임을 의식하고 있어야 한다. 지도감독 대상자가 지도감독자의 신뢰와 지지에 힘입어 모험을 하고, 시험해 보고, 도움을 청할 수 있다면 이상적이다. 지도감독자와의 안정적인 유대는 지도감독 대상자의 자율성을 제한하지 않으며 오히려 촉진한다. 회기 계획 및 예상되는 어려움의 대처 방법에 대해 충분한 소통이 이루어졌다면 지도감독자는 지도감독 대상자의 판단과 임상 선택을 신뢰할 수 있고, 지나치게 자주 전화할 필요도 줄어든다.

지도감독자는 어떤 상황에서 지도감독 대상자에게 전화를 걸거나, 치료를 일시 중단하거나, 치료실에 들어가는 행동을 할 것인지에 대한 명확한 목표를 정하기 위하여 노력하여야 한다. 제때 통화가 이루어짐으로써 지도감독 대상자가 대답을 얻지 못한 중요한 질문으로 되돌아올 수 있고, 거울 뒤에서 포착하여 알려 준 상호작용 유형에 더 유의할 수 있으며, 행동화를 시작할 수 있고, 특정한 개입을 가할 수 있다. 또한 가족 구성원 간의 갈등 상승을 중지하기 위해서나 성공적인 상호작용을 칭찬하기 위해서도 사용할 수 있다. 일반적으로 피드백을 할 때는 지도감독자가 지도감독 대상자와 합심하여, 진심 어린 지지를 제공하고, 명료하고 간결하게 해야 한다. 경우에 따라서는 지도감독자가 작전타임을 권유하여 지도감독 대상자가 회기의 방향에 대해 추가된 정보에 기반하여 다시 생각해 보게 하거나 까다롭고 완고하게 막힌 지점을 어떻게 돌파할 것인지 논의해 볼 수 있다. 마지막으로, 지도감독자는 회기 중의 감정의 강도를 통제하거나, 기법을 시연하거나, 지도감독 대상자의 권위를 되찾아 주기 위해 치료실에 들어가기로 결정할 수 있다.

양방향 피드백의 중요성을 강조한다

언급한 바와 같이, 지도감독 대상자와의 의사소통은 직접적이고 지지적이며 임상적으로 유익해야 한다. 하지만 협력적 학습 체계에서는 양측 모두 배울 것이 있다는 점도 중요하다. 지도감독 대상자가 지도감독자에게서 배우는 것과 마찬가지로, 현명한 지도감독자는 자신의 지도감독자 대상으로부터 배운다. 지도감독자로서 어떤 유형의 피드백이 과하게 애매하거나, 안내가 불충분하거나, 지지적이지 않게 느껴졌을 수 있는지 자각하는 것은 필수이다. 지도감독 대상자 및 임상 팀에게 피드백을 요청함으로써 임상 팀이 '지도감독자는 항상 옳다'는 자세를 취할 위험을 줄이고, 이 때문에 가장 중요한 학습 기회를 놓칠 가능성을 낮출 수 있다.

현장 지도감독의 위력 Impact of Live Supervision

즉각적으로 주어지는 학습 기회 덕택에 현장 지도감독은 지도감독 대상자의 임상 기술을 확장시키는 데 도움이 된다. 여기에는 치료동맹의 수립, 관찰 기술의 연마, 기법 또는 개입 기술의 시험 적용, 그리고 지도감독 대상자 자신이 가진 정서와 행동 변화를 확장하는 것 등이 있다.

동맹 수립 기술

개인 정신치료에서와 달리, 커플 및 가족을 치료해야 하는 신규 지도감독 대상자들이 겪는 독특한 차이점 중의 하나로 치료동맹을 관리하는 것이 있는데, 현장 지도감독은 이 교육목표를 지원하는 데 소중한 자원이 될 수 있다(Rait, 2000). 커플 및 가족 치료에서 지도감독자는 지도감독 대상자를 도와 다양한 유형 또는 수준의 동맹을 인지하고 형성하게 할 수 있다. 이러한 동맹 관계의 대상은 각각의 가족 구성원 외에 가족 이내의 여러 하부체계 subsystem(예: 부부, 형제자매), 전체로서의 커플 또는 가족이 될 수 있다.

영상 기반 지도감독을 통해서도 지도감독 대상자가 형성과 유지에 어려움을 겪는 특정 관계를 식별해 낼 수 있지만, 현장 지도감독은 이에 더하여 '바로 그 순간'의 특정한 행동으로 연결과 신뢰를 증진하고, 불안과 억제를 줄이며, 어떤 특정 구성원과는 더 쾌활한 사이가 될 수 있도록 지도감독 대상자를 도울 수 있다. 예를 들어, 지도감독자는 지도감독 대상자에게 커플 중 한쪽에게 좀 더 가까이 앉으라고 하면서 동시에 그 지도감독 대상자에게 어려울 수도 있는 과제를 부여할 수 있다. "남편의 분노에 대해 왜 그렇게 겁이 나는지에 대해 남편에게 말해 볼 수 있을까요?"

관찰 기술

유형을 알아차리고 식별하기, 그리고 내용의 주제를 따라가고 상세화하기 등이 지도감독 대상자가 현장 지도감독을 통하여 발전시킬 수 있는 관찰 기술이다. 커플치료와 가족치료에서는 신경을 써야 할 것이 너무나 많기 때문에 지도감독 대상자는 현장 지도감독을 통해 경계, 동맹, 연합, 위계hierarchy 등의 형태로 나타나는 커플 또는 가족의 조직이나 구조를 반영하는 지속적 유형을 즉각적으로 알아보기 위한 도움을 얻을 수 있다. 또한 지도감독 대상자는 상보적 형태, 즉 보호자–환자, 초심자–숙련자, 다가가려는 사람–멀어지려는 사람과 같은 상호 의존적인 역할을 찾는 법을 배운다. 짧은 통화 혹은 치료실에 자문가로서 들어감으로써 지도감독자는 이러한 상보적 형태가 발생할 경우에 바로 지적할 수 있고, 이로 인해 지도감독 대상자는 이러한 행동 유형을 재구조화하고 중지할 수 있는 유용한 방법을 획득한다(Rait & Glick, 2008).

기법 및 개입 기술

치료 기법을 배우는 것도 현장 지도감독에서 촉진될 수 있다. 지도감독 대상자는 특히 접근이 어려울 수 있는 가족 구성원에 대해서 그 자리에서 경청하고 참여하는 역량을 늘릴 수 있게 지도받을 수 있다. 또한 지도감독 대상자가 치료실 내에서의 행동화(가족 구성원 간의 상호작용)를 유도하도록 격려할 수 있다. 예를 들어, 통화에서 치료자가 어머니한테 이렇게 이야기하도록 해 보라고 지도감독자가 지도할 수 있다. "아드님한테 하셔야 할 중요한 말씀이 있으시지 않았나요? 지금 말씀해 보시면 어때요?" 이러한 치료 회기 내의 행동화를 통해 임상가는 관찰하고, 지지하고, 문제 해결이나 개인의 표현을 막고 있을 수 있는 유형을 중단시킬 수 있다. 커플 및 가족 치료를 시작하는 많은 임상가는 직접적인 치료적 직면을 특히 어렵게 느낄 수 있는데, 현장 지도감독을 통해 이들이 개별 가족 구성원에게는 지지를 제공하면서도 역기능적 상호작용 유형에는 도전할 수 있게 도울 수 있다. 부부 중 부인에게 "꽤 슬퍼 보이네요"처럼 곧바로 감정을 되돌려 주는 대신에 다른 방식으로 남편에게 이야기해 보도록 지도할 수 있다. "사모님이 꽤 슬퍼 보입니다. 사모님이 좀 덜 슬프게 할 수 있는 말이 있을까요?"

정서와 행동의 범위

지도감독 대상자들이 좀 더 직접적으로 행동하게 격려할 수도 있지만, 그 자리에서 따뜻하고 부드럽고 진정성 있는 분위기를 조성할 수 있게 도와줄 수도 있다. 예를 들어, 전화(또는 인이어 장비)를 통해 지도감독자는 지도감독 대상자에게 상호작용 중 애정이 드러난 장면을 강조해 보도록 지도할 수 있다. 부드럽게 이야기해 볼 수 있다. "사모님이 금방 하신 말씀에 애정이 묻어나 있는 것을 혹시 들으셨어요? 금방 하셨던 말씀, 그 따뜻한 말씀 그대로 한 번만 더 남편 분께 해 주실 수 있을까요?" 물론 회기 녹화 영상을 시청하고 나서도 이러한 식의 개입을 제안할 수는 있으나, 현장 지도감독에서의 학습은 실시간으로 일어나며 치료자의 치료 역량의 범위를 즉각적으로 늘려 준다는 차이가 있다.

이럴 땐 이렇게

○ 내가 치료하는 모습을 지도감독자와 동료들에게 보여 주는 것이 부담스럽다

임상 팀 내에서 신뢰를 구축하기 위해 필수적인 첫 단계로 개별 수련 대상자가 편안하게 느끼는 범위를 이해하고 각자의 목표를 파악할 필요가 있다. 시작 시점에서 각 수련 대상자가 강렬한 감정과 갈등을 견뎌 내거나, 솔직한 정서 교환의 기회를 형성하거나, 역기능적 행동양식을 직접적으로 식별하고 이에 맞서는 등의 분야에서 자신의 역량을 더 확장시키고 또 익숙해지고자 하는 의지가 어느 정도인지 확인하는 것 역시 중요하다. 이러한 모험을 감수할 수 있고, 갈등이 위험 수위에 도달한 경우에는 지도감독자가 전화하거나 혹은 진료실에 들어와서 상황의 해결을 도와줄 것이라는 신뢰와 확신을 지도감독 대상자가 가질 수 있게 됨으로써 지도감독자와 지도감독자의 관계는 견고해질 수 있다.

○ 처음에 지도감독자가 언제 전화를 할 것인지 예상하기가 어려웠다

현장 지도감독에서 지도감독자는 늘 지속적으로 사례 자체에 필요한 것, 지도감독 대상자의 교육, 그리고 협력적인 팀 학습환경 사이의 균형을 조절하고 맞추어야 한다. 회기 전, 회기 중, 회기 후의 논의 과정을 통해 지도감독 관계의 적절한 입장과 박자를 정하는 것이 필요하다. 지도감독자의 주 책무는 지도감독 대상자의 치료실 내에서의 권위를 보호하고 지원함과 동시에 환자, 커플 또는 가족이 치료의 목표에 도달하도록 돕는 것이다. 따라서 지도감독자는 스스로의 불안을 잘 관리하여야 하고, 지나치게 자주 전화로 개입하고자 하는 본능을 억제해야 한다. 너무 잦은 전화는 가족 및 임상 팀 앞에서 지도감독 대상자의 권한을 제한하게 될 위험이 있기 때문이다(Schwartz et al., 1988).

○ 지도감독자의 조언이 너무 유용하다 보니 스스로 생각하기보다 전화로 도와주기만을 계속 기다리게 된다

바람직한 현장 지도감독이라면 지도감독 대상자가 하고 있는 것을 보충하는 것이 맞지 대체하는 것이어서는 안 된다. 가끔의 통화와 치료 중 짧고 간단한 휴식 시간만으로도 지도감독 대상자가 치료실 안에서 일어나는 일을 더 잘 이해하고, 임상적 가설을 다듬고, 고려 가능한 개입을 찾는 것을 충분히 도와줄 수 있다. 가끔은 지도감독자가 직접적으로 지시를 할 때도 있지만, 다른 경우에는 지도감독자가 여러 선택지를 언급만 해 주고 실제의 선택은 치료실 내의 치료자가 하도록 하는 것이 나을 때도 있다. 초보 지도감독자라면, 특별한 다른 이유가 있지 않는 한 지도감독 대상자가 주도권을 갖게 하는 쪽이 보통 맞다고 기억해 두는 것도 좋다.

지도감독 대상자에게 할 수 있는 질문

- 현장 지도감독에 대해 구체적인 걱정거리가 있을까요?
- 내가 (그리고 팀이) 선생님의 치료를 참관하는 것에 대해 기분이 어떤가요?
- 다음 치료 회기 때 내가 특별히 신경 썼으면 하거나 도움 받고 싶은 부분이 어떤 게 있을까요?
- 개입 방법을 시범을 보여 주는 게 도움이 될 것 같을 때 내가 치료실에 들어가도 불편하지 않겠어요?

추가 자료

Liddle H, Breunlin D, Schwartz R (Eds): Handbook of family therapy training and supervision. New York, Guilford, 1988

참고문헌

Berger M, Dammann C: Live supervision as context, treatment, and training. Fam Process 21(3):337–344, 1982 7128770

Kivlighan D, Angelone E, Swafford K: Live supervision in individual psychotherapy: Effects on therapist's intention use and client's evaluation of session effect and working alliance. Prof Psychol Res Pr 22:489–495, 1991

Rait DS: The therapeutic alliance in couples and family therapy. J Clin Psychol 56(2):211–224, 2000 10718604

Rait D, Glick I: A model for reintegrating couples and family therapy training in psychiatric residency programs. Acad Psychiatry 32(2):81–86, 2008 18349325

Reardon C, May M, Williams K: Psychiatry resident outpatient clinic supervision: How training directors are balancing patient care, education, and reimbursement. Acad Psychiatry 38(4):476–480, 2014 24664608

Schwartz R, Liddle H, Breunlin D: Muddles in live supervision, in Handbook of family therapy training and supervision. Edited by Liddle H, Breunlin D, Schwartz R. New York, Guilford, 1988, pp 183–193

Supervision in Psychiatric Practice
-Practical Approaches Across Venues and Providers-

12 공동치료

실시간 참관 및 시범

Cotherapy

Observing and Modeling in Real Time

Angela Lee, A.B.
Shani Isaac, M.D.
Dorothy Stubbe, M.D.
Anita R. Kishore, M.D.

공동치료는 두 치료자가 동시에 시행하는 정신치료로 정의된다(Tanner et al., 2012). 공동치료는 집단치료, 가족치료, 커플치료 상황에서 가장 흔히 적용되며, 공동치료 모형은 과학이자 예술로서의 정신치료를 훈련받는 치료자가 실시간의 지도감독을 받을 수 있게 해 준다. 대부분의 다른 수련 수단은 치료자가 자신의 치료에서의 상호작용을 치료 과정 기록이나 녹화 영상의 형태로 제출하여 이루어진다. 지도감독자는 수련 대상자의 보고에 의존할 수밖에 없으며, 이 때문에 수련 대상자의 기술의 빈틈을 찾아내기가 매우 어려울 수 있다.

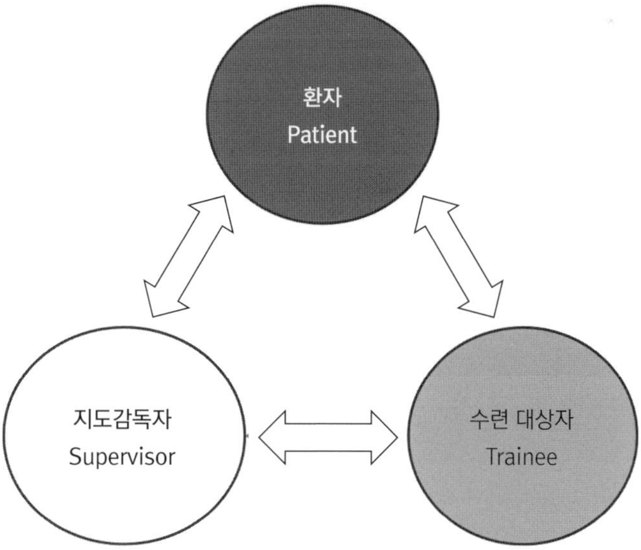

환자-수련 대상자, 환자-지도감독자 사이의 치료 관계는 눈에 잘 띄는 반면, 지도감독자-수련 대상자 사이의 치료 관계는 간과될 때가 많다. 지도감독자-수련 대상자의 관계는 나머지 두 관계에 강력한 영향을 끼치며, 공동치료가 다른 수련 모형을 구별되게 하는 점이다.

[그림 12-1] 공동치료에서의 세 가지 치료 관계

공동치료를 정신치료 수련에 포함시킴으로써 수련 대상자의 치료적 상호작용을 즉시 무편집본으로 관찰할 수 있으며, 수련 대상자 입장에서는 지도감독자의 치료 방식을 직접 관찰하고 경험할 수 있다. 그리하여 공동치료는 수련 대상자의 맹점을 효과적으로 찾아내어 논의하는 것을 수월하게 하면서 동시에 치료 대상자가 치료의 시범을 보이게 함으로써 수련의 질을 높인다. 1995년에 이루어진 설문조사에서 공동치료는 수련 책임자들이 평가한 지도감독 기법 중 1위로 선정된 바 있다(Romans et al., 1995).

공동치료의 또 하나의 독특한 점은 치료실에 존재하는 삼중의 치료 관계이다. 교수와 환자, 전공의와 환자, 그리고 교수와 전공의의 관계가 그것이다. 이 장에서는 교육자들이 공동치료를 어떻게 수련 모형으로서 효과적으로 적용할 수 있는지에 대한 지침을 제시할 것이다.

핵심 포인트

- 공동치료자는 숙련도, 수련 경력, 경험의 차이에도 불구하고 치료의 임무를 동등한 위치에서 분담한다.
- 치료에 의한 변화를 위하여 공동치료자 간의 관계는 중대한 요소이다.
- 효과적인 공동치료자 관계에서는 개방적이고 정직한 의사소통, 능동적 경청, 견해차 문제의 해결 방식이 언어적 및 비언어적 방법으로 전수된다.
- 각 치료 회기 전후의 준비 및 처리를 위한 시간을 마련함으로써 학습을 최적화하고 공동치료 관계를 형성할 수 있다.
- 공동치료 경험을 위한 준비는 환자가 치료실에 들어오기 전부터 시작된다. 확실하게 환자 그리고 수련 대상자에게 성공적인 경험이 되게 하기 위하여 다음의 단계들을 따르는 것을 권고한다.

1단계 공동치료 멘토 관계 형성 Developing Cotherapy Mentorship

시간을 할애하여 공동치료 모형을 수련 대상자에게 소개한다

수련 대상자의 공동치료 및 다른 지도감독 모형에 대한 과거 경험을 알아본다. 각 모형에서 도움을 받은 점은 무엇이며, 겪은 어려움은 무엇인가? 지도감독자와 직접 일하는 것에 대한 불안감을 논의할 기회를 주고, 양쪽 모두 정상적으로 수행 불안을 느낄 수 있음을 안다. 공동치료에서의 멘토 관계에서 세 단계를 예상할 수 있다.

1) 수련 대상자의 공동치료 시작에 대한 초기의 두려움, 동시에 혼자가 아니라는 안도

2) 수련 대상자와 교수 양측이 위험 부담을 안고 의견 차이를 적극적으로 다룸
3) 의견 차이 해소의 성공 또는 실패

수련 대상자의 개인적 면모를 알아본다

공동치료를 시작하면서 수련 대상자의 개인 및 직업적 가치관과 목표를 물어본다. 지도감독자의 교육 목표를 알리고, 이 목표를 공동치료 맥락 내에 놓이게 할 방법을 찾아본다.

> 만일 맡게 된 저년차 전공의가 국제보건 및 치료 접근성 향상에 대해 관심이 있다는 것을 알았다면 공동치료 교육목표와 전공의 본인의 목표를 어떻게 연결할 수 있을까?
>
> 세계보건기구World Health Organization에서는 '임무 이동task-shifting', 즉 비전문가를 특정 진단 또는 치료 수단에 대해 훈련시켜서 자원이 부족한 지역의 정신건강 관리에 대한 접근성을 높일 것을 권장한다. 공동치료는 그러한 환경에서 보건 종사자들에게 정신치료를 훈련시키는 강력한 교육도구가 될 수 있다. 전공의에게 지금의 공동치료 수련이 자신의 역량 향상과 미래 진로에 가질 수 있는 가치를 알려 준다.

2단계 공동치료 만남을 위한 준비
Preparing for the Cotherapy Encounter

환자의 신임을 얻는다

공동치료를 시작할 때부터 환자는 공동치료에 대한 설명을 듣고 이에 동의한 상태여야 한다. 망설이는 환자들이 있을 수 있다. 공동치료를 하는 이유와 공동치료자들의 역할에 대하여 명확히 설명한다. 치료 처음부터 함께 시작하는 방향으로 시도해 본다. 일대일 치료와 동일한 비밀보장 원칙이 적용됨을 환자에게 명확하게 설명한다. 치료 중에 이야기된 내용은 누군가가 즉각적인 위험에 처하는 예외 상황을 제외하고는 치료실 바깥으로 나가지 않을 것임을 밝힌다.

돌아오는 다음 치료 회기의 목표를 논의한다

매주 치료 회기 운용의 공동 접근을 평가한다. 역할 분담은 지도감독 대상자의 경험 및 익숙함의 정도에 맞추어 개별적으로 조율할 수 있다. 초기에는 교수가 좀 더 주도적인 역할을

많이 하고, 전공의는 참관을 더 많이 할 수 있다. 교수와 전공의가 회기의 내용을 나눌 때에도 한쪽은 숙제를 주도하고, 다른 한쪽은 인지행동 체계 내의 새로운 개념에 초점을 맞출 수 있다. 시간이 흐르면서 치료에서의 역동도 변화하고, 좀 더 동등한 역할로 점진적으로 바뀜으로써 전공의는 이끌고 배울 수 있는 기회를 더 많이 얻을 수 있다.

3단계 공동치료의 시행 Conducting Cotherapy

치료 회기 내에서 수련 대상자와 직접 이야기한다

지도감독자와 수련 대상자 사이의 대화를 통한 상호작용이 환자와 치료자 모두의 긴장을 풀어 줄 수 있다. 특히 어려운 치료 회기에서 환자가 압도되어 감정을 조절할 시간이 필요할 경우에 유용하다. 더구나 수련 대상자와의 대화는 환자에게 건강한 의사소통을 시연하는 기능도 하며, 공동치료자들이 치료 중의 난관을 해결해 나가는 과정을 가감없이 환자에게 보여 줄 수도 있다. 정신역동 중심의 소통을 공동치료자들이 본보여 주는 것은 이 추상적인 (그리고 종종 직관적이지 않은) 치료체계에 대한 경험이 별로 없는 환자에게 특히 도움이 될 수 있다.

> Jean은 공동치료를 받기 시작한 지 5주차가 된 19세 여성 환자이다. 최근 부모와 다툰 일에 대해 이야기하면서 Jean은 눈물을 글썽이기 시작하다가 이어서 고개를 숙이고 말을 멈추더니 치료에서 이탈한다. 전공의 공동치료자는 공감적으로 이야기한다. "그것 참 힘들었을 것 같아요." Jean은 여전히 입을 열지 않는다. 교수 공동치료자는 환자 대신 수련 공동치료자에게 이야기한다. "Jean이 많이 동요하고 있을 거예요. 과거 외상을 재경험할 때 보일 만한 반응처럼 볼 수도 있겠어요. Jean이 특히 고등학교 때 심하게 우울했던 시기에 부모님께 이해받지 못하고 스스로를 쓸모 없게 느꼈다고 이야기했던 것이 기억나죠? 지금도 비슷한 걸 겪고 있는 건 아닐지 모르겠네요?" 전공의가 대답한다. "그럴 수 있을 것 같습니다. 면담 때 굉장히 잘 이야기해 왔던 분이지만, 너무 강한 감정에 매몰되어 버리면 이야기를 이어나가기가 많이 어려울 수 있을 것 같습니다." Jean이 눈을 뜬다. "그거예요. 더 이야기하는 거는 둘째치고, 다시 생각조차 하기 싫네요."

4단계 환자와의 만남을 처리하기 Processing the Encounter

자신을 드러내는 방식으로 환자와의 만남을 처리한다

성찰을 위해 정규 시간을 설정한다. 바람직하게는 매 치료 회기 직후 몇 분 정도, 그리고 매 근무일의 마지막에 그보다 좀 더 긴 시간이 확보되면 좋다. 즉각적인 처리를 통해 회기의 세부사항을 기억하기가 수월하며, 지도감독자와 수련 대상자 모두의 피드백의 질을 높일 수 있다. 수련 대상자가 가감 없이 되돌아볼 수 있는 안전하고 지지적인 환경을 만들어 주는 것이 결정적이다. 치료 회기 이후의 자기고백을 동반한 디브리핑은 학습 과정을 인간적으로 받아들이고 수행 불안을 감소시킬 수 있는 기회이다.

한편으로는 열린 피드백과 소통을 권장하고, 또 다른 한편으로는 수련 대상자의 수행에 대해 평가해야 하는 실무의 필요성을 놓치지 않는 사이에서 섬세한 균형이 필요하다. 지도 관계에서는 허용적인 태도와 캐묻는 태도, 동등한 동료로서의 태도와 권위자로서의 태도 사이에서 자연스러운 긴장이 발생하며, 이 긴장은 치료자가 환자와의 사이에서 경험할 수 있는 것과 평행하고, 때로 유익할 경우도 있다. 지도 관계 내에서 유동적으로 변화하는 역동 자체가 스스로를 치료 개입의 도구로서 풍부하게 논의하고 깊게 이해할 수 있는 기회가 되어 준다.

> Caleb은 16세 남자 환자로, 2주 전부터 새로 발생한 정신증psychosis을 주 증상으로 내원하였다. 독재자적인 아버지와 유순한 어머니가 함께 방문하였고, 초진 시점에 부모는 이혼한 상태였다. 아버지가 계속 끼어들어 아들에게 환청이 있을 리가 없다고 하면서 지도감독자와 공동치료자가 논의하고자 하는 진단 및 가능한 치료를 거절하였으며, 그로 인해 환자와 어머니는 맥이 빠진 표정이었다. 치료 내내 환자 아버지의 오만하고 깔보는 태도는 점점 더 심해졌다.
>
> 회기가 끝난 뒤에 전공의는 지도감독자에게 자신이 환자의 아버지보다 어머니와 많이 눈을 맞추었고, 환자 어머니의 좌절을 수용하려는 뜻이었다고 보고했다. 공동치료자들은 이에 대해 논의하며 이 과정에서 의도치 않게 환자 아버지를 적으로 돌린 것은 아닌지 살펴보았다. 지도감독자는 이로부터 새로운 통찰을 얻었고, 전공의의 피드백을 바탕으로 Caleb의 부모에 대한 치료의 효과를 높일 수 있었다.

이럴 땐 이렇게

○ 소속 기관이 수련 방식으로서 공동치료를 도입할 의향이 그다지 없어 보인다

공동치료에는 추가적인 자원이 필요하다. 두 임상의가 같은 치료 시간에 대해 각각 수가를 매길 수 없기 때문에 기관 측의 요양비용 청구에 손해가 발생한다. 전공의와 함께 준비하고, 바쁜 교수가 디브리핑 과정에 귀한 시간을 내야 한다. 그럼에도 불구하고 공동치료는 효율이 높은 수련 방법이며, 의대생들의 관심을 끌고 우수한 전공의들을 지원하도록 하는 강력한 우수 인력 모집 대책이 될 수 있는 점을 생각해 본다.

○ 환자가 공동치료에 대해 망설인다, 불편해 한다, 몰두하지 않는다

공동치료에 동의는 했지만 환자가 몰입하지 못하는 것처럼 보이거나 혹은 공동치료자 중 한 사람하고만 전적으로 이야기하려고 할 수 있다. 이렇게 나타나는 역동에 대한 궁금증으로 난관을 돌파하는 데 도움이 될 수 있다. 예를 들어, 공동치료자 중 하나가 환자에게 물어볼 수 있다. "치료 시간 중에 주로 저한테만 말씀을 하시는 것 같은데, 이걸 우리가 어떻게 이해해 볼 수 있을지 궁금하네요?" 두 치료자 각자의 자의식 또는 환자가 직감하는 공동치료자 간의 권력 역동이 관여하고 있을 수 있다. 대개 이를 초기에 다루는 쪽을 환자도 더 편하게 느끼고, 더 생산적으로 참여할 수 있다.

○ 디브리핑 시간을 도저히 낼 수가 없다

각 환자마다 전공의와 디브리핑을 할 수 없다면 최소한 몇 명의 환자마다 몇 분이라도 확보하도록 해 본다. 그리고 그날의 진료를 시작하기 전에 어떤 환자들이 더 까다로운지 미리 검토하고, 전공의와 사전에 준비하면서 그 회기들에 더 많은 시간을 배분한다.

지도감독 대상자에게 할 수 있는 질문

- 환자를 보는 책임을 나와 분담하는 게 여태까지 어땠나요? 좀 더 주도권을 많이 아니면 적게 갖고 싶었던 회기가 있었나요?
- 나도 자신이 없을 때가 있는데 그런데도 내가 지도 전문의이니까 나는 답을 다 알아야 할 것 같은 기분이 들 때가 있어요. 선생님도 같이 치료하면서 선생님과 나의 역할 차이를 유달리 의식할 때가 혹시 있나요?
- 나와 하는 디브리핑이 도움이 좀 되나요? 우리가 같이 치료한 회기에 대해서 선생님이 좀 더 편하고 허심탄회하게 이야기할 수 있게 도움이 될 만한 게 혹시 더 없을까요?

추가 자료

Bernard HS, Babineau R, Schwartz AJ: Supervisor-trainee cotherapy as a method for individual psychotherapy training. Psychiatry 43(2):138–145, 1980

Hendrix CC, Fournier DG, Briggs K: Impact of cotherapy teams on client outcomes and therapist training in marriage and family therapy. Contemporary Family Therapy 23(1):63–82, 2001

Steinberg E, Gedzior, J, Mervis P, et al: Group cotherapy in a training clinic. Group 37(3):229–237, 2013

참고문헌

Romans JSC, Boswell DL, Carlozzi AF, et al: Training and supervision practices in clinical, counseling and school psychology programs. Prof Psychol Res Pr 26(4):407–412, 1995

Tanner MA, Gray JJ, Haaga DAF: Association of cotherapy supervision with client outcomes, attrition, and trainee effectiveness in a psychotherapy training clinic. J Clin Psychol 68(12):1241–1252, 2012 22899235

Supervision in Psychiatric Practice
-Practical Approaches Across Venues and Providers-

13 기타 지도감독 기법

환자를 만나는 도중 및 그 전후

Other Supervisory Techniques

Before, During, and After the Patient Encounter

Jessica Gold, M.D., M.S.
Jessica Bentzley, M.D.

입원 병동에서이든, 외래에서이든 지도감독 대상자와 일하는 지도감독자들이 환자와의 만남 전, 도중, 후에 지도감독 대상자의 학습을 향상시키기 위하여 동원할 수 있는 몇 가지 효과적인 기법이 있다. 특히 입원, 자문조정, 정신약물학 외래 등에서 유용한 방법으로 효과적인 교육적 질문법('핌핑'), SNAPPS, 1분 프리셉터, MCT(Mini Chalk Talk) 등이 있다. 모든 지도감독 장면에서 유용한 방법으로 목표 설정, 소리 내어 말하기, 성찰 및 자기관찰, 자기주도학습 등이 있다. 이 장에서는 다음의 전형적인 가상의 사례를 활용하여 앞 장들에서 다루지 않은 나머지 근거 기반 지도감독 기법의 개요를 제시한다.

사례

인도 출생으로 대학원에 재학 중인 28세 여성이 2개월 된 의욕 저하, 우울한 기분, 불면, 집중력 저하, 기력 저하 및 절망감을 주 증상으로 학생 정신건강센터에 방문하였다.

핵심 포인트

- 지도감독을 세 단계로 개념화해 본다. 환자와의 만남 전, 만남 도중(검사, 진단, 처지), 만남 후(성찰).
- 제한된 시간 학습을 최대화할 수 있는 기법을 사용한다.
- 안전하고 비판단적인 학습환경을 조성한다.
- 지도감독 대상자들이 지도감독자의 자동적 사고 과정을 읽어 낼 것을 요구하지 않는다. 임상적 추론을 겉으로 드러내면서 한다.
- 어떤 주제에 대해 찾도록 시켰으면 찾아보았는지 다음번에 꼭 확인한다.

환자를 만나기 전 Prior to the Patient Encounter

환자에 대한 지도감독은 시간이 많이 소요되는 작업이다. 따라서 환자를 만나기 전에 역할, 학습목표, 환자 선정을 미리 계획하는 것은 유용한 수단이 된다(Irby & Bowen, 2004). 우선, 지도감독 대상자와 지도감독자의 역할을 정해 두는 것이 중요하다(예: 둘 중 누가 환자 면담을 주도할 것인가?). 다음으로는 지도감독 대상자로부터 학습목표를 이끌어 내야 한다(예: 지도 시간을 통해 얻고자 하는 것이 어려운 진단의 감별인가, 면담 기법인가, 증상 탐색인가?). 또한 기법 선택 시에 지도감독 대상자의 지식 수준도 고려해야 하는데, 잘 골라 질문하고(다음의 '교육적 질문법' 참조), 임상 상황에서 지도감독자를 간략히 관찰하는 것만으로도 이 수준은 빠르게 파악할 수 있다(Irby & Wilkerson, 2008). 마지막으로 환자 선정을 위해 신중한 고려를 거친다. 수련이 이루어지는 기관에서 진료받는 환자들의 진단은 보통 어렵거나 교육과정 목표를 충족하는 경우가 많다(Doshi & Brown, 2005).

환자를 만나는 도중 During the Patient Encounter

환자를 만나는 도중의 지도감독 기법으로서 정신의학 지도감독 및 지도감독 대상자 교육에 적용이 가능한 기법들이 많이 연구되어 있다. 여기에는 시범, 효과적인 교육적 질문법('핌핑'), 소리 내어 생각하기, SNAPPS, 1분 프리셉터, MCT 등이 있다.

임상 기술 시범 보이기

시범은 환자와의 만남에서 흔히 활용되는 지도감독 기법이며, 의학에서 도제 방식이 남아 있다는 표시이기도 하다. 시범을 통하여 지도감독 대상자는 선배 임상가가 환자와 소통하는 것을 직접 관찰하면서 경험이 풍부한 임상가가 어떻게 면담하고, 진단을 내리며, 어려운 상황에 대처하는지를 배운다(Doshi & Brown, 2005). 시범은 의도적으로 이루어지며, 기술이나 지식뿐 아니라 윤리와 태도에 대해서도 이루어진다(Irby, 1986). 성찰과 피드백을 뒤에 붙여 학습내용을 정착시킬 수 있다.

교육적 질문법('핌핑')

'핌핑pimping'이라는 이름하에 이루어진 과거의 혹사 방식[1]은 이제 없어져야 하는 것이 맞지

1 역주: 회진 또는 아침 환자 보고에서 의대생 혹은 전공의를 대상으로 교수가 연이어 질문하는 것을 말한다.

만 교육적 질문, 즉 '좋은 핌핑'은 임상 환경에서 효과적인 교육수단이며 학습내용을 잊지 않게 하는 데 도움이 된다(Detsky, 2009). 이 접근을 효과적으로 적용하기 위해서 지도감독자는 의도를 가지고 질문을 한다. 교육자들은 지도감독 대상자에게 할 질문을 통해 달성하고자 하는 바를 알고 있어야 한다. 만일 질문의 목적을 숙고해 볼 때, 어떤 요소라도 난이도 등의 면에서 학습자를 괴롭히고자 하는 요소가 있다면 질문을 수정하여야 한다. 질문의 범주는 다음과 같은 것들이 있을 수 있다(Kost & Chen, 2015).

1. 지식 중심 질문 Knowledge-centered questions

이런 질문은 사실, 개념, 기술 등에 초점을 맞추며, 학습자의 지식 기반을 확인하여 내용을 가르치거나 복습시키기 위함이다.

㉮ "이 환자를 MDD로 볼 수 있는 진단기준에 해당하는 다른 증상들은 무엇이었죠?"

2. 학습 중심 질문 Learning-centered questions

이런 질문은 지도감독 대상자가 점진적으로 어려운 질문을 받아 자신의 학습 경험을 조율하고, 추가 공부가 필요한 영역을 확인하거나 내용과 관련한 오해나 선입견이 있는지를 확인하기 위함이다.

㉮ "만약 이 환자가 6개월 전에 1주일 정도 잠을 덜 자도 안 피곤했다면요?"

3. 평가 중심 질문 Assessment-centered questions

이런 질문을 통해 지도감독자는 지도감독 대상자의 지식에 대해, 그리고 이를 새 환자 사례에 적용할 수 있는 능력에 대해 종합적인 피드백을 줄 수 있다. 이렇게 질문할 수 있다.

㉮ "이 환자가 약물치료를 시작하기 전에 꼭 필요한 다른 정보는 어떤 것들이 있는지 모두 말해 볼까요?"

이 경우에 지도감독 대상자가 답하는 각 항목에 대해 별도로 피드백을 해야 한다.

4. 공동체 중심 질문 Community-centered questions

이런 질문은 전체 학습자 집단을 참여시키기 위한 것이 목적이며, 하나의 질문을 통해 여러 지도감독 대상자가 지식을 공유하게 한 뒤에 공유된 지식을 추가적인 교육 기회(예:

독일어 Pümpfrage(pump-밀어넣다, 퍼붓다, frage-질문)에서 유래하였다고 하며, '회진 중의 질문 공세' 정도로 번역할 수도 있다. 저자들이 말하는 혹사는 교육적 의도보다는 학생 또는 전공의가 과도한 자만심을 갖는 것을 방지하고 병원 내의 위계질서를 확립한다는 명분으로[Brancati (1989). JAMA, 262(1), 89-90], 대답할 수 없을 때까지 연속된 질문으로 몰아붙이던 관행을 의미한다.

MCT)의 동력으로 삼는 방식이다.

㉑ "항우울제의 부작용을 비교하고, 이 약 대신 저 약을 선택하는 게 나은 이유를 말해 봅시다."

5. 해석 질문 Interpretive questions

이런 질문은 비판적 사고 기술을 활성화시키기 위한 것이 목적이다.

㉑ "이 환자가 자기 증상을 표현하는 데 있어서 출신 문화가 관계된 점이 있을까요?"

이 모든 질문 유형은 각각의 유용성이 있다. 지도감독자는 목적에 맞는 질문을 사려 깊게 선택해야 한다. 추가로 지도감독자는 안전한 학습환경을 조성하여 지식을 유지하고, 그렇지 못하여 기존의 지식마저 유실되는 것을 막아야 한다. 질문이 압박을 주면서도 지식을 늘리는 점에 대해서 논의하고, 정확한 답에 대해서는 칭찬하되(Detsky, 2009), "모르겠습니다"라고 정직하게 답해도 아무 뒤끝이 없다는 것을 보여 줌으로써 이런 환경을 달성하는 것이 가능하다. 지도감독자는 오히려 지도감독 대상자의 지식의 빈틈을 기회로 삼아 새로운 정보에 대한 짧은 강의의 기회로 삼을 수도 있다. 지도감독자는 세심하고 위협적이지 않기 위하여 최대한의 노력을 해야 하며, 경쟁적이지 않은 학습환경을 조성해야 한다. 소크라테스식의 문답법에 대한 반응도 개인마다 다를 수 있으므로(Wear et al., 2005) 질문 방식도 지도감독 대상자 각자의 특성에 따라 조율하는 것이 중요하다.

진단적 의사결정: 소리 내어 생각하기

'소리 내어 생각하기thinking aloud'는 비판적 추론 기술을 가르치면서 자동적 사고 과정을 외부로 드러낸다. 지도감독 대상자들이 지도감독자와 함께 소리 내어 생각하면 추론과 결론을 명료하게 하고, 이해 여부를 확인하며, 또 즉시 피드백을 받을 수 있다(Pinnock et al., 2016). 예를 들어, 아침 보고 시간에 증례에 대해 논의하던 중에 잠시 멈추고 각자의 다른 생각의 흐름을 말로 설명해 보게 할 수 있다(Hsu et al., 2015). 지도감독자가 소리 내어 생각하는 것도 중요한데, 이를 통해 자신의 추론 과정을 드러내어 알려 주기도 하지만, 이 과정에서 겸손함을 보여 주고, 지도감독 대상자들에게 의학에서 불확실함과 실수는 흔하다는 점을 본보기가 되어 알려 줄 수 있기 때문이다(Houchens et al., 2017).

SNAPPS: 숙련된 전공의를 위한 진단적 의사결정

SNAPPS(요약Summarize, 축소Narrow down, 분석Analyze, 탐색Probe, 계획Plan, 선택Select)는 숙련된 전공의들이 환자를 보고 난 뒤에 사용할 수 있는 6단계로 구성된 능동적인 학습 모형이다

(Irby & Bowen, 2004; Wolpaw et al., 2003). 이 학습자 중심 기법은 지도감독 대상자들이 자신의 임상 추론을 표현하고 확실히 알지 못하는 부분을 찾아내는 데 효과적임이 밝혀져 있다 (Wolpaw et al., 2009).

전공의는 다음의 단계를 차례로 따른다.

1. 요약 Summarize
병력과 소견을 간단히 요약한다.

2. 축소 Narrow down
가능성 있는 감별진단을 두세 가지로 좁힌다.

3. 분석 Analyze
가능성을 비교하고 대조하며 감별진단을 분석한다.

예 "우울삽화의 진단기준에 맞는 증상이 이미 5가지가 넘어서 MDD를 가장 우선 고려해야 할 것 같습니다. 하지만 최근에 유학을 온 걸 생각하면 적응장애도 생각해 봐야 할 것 같습니다. MDD와 달리 적응장애는 유발요인과 진단기준상의 기간이 다릅니다. 그리고 추위를 잘 타고, 피곤하고, 과체중이라서 갑상선기능저하증도 생각해 봐야 할 것 같습니다."

4. 탐색 Probe
지도감독자에게 자신이 없거나 어려운 내용 혹은 궁금한 다른 방법에 대해 묻는다.

예 "적응장애와 주요우울장애를 구별하는 게 애매할 때가 많습니다. 좀 수월하게 구별하는 요령이 있을까요? 그리고 모든 우울 증상이 있는 환자에서 다 TFT를 내야 할까요?"

5. 계획 Plan
환자의 검사 및 치료 계획을 세운다.

예 "우선 TFT를 처방하겠습니다. 치료계획으로는 항우울제를 시작하고, 정신치료도 의뢰하면 어떨까요?"

6. 선택 Select
증례와 관련한 자기주도학습의 주제를 정한다.

예 "외래에 우울감을 주 증상으로 내원한 환자에서의 갑상선기능저하 유병률을 찾아보고 내일 아침 회진 전에 짧게 발표해도 될까요?"

1분 프리셉터

이 모형에서는 어떤 '임상 진주clinical pearl'를 가르치기 위하여 다섯 가지의 '미세 기술microskills'을 사용한다. 이 모형은 연구에서 학습자의 수요와 지식 기반을 더 쉽게 확인하게 하고, 학습자의 참여를 더 잘 유도하며, 임상 의사결정을 더 잘 가르치고, 피드백을 개선하고, 질환 기반 교육을 개선하는 것으로 나타났다(Farrell et al., 2016). 이 모형을 사용하여 지도감독자와 지도감독 대상자 모두 더 나은 긍정적 피드백과 교정적 피드백을 할 수 있었다(Salerno et al., 2002). 1분 프리셉터One-Minute Preceptor 방식의 다섯 가지 미세 기술은 다음과 같다(Farrell et al., 2016; Tsao, 2010).

1. 먼저 지도감독 대상자의 의견 듣기

증례 보고를 들은 뒤에 구체적인 진단적 인상impression을 제시해 보도록 요구한다. "이 환자의 진단으로 뭐를 고려해 봤어요?" 이 대답을 초점으로 이후의 교육을 진행한다.

2. 의견을 지지하는 근거 탐색

후속으로 육하원칙에 따른 질문을 한다. 예로, "이 환자의 병력 중에서 어떤 부분이 진단 근거가 되죠?" 소리 내어 생각하기 못지 않게 근거 탐색도 임상 사고 기술을 키우는 데 유용하다.

3. 잘된 부분 강화하기

일반적인 칭찬 말고, 구체적인 긍정적 피드백을 한다. 일반적인 발언인 "잘했네요"보다 좀 더 구체적인 "MDD 진단을 병력과 MSE에 근거해서 합리적으로 잘 내렸네요"가 학습 강화에 유리하다.

4. 오류와 누락에 대해 지도하기

긍정적 피드백 뒤에는 실수와 부정확한 결정에 대해서도 지도를 해 주어야 한다. "틀렸다" 등의 부정적 함의가 있는 단어는 가능하면 피한다. "환자 평가에 …까지 추가했으면 더 완벽했을 것 같아요" "그 방법보다 우선 생각해 볼 만한 방법으로 아무래도…" 등의 표현을 쓸 수 있다.

5. 일반적인 원리 가르치기

증례에서 기억해 둘 만한 팁으로 마무리한다. 예로, “이제 bupropion 처방하기 전에 섭식 장애 병력이 있는지를 확인하는 게 중요하다는 걸 확실히 알겠죠?”

MCT(Mini Chalk Talk)

전통적인 강의 방식 대신에 임상 현장에서 바로 사용할 수 있는 교육 기법으로, 기동력 있고 손쉽고 유연하게 변형한 1~3분짜리의 강의이다.[2] 이 교육방법을 사용할 때 고려할 몇 가지 사항은 다음과 같다.

1. '교육 대본' 만들기(Pitt & Orlander, 2017)

대본은 환자 사례 또는 논의에서 쉽게 등장하는 주제들에 대해 만든다. 부서의 주요 환자군, 이전의 수업 내용, 또는 자주 받는 임상 질문 등을 고려해서 대상의 주제를 정한다. 또한 '사전 회진preorounding'을 통해 환자들에 대한 교육 아이디어를 먼저 얻고 여기서 주제를 고를 수도 있다.

2. 각 주제에 대한 학습목표 정하기

3. 강의만으로 끝내지 않기

기억에 남을 만한 시각 자료를 사용한다. 흔한 주제를 다루는 벤 다이어그램이나 순서도가 유용할 수 있다. 이 장에서 예시로 든 환자와 관련해서는 치료 알고리즘이나 약물치료를 받은 환자의 전형적 임상궤적을 가르칠 수 있다. 지도감독 대상자들의 참여도를 높이기 위해 게임을 포함시키거나 서로가 서로를 가르치게 하는 것도 좋은 방법이다.

환자를 만난 뒤 After the Patient Encounter

환자와의 만남이 끝나면서 지도감독도 같이 끝나면 안 된다. 추가적인 시간을 들여서 지도감독 대상자를 성찰할 수 있게 하고, 피드백을 하고, 향후의 학습을 유도한다.

---

2 역주: 작은 칠판 한 면에 내용을 요약할 수 있는 분량에서 유래한 이름이다. 최근 유사한 뜻으로 WML (Whiteboard Mini Lecture)라는 표현도 많이 사용된다.

성찰 및 자기점검

의사가 환자를 만난 뒤에 하는 성찰reflection은 임상 경험을 자신 및 환자의 배경, 가치관, 신념 등을 바탕으로 비판적으로 평가하는 데 도움이 됨이 알려졌다(Wald et al., 2009). 이를 통해 임상 수련 과정에서 방해받기 쉬운 심리적 성장에 도움이 됨도 알려졌다(Branch, 2000). 환자와의 만남을 되돌이켜 보는 것은 정신건강의학과 의사에게 익숙한 일이지만, 그러하더라도 지도감독 대상자에게 기술로서 교육할 필요가 있다. 지도감독자는 이런 질문을 할 수 있다. "이 환자를 보고 와서 어떤 기분을 느꼈나요?" 그리고 대답에 이어서 본인이 진행하여 집단 내 대화를 이끌게 할 수 있다. 정신치료에서와 마찬가지로, 지도감독자는 지도감독 대상자의 반응을 관찰하고 이를 사용하여 더 깊이 들어갈 수 있다. 지도감독 대상자들이 임상 상황에 대한 자신의 반응을 아는 것도 중요한데, 이 반응이 환자와의 대화 및 진단에 참고가 될 수 있기 때문이다. 지도감독 대상자 스스로가 자문해 보도록 독려한다. "내가 이 환자에 대해 느끼는 감정이 내 과거 경험에 어떤 영향을 받았을 수 있을까? 그 점을 통해서 이 환자 상태에 대해서 더 알 수 있는 게 있을까?"

또한 소감 쓰기와 공유를 통한 성찰도 가능하다(Wald et al., 2009). 진료 경험에 대한 자신의 생각과 감정을 혼자서 써 보는 것도 좋고, 여기에 대해 지도감독자가 구조화된 피드백을 해 줄 수도 있으며(Wald et al., 2009), 추가 성찰을 유도하거나 본인들끼리 서로의 소감문을 나누도록 할 수도 있다.

추가 독서 유도

환자와의 만남 또는 질문거리에 대한 지식을 확장하기 위하여 지도감독 대상자들이 믿을 만한 자료를 찾고, 특정한 문제에 대하여 조사할 때 그 근거를 이해하며, 조사한 내용에 대해 충분한 시간을 두고 지도감독자와 상의할 수 있도록 지도한다. 조사한 내용을 집단 토의하게 함으로써 추가적인 질문과 고찰을 촉진하고 관점을 넓혀 정보를 대하는 비판적 사고를 발달시킬 수 있다. 문헌을 제대로 활용하고 적절한 근거 자료를 통해 질문에 대답하는 방법을 배우는 것은 정신의학뿐만이 아닌 모든 의학 전문가가 가져야 할 필수 기술이다.

이럴 땐 이렇게

○ 가르칠 시간이 부족하다

시간 활용의 효율을 높이기 위해 흔한 진단에 대한 주제들을 미리 준비하고, 1분 프리셉터 같은 효율적인 교육 기법을 활용한다.

○ 지도감독자로서 모든 걸 다 알아야 할 것 같은 압박감이 든다

지도감독자 스스로 자신 없는 부분을 밝히는 데 있어서 모범을 보이는 것이 "잘 모르겠습니다"라고 마음 편히 말할 수 있는 환경을 만드는 데 도움이 된다.

○ 지도감독 대상자들의 참여를 이끌어 내기가 만만하지 않다

환자를 참여시키거나, 집단 학습과 토론, 혹은 성찰 등을 활용하는 반응형 기법을 사용해 본다.

지도감독자 스스로를 위한 질문

- 지금 가르칠 내용은 어떤 기법으로 가르치는 게 지도감독 대상자들한테 가장 도움이 될까?
- 지도감독 중 지도감독 대상자들과 함께 성찰하고, 나도 그 경험을 통해 배우는 과정을 편하게 느끼고 있는가? 그렇지 않으면 불편을 어떻게 줄이면 좋을까?
- 지도감독하는 데 지금 어떤 장벽이 있는가? 이 장에 나온 기법들이 그 장벽을 낮추는 데 도움이 될까?

추가 자료

Novack D, Saizow R, Ferris A, Landau B: DocCom module 42: Effective clinical teaching. Academy of Communications in Healthcare and Drexel University College of Medicine. Available at: https://webcampus.drexelmed.edu/doccom/db/readDocComDemo.aspx?m=42

One Minute Preceptor (instructional video): https://vimeo.com/76305964

참고문헌

Branch WT Jr: Supporting the moral development of medical students. J Gen Intern Med 15(7):503–508, 2000 10940138

Detsky AS: The art of pimping. JAMA 301(13):1379–1381, 2009 19336716

Doshi M, Brown N: Whys and hows of patient-based teaching. Adv Psychiatr Treat 11:223–231, 2005

Farrell SE, Hopson LR, Wolff M, et al: What's the evidence: A review of the one-minute preceptor model of clinical teaching and implications for teaching in the emergency department. J Emerg Med 51(3):278–283, 2016 27377967

Houchens N, Harrod M, Fowler KE, et al: How exemplary inpatient teaching physicians foster clinical reasoning. Am J Med 130(9):1113.e1–1113.e8, 2017 28454903

Hsu HC, Lee FY, Yang YY, et al: Self-and rater-assessed effectiveness of "thinking-aloud" and "regular" morning report to intensify young physicians' clinical skills. J Chin Med Assoc 78(9):545–554, 2015 25982162

Irby DM: Clinical teaching and the clinical teacher. J Med Educ 61(9 Pt 2):35–45, 1986 3746867

Irby DM, Bowen JL: Time-efficient strategies for learning and performance. Clin Teach 1:23–28, 2004

Irby DM, Wilkerson L: Teaching when time is limited. BMJ 336(7640):384–387, 2008 18276715

Kost A, Chen FM: Socrates was not a pimp: Changing the paradigm of questioning in medical education. Acad Med 90(1):20–24, 2015 25099239

Pinnock R, Fisher TL, Astley J: Think aloud to learn and assess clinical reasoning. Med Educ 50(5):585–586, 2016 27072473

Pitt MB, Orlander JD: Bringing mini-chalk talks to the bedside to enhance clinical teaching. Med Educ Online 22(1):1–7, 2017 28178911

Salerno SM, O'Malley PG, Pangaro LN, et al: Faculty development seminars based on the one-minute preceptor improve feedback in the ambulatory setting. J Gen Intern Med 17(10):779–787, 2002 12390554

Tsao CI: One-minute preceptor model: Brief description and application in psychiatric education. Acad Psychiatry 34(4):317–318, 2010 20576996

Wald HS, Davis SW, Reis SP, et al: Reflecting on reflections: Enhancement of medical education curriculum with structured field notes and guided feedback. Acad Med 84(7):830–837, 2009 19550172

Wear D, Kokinova M, Keck-McNulty C, et al: Pimping: Perspectives of 4th year medical students. Teach Learn Med 17(2):184–191, 2005 15833730

Wolpaw TM, Wolpaw DR, Papp KK: SNAPPS: A learner-centered model for outpatient education. Acad Med 78(9):893–898, 2003 14507619

Wolpaw T, Papp KK, Bordage G: Using SNAPPS to facilitate the expression of clinical reasoning and uncertainties: A randomized comparison group trial. Acad Med 84(4):517–524, 2009 19318792

PART IV

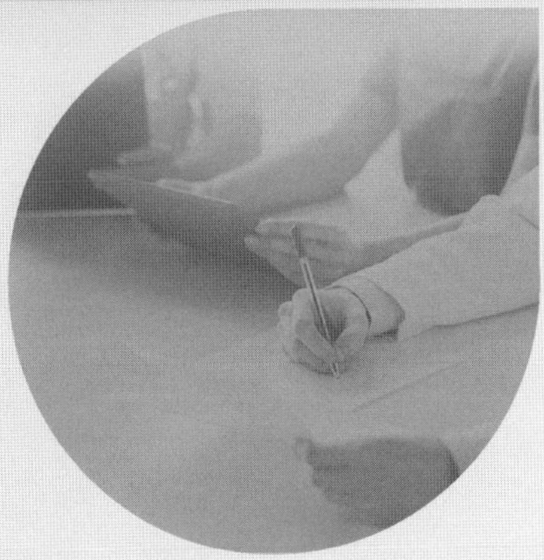

임상 지도감독 현장

Clinical Supervision Venues

14 입원환자 지도감독
Inpatient Psychiatry Supervision

Malathy Kuppuswamy, M.D.
William O. Faustman, Ph.D.
Stephen T. Black, Ph.D.
S. Dina Wang-Kraus, M.D.

정신건강 전문가 중 입원inpatient 환경에서 근무하는 이들은 소수이다. 하지만 입원환자 진료에 대한 수련은 정신의학 및 임상심리 교육에서 아직 핵심적인 부분을 담당하고 있다. 왜 입원환자 관련 수련이 지속적으로 강조되어야 하는가? 아마도 그 이유는 입원 환경에서만 가능한 독특한 지도감독 및 수련 기회와 관련되어 있을 것이다. 다른 환경에서는 그만큼의 집중적이고, 밀접하며, 많은 경우에 다학제적인 지도감독이 이루어지기가 어렵다. 이 장에서는 입원환자의 수련에 대한 구체적인 제안과 더불어 입원환자에 대한 지도감독이 전문가로서 성장하는 데 어떻게 중요하고 특수한 경험을 제공하는지에 대하여 논할 것이다.

핵심 포인트

- 수련 시작 시점에 구조화되고 지지적인 안내를 제공한다. 여기에는 안전 관련 사안이 포함된다.
- 지도감독 대상자의 기술에 대한 평가를 통하여 수련 관련 수요를 식별한다.
- 입원 환경에서 효과를 발휘하며 접근이 쉬운 지도감독 기법들을 최대한 활용한다. 여기에는 시범, 피드백을 동반한 현장 참관, 다학제적 기여의 통합, 안전 관련 디브리핑 및 집단 지도감독 등이 있다.
- 앞의 기법들을 적용하여 입원 환경에서 학습해야 할 핵심적인 경험, 즉 감별진단, 정신약물학, 사법정신의학, 보건 관리 및 리더십/지도감독 기술 등의 영역에서 전문가로서 성장할 수 있도록 독려한다.

입원 환경에서 수련 대상자들을 새출발시키기
Getting Trainees Started in the Inpatient Setting

지도감독자 입장에서는 종종 수련의 출발 시점이 가장 어려운 단계이다. 특히 신규 수련 대상자들에 대해서 더더욱 그러하다. 경험이 적은 수련 대상자는 자신에게 요구되는 바와 역할에 대해 기대감과 불안을 가지고 출발하게 된다. 초반 몇 주간에 지도감독자는 많은 시간을 할애해서 행정적 사항, 절차 및 일과를 지도한다. 이 과정은 시간을 많이 소모하며, 환자에 대한 치료와 동시에 이루어지게 된다. 지도감독자가 사전에 준비하면 이 시기가 양측에게 과도한 스트레스로 작용하지 않는 데 도움이 된다. 유용한 전략 중 하나는 수련 대상자가 온 첫날 환영과 함께 부서의 일상에 대한 개관이 가능하도록 해 주는 것이다. 환자 진료와 관련한 행정사항과 절차의 개요를 담은 유인물을 제공해 주는 것이 유용하게 참고가 될 수 있다. 수련을 받는 중에 발생할 수밖에 없는 스트레스를 대하는 방법도 첫 안내에 포함되어야 한다. 입원 환경에 새로 오게 되는 신규 수련 대상자의 임상적 역량과 수련 필요사항은 상당히 다를 수 있다. 수련 대상자들에게 입원 환경은 급성기 환자를 접하는 첫 경험인 경우도 많다. 전문가로서의 성장을 나누어서 여러 수련 경험에서 공통되는 일반적인 영역(전문가로서의 책무, 기록 작성)에 대한 점과 입원 환경에서의 수련에 특징적인 특정한 역량(응급 상황에 대한 대처, 사법적forensic 업무 등)으로 구분할 수도 있다.

수련 대상자들에 대한 초반 지도 회기에서는 사전 경험을 검토하고 상대적으로 부족한 면을 확인하는 데 초점이 맞추어져야 한다. 수련 시 필요사항과 목표는 수련 기간 중에 유동적으로 형성될 수 있으며, 임상 진료에서 발생하는 독특한 상황을 통해 해당 수련 과정 중에 수련목표가 추가될 수도 있다. 많은 경우에 이러한 과정을 통해 수련 대상자들은 자신의 부족한 점을 더 잘 파악할 수 있게 된다.

안전 확보하기 Optimizing Safety

급성의 위기 상황에 처한 중증의 환자를 치료하는 데에는 적지 않은 위험이 따른다. 급성기 입원 병동에서는 직원의 부상 위험이 상대적으로 높아지는 것이 사실이다(Iozzino et al., 2015). 지도감독자는 반드시 수련 대상자들이 입원환자 치료를 시작하는 순간부터 안전을 확보하도록 지도하여야 한다. 외래 환경에서의 수련과 다르게, 입원 환경에서 수련을 받을 때는 물리적인 상황에 대해서 포괄적인 안내를 받아야 한다. 안전 확보를 위해서 면담을 해야 할 장소와 면담을 하면 안 될 장소에 대한 안내도 이루어져야 한다. 어떤 환경에서는 돌발

행동을 관리하고 예방하는 구체적인 방법들에 대해 반드시 수련이 이루어져야 하며, 여기에는 환자의 부상 가능성을 최소화하면서도 본인이 다치지 않도록 하는 방법도 포함된다.

대부분의 정신건강의학과 급성기 병동에는 고위험 환자에 대한 절차(예: 자살위험 주의)가 마련되어 있다. 집중 관찰의 활용과 관련하여 결정을 내릴 경우에는 간호진과 협조하는 과정을 지도감독자가 본보기로 보여 줄 수도 있다. 통상적으로 자살위험성의 평가에 대해서는 집중적인 수련이 이루어지지만, 타인에 대한 위험dangerousness to others을 객관적으로 평가하는 방법에 관한 지도감독은 상대적으로 적게 이루어진다. 비록 타해 위험을 예측하는 것이 쉬운 일은 아니지만, 지도감독 중에 표준화된 평가 도구(예: Historical Clinical Risk Management-20; Douglas et al., 2014)를 활용하여 타해 위험성과 관련이 있는 것으로 알려진 요인들을 평가하고 의무기록에 남기게 하는 것을 포함시킬 수 있다. 종합하였을 때, 안전 관련 훈련과 관리를 적극적으로 지도감독에 포함시킴으로써 수련 대상자는 지지와 안전을 느낄 수 있고 전문가로서의 성장과 임상 수련에 더 잘 집중할 수 있게 된다.

급성기 병동 진료에는 흔히 응급 상황에 대한 대처, 예컨대 강박의 활용 등의 절차에 대한 지도감독과 교육이 포함된다. 강박의 사용 여부와 관련한 의사결정을 위해서는 애초부터 강박의 필요를 줄이는 것을 목표로 치료를 수행하는 데 꼭 필요한 몇 가지 기술을 가르쳐야 한다. 여기에는 적절한 점진적 흥분 감소 절차de-escalation procedures, 필요시PRN 약물의 사용, 압박감을 느끼고 있는 다른 직원들과 함께 일하는 것 등이 포함된다. 흥분 감소 기법은 입원 환경에서 필요할 일이 생기며 지도감독자들은 이에 대해 공식적인 교육과 역할극을 진행할 수 있다. 지도감독에는 수련 대상자들이 응급 상황에 어떻게 대처하는지에 대한 직접 관찰, 그리고 디브리핑, 피드백 및 정서적 지지도 포함되어야 한다.

지도감독 전략 및 기법 Supervision Strategies and Techniques

시범

Bandura(1977)에 따르면, "대부분의 인간 행동은 관찰에 의한 모방을 통해 학습된다". 새로운 행동을 가르치는 것은 쉬운 일이 아니다. 예컨대, 특정 행동을 수행하는 방법을 전문가가 언어로 표현할 경우, 종종 핵심적이지만 미묘한 요소들(예: 어조vocal tone나 신체언어body language)이 빠지게 된다. 선배 임상가가 능동적 경청에 대해 가르칠 때, 상대방에게 진지하게 관심을 가지고 집중하고 있음을 전달하는 데 결정적일 수 있는 어조나 신체언어(예: 눈 맞춤, 앞으로 몸 기울이기) 등에 대해 전혀 언급하지 않을 수도 있는데, 직접 관찰하는 사람에게는 바로 보일 수 있다.

행동의 직접 시범은 수행에 풍성한 지침을 제공하며, 시행착오의 긴 과정을 피할 수 있게 하고, 학습 속도를 올려 준다(Greer et al., 2006). 모방의 대상이 되는 사건은 환자와의 상호작용에서 섬세한 측면(예: 정신질환의 진단을 알리거나 약물치료 시작을 협의하는 것)에 대해 논의를 집중시킬 수 있는 풍부한 맥락을 제공할 수 있다.

모방을 통한 수련으로 효율성 측면의 이점을 누리기 위해서 지도감독자 쪽에서는 추가적인 노력이 필요하다는 것도 잊어서는 안 된다. 지도감독자는 모범적 행동을 보여 주는 데 시간을 할애하고, 이에 대해 논의하는 데에는 더 많은 시간을 들여야 한다. 요약하면, 지도감독자는 본보기가 되어 지도하고 현장 관찰을 수련의 핵심 요소로 삼아야 한다.

직접 관찰과 즉각적인 피드백

학습에서 피드백의 효과를 증진시킬 수 있는 요인에 대해서는 많은 문헌(Hattie & Timperley, 2007; van de Ridder et al., 2015)이 존재한다. 즉각적이고 높은 빈도의 피드백은 과업 습득 속도와 수행을 향상시킨다. 입원 지도감독자들은 흔히 수련 대상자의 임상활동을 직접적으로 관찰하므로 해당 상호작용이 모두의 기억 속에서 아직 생생할 때(예: 회진 중 스태프가 보는 앞에서 수련 대상자가 환자를 면담한 직후) 피드백을 해 줄 수 있다. 피드백을 좀 더 수월하게 수용하도록 하기 위해 고칠 점에 대한 언급을 칭찬과 결합하는 것이 도움이 된다. 특히 이미 스트레스 수위가 높아져 있는 입원 환경에서 피드백은 수련 대상자의 자존감에 대한 위협을 최소화하는 방식으로 이루어지는 것이 좋다. 각 상호작용의 전체를 살펴보는 것은 업무량 및 시간 압박 때문에 불가능할 수 있으나, 가장 중요한 점들에 대해서는 공식 지도감독 회기에서 좀 더 자세히 살펴볼 수 있다.

다학제 팀의 장점을 학습과 지도감독에 활용하기

급성기 입원환자에 대한 종합적인 치료는 다양한 직제 전문가들의 협력하에 이루어지는 것이 일반적이다. 사회복지사가 보통 환자에 대한 사회적 지지, 퇴원 계획 수립, 가족에게 연락, 요법 시행 등을 담당한다. 임상심리사들의 경우에는 진단적 평가를 돕고 심리검사를 시행하며, 개인 및 집단 정신치료를 시행한다. 추가로 일부 기관에서 임상심리사가 정신건강의학과 전공의에게 공식적 지도감독을 제공함으로써 정신의학 스태프의 지도감독을 보완하고 확장하는 경우가 있다. 입원 환경에서 임상심리사가 정신증, 불면증 및 우울증에 대한 인지행동치료 등 최신의 근거 기반 정신치료에 대한 지도감독을 할 수도 있다. 또 정신과 전공의들에게 심리평가에 대해 가르침으로써 인지기능의 다양하고 복잡한 면(예: 집행기능 및 다양한 기억기능에 대한 평가)을 접할 수 있고, 선별 도구를 활용한 단순한 정신 상태에 대한 평가를 넘어 지식을 확장하게 할 수 있다.

지도감독자들은 다학제팀의 각 동료들이 고유의 방식으로 기여하는 바에 대하여 지도하여야 한다. 다학제 상황을 활용한 독특한 학습방법(예: 수련 임상심리사의 심리검사를 정신과 전공의가 참관하는 것)을 지속적으로 제안할 수 있다. 지도감독자들은 수련 대상자들에게 팀 상황이 리더십 기술을 훈련할 수 있는 기회이며, 여기에는 협력, 합의점 도출, 그리고 모든 다른 직역의 고유한 역할을 임상진료에 담아내는 것이 포함됨을 강조한다. 요약하면 입원환자 지도감독자는 입원 환경의 장점을 살려서 수련 대상자에 대한 지도감독 내용이 입원 환경에서 접하기 쉬운 다양한 직종의 기여사항을 담아내도록 구성할 수 있다.

고영향 사건 전후의 지도감독

정신건강의학과 수련 중에 고영향high-impact 사건을 처음 경험하게 되는 장소가 급성기 병동인 경우가 많다. 여기에는 환자를 강박하거나, 환자에게 위협받거나, 환자가 의료진 또는 다른 환자에게 공격적으로 행동하거나, 이보다는 드물지만 입원 중에 환자의 자살시도를 맞닥뜨리고 다루어야 하는 상황이나 퇴원 직후에 환자가 자살시도한 것을 알게 되는 상황 등이 있다. 수련 대상자가 이러한 경험을 소화하도록 돕는 것은 섬세함과 식견이 필요한 어려운 임무이다.

수련 대상자에게 고영향 사건을 다루는 적절한 절차를 가르치는 것은 많은 경우에 단순하다. 예를 들어, 대부분의 입원병동에는 강박에 대한 절차가 마련되어 있다. 예로 수련 대상자는 치료 상황에서의 신체 제압에 참여하지 않도록 되어 있을 수 있다. 고영향 사건에 대한 절차는 해당 수련 일정 초반에 전달되어야 한다. 수련 대상자 개인의 특정 사건에 대한 반응을 다룰 때, 여러 사건이 연이어 혹은 한꺼번에 일어날 수도 있다. 수련 대상자가 환자에게 위협을 받다가 환자를 강박하게 된 상황이 한 예이다. 이에 대해서는 신속하게 다루는 것이 바람직하다.

고영향 사건의 지도감독에서 다음의 요령이 있다.

- 고영향 사건이 있은 뒤에는 수련 대상자를 찾아서 선제적으로 접근한다.
- 사건을 수련 대상자가 외상적으로 경험했을 것이라고 단정하지 말고 사건에 대한 반응을 묻는다.
- 수련 대상자가 사건을 어떻게 이해하였는지 살핀다. 수련 대상자는 무슨 일이, 왜 일어났다고 생각하는가?
- 수련 대상자가 부정적인 결과에 대해 책임감을 느끼고 있는지 조심스럽게 확인한다

(예: '환자가 폭력적이 되지 않도록 제가 더 잘 진정시켰어야 했습니다.').

- 사건을 최대한 가르칠 기회로 삼는다. 대응 절차를 검토한다. 사건을 검토하여 다른 결과를 위해 어떤 다른 조치가 언제 취해질 수 있었는지 알아본다. 가능하다면 비난은 하지 않도록 주의하되, 실수한 바가 있다면 알 수 있도록 정확히 알린다.

집단 지도감독의 기회

많은 입원 수련 기관에는 여러 명의 정신과 전공의가 함께 수련하고 있거나 다른 분야(임상심리 등)의 수련이 함께 이루어진다. 집단 지도감독은 다수의 수련 대상자와 지도감독자로 구성되는 지도감독 집단을 지정하는 형태로 이루어진다. 추가로 팀 회진 중에도 다학제 팀이 환자를 면담하고 이 내용을 각 환자를 본 뒤에 전체 팀원이 검토하는 방식으로 상당량의 집단 지도감독이 이루어질 수 있다. 집단 지도감독에는 다음과 같은 많은 이점이 있다(Bernard & Goodyear, 2009의 종설 참조).

- 한 명의 지도감독자가 아닌 여러 지도감독자와 동료 수련 대상자들로부터 배울 수 있는 기회를 갖는다. 그럼으로써 더 폭넓은 수련 경험을 얻고, 여러 직역에 걸쳐 다양한 입장에 따른 관점과 제안을 접할 수 있다.
- 동료의 지지를 받아 시야를 넓히고, 정서적 지지를 받으며, 입원환자의 집중적 치료 상황에서의 수련 경험을 정상화한다.
- 수련 대상자 자신이 타인을 지도감독하는 경험을 얻을 수 있으며, 집단 상황에서 지도감독자들은 수련 대상자가 수행하는 지도감독에 대해 지도할 수 있다.
- 팀 회진 상황에서의 지도감독을 통해 실시간 복기와 처리/디브리핑이 가능하며, 이 과정에서 수련 대상자는 솔직하게 발언하고 질문할 수 있고 그렇게 하는 것이 권장된다.

입원환자 정신건강과 관련한 핵심 지도감독 주제들

Key Supervision Topics in Inpatient Mental Health

특정 핵심 역량core competencies을 추려내고, 수련 및 지도감독을 통하여 이 핵심 역량을 숙달하도록 하는 것이 최근 많은 관심을 받고 있다. 입원환자 지도감독의 시작 전에 대상이 되는 역량을 수련의 목표로 구체화함으로써 지도감독을 최적화할 수 있다. 다음에서 일부 주요 핵심 역량에 대한 유용한 지도감독 및 교수 전략과 정신과 입원진료에서 흔한 학습목표의 개요를 제시한다.

감별진단

입원환자 진료에서는 신속하고 정확한 진단을 위해 환자에 대한 상세한 입원평가가 요구된다. 과거 의무기록의 검토 그리고 환자와 친숙한 보호자로부터의 병행 정보collateral information 획득이 필수적이다. 병력, 임상 양상, 의학적 정보 및 병행 정보를 적절히 종합하는 것도 학습목표이다. 지도감독에는 진단적 사례구조화에 이르는 수련 대상자의 의사결정 과정에 대해 피드백을 해 주게 된다. 오랫동안 질문을 받기 어려울 수 있는 급성기 환자에게서 가능한 상세한 진단적 면담을 하는 방법에 대한 지도도 필요한 경우가 많다. 업무량 문제와 관련된 시간적 압박도 종합적인 환자 평가를 수행하는 능력에 영향을 미칠 수 있다.

전공의의 진단적 평가 능력은 실시간 관찰을 통해 형성되고 학습되는 것이 바람직하다. DSM-5 장애에 대한 구조화된 임상적 면담Structured Clinical Interview for DSM: SCID(First et al., 2002; DSM-5에 대응하는 SCID-5도 나와 있음)[1]을 통해서도 도움을 받을 수 있다. SCID는 환자들이 DSM 기준에 해당하는 답을 할 수 있도록 질문하는 방법의 예시를 제공한다. 또한 구조화된 면담은 의사결정도구로서 가장 적은 질문으로 최대한의 진단에 대해 평가하도록 구성되어 있다. 따라서 연구도구를 지도감독에 포함시키는 것도, 특히 진단기준 및 면담 기술을 습득 중인 전공의들에게 효과적인 학습 보조 수단이 될 수 있다.

정신약물학

입원 환경에서의 정신약물학에 대한 지도감독에는 독특한 측면이 많다. 환자들은 흔히 약물을 중단한 급성 악화 상태에서 입원하게 된다. 현재의 주 진단뿐 아니라 급성의 증상(예: 수면 부족, 흥분)을 대상으로 약물을 선택하는 방법에 초점을 맞추어 지도한다. 부작용에 대한 지도는 약물 시작 시기에 더 잘 나타나는 정좌불능증 및 근긴장이상 반응 등에 초점을 맞출 수 있다. 2~3주 이상의 충분한 기간 동안 입원해 있는 환자들이 있을 경우에는 약물 투여와 관련한 증상 호전의 양상과 속도에 대해 지도할 수 있다. 입원병동에는 정신과 약제를 전문으로 다루는 약사가 있는 경우도 많은데, 이들이 치료팀에 포함되는 것도 전공의의 지도감독에 큰 도움이 된다.

최적의 지도감독을 위해 약물 선택을 위한 이론을 강의하고, 부작용 발생의 식별과 치료, 약물치료의 효과를 측정하기 위한 표준화된 척도 사용 등을 지도한다.

1 역주: 한국어판, First et al., 2016

사법정신의학 진료

사법 관련 사안(위험성 경고 등)은 외래진료에서는 간헐적으로 볼 정도이지만 입원환자 진료 시에는 일상적으로 발생한다. 따라서 입원 환경의 지도감독자는 사법정신의학을 꾸준히 가르치고 지도해야 한다. 입원 지도감독에서는 비자발적 입원involuntary civil commitment과 관련된 법률에 대한 지도가 필수이다. 환자의 법적 권리가 보호될 수 있도록 유의하여 지도한다. 입원 후 일정 기간이 지나면 비자발적 입원의 지속을 위하여 사법심사judicial review가 필요할 때가 생긴다.[2] 많은 경우에 이 절차는 전공의가 전문가 증인expert witness을 맡는 첫 기회가 된다. 필요한 법령과 증언의 형태로 정보를 제공하는 방법에 대해 심도 있게 지도한다. 지도방법으로 모의·연습 증언을 할 수 있으며, 법정에서 전공의가 증언하도록 하고 가급적 빨리 피드백할 수 있다. 마지막으로, 아동 및 노인에 대한 방임 및 학대에 대해서 의무적 신고[3]를 언제 어떻게 할 것인지에 대해 수련과 지속적인 지도가 필요하다.

건강 관리와 웰니스

수련 과정은 스트레스를 많이 받을 수밖에 없는 기간이며, 수련 중의 복지 향상에도 노력을 다해야 한다. 시간적 제약으로 쉽지 않겠지만 지도감독자의 중요 책무 중 하나이다. 바뀐 수련 부서에서의 근무기간이 시작될 때마다 사람의 정신 및 신체적 안정에 영향을 미치는 상황 등을 언급할 수 있다. 매 일과 후 또는 어려운 일을 겪은 뒤의 디브리핑도 도움이 된다. 문제 환자에 대한 논의를 위한 개인 지도감독과 수련 중의 자기관리에 대한 관점과 전략을 알려 주는 것도 의미가 있다. 소진의 예방, 마음챙김mindfulness, 운동, 정신치료 등에 대해서도 논의할 수 있다. 따라서 지도감독에 자기관리를 포함할 수 있고, 집단지도 형태로 여러 전공의와 지도감독자의 경험을 활용할 수도 있다. 요약하면 전공의가 능동적으로 본

---

2 역주: 한국의 현행 「정신건강복지법」에서 비자발적 입원의 필요성 진단은 응급입원을 제외하고는 정신건강의학과 전문의만이 내릴 수 있으며, 2주 이상 지속을 위한 절차인 전문의 2인의 진단(제43조, 제44조), 1개월 이상 지속을 위한 절차인 입원적합성심사위원회 심사(제45조~제47조), 3개월 이상 지속을 위한 절차 및 퇴원 심사 청구에 대한 정신건강심의위원회(제55조~제57조)에도 원칙적으로 전문의만이 참여할 수 있고, 참관의 형태를 제외하면 전공의가 직접 결정에 참여하는 일은 없다. 하지만 환자를 담당한 전공의는 이 모든 과정과 절차에 대해 지도전문의에게 지도받고 숙지하여야 추후 전문의로서의 역할이 가능하다. 대부분의 비자발적 입원 과정이 사법 절차화되어 있는 미국 등의 경우와 달리, 현재 한국에서의 비자발적 입원은 보건복지부 산하 국공립 의료기관 및 조직 그리고 민간 의료기관에 대부분 위임되어 있으나, 「인신보호법」에 의한 구제 청구 절차는 미국의 사법심사와 유사한 성격을 가지며, 이 경우에는 담당 전공의가 증인으로서 법정에 출석해야 할 수 있다.

3 역주: 한국의 경우 「아동학대처벌법」 제10조 및 노인복지법 제39조의6

인의 건강을 관리하도록 독려하는 문화는 전공의 본인 외에 치료받는 환자들에게도 유익하다.

리더십 및 지도감독 기술에 대한 지도감독

입원병동에는 입문 단계의 실습생(의대생, 심리학 실습생 등)도 오는 경우가 많은데, 이 학생들에 대한 지도를 고년차 전공의들이 맡게 되는 경우도 많다. 따라서 지도감독자들은 전공의들의 '지도감독에 대한 지도감독'을 해야 할 수 있다. 전공의에게는 경력의 첫걸음을 뗄 때는 후배와 지도감독적 관계를 형성하고, 적절한 경계를 유지하며, 피드백을 함에 있어서 도움이 필요할 수 있다. 지도감독자 자신이 처음 지도감독 역할을 맡았을 때의 개인적 경험을 회상하고 공유하는 것이 많은 경우에 유익하다.

이럴 땐 이렇게

○ 지도감독 대상자가 내가 타과에 협진을 의뢰하려고 하면 불만을 가진다

의학과 정신의학의 교차 지점은 일부 지도감독자들에게 어려움을 줄 수 있다. 어떤 지도감독자들은 모든 타과적 문제를 해당 분야 전문가가 맡는 것을 주장하는 반면, 어떤 이들은 정신과 입원병동에서 일차 진료와 정신-신체에 대한 통합적인 접근을 배울 수 있는 특별한 기회라고 생각한다. 모든 타과적 문제를 협진 의뢰를 통해 해결하여야 한다는 입장이라면 타과에 대한 경험으로 능력을 갖추었다고 여기는 전공의들이 반발할 수 있다. 이러한 상황에서는 열린 대화를 통해 관점과 근거를 설명하여 해결할 수 있다. 대화를 시작하기 위해 이렇게 말할 수 있다. "혼란스러울 수도 있겠지만, 내가 진료하는 방법에 대해 근거를 설명하자면 이래요." 요약하면 타 의학 분야의 협진을 언제 또 어떻게 진행할 것인지에 대해서도 지도가 필요할 때가 많다.

○ 내가 근거 기반 진료를 벗어나는 것에 대해 지도감독 대상자가 힘들어 한다

입원환자가 처방받고 있는 약이 근거 기반 진료에 부합하지 않는 경우가 흔하다. 일부 어려운 환자는 행동의 조절을 위해 약을 복잡하게 써야 할 수 있다. 이러한 상황은 신입 정신건강의학과 전공의에게는 난감할 수 있다. 지도전문의가 밟을 수 있는 첫 단계로 이 상황이 일반적이지 않은 것을 인정하고 대처 방안을 마련하는 것이다. 이런 기회를 통해 약물 관련 협진을 의뢰하여 다른 전문가에게 자문하는 것을 보고 배우게 할 수도 있다. 지도감독자도 다른 사람에게 기꺼이 자문을 얻는다는 것을 전공의들에게 보여줌으로써 환자 진료를 위한 협력을 가르칠 수 있다. "혼란스러울 수 있는 것 압니다. 사실 나도 혼란스러워요" 등의 발언을 통해 긴장을 낮추고 안심하게 할 수 있다. 이러한 어려운 임상적 상황을 기회로 정신의학 및 의학 전반의 예측하기 어려운 점들을 설명하고, 배움의 어려움에 대한 깊은 논의도 이어질 수 있다.

○ 지도감독 대상자가 나보다 훨씬 더 많이 아는 것 같다

본인의 수련 단계를 앞지른 기능을 보이는 전공의들이 존재한다. 이들은 효율적이고, 빠르게 배우며, 일을 해내고, 기대되는 것보다 많이 아는 것에 더하여 이전 경험으로부터 많은 지식을 축적하고 있다. 임상 수련의 내용과 난이도를 적절하게 정하고자 하는 지도감독자들에게 이러한 전공의들은 어려움을 준다. 이들은 지도감독자를 어려운 질문으로 의도치 않게 당혹하게 할 수도 있는데, 이는 이들이 깊게 생각하고 분석적으로 접근하기 때문일 뿐이다. 어떤 영역에서 전공의보다 적게 안다는 것 때문에 지도감독자로서 불편할 수도 있겠지만, 일부 전공의의 역량과 우수함을 인정하는 것도 지도감독에서 중요한 출발점이 된다. 이러한 전공의들에게는 시작부터 특수하고 구체적인 수련목표를 부여하고, 관심 분야를 빨리 찾아 추가적인 자원과 추가 훈련을 받을 기회를 줄 수 있다. 지도감독자는 자신감을 잃거나 기분을 맞추어 주는 데 급급하지 않도록 해야 한다. 상황을 지도감독자 스스로를 되돌아보고 자신의 강점과 취약점을 점검해 보는 계기로 삼을 수 있으며, 이를 성장과 학습의 기회로 만들 수 있다. 즉, 전공의들로 인하여 지도감독자가 많은 것을 배우는 기회를 얻기도 한다.

○ **나를 너무 힘들게 하는 전공의가 있는데 어떻게 관리해야 할지 난감하다**

때로 지도감독자는 문제를 일으키는 전공의를 지도해야 하는 불편하고 힘든 경험을 할 수 있다. 문제로는 일을 철저하지 않게 하거나 마치지 않는 것, 실제와 다른 보고를 하는 것 등이 있다. 이러한 상황은 어려우며 균형 잡히고 공정한 방식으로 다루어야 한다. 같은 전공의에 대해 유사한 경험을 한 동료 지도감독자가 있다면 상의하는 것도 좋다. 우려할 만한 충분한 이유가 있다면 당사자와 이야기하여야 한다. 다만 이 경우에 목표는 꾸짖는 것이 아니라 문제의 해결이라는 것을 염두에 둔다. 지도감독자로서 전공의의 기능에 영향을 줄 수 있는 현재 생활상의 스트레스 요인을 이해하는 것도 중요하다. 때로는 기대사항에 대한 솔직하고 건설적인 논의만으로 충분할 때도 있다. 지지를 제공하고, 기대사항을 명확히 하며, 개선할 수 있는 기한을 정해 주는 것도 효과적인 전략이다. 비난과 손가락질은 효과적인 경우가 드물며, 역효과를 낼 수 있다.

○ **나 자신이 너무 소진되었다(내 전공의도 마찬가지이다)**

지도감독자들은 종종 자신의 일상 과업에 추가하여 전공의를 보살피고 지지하는 데 소요되는 시간을 의식하게 된다. 지도감독자 본인도 긴 일과와 스트레스 속에서 일과 개인 생활의 균형을 찾고자 한다. 지도감독자들도 사전 계획, 효율성 추구, 시간 관리에 집중하기 등으로 도움을 받을 수 있다. 예측 불가능한 일정을 받아들이는 것 자체도 스트레스를 줄이는 방법이 될 수 있다. 전공의들이 영향을 받으면서 긍정적 경험도, 부정적 경험도 빠르게 흡수한다는 것도 알아야 한다. 지도감독자의 습관이 보다 나은 환자 치료와 전문가 역량의 전수로 이어져야 한다. 전공의들이 자신의 가치를 깨닫고 임상 진료가 업무를 제대로 하는 것 이상의 큰 역할이라는 것을 이해하도록 하는 것까지도 지도감독자가 환자들로부터 부여받은 역할이다.

지도감독자 스스로를 위한 질문

- 전공의는 병동의 각종 절차와 안전 조치, 어디서 어떻게 환자들과 면담할지에 대해 안내를 받았는가?
- 나는 전공의를 위해 폭넓은 모범을 보이고 있는가?

- 면담 및 평가 기술을 시연하였는가?
- 전공의의 임상 진료를 직접 관찰하고 즉각적이고 유용한 피드백을 제공하였는가?
- 최근의 고영향 사건(강박, 공격적 행동, 심한 흥분)을 전공의와 충분히 다루고, 전공의가 받은 영향을 살펴보고 사건과 관련하여 충분히 지지하고 교육하였는가?

추가 자료

Crowder MK, Jack RA: Educational opportunities and inpatient psychiatry. Psychiatr Med 4(4):417–429, 1987

Greenberg WE, Borus JF: Focused opportunities for resident education on today's inpatient psychiatric units. Harv Rev Psychiatry 22(3):201–203, 2014

Houghtalen RP, Guttmacher LB: Facilitating effective residency education on short-term inpatient units. Psychiatric Quarterly 67(2):111–124, 1996

Lim S, Rohrbaugh R: Why inpatient psychiatry training still matters (now more than ever). Acad Psychiatry 31(4):266–269, 2007

참고문헌

Bandura A: Social learning theory. New York, General Learning Press, 1977

Bernard JM, Goodyear RK: Fundamentals of clinical supervision. Colombus, OH, Merrill, 2009

Douglas KS, Hart SD, Webster CD, et al: Historical clinical risk management–20, version 3: Development and overview. International Journal of Forensic Mental Health 13:93–108, 2014

First MB, Spitzer RL, Gibbon M, et al: Structured clinical interview for DSM–IV–TR axis I disorders, research version, patient edition (SCID–I/P). New York, Biometrics Research, New York State Psychiatric Institute, 2002

First MB, Williams JBW, Karg RS, Spitzer RL: Structured clinical interview for DSM–5® disorders: Clinical version (SCID–5–CV). Arlington, VA, American Psychiatric Association Publishing, 2016

Greer RD, Dudek-Singer J, Gautreaux G: Observational learning. Int J Psychol 41:486–499, 2006

Hattie J, Timperley H: The power of feedback. Rev Educ Res 77:81–112, 2007

Iozzino L, Ferrari C, Large M, et al: Prevalence and risk factors of violence by psychiatric acute inpatients: A systematic review and meta-analysis. PLoS One 10(6):e0128536, 2015 26061796

van de Ridder JM, McGaghie WC, Stokking KM, et al: Variables that affect the process and outcome of feedback, relevant for medical training: A meta-review. Med Educ 49(7):658–673, 2015 26077214

Supervision in Psychiatric Practice
-Practical Approaches Across Venues and Providers-

15 야간당직
전공의와 함께 원격으로 근무하기
Night Float
Working with Supervisees Remotely

Kristin S. Raj, M.D.
Sallie G. De Golia, M.D., M.P.H.

야간당직Night float: NF의 지도감독은 특수하다. 대부분의 다른 지도감독 상황에서와 달리, 지도감독자는 환자 및 전공의와 대면하여 접촉하는 일이 드물며, 경우에 따라서는 수련과정 중 전공의를 전혀 만나지 않게 될 수도 있다. 야간당직 지도감독은 대개 통화, 문자메시지, 전자메일 또는 다른 전산화된 형태로 이루어지며, '간접indirect' 또는 '원격remote'이라는 명칭이 붙는다. 그리하여 전공의와 신뢰를 형성하고, 환자의 안전과 치료를 감독하며, 전공의의 기술적 토대를 향상시키는 복잡한 과정에 있어서 야간당직 지도감독 고유의 난관이 발생한다.

야간당직은 전공의들이 독립적인 의사결정 및 효율적인 시간 활용 기술을 다듬을 수 있는 중요한 기회가 된다(Bricker & Markert, 2010). 하지만 단계적이고 점진적인 자율성을 부여하면서도 충분한 지도감독을 제공하여 전공의가 기술과 경험을 습득할 수 있도록 해야 하는 것이 야간당직 지도감독자에게 맡겨진 과업의 어려운 점이다. 충분한 지도감독을 제공하지 못하면 환자들이 위험에 처하게 되고 전공의들은 방치된 기분과 자신감 상실을 겪게 되는 반면, 과도한 간섭은 연습을 통해 배우는 필수적인 기회를 전공의에게서 빼앗고 흥미를 잃게 하며 스스로의 역량에 대한 불신을 갖게 하여 독립적으로 진료할 준비를 갖추지 못하게 만들 수 있다(Farnan et al., 2009; Kashner et al., 2010).

Bricker와 Markert의 보고(2010)에 따르면, 야간당직 과정은 다른 수련 교육 과정에 비해 환자 치료의 연속성, 지도전문의와 전공의 간의 기대치 설정, 이론학습의 분량, 피드백, 병력 및 신체 진찰 소견에 대한 논의, 임상적 의사결정, 그리고 역할 모델 제시 측면에서 낮은 평가를 받았다. 하지만 보다 개선된 지도감독 전략을 활용하면 야간당직 근무는 전공의들에게 풍부한 교육의 기회를 제공하는 상황이 될 수도 있다(Hanson et al., 2014). 이 장은 야간당직에 초점을 맞추고 있지만, 여기서 다루는 많은 전략은 온콜on-call 근무에도 적용된다.

핵심 포인트

- 그날의 근무 시작 시에 요구사항을 명확히 해 둔다. 여기에는 자신이 없을 경우에는 이를 보고하는 것과 필요하고 요구되는 경우에는 지도를 요청하는 것의 중요성이 포함된다.
- 근무 일정 초반에 전공의의 역량을 평가해 둔다. 이는 직접적인 의사소통, 결과와 결부된 행동 시연, 그리고 동료들의 피드백 등을 통해 가능하다.
- 구체적인 지도감독 기법을 활용하여 학습 경험을 최적화할 수 있도록 한다.

야간당직 지도감독의 세팅 Setting Up Night Float Supervision

지도감독자가 전공의의 그날 근무shift 시작 시점에 연락하여 자신을 소개하고 전공의의 야간당직에 대한 이전 경험에 대해 파악할 수 있다. 어떤 점이 가장 어려웠는가? 야간에 독립적으로 근무하면서 가장 불안을 느끼는 점은 무엇인가? 그들의 기술을 향상시키는 데 어떤 도움을 주는 것이 가장 바람직하겠는가? 지도감독자들은 근무 기간 내내 전공의들과 함께 일하면서 이 목표들을 유념해야 한다. 같은 지도감독자와 전공의가 여러 번 함께 근무하게 된다면 지도감독자는 전공의에게 연락하여 필요가 충족되는지 그리고 더 도움받을 점은 없는지 확인할 수 있다.

지도감독자는 근무 시간 시작 시에 요구사항을 명확히 해 두어야 한다. 여기에는 증례를 어떤 방식으로 보고할 것인지, 의무기록은 언제 어떤 내용으로 작성할 것인지, 그리고 언제 연락할 것인지(예: 환자의 퇴원, 약물 처방에 대해 자신이 없을 때, 약물 금단이 우려될 때, 근무 시간 종료 시, 환자의 강박 시행과 종료, 그리고 도움이 필요하면 언제든지)가 포함된다. 지도감독자는 전공의의 입장에서 걱정되거나 자신이 없는 어떤 경우라도 연락해야 한다는 점을 명확히 해 두어야 한다.

신규 전공의의 평가 Assessing a New Supervisee

지도감독자 입장에서 첫 지도감독을 간접적인 형태로 시작하는 것은 전공의의 기술 수준 및 임상 역량에 대한 우려 때문에 부담이 될 수 있다. 자신이 아는 것과 모르는 것을 구별할 수 있는 능력 측면에서 이 전공의는 어디쯤에 위치하고 있는가? 필요시 지도를 요청하려는 의향은 어느 정도인가? 전공의의 자기평가는 얼마나 정확한가? 비록 의사들의 자기평가는 부정확하다는 점이 알려져 있으나(Davis et al., 2006), 지도감독자는 전공의의 감당 가능한 업무와 자기평가의 정확성을 평가해 보아야 한다. 언제 지도를 요청해야 할지 아는 것이 환자의 안전을 확보하는 데 가장 중요하다.

전공의의 역량을 평가하고 신뢰 수준을 형성하기 위한 다른 전략에는 다음과 같은 접근법들이 활용된다.

정보 깔대기 기법

지도감독자는 전공의에게 전화 연락 시 증례, 평가, 계획을 상세히 보고하도록 할 수 있다. 모든 필요한 정보를 얻고 적절한 감별진단을 거쳐 각 문제에 대해 신중하고 철저한 계획을 수립하는지를 평가한다. 전공의가 중요한 정보를 빠뜨리는 경향이 있는지, 보고한 정보가 유의미한지, 그리고 계획 수립에 적절히 지도를 요청할 수 있는지 평가한다. 전공의의 역량 수준에 대해 보다 잘 파악하고 나면 지도감독자는 향후의 증례를 보고할 때는 보고사항을 좀 더 압축하도록 지시할 수 있다. 하지만 이 방법은 특히 심야에 적용하기에는 많은 시간과 집중력을 필요로 한다.

과정 기법

전공의들이 자신이 무엇을 알고 모르는지를 인식하고, 자신이 없거나 필요한 경우에 지도를 요청하는 것이 필수적임을 이해하는 것은 중요하다. 지도감독자는 전공의에게 증례에 대해 자신이 생각한 과정을 불확실한 부분까지 포함하여 설명해 나가는 방법을 시연해 줄 수 있다. 비판단적인 방식으로 이렇게 함으로써 전공의는 지도감독자가 궁금해 하는 것과 자신 없는 점 또는 모르는 점을 표현하는 법을 알 수 있다. 또한 지도감독자는 필요하다면 전공의의 지도 요청을 방해하는 요소를 줄이도록 도울 방법을 모색해야 한다. 이는 특히 어려운 과제인데, '원격'으로 지도동맹을 형성하는 것 자체도 어렵지만 여기에 부하가 자신의 수행을 평가하는 위치에 있는 사람에게 자신의 결점을 이야기하도록 돕는 어려움까지 부가되기 때문이다.

생사 기법

야간당직의 목표는 종합적인 정신과 자문을 수행하는 것보다는 부분적으로 집중된 평가를 통해 환자를 안정화하거나 환자의 향방을 즉각적으로 결정하는 것일 때가 많다. 이러한 환경에서 지도감독자는 가장 중요한 측면, 즉 환자의 안전 확보에 집중하는 전략을 택할 수 있다. 이러한 시각에서 지도감독자는 전공의가 '빠뜨리지 말아야 할' 사항들을 정해 둘 수 있다. 예를 들어, 응급실에서 퇴원을 고려하는 자살사고 이력이 있는 환자에 대해서 자살위해 도구의 유무를 평가하고 기록하였는가? 정신건강의학과 병동으로의 입원을 결정하면서 일일 음주량 및 금단 위험을 평가하였는가? 생사가 오갈 수 있는 가상 사례들을 마련하여 특정 상황에 전공의가 놓치지 않아야 할 사항들을 고려할 수 있도록 한다. 이렇게 함으로써 지도감독자는 안전과 관련한 누락사항을 빨리 식별할 수 있고, 중요한 교육의 기회를 제공할 수 있으며, 상호 간의 불신을 해소하거나 드러나게 할 수 있다.

의사소통 Communication

지도감독자로서 환자도, 전공의도 대면하지 못하는 상황에서 명료한 의사소통은 지도감독자와 전공의의 기대, 감정, 관찰된 사항을 기술하는 데 중요하며, 또한 환자 진료, 교육 및 지원의 측면에서도 관심을 기울여야 할 대상이다. 다른 상황에서라면 비언어적으로 전달될 수 있는 감정, 의도, 피드백 등도 야간당직 중의 지도에서는 명료하고 정확하며 명시적으로 표현되어야 한다.

환자 상태에 대해 명료하게 의사소통할 수 있도록 훈련하는 것은 향후 동료들과 의사소통하는 데 있어서도 유용한 기술이다. 지도감독자는 전공의에게 직접 눈 앞에서 보듯 환자의 모습이 그려지도록paint a picture 보고해 달라고 해야 한다. 환자에 대한 서술 중 누락된 부분이 있어 보일 경우에는 짐작한 사항에 대해서도 명시하고, 정신 상태에 대해 좀 더 상세히 기술하게 한다. 혹은 전체 그림을 이해하기 위해 실제로 일어난 일들에 대해 시간 순서대로 기술하게 할 수도 있다.

교육 기법 Educational Techniques

야간당직은 전공의 입장에서 독자적인 임상 추론과 증례에 대한 대처 능력을 향상시킬 수 있는 기회이다. 지도감독자는 이 고유한 교육의 기회를 활용하기 위하여 다음의 전략들을 적용할 수 있다.

소크라테스식 문답법

소크라테스식 문답법을 활용하여 전공의가 임상 추론 능력을 발달시키고, 지식 기반을 확장하며, 역량의 빈 부분을 자각하게 할 수 있다. 심야에 쉽지는 않을 수 있겠으나, 지도감독자들은 치료계획에 대한 자신의 견해를 말하기 전에 전공의에게 본인의 계획 및 근거를 이야기하도록 독려하여야 한다. 전공의는 지도전문의를 모르는 것이 있을 경우에 대신 해결해 주는 '전화 찬스phone-a-friend'처럼 여기게 될 때가 있다. 예를 들어, 약물의 시작 용량이나 자료를 찾아봐야 하는 사항을 질문해 올 수 있다. 이 경우에 전공의 혼자라면 어떻게 이 내용을 찾아볼지 되물어 보아야 한다. 이렇게 하여 독립성을 향상시킬 뿐 아니라, 평생 활용될 수 있는 학습 기술 형성도 독려할 수 있다.

입 밖으로 내어 말하기

지도감독자는 야간에 발생할 수 있는 불상사에 대해 우려하기 십상이다. 증례에 대해 자신이 생각해 나가는 과정을 입 밖으로 내어 말해 줌으로써 전공의는 지도전문의의 사고 과정과 이들이 어떻게 나쁜 결과를 막거나 줄이는지 관찰할 수 있게 된다. 또한 잠재적인 부정적 결과에 대한 책임 부담을 고려하는 것이 어떻게 위험을 완화하는지 배우는 데에도 도움이 된다. 또 이 접근은 전공의가 자신의 지식 및 증례를 해결하는 능력의 빈틈을 알게 하는 데에도 도움이 된다.

특정 치료계획을 수행하지 말아야 할 이유가 있는지 염두에 두고 듣기

전공의가 환자에 대해 보고할 때, 지도감독자는 전공의가 제시한 계획이 적절하지 않을 수도 있는 이유가 있는지를 염두에 두고 들어야 한다. 예를 들어, 전공의가 응급실에 방문한 자살사고가 있는 환자를 퇴실시키고자 할 수 있다. 이 경우에 지도감독자는 이 결정이 적절하지 않을 수 있는 보고된(또는 보고되지 않은) 이유들(예: 추가 정보 제공자가 없음, 가정 내에 지지체계가 없음, 정신과 외래 추적관찰 계획이 없음)에 유념하고, 합의한 계획에 대해 납득할 수 있을 때까지 우려되는 점에 대해 질문하여 확인한다.

과거 당직 중의 증례 검토

만일 동일한 전공의와 연이어 지도감독을 이어 가게 된다면 지도감독자는 전공의가 최근 환자의 결과로부터 배울 수 있도록 기회를 줄 수 있다. 함께 입원시킨 환자에 대한 추적관찰 질문을 통해 진단, 경과, 치료, 제도적 사안 등에 대해 배울 기회를 가질 수 있다. 만일 예상치 못한 결과가 발생한 사례가 있다면 지도감독자와 전공의는 이것이 초기평가에서 놓친 점 때문인지 아니면 질환 자체의 발현에 시간이 걸렸기 때문인지를 함께 탐색해 볼 수 있다. 필요한 정보를 얻는 데 방해되는 요인이 있었는가? 정규 치료진이 치료계획을 변경하였거나 예상치 못하게 환자를 퇴원시켰다면 이유는 무엇인가? 간과한 점이 있었는가, 아니면 이 증례를 통해 진료 방식 중 다른 대안을 논의할 기회를 얻을 수 있는가? 이 질문들을 함께 숙고함으로써 야간당직 근무가 보다 협력적으로 느끼게 하고 학습에 대한 흥미와 호기심을 촉진하며 수행 기반 학습 기법의 모범을 제시할 수 있다.

<표 15-1> 야간당직 및 온콜 기술의 달성 여부

야간당직/온콜 기술	달성	아직 발전 중	평가 불가
지식			
1. 위험을 식별하고 소통한다.			
2. 환자의 안전을 최우선으로 한다.			
3. 환자 상태와 의미 있는 양성 소견과 음성 소견을 포함하여 간략하고 짜임새 있고 정확한 증례 요약을 보고한다.			
4. 완전하고 적절한 정신 상태 진찰을 할 수 있다.			
5. 환자 치료를 위한 근거 있고 개념화된 계획을 제시할 수 있다.			
6. 적절한 책임 능력 평가를 할 수 있다.			
절차			
1. 지도감독과 관련한 규정과 지침을 안다.			
2. 비자발적 입원에 필요한 문서와 서식을 잘 작성할 수 있다.			
3. 정확하고 적절한 의무기록을 작성한다.			
4. 의사 지시 처방을 능숙하게 입력한다.			
과정			
1. 지도감독자를 능동적으로 경청한다.			
2. 환자 상태와 필요에 따라 면담 기법을 조절한다.			
3. 도움을 청할 의지를 보인다.			
4. 피드백을 수용하여 수행에 반영한다.			
5. 개선이나 추가 지도가 필요한 부분에 대한 자기평가가 정확하다.			
6. 간접 지도감독하에 온콜 업무를 능숙하게 수행한다.			
7. 자신의 부족한 점을 인정하고 표현할 수 있는 능력을 보인다.			

평가 및 피드백 Evaluation and Feedback

전공의들은 지도감독에 있어서 건설적 피드백을 포함하는 협력적 접근을 선호한다(Busari et al., 2005). 지도감독자는 초반에 직접적으로 전공의의 어떤 면을 평가할 것인지 소통해 두어야 한다. 여기에는 환자의 안전 우선, 위험의 인지 및 소통, 명확한 보고와 정확한 의무기록 작성, 필요할 때 지도전문의에게 도움을 청하는 능력, 자신의 의사결정과 계획을 제시하면서도 한계를 인식하고 표현할 수 있는 능력, 책임감 및 사후 처리 등이 있다(〈표 15-1〉 참조). 전공의에 대한 평가가 이루어진 뒤에는 지도감독자는 전공의의 양호하거나 개선이 필요한 영역들에 대해 각각의 피드백을 제공해야 한다. 야간당직 근무 중 피드백의 시점을 정하는 것이 어려울 수 있다. 전공의들이 연락하는 시점은 다소 긴급한 질문이나, 응급실에서의 퇴실, 혹은 고된 근무 후 퇴근 전 등 피드백을 제공하기에 좋은 상황이 아니므로 학습의 기회가 소실될 수 있다. 지도감독자는 근무 기간이 다 끝날 때까지 기다리기보다는 간략하고 특정적인 피드백을 시도할 수 있다. 또 하나의 방법은 근무 시간 종료 및 인수인계 직후와 같이 고정적으로 피드백 시간을 정해 두는 방법이다(제1장 '지도감독의 구성요소' 참조).

이럴 땐 이렇게

○ 전공의가 자신이 없을 때에도 연락을 하지 않는다

의국의 '전통' 또는 숨겨진 수련 과정 때문에 전공의가 자신이 없어도 도움을 청하기 꺼려할 수 있다. 생산성과 효율성을 최대화하라는 압력 역시 전공의가 안전한 진료의 선을 넘는 동기가 되기도 한다(Kennedy et al., 2009; Rotenstein et al., 2016). 전화해도 괜찮다고 안심시키는 것만으로는 행동에 변화를 일으키지 못할 때가 많으며, 지도감독자가 연락해야 할 상황을 특정해 주는 것이 더 효과적이다(Loo et al., 2012). 예를 들어, 이렇게 이야기해 둘 수 있다. "언제든지 전화해도 좋지만, 특히 퇴원해야 할 환자가 있거나, 입원계획에 자신이 없거나, 금단 증상 가능성이 있을 때는 연락하세요. 행정이나 환자의 사회적 상황과 관련해서 어려움이 있을 때에도 연락해도 됩니다."

○ 전공의가 독립심을 키우고 싶다는 이유로 연락하는 것을 꺼린다

전공의들은 의사로서의 정체성을 확립하는 과정에서 독립적인 업무 수행에 대한 압력을 느낀다. 의사 사회의 암묵적인 규칙은 종종 전공의가 충분한 지식과 기술을 갖기 전에 더 숙련된 선배들의 화법과 진료를 익힐 것을 요구한다. 이러한 문화로 인하여 지도전문의가 스스로 표현하는 자신감이나 자기보고를 통해 전공의의 기술 수준을 확인하기가 어려워진다(Kennedy et al., 2009). 이 경우에는 암시된 것을 명시된 것으로 만드는 것이 도움이 된다. 전공의에게 독립성을 발달시키기 위해 애쓰고 있는 것으로 보인다는 점을 명료화해 줌과 함께 지도감독자 입장에서는 책임, 환자의 안전 및 전공의의 수련 과정에서의 맹점에 대한 안전장치로서의 역할 때문에 특정 사항들에 대해서 알아야 함을 설명한다. 지도감독자가 전공의의 역량 범위에 대해 익숙해짐과 함께 감독의 범위를 가지치기해 나갈 수 있다.

지도감독 대상자에게 할 수 있는 질문

- 이 환자에 대해서 어떻게 하면 좋겠어요? 이유는요?
- 두 가지 방법 중에서 결정하기 전에 더 필요한 정보가 있을까요?
- 이 환자에 대해 나한테 금방 한 보고가 어땠다고 생각하나요? 다음번에도 같은 방식으로 해야 겠다고 싶은 게 있을까요? 다음번에는 바꿔 보고 싶은 점은요? 보고를 다 듣고 내가 꼭 물어보고 싶은 궁금한 질문이 생겼을 것 같나요?
- 이번 당직근무 기간 동안에 어떤 점에서 발전한 것 같나요? 자신감이나 독립성 면에서 성장하고 있나요? 더 도움을 받거나 배우고 싶은 것은 없을까요?

추가 자료

Farnan JM, Johnson JK, Meltzer DO, et al: Strategies for effective on-call supervision for internal medicine residents: The superb/safety model. J Grad Med Educ 2(1):46–52, 2010

참고문헌

Bricker DA, Markert RJ: Night float teaching and learning: Perceptions of residents and faculty. J Grad Med Educ 2(2):236–241, 2010 21975627

Busari JO, Weggelaar NM, Knottnerus AC, et al: How medical residents perceive the quality of supervision provided by attending doctors in the clinical setting. Med Educ 39(7):696–703, 2005 15960790

Davis DA, Mazmanian PE, Fordis M, et al: Accuracy of physician self-assessment compared with observed measures of competence: A systematic review. JAMA 296(9):1094–1102, 2006 16954489

Farnan JM, Johnson JK, Meltzer DO, et al: On-call supervision and resident autonomy: From micromanager to absentee attending. Am J Med 122(8):784–788, 2009 19635283

Hanson JT, Pierce RG, Dhaliwal G: The new education frontier: Clinical teaching at night. Acad Med 89(2):215–218, 2014 24362386

Kashner TM, Byrne JM, Henley SS, et al: Measuring progressive independence with the resident supervision index: Theoretical approach. J Grad Med Educ 2(1):8–16, 2010 21975879

Kennedy TJT, Regehr G, Baker GR, et al: "It's a cultural expectation..." The pressure on medical trainees to work independently in clinical practice. Med Educ 43(7):645–653, 2009 19573187

Loo L, Puri N, Kim DI, et al: "Page me if you need me": The hidden curriculum of attending resident communication. J Grad Med Educ 4(3):340–345, 2012 23997879

Rotenstein LS, Ramos MA, Torre M, et al: Prevalence of depression, depressive symptoms, and suicidal ideation among medical students a systematic review and meta-analysis. JAMA 316(21):2214–2236, 2016 27923088

16 병원 기반 자문조정 및 응급실 지도감독

Hospital-Based Consultation-Liaison and Emergency Department Supervision

Margaret May, M.D.
Divy Ravindranath, M.D.

자문조정Consultation-liaison: CL 정신의학 및 응급정신의학 근무과정은 수련 중 경험하는 병원 기반 정신의학 진료의 범주를 정신건강의학과 병동 너머로 넓혀 준다. 이 고유한 임상 경험은 ACGMEAccreditation Council for Graduate Medical Education에서 필수로 지정하고 있으며,[1] 전공의들이 다학제 환경에서 응급의학 및 내과-외과 의료진과 함께 일하도록 한다(Accreditation Council for Graduate Medical Education, 2017). 전공의들은 빠르면 1년차 때부터 당직근무 시 타과에서 오는 자문에 응하고 응급실에서 정신과적 평가를 수행한다는 점을 고려할 때, 자문 및 응급 턴에서 활용되는 기술을 구성하는 몇 가지의 핵심 정신의학 역량은 수련 시작 시점부터 안내 교육이 필요하고 실제 근무에 돌입한 뒤에 추가적으로 상세화와 강화가 이루어져야 한다. 조사에 의하면, 특히 당직근무 시에는 직접 지도감독이 늘 가능한 것은 아닌 것으로 보인다. 하지만 최근 ACGME의 공통 요구사항에 따르면, 적절한 지도감독(특히 수련 초기에는 직접적으로 접할 수 있는 지도감독)의 중요성은 점점 더 강조되고 있다(Bennett et al., 2010).

이러한 환경에서의 지도감독은 정신과적 평가, 긴급도와 위험평가에 기반한 임상 의사결정, 그리고 제공되는 서비스의 통합적 속성을 전제한 분야 간의 효과적인 협업 기술의 영역에서 전문가적·임상적 발전을 강조할 수 있는 기회를 제공한다. 지도감독자는 특히 이 기술들의 숙달에 주의를 기울여 전공의가 다른 동료 의사들과 협조하고, 지도하고, 조언하는 능력을 키울 수 있게 하여야 한다. 정신의학 분야는 정신질환의 낙인의 영향하에 있으며, 이는 동료 의사들조차도 예외가 아니기에 이러한 역할이 매우 중요하다. 더구나 응급정신

1 역주: 한국 정신건강의학과 전공의의 연차별 수련교과과정에서는 최소 응급환자 50명 이상, 자문환자 50명 이상의 경험을 요구한다(보건복지부고시 제2022-167호).

의학 수련 환경의 질은 진료비를 공적으로 지원받는 환자 진료에 대한 향후 계획에도 영향을 미치므로 이는 공중보건 수요의 측면에서도 중요하다(Dennis & Swartz, 2015).

정신건강의학과 전공의 교육에 기여하는 것에 더하여 자문조정 및 응급실 환경은 미래의 비정신과 의료인들(의대생 및 간호대생 등)에게도 유용한 교육 경험이 된다. 이들이 학습하게 되는 정신과적 평가에 대한 접근은 향후 이들이 병원, 응급실 및 외래에서 만나게 될 환자에게 유용하게 적용될 수 있다.

핵심 포인트

- 자문조정 및 응급정신의학의 중심 학습목표는 ACGME의 6대 핵심 역량의 많은 핵심 요소에 해당한다.
- 자문조정 및 응급정신의학 턴은 다학제 환경에서의 정신의학적 평가와 의사결정이라는 특수한 경험을 제공한다.
- 자문 의뢰 내용과 응급진료 시의 환자 상태는 다양하고 또 예측 불가능하기 때문에 이로 인하여 업무 진행과 지도감독 및 체계적인 학습에 어려움이 발생할 수 있다.
- 전공의의 수련 단계에 따라 적절한 지도감독의 형태는 다양할 수 있다.
- 독특한 어려움으로는 초조를 보이는 환자, 평가 중 안전의 확보, 업무 진행상 환자 분류, 분야 간의 협업, 팀 내의 역동을 감당하는 것 등이 있다.
- 지도감독을 통해 진료에서의 협업을 위한 조정자로서 정신건강의학과 의사가 해야 할 역할의 청사진을 제시해야 하며, 전문가로서의 역할과 대인관계 의사소통 기술에 초점이 맞추어져야 한다.

자문조정 및 응급실 기반 정신의학의 핵심 학습목표

Core Learning Objectives in Consultation-Liaison and Emergency Department Psychiatry

자문조정 및 응급정신의학의 중심 학습목표는 ACGME의 6대 핵심 역량의 많은 핵심요소에 해당한다. 〈표 16-1〉에 공통되는 학습목표의 개요를 제시하였다.

<표 16-1> 자문조정 및 응급정신의학 과정의 공통 학습목표

환자 치료와 의학적 지식	• 섬망delirium의 식별 및 처치 • 흥분agitation의 식별 및 처치 • 물질중독intoxication 및 금단withdrawal의 식별 및 처치 • 자해 · 타해(자살 및 공격성) 위험평가의 수행 • 중증 장애grave disability 평가의 수행 • 정신과 병동 입원에 대한 적절한 권고 • 타과 문제 사전평가medical clearance의 적정 수준 평가 • 정신과적 행동문제와 비정신과적 행동문제의 감별
전문가 역할	• 조력 요청에 대한 신속한 응답 • 예의 바른 자문 의뢰 수용 • (해당될 경우) 진료보조인력의 보고사항에 유의 • (해당될 경우) 개입되는 환자 가족에 대한 존중 • 치료목표의 변동사항 관리
대인관계 및 의사소통	• 자문사항의 명료화 • 자문 답변 전달에서의 동료 존중 • 협업 중에 여러 시각을 이해하기 위한 노력 • 다학제 팀 회의에의 참여 • 가족 면담 참여 • 여러 대상자에 대한 문서 작성 • 의사소통 문제 발생 영역의 식별
진료 기반 학습	• 표준화된 인지기능 평가 도구 숙달 • 근거 기반 치료목표 숙달 • 근거 기반 임상 추론을 포함한 의무기록 작성 • 합당한 근거를 찾기 위한 문헌 조사
체계 기반 진료	• 자문 의뢰 • 자문 성과 추적 • 안전 절차 수립 • 섬망 예방 절차 수립 • 보조인력의 적절한 참여 확보(사회복지사, 사례관리자, 간호사) • 자문의 적절한 활용(신경심리, 생명윤리, 신경과)

지도감독의 형태 Formats of Supervision

자문조정 및 응급진료 환경에서 다양한 지도감독 형태를 적용할 수 있으며, 각각의 이점과 단점이 존재한다.

직접 관찰

경험이 적은 전공의에 대해서는 지도감독자의 직접 관찰이 필요할 수 있다. 이 형태에서 전공의는 지도감독자와 함께 환자를 대한다. 둘 중 어느 쪽도 먼저 시작할 수 있지만, 지도감독자가 보는 앞에서 전공의가 환자와 대화할 기회는 있어야 한다. 이렇게 함으로써 지도감독자가 환자를 참여시키는 역량과 안전 평가 기술을 가늠할 수 있다. 또 환자와의 만남이 잘못된 방향으로 가고 있을 경우에 이를 바로잡기 위해 지도감독자가 개입할 수 있다. 하지만 직접 관찰은 학습자를 위축시킬 수 있으며, '책임자'가 둘인 점에서 환자에게 혼란을 줄 수 있다.

순차 회진

이 형태에서는 전공의가 먼저, 뒤이어 지도감독자가 환자를 만난다. 이렇게 함으로써 전공의는 환자와의 만남에서 중심 역할을 맡을 수 있다. 이 방식의 단점은 환자 접촉이 서로 간격을 둔 두 시점에서 이루어진다는 것이다. 만일 전공의가 여러 명이라면 이 방식은 더 번거로워질 수 있으며, 환자 입장에서 혼란스럽거나 불필요한 시간 소모가 발생할 수 있다. 이 방식은 혼자서 편히 환자와 대화할 수 있고, 환자를 자극하거나 흥분시키지 않을 정도로 충분히 능숙한 중간 단계의 전공의에게 가장 적절하다.

시간차를 둔 지도감독

가장 숙달된 전공의는 시간차를 둔 지도감독 형태로부터 도움을 받을 수 있다. 전공의는 여러 환자를 보면서 사전에 정해 둔 지도감독 시간에 지도받을 질문사항들을 모아 둔다. 외래진료 시 이 형태가 흔하다. 하지만 이 경우에 전공의는 지도감독 시간까지 질문을 미루는 것이 환자 치료를 방해하거나 환자에게 나쁜 결과를 초래하지 않을 정도로 충분히 숙련되어 있어야 한다. 이 형태는 당직근무 시 통상적 문제에도 적용될 때가 있다. 당직근무 중인 전공의에게 입원이나 퇴원 결정이 있다면 바로 연락하되, 통상 반복되는 병동 콜에 대해서는 당직근무를 마치고 모아서 논의하도록 지시해 둘 수 있다.

앞의 지도감독 형태 각각 자문조정 및 응급 환경에서 역할이 있지만, 전공의와 임상 상황에 맞도록 선택되어야 한다. 지도감독자는 특히 턴의 초반부라면 환자와 만나는 모든 상황을 옆에서 보겠다고 할 수 있다. 이렇게 함으로써 빠른 업무 처리와 함께 전공의의 역량 수준을 평가할 기회를 확보할 수 있다. 이후에 지도감독을 순차적인 형태로 변경할 수 있으며, 이럴 경우에는 피드백이 이루어지는 관계도 보고 역할–해석 역할에서 해석 역할–관리 역할로 이행한다. 턴이 끝날 때쯤 또는 고년차의 전공의에 대해서는 지도감독자가 시간차를 둔 지도감독을 추구할 수 있는데, 이를 통해 전공의는 독립적이고 자율적인 환자 평가를 경험하고 지도감독자는 다른 업무를 위한 시간을 벌 수 있다. 하지만 근무 시간이 끝날 때쯤의 자문 의뢰나 응급실에서 심한 초조를 보이는 환자 등의 급한 임상적 문제가 있다면 효율성 차원에서 이전 단계 지도감독 형태인 직접 관찰로 되돌아가야 한다. 이런 방식을 택할 경우에 지도감독자는 지도감독 형태 사이를 오갈 때 융통성을 발휘하면서도, 변동되는 기대사항을 전공의에게 명료하게 전달하여야 한다.

자문 의뢰자와 상호작용하는 단계에 대해서도 지도감독이 이루어져야 한다. 신규 전공의의 경우에 정확한 정보가 전달되는지 확인하기 위하여 의뢰자에게 답변사항을 전하는 과정에 대해 직접 관찰이 필요할 수 있다. 특정한 사항을 명확히 하기 위해 지도감독자가 중간에 개입할 수도 있으나, 이럴 경우에 자문 의뢰자의 시각에서 전공의의 권위가 영향을 받아 둘 사이의 신뢰 형성을 더 어렵게 만들 위험이 있다. 중급 또는 고급 단계의 전공의에게는 치료팀에게 본인이 직접 답변할 수 있게 맡김으로써 본인 고유의 동료와의 소통 방식을 형성할 기회를 줄 수 있다.

이럴 땐 이렇게

○ 업무 흐름을 예측하기가 어렵다

응급 및 자문 근무 환경에서는 정신과 부서에서와 비교할 때 환자의 정신과적 평가 순서를 정하는 것이 더 복잡할 수 있는데, 이는 요청사항이나 응급도 분류, 관련된 의료팀의 수, 그리고 동시에 이루어지는 다른 의학적 문제에 대한 처치의 장소와 시간을 예측하기가 어렵기 때문이다(Blair et al., 2017). 현장에서는 환자나 자문을 의뢰한 의료진이 어디에 있는지를 찾아 헤매느라 시간을 허비할 수도 있다는 의미이다. 지도감독자는 시작할 때부터 전공의와 전략을 논의해 두어야 한다. 예를 들어, 방문하려는 병동에 미리 전화하여 환자의 이후 일정과 자문 의뢰를 한 의료진을 만날 수 있는 장소 및 그 의료진의 연락처를 확보할 수 있다.

○ 전공의가 자문 환자에 대해 제대로 된 병력 청취를 하지 못한다

타과 환경에서는 보통 사생활의 보호가 더 안 되기 때문에 수치심이나 의심, 불안감 등을 겪는 환자들이 말을 잘 하지 않을 수 있다. 면담이 다른 처치 때문에 방해받을 수도 있다. 처음부터 가능한 한 프라이버시를 확보하도록 하고, 빠른 신뢰 형성 방법을 가르치고, 시간이 부족할 경우에 얻어야 할 가장 중요한 정보들을 미리 정해 두는 등의 방법으로 이러한 어려움을 완화할 수 있다. 얻을 수 있는 정보 자체가 단편적일 수 있고, 어떤 세부사항은 추적관찰 시 확인해야 할 수 있다는 것을 이해해 주는 것도 필요하다.

○ 전공의가 본인과 흥분한 환자의 신체적 안전에 대해서 걱정이 많다

자문 및 응급 상황에서 많은 환자는 흥분이나 의식 수준의 변화, 혹은 그 둘 다를 보인다. 더구나 두 환경 모두 위험하거나 반입 금지된 물품이 있을 가능성이 정신과 병동보다 높다. 따라서 이러한 환경에서의 지도감독과 임상 진료에 신체적 안전은 중요한 과제가 된다. 본인의 안전에 대해 불안감이 있는 전공의는 환자를 제대로 보는 것도 힘들어 할 수 있다. 신체적 안전의 확보를 위해 환자의 초조를 식별하고 처치하는 기본적인 훈련을 시작하는 것부터 제공해야 하며, 흥분된 환자를 보고 온 뒤에는 매번 디브리핑을 해야 한다. 직접 관찰 형태의 지도감독이 가장 큰 도움이 된다. 지도감독자가 점진적 흥분 감소 기술을 시행하거나 면담 중지를 결정하는 것을 보고 배우는 것도 중요하다. 안전과 관해서 '본능적인 감gut instincts'도 무시하지 말도록 강조한다.

○ 전공의가 치료받던 환자의 사망을 힘들어 한다

다른 정신의학 수련 환경에서는 상대적으로 덜 일어나는 상황이기 때문에 환자와의 관계에 감정적 에너지를 들인 전공의는 감정의 마비나 애도를 경험할 수 있다(Ponce Martinez et al., 2017). 특히 자살로 사망하는 환자는 더 어려울 수 있고, 전공의가 스스로의 임상 능력에 대한 의심이나 의료 소송에 대한 불안감을 느낄 수 있다. 이럴 때 지도감독자의 핵심 책무는 이러한 감정 경험을 알아차리고 필요에 따라 스스로를 되돌아보고 돌보도록 지도하는 것이다. 진료하던 환자의 사망을 계기로 완화의료와 관련한 학습목표를 살펴볼 수도 있다.

○ 전공의가 이차 이득secondary gain이 있을 수 있는 환자를 보느라 고생 중이다

이차 이득을 노리고 진료를 받는 환자를 직면하는 것도 특별한 학습 기회가 될 수 있다. 응급실에서는 병원의 자원을 남용하는 환자에 대해 꾀병malingering이라는 용어가 다소 경멸적으로 사용되는데, 자신의 행동에 대한 통찰이 부족한 환자인 경우도 많다. 많은 경우에 환자의 이러한 행동은 다른 방식으로 필요를 충족시키지 못한 상태에서 나타나는 제한된 범위의 대처 기술일 수 있다. 이런 환자는 부정적인 역전이를 자극할 수 있는데, 이럴 때 따뜻한 접근을 보여 주고 편견 발생을 줄이도록 지도하는 기회로 삼을 수 있다. 바람직한 행동의 양성 강화에 대한 행동치료적 접근과 전문가적 태도로 적절한 경계를 유지하는 전략을 강조하여 지도하도록 한다.

지도감독 대상자에게 할 수 있는 질문

- 자문 의뢰 질문이 뭐라고 왔나요? 행간에 숨어 있는 질문이 혹시 있을까요?
- 자문 혹은 전과를 의뢰한 쪽에서 가장 걱정하는 것은 무엇인 것 같나요?
- 이 환자에 대해 응급의학과 의사들은 어떻게 생각하고 있는 것 같나요?

- 지금 단계에서 해야 될 치료 결정은 무엇이고, 이 환자의 전체 치료 계획과 관계는 어떻게 될까요?
- 이 환자의 상태가 얼마나 응급한지 판단하기 위해서 어떤 요소들을 볼 것인가요?
- 환자, 치료팀 등 다른 직원들을 보면서 어떤 감정이 들었나요?
- 지금 상황에서 의사소통의 어떤 부분이 잘못된 방향으로 가고 있나요? 어떤 부분이 혼란스러운가요(그리고 누구에게)?
- 환자 그리고 가족이 이 사안을 어떻게 경험하고 있다고 생각하나요?
- 치료 관련 사항에서 우리가 관계를 맺어야 하는 가장 중요한 사람은 누구일까요?
- (환자를 보러 가기 전에) 우리가 지금 얻어야 할 가장 중요한 정보는 뭐죠?
- (환자가 신체적 혹은 언어적 폭력성을 보일 때) 이 환자를 처치하면서 우리가 잘한 건 무엇이고, 개선할 수 있었던 건 무엇일까요?

추가 자료

Gitlin DF, Schindler BA, Stern TA, et al: Recommended guidelines for consultation-liaison psychiatry training in psychiatry residency programs: A report from the academy of psychosomatic medicine task force on psychiatric resident training in consultation-liaison psychiatry. psychosomatics 37(1): 3–11, 1996

Husarewycz MN, Fleisher W, Skakum K: Medical training in psychiatric residency: The PGY–1 experience, 2014 update. Can J Psychiatry 60(6):1–8, 2015

Worley LLM, Levenson JL, Stern TA, et al: Core competencies for fellowship training in psychosomatic medicine: A collaborative effort by the APA council on psychosomatic medicine, the ABPN psychosomatic committee, and the academy of psychosomatic medicine. Psychosomatics 50(6):557–562, 2009

참고문헌

Accreditation Council for Graduate Medical Education: Program requirements for graduate medical education in psychiatry. July 1, 2017. Available at: https://www.acgme.org/Portals/0/PFAssets/ProgramRequirements/400_psychiatry_2017-07-01.pdf. Accessed July 28, 2017

Bennett JI, Costin G, Khan M, et al: Postgraduate year–1 residency training in emergency psychiatry: An acute care psychiatric clinic at a community mental health center. J Grad Med Educ 2(3):462–466, 2010 21976099

Blair T, Wiener Z, Seroussi A, et al: Resident workflow and psychiatric emergency consultation:

Identifying factors for quality improvement in a training environment. Acad Psychiatry 41(3):377–380, 2017 27928767

Dennis NM, Swartz MS: Emergency psychiatry experience, resident burnout, and future plans to treat publicly funded patients. Psychiatr Serv 66(8):892–895, 2015 25873026

Ponce Martinez C, Suratt CE, Chen DT: Cases that haunt us: The rashomon effect and moral distress on the consult service. Psychosomatics 58(2):191–196, 2017 27979603

17 정신과 외래 약물치료 지도감독

Psychopharmacology Clinic Supervision

G. Mark Freeman Jr., M.D., Ph.D.

60분이라는 시간은 공항 지상에 멈춰 선 만석의 여객기 안에서는 무한히 길게 느껴질 수 있지만, 경험 많은 정신건강의학과 의사에게도 (약물치료를 위한 외래 초진에 흔히 할애되는 시간인) 60분은 상당히 짧게 느껴지는 시간이다.[1] 환자들은 복잡하며 이미 수십 년 동안의 건강 문제와 심리사회적 장애물, 외상 경험, 그리고 경우에 따라 환자-의사 관계에서의 불만을 안고 진료실에 들어올 때가 많다. 이러한 맥락에서 어떻게 하면 정신건강의학과 의사로서 환자를 효과적이고 효율적으로 평가하고 치료하며 동시에 탄탄한 치료동맹을 형성하는 방법을 배울 수 있을 것인가? 이러한 관점에서 수련 중의 효과적인 지도감독은 필수적이라고 할 수 있겠다.

하지만 임상 지도감독의 근본적 중요성에도 불구하고 전공의들이 경험하는 그러한 지도감독의 유형과 정도에는 큰 편차가 존재한다. 많은 수련 과정의 구조에 따라 외래진료는 수련의 후반부에 배치되며, 지도 전문의들은 이 시기의 전공의는 필요한 지식의 대부분을 이미 내면화했다고 여긴다. 하지만 정신건강의학과 외래진료에도 고유의 어려움들이 있고, 종종 전공의들이 이 점을 놓친다. 예를 들어, 전공의들은 위험에 처한 환자가 외래진료실을 나갈 때 느끼는 무력감에 대처하면서 어려움을 자주 느낀다. 전공의들이 이러한 경험의 맥락을 이해하도록 하기 위해서도, 향후 독립적으로 진료를 수행할 수 있기 위하여 필요한 학술 및 행정 지식을 가질 수 있게 하기 위해서도 지도감독은 필수적이다.

1 역주: 한국 정신건강의학과 외래 초진에 할애되는 시간은 보험공단이 직영하는 모범 기관에서도 평균 13.9분에 불과하다[보건행정학회지, 2017, 27(1), 39-46]. 내과의 5.4분이나 피부과의 4.1분 및 전체 6.2분에 비하면 그나마 상대적으로 나은 사정이지만, 정신건강의학과 외래 역시 가혹하고 열악한 환경에서 예외가 아님을 알 수 있다.

핵심 포인트

- 항상 생물정신사회적 사례구조화라는 지침을 배경으로 임상 진료를 수행한다.
- 치료동맹의 중요성을 강조한다.
- 지도감독의 목표와 기대하는 바를 명시한다
- 담당 전공의의 수련 '단계'를 알고, 전공의의 다음 단계로의 진행을 돕도록 노력한다.
- 평가 도구 기반 진료를 활용하여 지도감독의 질을 높인다.

약물 처방이 전부가 아니다: 사례구조화
It's Not All About the Medications: The Formulation

약물치료 위주의 정신건강의학과 외래psychopharmacology clinic라는 이름 때문에 전공의들은 해당 턴이 외래환자 약물 처방만을 배우는 과정으로 여기기 쉽다. 실상은 외래에서 배우는 것은 외래환자에 대한 정신건강의학과 치료이다. 이 차이는 명백하며, 첫날부터 지도감독자는 이 점을 강조하여야 한다. 정신건강의학과 외래를 찾는 환자는 약물을 처방받을 것이라고 생각하지 않을 수도 있다. 환자들이 대부분 가지는 믿음은 의사가 자신의 불편을 주의 깊게 평가하고 설명과 함께 처방을 제공하리라는 것이다. 처방에 약물이 포함될 수도 있으나, 처방의 초점이 정신치료, 사회복지 서비스, 직업활동/자원봉사, 그리고 다른 많은 비약물적 개입에 맞추어질 수도 있다. 환자의 최대한의 회복을 돕고자 한다면 전공의들이 통합적인 시각에서 정신건강 치료에 대하여 생각하도록 하는 것이 필수적이다.

행동사항

전공의들에게 정기적으로 담당 환자(자주 재진하는 환자 포함)에 대하여 구두로 생물정신사회적biopsychosocial 사례구조화를 해 보게 한다. 또한 정기적으로 약물적 개입과 비약물적 개입에 대해 이야기하게 한다(처방사항이 '전과 동ditto'일지라도).

약물 처방이 전부가 아니다: 치료동맹
It's Not All About the Medications: The Alliance

미국 국립정신건강연구소National Institute of Mental Health: NIMH의 우울증 치료 협동연구 프로그램Treatment of Depression Collaborative Research Program: TDCRP 분석 중 자주 인용되는 결과로,

처방 의사의 특성이 치료 결과에 큰 영향을 미친다는 점이 있다[McKay et al., 2006; 추가 자료에 있는 Mintz와 Flynn(2012)의 논문도 참조]. 요약하면 대조군이 있는 임상시험 조건에서도 일부 의사의 위약 처방이 다른 의사의 활성약물 처방보다 나은 치료효과를 보였다. 비록 이 연구에서는 이 차이에 영향을 준 처방의사의 특성을 구체적으로 밝히지는 못했으나, 이후의 연구들은 치료동맹이 결정적으로 작용했음을 시사한다([그림 17-1] 참조).

행동사항

전공의가 처음 방문한 환자에게 '이전에 의사를 찾았을 때 가장 중요한 점은 무엇이었는지' 물어보게 한다. 이 질문을 통해 전공의는 각 환자의 가치관을 파악할 수 있을 뿐 아니라 환자 입장에서 담당의사가 자신의 경험을 중요하게 여긴다는 인상을 받게 되어 치료동맹이 자연스럽게 바람직한 노선에서 출발할 수 있게 된다. 또한 '이전에 찾았던 의사와 불편하셨던 경험은 없었는지, 있었다면 어떤 점이 불편했는지'를 질문하면 동맹 형성에 어려움을 주는 면에 대해 의사가 이해하는 데 도움이 된다.

지도감독의 목표와 기대치를 명시한다

Be Explicit About Goals and Expectations of Supervision

돌보아야 하는 대상은 환자만이 아니다. 담당 전공의와 턴을 시작할 때 함께 앉아서 목표와 기대하는 바에 대해 이야기를 나눔으로써 전공의는 지도전문의가 자신의 교육과 수행에 대해 신경을 쓰고 있다는 것을 알게 해 주는 훌륭한 방법이 된다. 한 번의 회기에서도 그러하다.

기대하는 바를 정하는 것도 중요하지만 이에 대해 정기적으로 추적하는 것도 중요하다. 만일 전공의들이 경과 기록을 작성하게 되어 있다면 이를 꼭 읽어 보고 건설적인 피드백을 해 주도록 한다. 만일 전공의들이 특정 행정 업무(즉, 후견 관련 서류 작성)를 수행해야 한다면 나중에 업무를 완수하였는지 그리고 질문이 있거나 도움이 필요한지를 확인한다. 바람직한 임상 진료 수행을 본보기로 보여 주는 것 역시 교육적으로도 전문가로서의 자질, 즉 공감 능력, 유능함, 윤리성 등을 강화하기 위해서도 강력한 방법이다.

최근에 개발된 26항목의 측정 도구인 P-SCO Psychopharmacotherapy-Structured Clinical Observation를 활용하여 지도감독자는 시간에 따른 이러한 임상 상호작용의 변화를 점검할 수 있다(Young et al., 2018).

담당 전공의의 수련 '단계'를 알고, 다음 단계로의 진행을 돕는다
Know the 'Stage' of Your Trainee… and Work to Advance Him or Her to the Next Stage

정신건강의학과 외래에서의 지도감독만을 다룬 문헌은 놀랄 정도로 드물지만, Newman 등(2016)은 Dreyfus의 기술습득 모형을 활용하여 정신의학 지도감독자가 전공의의 능력 수준을 개념화하고 진료 능력을 향상시키는 방법에 대한 틀을 제시하였다(〈표 17-1〉 참조).

지금은 측정도구 기반 진료의 시대이다
Measurement-Based Care Is Here

전공의들은 아마 임상시험의 결과 측정의 기반이 되는 다양한 종류의 선별 및 진단 척도들을 이미 알고 있을 것이다. '미국의 정신건강 진료 바로잡기: 행동 건강과 일차 진료에서 측정도구 기반 진료에 대한 국가적 요구'라는 제목 하의 보고서를 케네디 포럼에서 낸 이후, 이제 조인트 커미션Joint Comission은 의료 기관들이 이 표준화된 도구들을 활용하여 환자의 경과를 파악하고 치료 목표와 전략에 대한 정보를 제공할 것을 요구하기 시작했다(Fortney et al., 2017). 이러한 움직임은 여러 측면에서 찬사를 받을 만하나, 지도감독자와 전공의가 함께 고민해야 할 몇 가지 질문도 함께 던진다. 각 환자에서 어떤 도구를 선택해야 하는가? 측정된 결과에 대해서 논의할 것인가? 한다면 어떤 방식과 어떤 주기로 논의할 것인가? 바쁜 전공의의 업무 일과에 이러한 측정도구들을 어떻게 끼워 넣을 것인가?

행동사항

진료 중 전공의가 사용할 가능성이 있는 모든 척도의 목록을 만든다. 이 척도들을 하나씩 전공의와 살펴보면서 각 척도의 질문사항과 채점에 익숙하게 한다. 그다음 단계로서 어떠한 점수가 나왔을 때 치료계획에 어떻게 반영할 것인지, 혹은 임상시험에서 적용되는 점수와 어떻게 관계되는지에 대해서도 논의할 수 있다(제42장 '지도감독에 척도 기반 진료 도입하기' 참조).

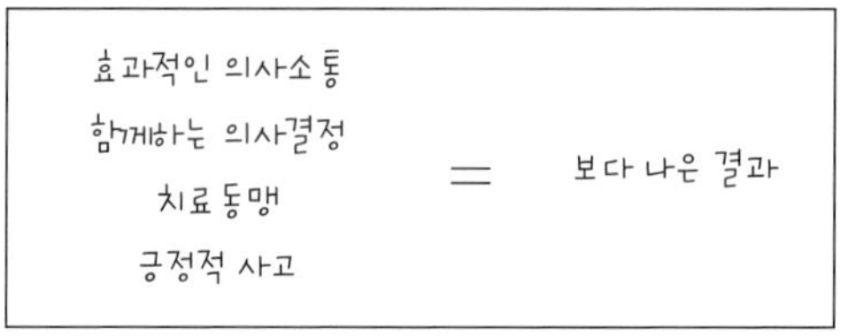

[그림 17-1] 환자가 바람직한 의사-환자 관계에 대해 처방을 내린다면 이렇게 쓸지 모른다.

행동사항

도구들이 쉽게 접근 가능하도록 한다. 설문도구의 경우에는 전자의무기록의 기록 목록 및 템플릿에 넣을 수 있으며, 지필 작성이 필요한 도구는 진료실 폴더에 사본을 준비해 두게 한다.

<표 17-1> 정신의학 수련에 적용한 Dreyfus의 기술습득 모형

단계	특성	적당한 예	지도감독 접근법
입문 단계 Novice	규칙을 고수하며 상황 파악이 어려움	표준 템플릿에 따라 환자를 면담하면서 환자 고유 요소를 인식하지 못하는 의대생	면담의 구조와 내용에 대한 즉각적 피드백
상급 신규 단계 Advanced Beginner	상황 파악이 아직 제한적이며 규칙을 행동의 지침으로 삼음	심한 우울 증상을 보이는 환자에 대해 조증 관련 증상 전체에 대해 체계적으로 문진하는 인턴	레지던트가 환자의 정서를 활용하여 면담의 방향을 잡는 데 관여하도록 함
유능 단계 Competent	표준 및 일상화된 업무 절차를 사용하나, 최소한 부분적으로는 장기목표를 고려하여 행동함	개방형 질문과 폐쇄형 질문을 잘 섞어 가며 필요한 정보를 얻어 신규 입원환자에 대한 정신과적 면담을 매끄럽게 수행하는 전공의	주 호소를 모든 관점에서 다루는 전반적인 생물정신사회적 사례구조화를 하도록 함
숙달 단계 Proficient	상황을 통합적으로 바라보며 무엇이 가장 중요한지 볼 수 있음	첫 대면부터 치료동맹을 맺기 시작하여 능숙한 면담을 진행해서 빠른 사례이해에 도달하는 고년차 전공의	면담을 진행하는 도중에도 가능한 치료 전략들에 대해서 동시에 생각해 보도록 도움
권위자 단계 Expert	깊은 이해에 기초하여 상황을 직관적으로 파악함	치료동맹을 형성하고 환자문제의 생물정신사회적 측면을 이해하여 환자 중심의 치료전략에 도달하는 전문의	빠른 진단과 사례이해를 위한 임상경험 기반 패턴 파악 방식의 가치를 인정하되, 각 환자의 삶이 고유함도 잊지 않도록 함

출처: Newman et al. (2016)에서 변형

<표 17-2> 지도감독 접근법

지도감독 유형	개인 지도감독(단일 전공의) 순차적 개인 지도감독(다수 전공의) 집단 지도감독(다수 전공의)
지도감독 방법	대면(진료 중, 진료 전, 진료 후) 메신저 대화(진료 중: 대면과 병용하는 것이 바람직함)
지도감독 시점	진료 중 장점: 전공의에게 실시간 피드백을 제공함 • 환자−지도감독자의 접점 증가로 치료의 일관성이 향상됨 • 양질의 기법/기술을 예로 보여 줄 수 있음 • 지도감독자가 독자적으로 환자를 평가하여 전공의의 판단과 비교 가능 • 복잡한 의사결정이 필요할 경우에 원활함 단점: 환자가 지도감독자만 의사로 여길 수 있음 • 지도감독자 역할이 너무 부각되면 전공의가 맥이 빠질 수 있음 • 담당 환자 앞에서 첨삭이나 교육받는 모습을 보일 가능성 때문에 전공의가 불편할 수 있음(이 단점이 발생할 수 있다는 것을 지도감독자가 유의하기만 해도 상당히 줄일 수 있다) • 다수 전공의를 동시에 지도해야 할 경우에 활용이 어려움 진료 전 장점: 다학제 접근에 유리함(사회복지사, 임상심리사의 정보 확인) • 진료 중에 발생하리라 예상되는 사안들에 대해 준비할 수 있게 지도감독자가 도와줄 수 있음 • 다수 전공의의 동시 지도에 유리함 단점: 진료 중 예상치 못하게 발생하는 문제를 예견하고 조언하기 어려움 • 진료 중에 피드백의 장점을 활용할 수 없음 진료 후 장점: 전공의의 자율성을 극대화함(후향적인 피드백만 함) • 전공의가 다수이며, 서로에게 배울 수 있는 집단 지도감독 시에 유리 • 깊이 있는 토론 시간이 더 확보될 수 있음 단점: 진료 중에 피드백의 장점을 활용할 수 없음 • 진료가 길어질 경우에 다음 일정 때문에 지도감독 시간이 단축되어야 할 수 있음

이럴 땐 이렇게

○ 예약환자로 만원인 외래에서 제대로 지도감독을 위한 시간을 내기가 쉽지 않다

낼 수 있다! 효과적인 지도감독은 다양한 형태로 시행할 수 있으며, 지도감독 기법은 지도감독자와 전공의의 목표(〈표 17-2〉 참조) 및 시간상의 제약에 기반하여 조율될 수 있고 또 그래야만 한다.

○ 여러 전공의를 동시에 지도하는 것이 쉽지 않다

외래 약물 치료에서 많은 경우에 같은 시간대에 여러 전공의가 각자 자신의 환자를 보는 일도 있다. 일부 기관에서는 짧게라도 지도감독자가 매 환자와 전공의를 보고 치료계획을 승인하거나 전공의의 질문을 받기도 하는데, 이러면 한 개의 몸으로 느끼는 시간 압박이 더 커진다. 사전 준비와 시간 관리가 가장 중요하다. 지도하는 접근 방식에는 여러 가지가 있다(〈표 17-2〉 참조). 보통 증례 전체를 논의할 시간이 없으므로 전공의들을 다 모아서 만나는 시간을 잡는 것도 방법이다. 또 결정적으로 사용 중인 지도감독 방법의 효과를 자주 재평가하고, 필요하면 변화를 주는 것이 효율성을 최대로 높일 수 있다.

○ 내가 진료실에 들어가서 치료계획을 바꾸면 내 담당 전공의는 권위를 손상당했다고 여긴다

지도감독자-수련 대상자 관계에 내재한 권력 격차로 인하여 전공의는 이러한 우려를 심지어 입 밖에 꺼내지도 못하는 경우도 있다. 따라서 지도감독자 쪽에서 상당한 조율을 거쳐서 전공의가 느끼는 권위 손상을 양측이 확인하고 적절히 대응할 수 있도록 하여야 한다. 치료 중의 피드백과 교정에 대한 전공의의 수용 정도에 영향을 미치는 요소들은 여러 가지이나, 지도감독자는 전공의들의 권위 손상 위험을 낮추기 위해 능동적 경청, 건설적 피드백, 공동 의사결정, 진료 후의 교육과 피드백 등을 적용할 수 있다. 상기하였듯이 전공의들은 자신의 교육과 수행에 대한 지도감독자의 관심을 느낄 때 피드백을 더 잘 수용한다. 마지막으로, 매우 중요한 점은 지도감독자가 최종 치료계획을 수정하는지의 여부와 무관하게 항상 전공의에게 자신의 치료계획의 근거를 설명하도록 해야 한다. 최종 치료계획이 적절하더라도 기반이 되는 근거에 결함이 있을 수 있다. 교육이란 생각의 내용뿐 아니라 생각의 방법을 배우는 것이다.

지도감독 대상자에게 할 수 있는 질문

- 오늘의 지도 시간의 의제를 정한다는 차원에서 오늘 진료할 환자는 누구인가요? 각 환자마다 간략한 생물정신사회적 사례구조화를 해 볼 수 있을까요?
- 행정이나 사무적인 문제로 상의하고 싶은 일은 없나요?
- 임상적으로 선생님이 이해한 것을 바탕으로 지금 시점에 어떤 약을 처방해 볼 수 있을까요?

추가 자료

Fortney J, Sladek R, Unutzer J: Fixing mental health care in American: A national call for measurement-based care in behavioral health and primary care (issue Brief). June 2017. Available at: http://thekennedyforum-dot-org.s3.amazonaws.com/documents/KennedyForum-BehavioralHealth_FINAL_3.pdf

Mintz DL, Flynn DF: How (not what) to prescribe: Nonpharmacologic aspects of psychopharmacology. Psychiatr Clin North Am 35(1):143–163, 2012

참고문헌

Fortney J, Sladek R, Unutzer J: Fixing mental health care in American: A national call for measurement-based care in behavioral health and primary care (issue brief). June 2017. Available at: https://thekennedyforum.org/wp-content/uploads/2017/06/Issue-Brief-A-NationalCall-for-Measurement-Based-Care-in-Behavioral-Health-and-Primary-Care.pdf. Accessed August 9, 2018

McKay KM, Imel ZE, Wampold BE: Psychiatrist effects in the psychopharmacological treatment of depression. J Affect Disord 92(2–3):287–290, 2006 16503356

Newman M, Ravindranath D, Figueroa S, et al: Perceptions of supervision in an outpatient psychiatry clinic. Acad Psychiatry 40(1):153–156, 2016 25085500

Young JQ, Irby DM, Kusz M, et al: Performance assessment of pharmacotherapy: Results from a content validity survey of the Psychopharmacotherapy–Structured Clincal Observation (P–SCO) tool. Acad Psychiatry 42(6):765–772, 2018 29380145

18 지지정신치료 지도감독

Supportive Psychotherapy Supervision

Randon S. Welton, M.D.
Marie E. Rueve, M.D.

지지정신치료supportive psychotherapy: SP는 '정신치료의 콩쥐the Cinderella of psychotherapy'라는 별명으로도 불린다. 이는 지지정신치료가 임상에서 많은 고된 임무를 담당하면서도 주목이나 인정을 거의 받지 못해서이다. 지지적 개입은 어디에나 존재하나 수련 중에는 간과되기 쉽다. 정신건강의학과 전공의 수련 책임자들을 대상으로 시행한 한 설문에서는 70%의 의국에서 역동정신치료에 대해 30시간 이상의 수련을 제공하나, 지지정신치료에 그만큼의 수련을 제공하는 경우는 15%에 불과하였다. 거의 절반 가까이 되는 의국에서 4년간의 전공의 수련 기간 동안에 지도감독이 동반된 지지정신치료 임상 경험은 30시간 미만을 할애하고 있었다(Sudak & Goldberg, 2012).

지지정신치료의 유용성은 유연성에서 나온다. 지지정신치료는 목표와 개입을 조정함으로써 가장 집중적이고 빠른 속도의 진료에서도 사용할 수 있다. 전공의들이 중증도 높은 환자의 진료를 준비할 때 지지정신치료는 빈틈없는 평가와 심리사회적 요소에 대한 관리를 강조하여 포괄적 치료를 가능하게 하며, 의생명과학적 접근에 더해짐으로써 생물정신사회 모형으로 되돌아 올 수 있게 해 준다(Margison, 2005). 지도감독자는 구체적인 초점과 개입을 강조함으로써 전공의들이 더 나은 지지정신치료를 시행할 수 있게 한다.

핵심 포인트

- 지도감독자는 지도감독 대상자가 언제 지지정신치료를 사용할 것인지 식별하도록 돕는다.
- 지도감독자는 목표 달성을 위해 어떻게 협력할 것인지 가르친다.
- 지지정신치료 지도감독은 공감이나 치료동맹 등의 정신치료의 공통요소를 강조한다.
- 환자의 현재 고통을 덜어 주고 알맞게 기능할 수 있게 하기 위한 전략 수립이 지지정신치료 지도감독의 필수적인 부분이다.

- 지지정신치료 지도감독에서는 지도감독 대상자가 환자의 강점과 가지고 있는 지지체계를 식별하고 활용할 수 있게 돕는다.
- 지지정신치료 지도감독자는 지도감독 대상자가 환자의 인지 기능을 향상시킬 수 있게 도와야 한다.
- 지지정신치료 지도감독에는 치료 준수의 중요성에 대한 논의가 일상적으로 포함되어야 한다. 지도감독 대상자가 치료의 장애물을 주기적으로 평가하게 지도한다.
- 지도감독은 지지정신치료의 원리를 가르치는 데 도움이 되어야 한다.

언제 지지정신치료를 사용할 것인지 식별하도록 돕기
Help Identify When to Use Supportive Psychotherapy

전공의들이 지지정신치료 시행을 고려해야 하는 환자는 심한 정신과적 증상을 가지고 있거나, 일상 기능에 문제를 보이거나, 고통의 정도가 심하거나, 현재 주변 상황에 압도되어 있는 모든 환자이다. 이 환자들은 많은 경우에 정서 조절과 자존감에 문제가 있거나 비효과적인 대처 전략을 갖고 있다. 이런 경우에 지지정신치료는 환자의 삶에서 수정 가능한 요소들을 다루어 삶의 질을 극적으로 개선할 수 있으므로 가장 도움이 되는 정신치료 방법일 수 있다.

목표 달성을 위해 어떻게 협력할 것인지 가르치기
Teach How to Collaborate on Goals

지지정신치료 지도감독자들은 지도감독 대상자들이 환자들과 협력하여 치료목표를 설정하고 이에 도달하기 위해 노력하도록 지도한다. 다음과 같은 것들이 목표가 될 수 있다. ① 지지적 관계의 형성과 유지, ② 건강한 대처 기술(예: 자기주장assertiveness) 및 건강한 행동(예: 운동, 수면위생, 물질남용하지 않기)의 증진, ③ 현실 검증, 문제 해결, 의사결정 전략에 대해 작업하기, ④ 단순한 전략(예: 이완기법)을 적용하여 불안과 정서에 대한 내성을 키우기, ⑤ 건강한 자존감 형성(Winston et al., 2012)하기가 그것이다. 일반적으로 이것들이 SMART(구체적인Specific, 측정가능한Measurable, 달성가능한Achievable, 적절한Relevant, 기한이 있는Time-limited) 목표가 된다. 지도감독자들은 주기적으로 이 목표를 향한 진행 상황을 물어봄으로써 치료의 중심으로서 이 목표들에 초점이 맞추어지도록 해야 한다.

공감, 수용, 인정 훈련 Practice Empathy, Acceptance, and Validation

공감, 수용, 인정은 정신치료의 가장 효험 있는 요소들에 포함되며, 지지정신치료의 대상이 되는 환자들에게서 강조되어야 한다. 치료 및 지도감독 중에 지도감독 대상자는 환자의 감정과 선택에 대해 적절한 방식으로 이해를 표현하는 법을 배울 수 있다. 지도감독자가 전공의와 특정 상황에 대해 역할극role-play을 하며 치료자와 환자 역할을 번갈아 맡을 수 있다. 이러한 역할극 내 지도감독을 통해 지도감독 대상자의 언어적 · 비언어적 의사소통의 활용을 점검하고 개선할 수 있다. 치료 과정을 녹화한 영상을 보며 지도감독 대상자의 얼굴 표정과 신체언어를 함께 살펴볼 수 있고, 지도감독 중에 여기에 대해 언급할 수 있다. 말하면서 어조, 속도, 강조 등을 바꾸어 전달되는 내용이 달라질 수 있는 점도 지적하면 좋다. 지도 중에 전공의가 영상의 특정 지점의 환자가 무엇을 느끼는지 요약하여 말해 보도록 하면 환자에게 말로 공감과 인정을 표현하는 연습이 된다. 다른 치료 회기의 영상이나 심지어 대중매체로부터 감정이 강하게 나타나는 구간을 발췌하여 보여 주고 전공의에게 공감을 표현해 보게 할 수도 있다.

치료동맹에 초점 맞추기 Focus on the Therapeutic Alliance

치료동맹은 모든 치료의 효과에 중대한 영향을 미친다. 중증도 높은 환자가 지지정신치료를 받을 경우에 특히 그러하다. 지도감독자는 치료자와 환자의 역할과 기대를 논의하는 것, 함께 단기 및 장기 목표를 설정하는 것, 그리고 적당한 경계를 유지하면서도 존중과 따뜻함 및 긍정적 시각을 의도적으로 표현하도록 유의하는 것 등이 동맹 형성을 촉진한다는 것을 알게 도울 수 있다. 지도감독 대상자들에게 주기적으로 치료동맹의 강도를 논의하게 하거나 작업동맹평가Working Alliance Inventory(Horvath & Greenberg, 1989)와 같은 표준 척도를 통해 측정하게 한다.

급성의 고통을 보살피고 적응적인 대처 전략 촉진하기 Attend to Acute Distress and Promote Adaptive Coping Strategies

지지정신치료는 환자가 가진 당장의 정서 및 기능의 어려움에 초점을 맞춘다. 치료 개입은 이것들을 직접적 대상으로 삼아야 하며, 환자에게 HOPE(Hear, Organize, Promote, Effect)를 주는 것으로 요약할 수 있다(Crocker, 2017).

- **H**ear: 환자의 느낌과 감정을 듣고 이해하고 반영하기
- **O**rganize: 환자의 이야기와 경험을 정리해 주기
- **P**romote: 대처 능력, 자존감 등 심리적 적응 기능을 촉진시키기
- **E**ffect: 환자와 협력하여 변화를 이끌어 내고 스트레스를 줄이며 지지를 늘리기

정신질환을 가진 환자들은 강렬한 감정과 조절 능력 상실로 종종 혼란에 빠진다. 치료자는 환자가 자신의 경험을 하나의 연결된 이야기로 통합하도록 도와줄 수 있다. 환자가 자신의 병력을 이야기하게 도와주고, 애매한 상황을 명료하게 해 주고, 경험을 보다 정확한 방식으로 재구성하게 함으로써 치료자는 환자들이 자신의 삶을 좀 더 이해하고 예측하며 덜 무서워하도록 해 줄 수 있다. 지도감독을 기회로 삼아 지도감독 대상자는 요약하는 표현을 연습하고, 환자가 이해할 수 있는 이야기의 서술을 훈련할 수 있다. 지도감독자는 포괄적인 생물정신사회적 사례구조화를 요구함으로써 전공의가 환자를 이해하며 빠뜨린 부분을 찾고 채워 줄 수 있다. 환자가 가진 질환의 속성, 증상, 예후에 대한 정신질환교육psychoeducation을 시행하면 환자가 자신이 살아온 삶을 이해하는 데 도움이 된다. 이것도 지도감독 중에 연습이 가능하다. 지도감독자가 전공의에게 환자의 대처 전략 중 생산적인 것과 비적응적인 것을 구별하게 함으로써 기능을 최적화하는 전략을 수립하게 도울 수 있다. 환자의 자율성을 존중하되, 치료자는 기능의 향상에 대해 환자가 받아들일 수 있는 방식으로 조언을 할 수 있다(예: 수면위생, 처방에 따른 약물 복용). 건강한 행동(예: 운동)을 독려하고 건강하지 않은 행동(예: 물질 남용)을 피하게 한다. 치료자는 환자가 자기파괴적 · 자기제한적 행동 패턴을 중지하도록 독려한다. 전공의가 건전한 치료적 제언을 하면서도 과도한 지시와 통제에 이르지 않도록 경계를 짓는 데에는 지도감독자의 도움이 필요하다. 환자의 현재 고통을 줄이기 위한 추가적인 방법으로 지도감독자는 이완훈련, 비관적 사고의 재구조화reframing pessimistic assessments, 합리적 희망reasonable hopefulness 갖게 하기 등의 개입 기법을 연습시킬 수 있다.

강점과 지지체계를 식별하도록 돕기
Help Supervisees Identify Strengths and Support Systems

심각한 정신질환을 가진 환자들은 자신의 실패와 잘못 그리고 약점을 강조할 때가 많다. 지지정신치료자에게 환자가 과거의 성공, 장점, 성취를 찾아보도록 돕는 방법을 가르칠 수 있다. 환자뿐 아니라 지도감독 대상자도 스스로의 발전을 위한 고생과 노력을 인정하게 될 수

있다. 지도감독자는 환자가 치료 중에 경험하는 긍정적 순간과 성공을 강조하고, 전공의가 환자의 변화된 행동을 근거로 어떻게 환자를 제대로 칭찬할 수 있을지 논의한다. 이러한 개입은 환자의 건강한 자존감 발달에 유익하다. 지도감독자는 환자의 관계망에 대한 탐색과 사회적 지지가 충분한지 알아보는 것의 중요성을 강조할 수 있다. 환자의 현재 가족 및 친구 관계의 긍정적 측면과 부정적 측면에 초점을 맞출 수 있도록 지도한다. 그리고 나면 지도감독 대상자와 함께 환자는 건강하지 않은 상호작용을 최소화하고, 건강한 작용을 활용하며, 새로운 관계를 찾는 선택지를 살펴보는 선택으로 넘어갈 수 있다.

지도감독 대상자가 환자의 인지 기능을 향상시키도록 돕기

Help Supervisee Enhance the Patient's Cognitive Functioning

압도됨을 느끼거나 극심한 혹은 만성적인 정신 증상을 경험하는 환자는 몇몇 비효율적인 인지 전략을 보일 수 있다. 이들은 염세주의, 자기실현적 예언, 확증편향confirmation bias에 빠지거나 긍정적이거나 희망적인 근거를 폄하하기 쉽다. 지도감독자는 전공의를 도와 이러한 패턴을 발견하게 하고 역할극 연습을 통해 이러한 패턴에 맞서는 것을 연습하게 할 수 있다. 환자의 제한된 문제 해결 기술에 지도의 초점을 기울이도록 한다. 지지정신치료는 환자가 선택의 기로에서 선택지를 검토하고 의사결정 전략을 세우는 것(예: 장점과 단점 나열하기)을 돕는다. 환자에게 행동의 방향을 결정하기 전에 모든 가능한 선택지와 그 결과를 고려하는 것과 부정적으로 기울어진 생각을 보다 현실적인 평가와 균형을 잡도록 가르칠 수 있다. 환각이나 망상을 경험하는 환자에 대해서는 현실검증력의 향상이 중심이 되어야 한다. 적극적인 지도감독이 없다면 전공의들이 이러한 필수적 업무를 놓칠 위험도 있다.

치료 방해물을 주기적으로 평가하도록 지도하기

Guide Supervisees to Regularly Assess Obstacles to Care

환자가 치료에 계속 참여하는 것이 그들의 감정적 고통을 줄이는 가장 주된 수단이다. 따라서 치료에 방해가 될 수 있는 요소들을 예측하고 다루는 것은 지지정신치료의 일차 초점이 된다. 중증 정신질환을 가진 환자에서 치료 준수treatment adherence를 제한하는 수많은 요인이 있다. 지도감독 대상자는 환자의 질환의 중증도, 병식의 부족, 과거의 치료 경험, 그리고 교통이나 치료비 문제 등의 현실적 사안들이 치료자와 동맹을 맺고 치료 처방을 준수하는 데 방해가 될 수 있다는 점을 알아야 한다. 지도감독자는 지도감독 대상자가 이러한 요인들의 시간에 따른 변화를 평가하고 관리하도록 일깨워 줄 수 있다. 예측 가능한 방해물의 상당 부분은 지도감독에서 선제적으로 대응하여 환자가 피할 수 있게 해 준다. 이로 인하여 환자의 치료 결과도 성공적이고, 전공의 역시 긍정적 경험을 할 수 있다.

지도감독을 이용하여 지지정신치료의 원리를 배울 수 있게 돕기

Use Supervision to Assist in Teaching the Principles of Supportive Psychotherapy

지도감독에는 대개 지지정신치료의 많은 기법이 포함된다. 지도감독자가 직접 지지정신치료에서 출발한 기법을 사용하고, 그 경험을 이야기해 주는 것도 지도감독에 활기를 불어넣을 수 있다. 지도감독자는 지도감독 대상자와 함께 지도감독의 명확한 목표를 세우고 주기적으로 이를 점검하도록 노력해야 한다. 지도감독의 목표는 종종 지지정신치료의 목표를 반영한다.

1) 지도감독 대상자가 지도감독자와 신뢰에 기반한 동맹을 맺도록 도울 것
2) 치료 기법에 있어서 지도감독 대상자의 기술을 최대한 끌어올릴 것
3) 치료 시간에 어려운 순간이 와도 지도감독 대상자가 효과적으로 대처할 수 있도록 도울 것
4) 지도감독 대상자가 진료 중의 감정 조절을 배울 수 있게 돕고 시범을 보일 것
5) 지도감독 대상자가 자신감과 전문가로서의 자긍심을 형성하도록 도울 것

지도감독자는 적극적으로 지도감독의 효과에 대한 피드백을 받아 이에 따른 조정을 해야 한다. 지도감독에서의 어려움을 발견하고 문제 해결 기법을 적용해야 하는 것도 지도감독 대상자의 도움을 받은 환자들이 자신의 삶에서 문제를 헤쳐나가는 것과 다르지 않다. 이론교육, 시범, 역할극은 지도감독과 지지정신치료 양쪽에 적용될 수 있다. 지도감독자는 전공의가 경청과 이해를 받는다고 느끼고 치료 경험을 공고화하도록, 치료자로서의 자긍심을 향상시키도록, 신규 치료자로서의 어려움을 누그러뜨리면서도 필요한 능력을 익히도록, 그리고 치료자로서 성장하면서 더 나은 의사결정을 할 수 있도록 돕는다. 지도감독에 이러한 다면적 요소를 포함시킴으로써 지도감독 대상자의 학습에 깊이와 활력이 더하면서 지지정신치료와 유사한 기법의 효능을 본인도 체험할 수 있게 된다(McNeill & Worthen, 1989).

이럴 땐 이렇게

○ 지도감독 대상자가 단순히 환자와 좋은 관계를 맺는 것이 지지정신치료의 전부라고 생각한다

지지정신치료에서 견고한 치료동맹의 형성과 유지에 우선순위가 있는 것은 맞으나, 지지정신치료는 막연히 환자를 지지하는 것과 구별되는 구체적인 목표와 기술도 포함한다. 환자가 감정을 안전하게 경험하고 표현하면서 자신의 병에 대해 깨달음을 얻을 수 있도록 안정적인 치료환경을 만들고 유지하는 것 자체가 흔히 지지정신치료에서 하나의 목표이지만, 지지정신치료에서 치료자와 환자는 이에 더한 다른 구체적인 작업도 할 수 있다. 지지정신치료가 의도적으로 환자의 전체적 기능, 자존감, 감정 조절 능력, 인지기능, 대처 전략을 최적화하고자 한다는 점을 강조할 수 있다(Brenner, 2012; Meaden & Van Marle, 2008; Novalis et al., 1993; Winston & Roberts, 2019). 지도감독 대상자는 지지정신치료가 강한 치료동맹을 형성하는 것에 더하여 환자와 치료자가 협력하여 만든 단기 및 장기 목표를 달성하기 위해 적극적인 개입을 제공한다는 것을 알게 되어야 한다.

○ 인지행동치료나 역동정신치료 지도감독과 지지정신치료 지도감독의 차이를 잘 모르겠다

치료동맹을 형성하고 공감을 보이며 적절한 경계를 유지하는 등의 일부 지지정신치료적인 개입은 대부분의 정신치료에 공통적으로 포함되어 있는 요소이다(Plakun et al., 2009). 이러한 공통 요소들만으로도 종종 유의미한 치료적 이득이 있다(Lambert & Barley, 2001). 지지정신치료를 수행하면서 인지, 행동, 대인관계, 정신역동 기법을 빌려 와도 된다. 하지만 환자의 결함을 대상으로 삼고 환자의 현재 목표에 도달하는 것을 강조한다는 전제하에서이다. 지지정신치료를 지도하면서 전공의가 직접적으로 고통을 줄이고 기능을 향상시키며 자존감을 북돋고 사회적 지지를 늘리는 것으로 밝혀진 개입방법에 집중할 수 있게 돕는다.

○ 지도감독 대상자의 환자가 자신이 이해받지 못한다고 생각한다

만성 또는 중증 정신질환을 가진 환자들은 종종 고립감과 사회의 주류로부터 배제됨을 느낀다. 이전의 정신건강 관련 종사자와의 경험에서 무심하거나 사무적인 태도를 경험하였다면 자신을 이해하고 관심을 가져 주는 사람이 없다는 믿음이 더 강화되었을 것이다. 지지정신치료자는 환자들이 자신의 경험을 상세히 이야기할 수 있게 독려함으로써 이러한 마음가짐을 공략할 수 있다. 지도감독자는 환자들을 주제에 대해 상세히 이야기하도록 독려하는 다양한 방법을 가르칠 수 있다. 여기에는 마지막 문장을 다시 말해 주거나, "그 부분에 대해 좀 더 이야기해 주시겠어요?"라고 묻는 것 등이 있다. 전공의들은 환자들이 한 말을 다른 표현으로 바꾸거나 다시 말하는 것을 지도감독자와 연습해야 한다. 지도감독자는 지도감독 대상자가 언어적·비언어적 표현을 통하여 정확하고 적절하게 공감과 인정을 표현하는 능력을 증진시키기 위해 노력할 수 있다.

○ 우리 수련 과정에는 지지정신치료에 대한 이론교육이 없어서 지도감독에서 가르칠 수가 없다

지지정신치료에 대한 공식 수련이 없다는 것은 큰 어려움이지만 극복이 불가능한 것도 아니다. 지도감독 안에서 지지정신치료 제공의 시범을 보임으로써 경험적으로 지지정신치료에 대해 배우게 해 줄 수 있다. 지도감독의 시작 전에 지도감독자는 전공의의 현재 지식 수준과 가지고 있는 기술 목록을 파악하여 지도감독의 목표와 목적을 설정할 수 있다. 목표를 구체화하면서 지도감독자는 이 과정이 환자와 지지정신치료의 목표를 설정하는 과정과 상당히 유사함을 느낄 것이다. 양쪽에서 현재의 강점, 기술, 결함을 인정하고 이를 개선할 계획을 짜게 된다. 이러한 평행 과정을 십분 활용하여 능숙한 임상가는 자신의 지도 활동을 가르침의 기회로 삼을 수 있다.

지도감독 대상자에게 할 수 있는 질문

- 이 환자에서 지지정신치료가 최선의 선택인 이유는 무엇일까요?
- 이 환자와 긍정적인 치료동맹을 유지하는 데에는 어떤 어려움이 있을까요?
- 환자가 늘 쓰는 비적응적인 대처 전략과 심리적 방어는 무엇인가요?
- 이 환자가 가지고 있는 강점과 자원은 무엇이 있나요?
- 이 환자의 기능을 어떻게 향상시킬 수 있을까요?
- 이 환자를 치료하는 구체적인 목표가 무엇인가요?
- 환자가 이 목표를 달성하도록 돕기 위해 어떤 기법과 개입을 써 볼 수 있을까요?

추가 자료

Winston A, Pinsker H, Rosenthal RN: Learning supportive psychotherapy: An illustrated guide. Washington, DC, American Psychiatric Publishing, 2012 [지지정신치료에 대한 꼼꼼한 논의, 영상 사례 및 지지정신치료 역량 평가방법을 포함하는 알찬 교과서이다]

참고문헌

Brenner AM: Teaching supportive psychotherapy in the twenty-first century. Harv Rev Psychiatry 20(5):259–267, 2012 23030214

Crocker EM: Supportive psychotherapy. Scientific American Psychiatry. Edited by Black DW. Decker Intellectual properties, September 2017. Available at https://www.deckerip.com/products/scientific-american-psychiatry/table-of-contents. Accessed August 9, 2018

Horvath AO, Greenberg LS: Development and validation of the working alliance inventory. J Couns Psychol 36:223–233, 1989

Lambert MJ, Barley DE: Research summary on the therapeutic relationship and psychotherapy outcome. Psychotherapy 38:357–361, 2001

Margison F: Integrating approaches to psychotherapy in psychosis. Aust N Z J Psychiatry 39(11–12):972–981, 2005 16343297

McNeill BW, Worthen V: The parallel process in psychotherapy supervision. Prof Psychol Res Pr

20(5):329–333, 1989

Meaden A, Van Marle S: When the going gets tougher: The importance of long-term supportive psychotherapy in psychosis. Adv Psychiatr Treat 14:42–49, 2008

Novalis PN, Rojcewicz SJJ, Peele R: Clinical manual of supportive psychotherapy. Washington, DC, American Psychiatric Press, 1993

Plakun EM, Sudak DM, Goldberg D: The Y model: An integrated, evidence-based approach to teaching psychotherapy competencies. J Psychiatr Pract 15(1):5–11, 2009 19182560

Sudak DM, Goldberg DA: Trends in psychotherapy training: A national survey of psychiatry residency training. Acad Psychiatry 36(5):369–373, 2012 22983467

Winston A, Roberts LW: Supportive psychotherapy, in The American psychiatric association publishing textbook of psychiatry, 7th Edition. Edited by Roberts LW. Washington, DC, American Psychiatric Association Publishing, 2019

Winston A, Rosenthal RN, Pinsker H: Learning supportive psychotherapy: An illustrated guide. Washington, DC, American Psychiatric Publishing, 2012

Supervision in Psychiatric Practice
-Practical Approaches Across Venues and Providers-

19 인지행동치료 지도감독

배움의 향상과 전문성의 증진

Cognitive-Behavioral Therapy Supervision

Enhancing Learning and Promoting Expertise

Donna M. Sudak, M.D.

인지행동치료Cognitive-Behavioral Therapy: CBT도 다른 대부분의 정신치료적 접근과 마찬가지로 신규 치료자를 지도감독 관계 내에서 교육시키는 오랜 전통을 보유하고 있다. 지침, 묘사, 전문가 합의 선언, 그리고 CBT에서의 지도감독 과정에 대한 종설들이 지도감독의 틀이 된다. 이 장에서는 CBT 지도감독 및 그 구성요소들을 지지하는 현존의 근거들을 검토하고, CBT 지도감독과 다른 형태의 정신치료에 대한 지도감독의 차이를 기술하며, CBT 지도감독을 구성하는 과정들을 상술할 것이다.

핵심 포인트

- CBT의 지도감독 관계에는 구조화된 치료와 인도된 발견 및 자가 연습의 강조 측면에서의 치료관계가 투영된다.
- 작업 예시의 평가, 서면 사례개념화의 검토, 환자 경과에 대한 자료 점검이 지도감독 회기의 중심이다.
- 능동적active이고 체험적experiential인 학습은 지도감독 대상자의 성장을 촉진하는 구체적인 행동계획과 함께 지도감독 회기의 필수 요소이다.

CBT 지도감독과 관련 근거 Evidence Regarding CBT Supervision

Milne과 Reiser(2015)가 CBT 지도감독과 관련한 다양한 종류의 저작을 기술하였는데, 여기에는 연구 논문(예: Bambling et al., 2006; Breese et al., 2012; Milne et al., 2011; Townend et al., 2002), 전문가 합의 선언(예: Milne & Dunkerley, 2010; Roth & Pilling 2008), 서술적 종설(예: Gordon, 2012; Milne et al., 2010; Reiser, 2014; Reiser & Milne, 2012) 및 체계적 고찰(예: Reiser &

Milne, 2014) 등이 있다. CBT 지도감독과 그 구성요소에 대한 실제 경험적 기반은 아직 제한적으로 후속 연구가 필요한 실정이다.

CBT의 지도감독 과정에 대한 이해

Understanding the Supervision Process in CBT

CBT 지도감독의 토대는 지도감독 관계이다. 강력한 유대를 형성하는 것, 잘 정의된 구체적인 목표를 설정하는 것, 이 목표를 달성하기 위한 과제를 명확히 수립하는 것이 과정에 필수적이다. 지도감독에는 흔히 평가의 요소가 포함되어 있으므로 지도감독자는 지도감독 대상자의 수행과 관련한 기대사항을 명시적으로 살펴보고 평가 방법을 검토해야 한다. 신뢰를 촉진하고 지도감독자 자신이 겪은 어려움을 자기노출하는 것이 강력한 동맹 형성의 열쇠이다(Ladany et al., 1999).

요구도 평가의 수행 **Performing a Needs Assessment**

필요를 느끼는 부분에 대한 평가를 통하여 학습자의 참여를 증가시키고 평생학습으로 이어질 수 있는 자기반성의 수행에 모범을 보일 수 있다. 지식과 기술, 환자 유형 및 치료와 관련하여 어려움을 주는 사안들에 대해 되돌아보게 하는 질문을 활용하여 지도감독 대상자가 목표와 문제 영역, CBT 또는 보다 보편적인 치료 기술에서의 구체적인 강점을 식별하게 한다. 작업의 일부를 인지치료 척도Cognitive Therapy Scale(Young & Beck, 1980)나 핵심 인지행동치료 기술 평가The Assessment of Core CBT Skills(Muse et al., 2017)를 이용하여 평정하는 것도 기초적인 역량을 평가하는 훌륭한 방법이다.

학습목표의 설정 **Setting Learning Goals**

협력하여 학습목표를 설정하는 것도 치료접근으로서의 CBT와 CBT 지도감독에서 상응하는 점 중 하나이다. 이 목표는 구체적이고 측정이 가능하며, 지도감독 대상자의 접근에서 의도한 변화로 이어져야 하고, 자주 재확인하여 수정해야 한다. 지도감독자는 지도감독 대상자가 환자 치료에서 능숙하게 CBT를 사용할 수 있는 역량을 획득하도록 돕는 것을 큰 목표로 삼고, 보다 작은 세부목표는 지도감독 대상자의 구체적인 강점과 학습 요구도에 따라 결정한다. 예를 들어, 신규 CBT 치료자는 일반적인 CBT의 기법과 전략, 즉 사례구조화를 준비하고 치료를 계획하는 방법 등을 배워야 한다. 보다 경험 많은 CBT 치료자도 진단에 따른 CBT의 구체적인 적용(예: 식이장애에 대한 CBT)이나 특정 기법과 관련한 목표(예: 노출exposure 기법 사용이 익숙하지 않아요)에 대해서는 잘 모르는 부분이 있을 수 있다.

지도감독 계약의 설정 Establishing Supervision Contracts

관계의 유의미한 부분과 학습목표를 구체적으로 서술해서 지도감독자와 지도감독 대상자의 합의하에 문서로 작성함으로써 투명성과 지도감독 대상자의 안전을 증대하고, 지도감독의 진지함을 보고 상기할 수 있으며, 배우겠다는 다짐을 명시할 수 있다. 이 문서의 내용에는 지도감독의 틀(취소나 지각에 대한 원칙, 비상 연락처, 지도감독 회기의 길이, 약속 시간, 수업료)과 함께 관계에서 기대되는 사항(작업 예시의 제출 포함), 학습목표와 평가 방법, 그리고 지도감독 관계를 환자에게 밝히겠다는 조항이 포함되어야 한다.

지도감독 대상자를 개념화하기 Conceptualizing the Supervisee

지도감독 대상자가 전공의를 개념화함으로써 더 나은 지도감독이 가능하다. 치료에서 환자에 대해 하는 것과 마찬가지로, 보다 맞춤형의 정밀한 교육적 개입을 위하여 지도감독자가 지도감독 대상자의 문화와 교육 배경, 환자 관리 및 정신치료 시행 경험, 수련받고 있는 환경과 맡고 있는 임무, 그리고 CBT 및 정신치료 전반에 대한 지도감독 대상자가 가진 생각 등을 포함하여 구조화할 수 있다.

역량을 평가하기 Evaluating Competency

CBT 치료와 마찬가지로, CBT 지도감독은 평가 척도의 발전을 평가하는 중요한 지표로 삼는다. 평가 척도에는 두 가지 목적이 있다. 첫째로 환자의 경과를 평가하는 것으로, 이를 통해 지도감독 대상자는 환자의 결과를 추적하는 것의 가치를 배우고 지도감독자는 질적인 치료를 보장할 수 있다. 둘째로 지도감독 대상자의 CBT에서의 역량을 평가하는 것이다. 성인 CBT 치료 역량을 평가하는 데 가장 자주 쓰는 척도는 인지치료 척도Cognitive Therapy Scale (Young & Beck, 1980)이며, 나중에 나온 타당도 연구를 거친 역량 척도로서 핵심 인지행동치료 기술 평가The Assessment of Core CBT Skills(Muse et al., 2017)가 있다. 지도감독 대상자는 자신의 작업 예시와 숙련된 치료자의 예시를 평정해 보아야 한다[더 자세한 논의는 Sudak 등

(2015)의 저서를 참조].

지도감독의 의제 정하기 Establishing an Agenda in Supervision

지도감독의 구조는 통상 CBT 회기의 구조를 따라가는데, 이러한 구조가 학습과 효율을 증진시킨다(Liese & Beck, 1997; Padesky, 1996). 지도감독 대상자는 전형적인 지도 회기의 내용을 알 때 불안을 덜 느끼고 좀 더 잘 준비가 되었다고 느낀다. 회기에 포함되는 내용으로는 출석check-in, 의제agenda 정하기, 지난 회기에 부여된 항목 검토하기, 각 의제사항에 대한 작업, 주기적 요약, 행동 계획 설정, 최종 요약, 양방향 피드백이 있다. 지도감독 과정에서 이 각각의 내용에 정해진 목적이 있다. 의제의 설정을 통해 지도감독 대상자가 가장 관심을 가지고 있는 특정 사항을 다룰 수 있고, 학습의 목표가 추적됨을 확인할 수 있다. 부과된 과제는 목표 달성에 초점이 맞추어져 있고, 피드백에서 과제와 목표의 연관성을 주시한다.

지도감독자는 집중되고 목표가 명확한 의제를 설정하여 이것이 학습목표에 대한 작업으로 이어지도록 하여야 한다. 이 의제는 지도감독 대상자가 지도감독에 가져온 질문이나 회기 중에 검토한 작업 예시, 환자 진료 관련 사안으로부터 유도될 수 있다. 지도감독 대상자는 지도감독의 과정에 대해 안내를 받아야 하며, 지도감독에서 할 질문을 만드는 방법도 배워야 한다. 만일 지도감독 대상자가 사례의 평가와 발표에 능숙한 역량을 보인다면 환자에 대한 발표에 시간을 많이 쓰는 것이 큰 의미가 없을 수 있다.

지도감독 중 의제 항목에 대해 작업하기 Working on Agenda Items in Supervision

일반적인 CBT 지도감독에서는 사전에 지도감독 대상자가 환자에 대한 개념화와 병력을 공유한 뒤에 녹음 또는 녹화된 작업 견본을 검토하게 된다. 작업 견본을 주기적으로 확인하는 것이 반드시 필요하다. 비공개는 지도감독에서 심각한 문제가 된다(Ladany, 1996). 지도감독 대상자가 실제로 발생한 일에 대하여 있는 그대로 이야기하더라도 치료의 수행과 관련한 미묘한 부분들 중 기억하지 못하는 것이 틀림없이 있다. 녹음 또는 녹화 외에 사례개념화, 환자의 문제 및 목표 목록, 사고 기록thought record 등을 검토할 수 있다. 문서화된 사례개념화와 치료계획은 지도감독 대상자의 사고 과정thought process을 이해하고 인지행동 모형에 대한 이해도를 측정하며, 특정 환자에 대해 계획된 대로 CBT를 시행하도록 지도하는 데 특히 유용하다.

지도감독에는 고유의 긴장이 관여한다. 지도감독 전반에 걸친 목표는 지도감독 대상자가 장애물을 만나도 독립적으로 헤쳐나가는 방법how을 힘들여서 배우는 것이다. 하지만 환자의 건강과 지도감독의 효율도 고려해야 한다. 지도감독 대상자가 애초에 치료 기술을 갖고 있지 못하다면, 아무리 혼자서 노력하더라도 소용이 없을 것이다. 예를 들어, 중증의 우울 증상을 보이는 환자의 치료자가 행동활성화behavioral activation에 대한 수련을 전혀 받지 못했다면 효과적인 치료를 진행하기가 어려울 것이다.

지도감독자는 지도감독 대상자의 감정이 담긴 사안(예: 환자에 대한 불안감을 포함한 사안)을 찾아내어 이를 여러 가지 지도 방법으로 다루어야 한다. Milne(2008)은 여러 가지 지도 방법을 적용하는 지도감독자가 보다 효율적인 교육 참여와 촉진을 이끌어 냄을 강조하였다. 역할극, 독자적 연습, 개념을 구체화하는 경험적 훈련 등의 체험학습experiential learning이 필수적이다.

행동 계획 수립 Developing Action Plans

지도감독에서는 회기 이외의 시간에 할 과제를 부여해야 한다. 읽기 과제를 하는 것, 녹화한 회기 내용을 검토하며 인지치료 척도Cognitive Therapy Scale(Young & Beck, 1980) 등의 도구로 평가하는 것, 치료 전문가들의 치료영상을 시청하는 것, 스스로를 되돌아보는 연습, 자동적 사고 기록과 같은 CBT 도구의 자가 연습을 포함시키는 것 등이 지식과 기술을 향상시킬 수 있다. 치료자로서 지속적으로 발전하고 성장하기 위해서도 회기 이외에도 연습할 정도의 몰입은 필수적이다.

피드백의 제공 Providing Feedback

지도감독에서는 형성formative 피드백, 총괄summative 피드백 두 가지 형태의 피드백이 중요하다. 형성 피드백은 CBT 지도감독에서 지속적으로 적용하게 된다. 지도감독자는 작업 예시를 검토할 때 지도감독 대상자가 사용한 표현을 따와서 상세히 메모해 두어야 한다. 이러한 세부사항이 개선 방안에 대한 명시적 피드백에 강력한 힘을 부여한다. 평가 척도를 통해 치료적 접근의 핵심 요소를 배우고 피드백의 기회를 얻으며 지도감독자는 전공의의 발전 경과를 추적할 수 있다. 칭찬과 함께 기술의 배치, 개념화, 개입의 선택, 환자와의 관계를 다루는 법 등에 대한 구체적인 지도 등이 피드백 제공 시 중요하게 챙길 내용들이다.

이럴 땐 이렇게

○ 지도감독 대상자에게 있는 기술 및 역량의 결함이 어떤 것인지 잘 모르겠다

지도감독 대상자가 어려움을 겪고 있는 이유가 기술이나 역량의 결함 때문인지 알아보기 위하여 역할극, 관찰 및 목표가 명확한 질문targeted questioning을 활용할 수 있다. 때로는 기술을 갖추고 있음에도 치료자가 가지고 있는 신념 때문에 특정 치료 기법을 사용하지 않고 있을 수도 있다.

○ 지도감독 대상자가 진단기준을 문제 목록이라고 잘못 생각하고 있다

문제 목록이 제한적이면 치료목표도 불충분하거나 모호해지므로 지도감독 대상자가 환자의 문제의 초점을 찾아 목록으로 만들 수 있게 지도한다.

○ CBT에 알맞은 '이상적인 환자'가 없다

지도감독 측면에서의 '이상적인 환자'(즉, 급성의 문제를 가지고 있을 것, 심한 중증이나 만성 질환이 아닐 것)에 대한 문헌이 있으나(Sokol & Fox, 2015 참조), 저자의 경험상 그러한 환자가 예측 가능한 정도로 늘 있기는 어렵다. 정신건강 전문가들이 특히 수련 환경이라면 더더욱 늘상 떠맡게 되는 환자는 여러 공존 질환을 가진 만성 환자이며, 이들은 버거운 심리사회적 어려움을 가지고 있다. 지도감독자들은 지도감독 대상자가 환자를 돕고 치료방법을 배우기 위하여 CBT 개입을 적용할 수 있는 방법을 찾아내야 한다. 약물치료 준수, 정서 조절, 문제 해결, 고통에 대한 내성distress tolerance, 노출exposure, 행동 활성화behavioral activation의 개념을 활용하여 어려운 환경에서도 좋은 치료효과를 내는 경우가 있다. 추가로 치료자는 여러 복잡한 어려움을 지닌 환자와도 치료적 유대를 형성할 수 있어야 한다. 이런 상황에서는 환자들이 안정적으로 출석하고, 시간 약속을 지키도록 하고, 치료 시간 외에도 치료 도구를 사용할 수 있도록 돕는 기술이 중요한 의미를 갖는다. 지도감독은 또한 현실적인 기대치를 추리고 조망('숲을 보는')을 가지고 치료자가 사용하는 CBT의 도구들을 강조함으로써 치료자가 긍정적 시각과 사기를 유지할 수 있게 도와야 한다.

○ 지도감독 대상자가 치료를 '혼합하고' 싶어 한다

복수의 정신치료법을 배우고 있거나 이전에 다른 유형의 정신치료를 배운 적이 있는 치료자는 종종 CBT를 다른 학파의 방법과 '혼합해서' 사용해 보고 싶어 한다. 이러한 치료 방법은 추천되지 않는다. 이런 방식의 치료 결과에 대한 자료도 없을 뿐더러 정신치료를 배우는 데 있어서 더 혼란이 발생할 수 있다.

○ 환자한테 무엇을 할 지 매번 지도감독 대상자한테 이야기하게 되는 것 같다

임상 상황에 대처하기 위해 직접적으로 지도감독 대상자에게 대안적 전략을 이야기해 주고 싶은 충동에 저항하도록 한다. 그 대신에 역할극과 역-역할극으로 지도감독 대상자가 자기성찰할 수 있는 기회를 준다. 인도된 소크라테스식 문답법으로 새로운 이해에 이르게 하는 방법도 있다.

지도감독 대상자를 위한 질문

- 지도감독 질문은 무엇인가요?

- 이 환자를 치료하기 위한 인지모형을 알고 있고, 기술을 갖고 있나요?
- 계획에 따라 치료하고 있나요? 계획은 합당한가요?
- 사례개념화는 명확하게 했나요?
- 치료에 장애물은 어떤 게 있나요? 그 장애물에 선생님이 관여된 부분은 어떤 걸까요?

지도감독자를 위한 질문

- 지도 회기 전에 나의 목표는 무엇이었는가?
- 그 목표를 달성했는가? 나온 주제는 무엇인가?
- 내가 사용한 개입은 무엇인가? 어떤 경험적 학습기법을 사용하였는가?
- 나의 지도감독 대상자와의 관계는 얼마나 견고한가? 어떠한 강점을 보았는가?
- 새로 세운 학습목표는 무엇인가?

추가 자료

Milne DL, Reiser RP: A manual for evidence-based CBT supervision. Hoboken, NJ, Wiley, 2017

Sudak DM, Codd RT III, Ludgate JW, et al: Teaching and supervising cognitive behavioral therapy. New York, Wiley, 201

참고문헌

Bambling M, King R, Raue P, et al: Clinical supervision: Its influence on client-rated working alliance and client symptom reduction in the brief treatment of major depression. Psychother Res 16(3):317–331, 2006

Breese L, Boon A, Milne DL: Detecting excellent episodes in clinical supervision: A case-study, comparing two approaches. Clin Supervisor 31(2):121–137, 2012

Gordon PK: Ten steps to cognitive behavioral supervision. Cogn Behav Ther 5:71–82, 2012

Ladany N: Nature, extent, and importance of what psychotherapy trainees do not disclose to their supervisors. J Couns Psychol 43(1):10–24, 1996

Ladany N, Lehrman-Watreman D, Molinaro M, et al: Psychotherapy supervisor ethical practices adherence to guidelines, the supervisory working alliance, and supervisee satisfaction. Couns Psychol 27(3):443–475, 1999

Liese BS, Beck JS: Cognitive therapy supervision, in Handbook of psychotherapy Supervision. Edited by Watkins CE. New York, Wiley, 1997, pp 114–133

Milne DL: CBT supervision: From reflexivity to specialization. Behavioural and Cognitive Therapy

36:779–786, 2008

Milne DL, Dunkerley C: Towards evidence-based clinical supervision: The development and evaluation of four CBT guidelines. Cogn Behav Ther 3:43–57, 2010

Milne DL, Reiser RP: Evidence-based supervisory practices in CBT, in Teaching and supervising cognitive behavioral therapy. Edited by Sudak DM, Codd RT, Ludgate J, et al. New York, Wiley, 2015, pp 208–209

Milne DL, Reiser RP, Aylott H, et al: The systematic review as an empirical approach to improving CBT supervision. Int J Cogn Ther 3:278–294, 2010

Milne DL, Reiser RP, Cliffe T, et al: SAGE: Preliminary evaluation of an instrument for observing competence in CBT supervision. Cogn Behav Ther 4:123–138, 2011

Muse K, McManus F, Rakovshik S, et al: Development and psychometric evaluation of the Assessment of Core CBT Skills (ACCS): An observation-based tool for assessing cognitive behavioral therapy competence. Psychol Assess 29(5):542–555, 2017 27668487

Padesky CA: Developing cognitive therapist competency: Teaching and supervision models, in Frontiers of cognitive therapy. Edited by Salkovskis PM. New York, Guilford, 1996, pp 266–293

Reiser RP: Supervising cognitive and behavioral therapies, in The wiley international handbook of clinical supervision. Edited by Watkins CE, Milne DL. Chichester, UK, Wiley, 2014, pp 493–517

Reiser RP, Milne DL: Supervising cognitive behavioural psychotherapy: Pressing needs, impressing possibilities. J Contemp Psychother 42:161–171, 2012

Reiser RP, Milne DL: A reconceptualization of outcome evaluation in clinical supervision. Train Educ Prof Psychol 8:149–157, 2014

Roth AD, Pilling S: A competence framework for the supervision of psychological therapies. 2008. Available at: https://www.ucl.ac.uk/pals/research/clinical-educational-and-health-psychology/research-groups/core. Accessed on August 9, 2018

Sokol L, Fox M: Training CBT survivors, in Teaching and supervising cognitive behavioral therapy. Edited by Sudak DM, Codd RT, Ludgate J, et al. New York, Wiley, 2015, pp 230–231

Sudak DM, Codd RT, Ludgate J, et al: Teaching and supervising cognitive behavioral therapy. New York, Wiley, 2015, pp 67–83

Townend M, Iannetta L, Freeston M: Clinical supervision in practice: A survey of UK cognitive behavioural psychotherapists accredited by the BABCP. Behav Cogn Psychother 30:485–500, 2002

Young J, Beck AT: Cognitive therapy scale: Rating manual. Unpublished manuscript, University of Pennsylvania, Philadelphia, PA, 1980

20 정신역동 지도감독

Psychodynamic Supervision

Deborah L. Cabaniss, M.D.

역동정신치료Psychodynamic psychotherapy(정신역동적 정신치료)는 무의식 요소들이 우리의 의식에서 사고, 감정과 행동에 영향을 미친다는 전제에 기반한 정신사회적 개입으로 정의된다. 역동정신치료는 장기치료로도 단기치료로도 가능하며, 개인만이 아니라 집단 대상으로도 가능하다. 하지만 어떤 형태로 이루어진다고 하더라도 무의식적 내용이 드러나는 것을 촉진하기 위해 자유연상, 직면 및 해석을 사용한다는 점은 공통적이다. 통상의 역동정신치료는 개방형 질문을 사용해서 환자에게 '무엇이든 마음에 떠오르는 것을 이야기하여 보도록'함으로써 의식 표면 아래에 있는 생각 및 감정에 접근할 수 있게 한다. 하지만 역동정신치료자들은 이러한 기법을 지도감독에도 그대로 적용하는 경우가 많은데, 이는 자신들이 무엇을 배워야 하는지에 관하여 지도감독 대상자들을 혼란에 빠뜨린다(Jacobs et al., 1997). 역동정신의학에서의 지도감독 역시 교육활동의 일환으로 취급될 때, 명확하고 생산적인 학습 경험을 통하여 지도감독 대상자들이 역동정신의학이라는 중요한 치료 기술 모음을 숙련하는 데 실질적 도움이 된다.

핵심 포인트

역동정신치료 지도감독은

- 강력한 지도감독 동맹의 맥락하에 이루어져야 한다.
- 명확하고 조작화된 학습목표에 기반하여야 한다.
- 환자들의 공통점 및 섬세한 평가를 다루어야 한다.
- 지도감독 대상자들의 이론 학습과 상승작용을 이루어야 한다.
- 미시과정과 거시과정 양쪽을 다루어야 한다.
- 개념의 명확한 전달을 위하여 조작화되어야 한다.

기억해야 할 중요한 측면들 Important Aspects to Remember

지도감독은 치료가 아니다

지도감독 대상자들은 역전이에 대해 토의하며 실수를 고백하고, 불확실성을 인정하고, 자유롭게 질문하면서 이런저런 가설을 자유로이 시도할 수 있어야 하며, 그러기 위해서는 지도감독자는 지도감독 대상자들에게 관심을 보이고, 그들의 불안을 수용하고, 의견 차이를 견디는 것과 더불어 긴급 상황에 도움을 줄 수 있어야 한다. 이것이 지도감독 동맹의 의미이다. 지도감독 동맹을 위하여 꼭 기억해야 할 점은 지도감독 대상자와의 역동정신치료 지도감독 동맹은 환자와의 역동정신치료 동맹과 다르다는 것이다. 예를 들어, 전이를 촉진하고자 하는 역동정신치료자는 통상 자기노출을 피하지만, 역동정신치료 지도감독자는 자신의 감정과 경험을 지도감독 대상자들과 공유함으로써 유익한 지도감독에 기여할 수 있다. 초점이 지도감독 대상자에게 맞춰져 있다는 전제하에 지도감독자의 임상 경험을 공유하는 것은 지도감독 대상자에게 상상하기 어려울 정도로 큰 도움이 될 수 있는데, 이는 지도감독 대상자들이 임상 상황에서 스스로에게 확신을 갖지 못하거나, 환자에 대하여 화가 나는 자신의 경험이 흔한 일임을 잘 모르기 때문이다. 이러한 종류의 자기노출은 지도감독 동맹 형성뿐 아니라 치료적 자아성찰에도 도움이 된다. 또한 이를 통하여 평행 과정, 즉 환자와 치료자 사이의 관계 경험이 지도감독 관계에서도 재현$_{\text{enact}}$됨을 다룰 수 있다. 평행 과정에 대해 논의를 시작하기 위하여 통상 지도감독자들은 지도감독 중에 자신의 경험을 밝히고 또한 이것이 환자에 대한 더 깊은 이해에 도움이 되도록 활용할 수 있어야 한다.

다른 정신사회적 치료와의 공통 요소를 늘 상기한다

정신사회적 치료의 공통 요소, 즉 치료동맹, 공감 및 희망을 갖도록 함은 모든 종류의 정신치료의 성과와 직결되며, 이는 역동정신치료에서도 예외 없이 적용된다. 즉, 이러한 요소들을 세심히 가르치는 것은 역동정신치료 지도감독에서 중요한 부분을 차지할 수밖에 없다. 역동정신치료 지도감독자 입장에서는 저항과 전이의 해석과 같은 전통적인 역동정신치료 기법에 보다 더 많은 비중을 두고 싶겠지만, 지도감독 대상자가 공감적 경청, 이해의 전달, 치료 세팅과 희망을 갖게 하는 법을 배우는 것이 전통 기법보다 절대 덜 중요할 수 없다. 지도감독자들은 자신의 역동정신치료 지도감독에 있어서 이러한 점들을 명시적으로 가르쳐야 할 것이다. 실상 저년차의 지도감독 대상자들에게 이러한 공통 요소들만 중점적으로 가르쳐도 대부분의 성과를 얻을 수 있다고 하여도 과언이 아니다.

환자의 평가는 반드시 명시적으로

유사하게 지도감독에는 반드시 치료를 위한 평가 수행에 대한 연습도 포함되어야 한다. 수련 교육과정상 지도감독 대상자가 어떤 환자를 역동정신치료 대상으로 배정받았다고 하더라도, 그 환자가 역동정신치료의 적응증에 꼭 해당한다고 볼 수는 없다. 지도감독자는 신규 지도감독을 시작하기 전에 환자를 직접 만나 보거나, 면밀한 DSM상의 진단을 위하여 지도감독 대상자와 논의하거나, 환자 본인의 경험, 자존감, 타인과의 관계, 스트레스에 대한 적응, 인지 기능 및 일과 유희에 대한 역량을 면밀히 검토하는 것이 권장된다. 진단에 대한 이러한 관심은 역동정신치료 지도감독에서 필수적일 뿐 아니라, 지도감독 대상자에게 이전의 평가와 별개로 자신 고유의 평가를 내릴 수 있도록 가르치는 데에도 도움이 된다.

지도감독과 이론교육의 연결 Link Supervision and Didactics

역동정신치료 교육은 일반적으로 세미나식 이론교육과 개인 지도감독 모두를 이용하여 이루어진다. 따라서 역동정신치료 지도자는 지도감독 대상자가 참석하고 있는 이론교육에 대해 잘 알 필요가 있다. 말하자면 역동정신치료 지도자는 역동정신 교육과정상에서 실험실습 담당강사인 셈이다(Cabaniss & Arbuckle, 2011). 지도감독 대상자는 수업에서 배운 것을 지도감독하에 환자들을 대상으로 실습한다. 이렇게 생각해 볼 수도 있다. 학부 일반화학 교육과정에 비유해서 생각해 본다면 실험강사들은 실험실습 활동을 그날 자기 학생들이 배운 것들과 연결되도록 조율하지 않겠는가? 정신치료 지도감독 역시 마찬가지이다. 역동정신치료 지도자들은 자신의 지도감독 활동과 자신의 지도감독 대상자들이 수업 중에 배운 것이 연결되도록 조절해야 한다. 만일 지도감독이 강의내용과 따로 논다면 지도감독 대상자는 혼란에 빠지고 흥미를 잃을 것이다. 역동정신치료 지도자들은 지도감독 대상자들에게 그들이 듣고 있는 강의에 대하여 물어보아야 하며, 그 강의의 강사들과 연락을 취하여 교육과정표와 강독자료를 확보해야 한다. 지도감독 대상자와 함께 강독자료를 읽어 감으로써 지도감독을 강의가 사용하고 있는 발달곡선의 틀과 맞추어 지도감독과 강의식 학습이 상호 보완을 통한 시너지를 내는 방식을 최적화할 수 있다.

미시과정과 거시과정 Microprocess and Macroprocess

미시과정은 치료에서 매 순간 일어나고 있는 일들을 말한다. 지도감독에서 미시과정을 살펴보는 것은 교수 기법에서 필수이다. 미시과정을 살펴봄으로써 지도감독 대상자가 자신이 무엇을 들었으며, 이를 어떻게 처리하여 치료 전략을 결정하였는지, 어떻게 개입하였고 또 왜 개입하였는지를 이해하게 도울 수 있다(Cabaniss et al., 2017).

거시과정은 치료 전체의 흐름을 말한다. 즉, 치료의 큰 그림이다. 거시과정을 살펴보는 것 역시 사례 이해를 가르치는 데 있어서 핵심적이다. 거시과정을 살펴봄으로써 치료에서 어떤 사건들이 일어나 진행되었는지, 그리고 그 과정에서 치료자와 환자가 어떻게 참여하였는지를 이해하게 도울 수 있다.

지도자로서 나무, 즉 치료 장면의 순간에 주목하는 미시과정과 숲, 즉 큰 그림을 바라보는 거시과정 사이를 자유로이 오갈 수 있는 것은 중요한 역량이다. 지도감독 대상자에게 미시과정과 거시과정 각각에 대해 짧게 써 오도록 과제를 내는 것도 지도감독에서의 치료방법과 사례 이해 양쪽을 잘 가르치는 데 있어서 도움이 된다(Cabaniss & Graver, 2008; Cabaniss et al., 2017).

지도감독의 학습목표 Learning Objectives for Supervision

학습목표는 교육자들이 교육활동을 통해 학습자가 얻기를 바라는 사항이다. 역동정신치료 지도감독의 학습목표는 발달 단계를 고려하는 것이 바람직하다. 예를 들어, 저년차 학습자들에게서는 치료동맹이나 경청을 통한 의미 파악과 같은 공통 요소에 보다 더 집중하고, 고년차 학습자들에게서는 독립적인 사례 이해와 해석 능력에 집중하는 것이다. 비록 여러 역동정신치료 교육자가 정신역동 임상수련에서의 보편적인 학습목표들을 제시하였지만(Moga & Cabaniss, 2014), 수련 교육과정을 구성함에 있어서는 이러한 학습목표들을 바탕으로 하여 과정 내의 지도자와 지도감독 대상자에게 합당한 학습목표를 배치하는 것이 낫다. 지도자와 지도감독 대상자 모두 지도감독 경험의 지침이 될 학습목표에 대해 확인하여야 한다. 직접적으로 지도감독의 목표에 대해 논의함으로써 보다 집중된 지도감독이 이루어지고 자연스럽고 예측이 가능하며 도움이 되고 투명한 훈련이 이루어지게 할 수 있다.

조작화를 통한 지도감독 Supervising by Operationalizing

역동정신치료의 수행은 기술이며, 기술은 여러 방법으로 가르칠 수 있다. 도제 기법에서는 지도감독 대상자가 경험 많은 치료자의 어깨 너머로 배우게 된다. 이 방식은 개인 지도감독에서 널리 사용되고 있다. 예를 들어, 지도감독자가 "잘했어요. 하지만 만일 나였다면 이렇게 말했을 것 같아요"라고 말한다면 이는 도제 기법에 해당한다. 이 방법을 통해 지도감독자가 정보를 제공할 수는 있지만, 이 방법으로는 지도감독 대상자가 왜 이러한 개입을 하기로 결정하였는지 아는 데에는 도움이 되지 않고, 그래서 기술을 익히는 데 도움이 되지 않을 수도 있다. 문헌을 읽도록 하여 역동정신치료를 가르치면 지식은 증진되겠지만, 증가한 지식이 반드시 기술 습득으로 이어지는 것도 아니다. 반면에 조작화는 정신역동적 치료기법을 가르치고 숙련하며 평가할 수 있는 명확한 단계로 분해함으로써 기술 습득에 도움이 된다. 조작화를 통해 지도감독 대상자는 배워야 할 기술이 어떻게 구성되는지, 그리고 임상 상황에서 언제 어떤 방식으로 이 기술을 적용할지 이해하는 데 도움을 받게 된다.

역동정신치료를 조작화하는 한 가지 방법은 '경청/숙고/개입Listen/Reflect/Intervene' 모형(Cabaniss et al., 2016)이다. 다음에 이 3단계 접근을 요약하였다.[1] 경청/숙고/개입은 강의 및 지도감독에서 역동정신치료를 명확히 가르치는 데 사용될 수 있다. 지도감독에서는 각 단계를 능동적으로 가르치는 것도 가능하다. 지도감독 대상자가 무엇을 경청해야 하는지, 경청한 내용을 치료전략 구성에 어떻게 활용해야 하는지, 그리고 그 치료에서 어떤 개입 기법을 사용해야 하는지를 명확히 하는 것은 매우 도움이 된다.

- 경청: 지도감독 대상자에게 정동affect, 저항, 전이, 역전이 및 갈등, 꿈, 환상fantasy 등 주요 무의식적 주제를 의식의 표면 위아래 양쪽에서 들을 수 있도록 가르침
- 숙고: 3가지 종류의 숙고 원리를 통해 지도감독 대상자는 언제 어떻게 개입할지 결정할 수 있게 됨
  - 3대 선택 원리: 지도감독 대상자는 다음의 내용을 활용하여 언제 개입할 것인지를 결정할 수 있음
    - 정동을 따라가기
    - 표면에서부터 점점 더 깊이 들어가기
    - 역전이에 대한 경청
    - 이를 통하여 듣는 내용 중 어떤 것에 집중하는 지 아는 데 도움이 된다.
  - 3대 준비 원리: 지도감독 대상자는 다음의 내용을 활용하여 환자에게 개입해도 될 준비가 되었는지를 결정할 수 있음
    - 치료동맹의 상태
    - 치료의 단계phase

---

1 원주: Cabaniss DL, Cherry S, Douglas CJ, et al.: Psychodynamic Psychotherapy: A Clinical Manual. New York, Wiley, 2016에서 가져온 모형임.

    - 환자의 현재 기능 수준
  - 3대 조직화 요소organizing sources: 지도감독 대상자는 다음의 내용을 활용하여 환자로부터 듣는 것을 조직화할 수 있음
    - 작업적 사례 구성working formulation
    - 이론 및 기법에 대한 지식
    - 개인적 및 임상적 경험
- 개입
  - 지지적 및 심층분석적uncovering 개입 둘 다 역동정신치료에서 사용된다. 지지적 기법은 기능을 지지하며, 심층분석적 개입(직면, 명료화 및 해석)은 환자가 무의식적 생각과 감정을 이해하도록 돕는다.

지도감독자는 지도감독의 초기부터 이러한 기법의 습득 및 공통 요소의 사용 방법이 지도감독의 주요 학습목표임을 명시적으로 알려 주어야 한다. 또한 지도감독 대상자의 발전 상황에 대해 평가가 이루어질 것도 명시해야 한다.

녹화 영상의 활용 Using Video

역동정신치료는 종종 '말로 하는 치료'로 지칭되지만, 언어로 표현될 수 없는 부분이 훨씬 더 많다. 지도감독자들은 침묵, 신체언어, 얼굴 표정 등을 언어로 나타난 것만큼 혹은 그 이상으로 보고 들어야 할 필요가 있다. 더구나 지도감독 대상자의 기록이 본인 및 환자가 말하는 것을 정확하게 포착하기는 쉽지 않다. 녹화 영상을 역동정신치료 지도감독에 활용하는 것은 이 모두에 도움이 된다. 환자가 영상 녹화를 서면 동의한 뒤에는 모든 회기를 녹화하여 지도감독 시 시청할 수 있다. 지도감독자는 (최소한 초반에는) 회기를 촬영하여 보는 것이 지도감독 대상자의 불안을 크게 자극할 수 있음을 명심하여야 하며, 지도감독 동맹을 맺는 방법의 일부로서 지도감독 중 이 점을 명시적으로 다루어야 한다.

일단 영상 녹화를 활용하게 되면 지도감독 대상자는 버바팀 기록을 준비하지 않아도 되며, 지도감독을 받고 싶은 시점만 적어 두어도 된다(예: "22분, 전이 해석" "32분, 도와주세요!"). 지도감독 전에 영상 전체를 검토할 시간이 부족하더라도 다시 살펴보고 싶은 중요한 시점들은 훑어 볼 수 있다. 지도감독자는 지도감독 대상자에게 최근 회기들을 요약함에 있어 해당 회기들에서의 주요 정동, 저항, 전이, 역전이 및 주제를 주목하도록 격려하면 좋다. 이렇게 하여 숙고 과정을 독려할 수 있고, 지도감독 대상자가 그 주의 자료를 주관하고 소화함

에 있어 지도감독자에게 의지하는 정도를 줄일 수 있다. 지도감독 대상자가 지도감독자에게 아무 부분이나 5~7분 분량 정도의 일부분을 보여 주는 '무작위 선택' 기법도 가능한데, 이는 회기의 어떤 부분에도 배울 만한 점이 있음에 근거한다. 만일 지도감독 대상자가 회기 시작이나 종료 부분을 절대 보여 주지 않는다면 지도감독자가 간간히 이 부분도 보자고 하는 것이 바람직하다. 비밀 준수를 위하여 지도감독이 끝난 직후에 영상은 삭제하여야 하며, 회기 녹화 영상은 외장디스크에 저장되어서는 안 된다(제9장 참조).

서면 과제 작성의 활용 Incorporating Writing Exercises

짧은 서면 과제를 작성해 오도록 하는 것도 지도감독 과정에 유용하다. 지도감독 대상자에게 자신이 회기의 짧은 구간에서 어떻게 경청, 숙고 및 개입하였는지 적어 오도록 하는 '미시과정의 시간microprocess moment'(Cabaniss et al., 2017) 과제를 줄 수 있다. 간략한 사례 구성을 써 오도록 하면 지도감독 대상자는 환자의 발달 과정이 현재의 기능을 어떻게 형성하였는지에 대해 감을 잡는 데 도움이 된다. 치료 요약문을 작성하도록 하면(Cabaniss & Graver, 2008) 치료가 어디에서 어디로 가고 있는지 흐름을 명확히 하는 데 도움이 된다. 지도감독자는 이 과제들을 작성하는 과정을 도와주어야 하며, 다 작성한 뒤에는 이에 대하여 함께 고찰하여야 한다. 서면 과제 작성을 통하여 지도감독 대상자는 기법을 잘 학습할 수 있으며, 지도감독자는 지도감독 대상자에 대한 평가, 그리고 본인의 지도감독에 대하여 평가하는 데 도움을 받을 수 있다.

전형적 지도감독 회기 A Typical Supervisory Hour

이 장의 초반에서 다루었듯이, 전공의가 주된 정동, 저항, 전이, 역전이 및 회기 내에서의 주제들을 요약함으로써 전형적인 지도감독 회기를 생산적으로 시작할 수 있다. 지도감독 대상자는 처음에는 지도감독 회기 전에 이 내용들을 적어 오게 되지만, 점차 다음의 예처럼 적지 않고도 이 내용들을 보고할 수 있게 된다.

지도감독 대상자: A씨는 아내의 무심함에 대해 표면적으로는 밝게 농담조로 이야기했지만, 한 주 내내 분노한 상태였다고 생각합니다. 무의식적 분노가 확실하게 느껴졌습니다. 이번 주의 두 회기 모두에서 지각했는데, 이런 적이 드물었습니다. 그리고 자신이 얼마나 분노하였는지 이야기하는 것을 회피한다고 느꼈습니다. 치료자에 대해서도 약간 화를 냈는데, 다음주에 오지 못한다는 걸 제가 잊

은 점에 대하여 화를 낸 것은 아마도 그 분노의 전치displacement였을 것 같습니다. 물론 제가 잊은 것은 제 역전이의 일환이었을 수도 있습니다. 지금까지 치료를 이어 왔는데도 환자가 여전히 자신의 감정을 이야기하는 데 어려움을 겪는다는 데에서 맥도 좀 빠졌습니다. 이번 주의 주된 주제는 감정을 경험하고 표현하는 데 환자가 어려움을 겪는다는 점이라고 생각합니다.

지도감독자는 환자에게 또는 지도감독 대상자에게 지난 시간 이후에 발생한 중요한 일들을 지도감독 대상자와 함께 살펴보는 것으로 시작해야 한다. 그리고 바로 녹화 영상으로 넘어가면 된다. 여기서도 어느 부분을 재생할 지는 지도감독 대상자가 선택하게 하는 것이 유용하다. 수련의 초반기 학습목표는 회기의 거의 모든 부분에 가르칠 만한 것이 있기 때문이다. 지도감독 대상자와 환자가 이야기하는 5~10분 분량의 구간을 시청한 뒤, 지도감독자는 영상을 일시정지하고 경청/숙고/개입 기법을 이용하여 미시과정을 가르치면 된다. 다음은 그 한 예시이다.

지도감독자: 좋아요, 멈춰 봅시다. 자, '경청'부터 시작해 보죠. 이 부분에선 어떤 걸 들었죠?

지도감독 대상자: 제가 이 부분을 보여 드리고 싶었던 이유는 이 부분도 환자가 부인에 대해 농담을 했지만 사실 농담이 아니라고 보였기 때문입니다. 환자가 '아이구, 와이프가 그렇죠 뭐. 장모님도 장인어른 말을 못 알아들으셨다던 걸 보면 그냥 눈 색깔처럼 물려받은 거라니까요'라는 말을 웃으면서 하기는 했지만 전 분노가 있다고 봤습니다. 그리고 이 환자가 강한 감정이 느껴지면 늘 쓰는 방어기제인 유머와 회피도 있었던 것 같습니다. 또 회기 중의 저항이기도 했습니다.

지도감독: 전이나 역전이는 어땠던 것 같아요?

지도감독 대상자: 환자가 저를 격의 없는 절친 대하듯 하려는 게 느껴졌습니다. 면담실에서 치료하는 게 아니라 술집에서 고민 이야기하듯 해서 저는 짜증이 났습니다. 저를 전문가로 생각하지 않거나 치료에 대해 노력을 기울이지 않는 것 같아서입니다.

지도감독자: 이렇게 사람을 평가절하하는 게 이 환자가 분노를 다룰 때 쓰는 방법이라는 걸 이제 우리가 알고 있죠. 그런데 그걸 치료자한테도 한 거네요. 그럼 선생님이 들은 걸 치료적으로 활용하기 위한 숙고는 어떻게 해 봤나요?

지도감독 대상자: 선택 원리 중에서 정동을 따라가는 방법을 써 보았습니다. 여기서 가장 중요한 것은 환자가 화가 났는데도 화난 걸 이야기하지 않고 있다는 것이라고 생각해서 스스로의 감정이 어떤지 이해하는 걸 도와주려고 했습니다.

지도감독자: 좋아요, 그래서 치료자는 이렇게 말했죠. '웃으면서 농담처럼 말씀하셨지만, 실은 거기에 대해서 화가 나 있으셨던 것 같아요'라고. 이건 어떤 종류의 기법이죠? 그리고 이건 심층적인가

요, 지지적인가요?

지도감독 대상자: 무의식적인 정동을 드러나게 한 직면이었다고 할 수 있을 것 같습니다. 환자가 말하는 내용과 자기 감정이 서로 안 맞다는 걸 살펴보게 하려고 했으니까요.

지도감독자: 아주 잘했어요! 만일 여기서 해석을 했다면 어떤 식으로 이야기했었을 것 같아요?

지도감독 대상자: "그 농담을 웃으며 농담으로 넘기시는 건 사모님한테 느끼시는 분노 자체가 다루기 너무 불편하셨기 때문인가 봅니다." 이런 식으로 했을 것 같습니다.

지도감독자: 정확해요. 왜 환자가 그 방어기제를 썼는지에 대해 가설을 세워 보는 것도 해석에 포함되니까요.

이러한 예시에서 지도감독 대상자가 지도하의 숙고를 통해 조작화된 방식으로 기술 습득에 실질적인 도움을 받는 지도감독 과정을 볼 수 있다. 구조화된 방식으로 진행하면 주기적 평가의 기반도 된다. 특정 치료회기에 대한 실습으로이든 기록해 온 미시과정 장면이든 사례구조화에 대해서도 같은 방법을 적용할 수 있는데, 지도감독 대상자들에게 환자들이 특정 방식으로 생각하고 느끼고 행동하는 이유를 어떻게 보고 있는지에 대해 적극적으로 물어보는 것이 스스로 사례 이해에 대해 익히도록 돕는 첩경이다.

평생학습의 독려 Promoting Lifelong Learning

점차 시간이 지남에 따라 지도감독은 지도자가 이끌어 주는 지도에서 동료 간의 대화처럼 바뀌어 간다. 공식적 지도감독 기간이 끝난 뒤에도 비정기적으로 상의해 올 기회를 주는 것은 수련 기간 중에 받았던 지도감독의 좋은 후속편이 되어 독립적인 진료 시에도 내적 동기에 의한 동료 간의 학습으로 이어질 수 있다. 앞으로 평생 이런 대화를 해야 하는 것을 보여 줌으로써 역동정신치료자로서 해야 할 평생학습을 독려하게 된다.

이럴 땐 이렇게

❍ **지도감독 대상자들에게 역동정신치료에 적합한 환자가 배정되지 않고 있다**

역동정신치료에 적합한 환자가 따로 존재하는 것이 아니다. 지도감독 대상자들은 어떤 환자로부터도 역동정신치료에 대해 배울 수 있다. 환자에 따라 지지적 기법 또는 심층적 기법을 더 많이 배울 수 있으며, 저항에 부딪혔을 경우에 대한 많은 경험을 하게 될 수도 있다. 또한 역동정신치료 환자는 타고나는 것이 아니라 치료를 통해 만들어 나가는 것이며, 역동정신치료라는 치료방법을 환자가 활용할 수 있게 치료자가 돕는 데 달려 있다. 환자들이 역동정신치료를 활용할 수 있게 지도감독 대상자들이 도와주도록 가르치는 것은 역동정신치료 지도감독의 매우 중요한 부분이다.

○ **치료가 어떻게 진행되는지 치료 과정 기록 없이 알 수 있는가**

현재의 지도감독자들 중 다수는 치료 과정 기록을 기반하여 역동정신치료를 배워 와서 녹화 영상을 사용하는 것이 낯설 것이다. 하지만 수단을 바꾸는 것이 불편하더라도 녹화 영상을 통해 파악할 수 있는 정보가 워낙 풍부하여서 사용해 본 지도감독자들은 이전의 방식으로 돌아가려고 하지 않는다. 치료의 큰 줄기에 대해 감을 잡기 위해 지도감독 대상자들이 지도감독 회기 이후에 필기를 해 두게 할 수도 있다. 시도해 보자!

○ **정신분석에 대한 수련을 받지 않았는데 역동정신치료에 대한 지도감독을 해도 되는가**

물론이다. 역동정신치료, 특히 지지적 기법에 있어서 입원치료, 응급진료, 정신과 자문을 담당하는 전문의들은 정신분석 수련을 받지 않았다고 하더라도 역동정신치료 지도감독자로서 중요한 역할을 할 수 있다.

지도감독자 스스로를 위한 질문

- 이번 지도감독에서 가르치고자 하는 것은 무엇인가? 이는 지도감독 대상자의 수련 단계에 맞는 학습목표인가?
- 지도감독 대상자가 정신역동에 대해 이론적으로 학습한 내용에 대해 나도 익숙한가?
- 지도감독 대상자의 성취 정도를 어떻게 측정할 것인가? 잘하는 영역은 무엇인가? 보완점은 무엇인가?
- 지도감독 대상자의 강점과 보완점을 지도감독 동안에 어떻게 조작화하여 전달할 수 있을 것인가?

추가 자료

Cabaniss DL, Cherry S, Douglas CJ, et al: Psychodynamic formulation. New York, Wiley, 2013

Cabaniss DL, Cherry S, Douglas CJ, et al: Psychodynamic psychotherapy: A clinical manual, 2nd Edition, New York, Wiley, 2016

Jacobs D, David P, Meyer DJ: The supervisory encounter. New Haven, CT, Yale University Press, 1997

Mackinnon RA, Glick RA, Neutzel E: Teaching psychoanalytic psychotherapy: The use of the treatment summary. Journal of Psychiatric Education 10(3):170–177, 1986

참고문헌

Cabaniss DL, Arbuckle MR: Course and lab: A new model for supervision. Acad Psychiatry 35(4):220–225, 2011 21804039

Cabaniss DL, Graver R: Mapping the macroprocess. J Am Psychoanal Assoc 56(4):1249–1260, 2008 19037125

Cabaniss DL, Cherry S, Douglas CJ, et al: Psychodynamic formulation. New York, Wiley, 2013

Cabaniss DL, Cherry S, Douglas CJ, et al: Psychodynamic psychotherapy: A clinical manual. New York, Wiley, 2016

Cabaniss DL, Havel LK, Berger S, et al: The microprocess moment: A tool for evaluating skills in psychodynamic psychotherapy. Acad Psychiatry 41(1):51–54, 2017 26646408

Jacobs D, David P, Meyer DJ: The supervisory encounter. New Haven, CT, Yale University Press, 1997

Martin DJ, Garske JP, Davis MK: Relation of the therapeutic alliance with outcome and other variables: A meta-analytic review. J Consult Clin Psychol 68(3):438–450, 2000 10883561

Moga DE, Cabaniss DL: Learning objectives for supervision: Benefits for candidates and beyond. Psychoanal Inq 34(6):528–537, 2014

Supervision in Psychiatric Practice
-Practical Approaches Across Venues and Providers-

21 단기역동정신치료 지도감독

치료 유발, 역량 기반 모형

Time-Limited Dynamic Psychotherapy Supervision

A Therapy-Driven and Competency-Based Model

Hanna Levenson, Ph.D.

단기역동정신치료Time-Limited Dynamic Psychotherapy: TLDP는 단기역동적 접근 중 4세대에 해당하며, 다양한 임상 자원으로부터 개념과 기법을 도입하며 경험-정서적 요소와 순환적 부적응 유형Cyclical Maladaptive Patterns: CMPs을 치료 과정에서 결정적 요소로서 강조한다(Levenson, 2017).

시작하는 치료자들(보통 정신건강의학과 3년차 전공의 및 6개월간의 외래 정신의학 과정을 이수 중인 심리학 박사과정 학생 인턴이다)에 대한 TLDP 수련은 매주 1시간의 학습 세미나와 2시간의 집단 지도감독으로 구성되는 것이 가장 바람직하다. 개별 지도감독 대상자는 한 환자의 전체 치료 과정(최대 20회기)을 녹화하는데, 그 주의 녹화 영상 중 일부를 선택하여 다음 집단 지도 감독 시간에 보여 준다. 지도감독 대상자는 지도감독자를 통하여 얻는 지도감독 내용 외에도 서로 간의 사례에 대한 구조화에 참여하고, 동료의 치료 과정 영상을 시청하며 잠재적 치료 전략을 내놓을 수 있다. 이 방식으로 각자의 특정 사례에 대한 피드백을 받는 것에 더하여 임상적으로 적절한 행동을 연습할 기회를 갖고, 단기 치료 과정이 여러 환자-치료자 쌍 내에서 진행되는 과정도 보게 된다.

핵심 포인트

- TLDP는 정신역동적이고 경험적이며 애착에 기반한 치료이다.
- TLDP 지도감독은 치료에서 유발되며(즉, TLDP와 병행) 역량에 기반한다.
- 지도감독은 영상 촬영을 많이 사용하여 할 일에 대한 시연과 지도감독 대상자의 (성장이 바람직한) 역량 평가에 이용한다.
- 시간제한적 태도로 작업하는 과정에 대한 저항에는 훈습이 필요하다.
- 지도감독 대상자가 환자에게 보이는 역전이 반응은 사례구조화와 개입에 유용한 정보를 제공한다.

- 집단 지도감독은 참관을 통해 학습하고, 다양한 치료자-환자 짝에서 나타나는 치료 경과와 결과에 기여할 기회를 풍부하게 제공한다.

TLDP 지도감독은 두 가지의 근본 모형을 따르며, 이 모형들은 암시적implicit(치료에서 유발된) 방식과 명시적explicit(역량에 기반한) 방식을 포괄한다. 따라서 지도감독 대상자는 경험적 · 숙고적 · 관계적 측면에 우선순위를 두는 통합적인 애착 기반 지도감독에 빠짐으로써, 또한 특정 지식과 기술을 어떻게 습득할 것인지에 대한 교습을 받음으로써 배운다.

치료 유발 지도감독 Therapy-Driven supervision

TLDP 지도감독에서의 전제는 치료에서와 마찬가지이다. TLDP는 단기치료로서 정신역동, 관계, 경험, 정서 초점, 체계적 접근과 인지, 행동 요소를 포괄하는 통합적인 애착 기반의 틀을 기반으로 이루어진다(Levenson, 1995). 따라서 상당한 범위에서 TLDP의 지도감독은 TLDP 치료에서와 같은 방식으로 가정된 세계assumptive world를 반영한다(Friedlander & Ward, 1984). TLDP 임상 진료와 TLDP 지도감독은 다음과 같이 아홉 가지 면에서 상응한다.

애착이론 기반

TLDP 치료와 TLDP 지도감독 모두 애착이론attachment theory을 기반으로 삼는다. 둘 다에서 사람(환자, 지도감독자, 지도감독 대상자)은 인간관계를 추구하고 유지하고자 하는 본능적 동기를 가진 것으로 본다. 사람은 안전함과 든든함을 느낄 때 탐색을 하며, 자신의 내면과 대인관계라는 세계를 더 알아보기 위한 위험을 조심스럽게 감수하고, 좀 더 정돈된 내면으로부터 배울 수 있다(Obegi & Berant, 2008).

TLDP 지도감독에는 지도감독자와 지도감독 대상자가 긍정적 지도감독 동맹을 함께 만들 수 있을 때 가장 잘 일할 수 있으며, 이 동맹으로 연결된 유대 관계의 분위기가 생기고, 지도감독 과제와 목표에 대한 합의점을 찾을 수 있다(Watkins & Scaturo, 2013). 지도감독자는 지도감독 대상자의 필요, 학습방식, 문화 등에 따라 조율하여 '실수'도 배움의 기회로 여기는 지도감독 공간에서 지도감독 대상자가 '안전의 느낌felt security'(Bowlby, 1988)을 갖도록 돕는다. 예를 들어, TLDP에서는 치료자의 역전이도 공감의 한 형태이며, 경험적으로 환자의 관계 역동을 이해하는 방법으로 취급된다(Levenson, 1995, 2017). 추가로 애착이론의 관점에서 지도감독자는 자신과 자신의 지도감독 대상자의 대인관계 유형이 어떻게 합쳐지고 영향을 미치는지 고려하며, 지도감독 대상자에게 본인의 애착 유형이 어떻게 치료에 영향을 미칠 수 있는지 생각해 보도록 독려한다.

병리에 중심을 두지 말 것

TLDP는 병리에 초점을 두지 않으며, 환자들이 자신과 타인에 대한 내적 작동 모형 안에서 스스로가 할 수 있는 최선을 다하고 있다고 상정한다. 따라서 환자들은 아프기보다는 막혀stuck 있다고 본다(Levenson, 2017). 유사하게 TLDP의 관점에서 지도감독자도 지도감독 대상자가 항상 스스로 할 수 있는 최선을 다하고 있다고 보는(심지어 자신의 환자에 대해 중요한 정보를 숨겨도) 입장을 유지한다. 다수의 지도감독 대상자가 이전 학습환경에서 망신을 당하고(Yourman, 2003), 불충분하거나 심지어 유해한 지도감독을 경험한 상태에서(Ellis et al., 2017) 지도감독에 들어온다. 결과적으로 학술적 · 정치적 자살 행위를 피하고자 자신과 환자에 대한 중요 정보를 내놓지 않는다(Ladany, 2017). 즉, 이들은 수행 불안에 너무 제약되고 따라서 개방된 학습이 일어나지 않는다.

기간

치료 기간(20주)과 지도감독 기간(21주)은 거의 비슷하다. 대부분의 경우 TLDF는 20회기의 제한으로 정의되어 외래진료 수련 일정 내에 치료의 완결이 가능하다. 학술 세미나(21주간 진행)의 주제 배치는 초반(치료 동맹 형성, 사례구조화)부터 중반(전이-역전이, 저항)을 거쳐 종결(추가 치료 필요성 평가)까지 예상되는 TLDP의 궤적을 따라간다.

능동적이고 집중적인 접근

치료자로서의 지도감독 대상자, 그리고 지도감독자는 지도감독/치료의 목표를 달성하기 위해 짜인 방법으로 직접 개입하는 데 있어 주저하지 않아야 한다.

녹화 영상 사용

지도감독자도, 지도감독 대상자가 지도감독자에게 자신이 수행한 치료 영상을 보여 주는 것과 같은 방식으로, 자신의 치료 영상의 단편을 지도감독 대상자에게 보여 준다. 지도감독 대상자의 탄성을 자아내거나 기준점을 제시할 만한 잘된 예시를 고르는 것이 아니고, 지도감독 대상자가 고생하고 있는 흔한 TDLP 사안들(예: 전이-역전이 재행동화reenactments)이 나타나는 부분을 보여 주어야 한다. 지도감독자가 자신의 약점을 거리낌 없이 보임으로써 권력을 가진 지위(지도감독자로서나 치료자로서)에 동반되는 묵시적 · 명시적 위계가 약화된다.

치료를 하고자 함으로써 진정으로 겸손을 경험하게 된다. 추가로 지도감독자가 자신의 지도감독 회기를 간헐적으로 촬영해 보는 것도 좋다. 지도감독에 대한 지도감독도 학습의 중요한 부분이다.

참여자-관찰자 이중성

때로는 치료자(수련받는 중의 지도감독 대상자)가 활동을 관찰하는 전문가로서 시간의 진행 방향에 대해 의식적 결정을 내릴 때도 있고, 때로는 함께 만들어 낸 대인 상호작용에 완전히 몰입되는 참여자가 된다. TLDP 지도감독자 역시 참여자이자 관찰자이다. 어디에 초점이 맞추어지고, 어떻게 지도감독 과정이 진행되는지 역시 함께 만들어 나가게 되며, 유용한 (가끔은 유용하지 않은) 방향으로 지도감독자도 지도감독 대상자와 함께 떠밀리거나 당겨지게 된다. (치료동맹에서처럼) 지도감독 동맹의 특성을 어떻게 평가하는지와 관계에 손상이 생겼을 경우에 어떻게 복구하는지를 배우는 것은 치료에서만큼이나 지도감독에서도 중요하다. 어쩌면 더 중요할지도 모르는데, 이는 지도감독 대상자가 다른 지도감독자를 선택할 수 있는 기회는 제한되어 있기 때문이다.

목표

TDLP의 목표는 두 가지인데, 새로운 체험학습을 제공하는 것과 새로운 이해를 촉진하는 것이다. 유사하게 지도감독의 목표는 전공의가 지적 이해(즉, 구체적 지식)를 달성하는 데 더하여 일련의 새로운 정서-행동 경험(효능감, 작업의 보람)을 하도록 돕는 것이다. 치료에서도, 지도감독에서도 통찰보다 체험학습이 우선된다. 치료와 지도감독에서 일어나는 일의 상당 부분은 묵시적으로 진행된다고 (그리고 가능하다면 이를 명시적으로 바꾸어야 한다고) 상정한다.

종결에 대한 저항

지도감독 대상자는 지도감독이 끝나는 시기에 환자와의 치료도 마무리하게 된다. 끝남에 대한 그들의 갈등을 숙고해 보도록 돕는 것도 단기치료 수련의 중요한 부분 중 하나이다. 치료가 끝날 때 전공의가 느끼는 복잡한 감정(예: 환자가 괜찮을까? 충분히 치료를 받았나?)도 수련이 끝나면서 느낄 수 있는 감정과 유사하다(충분한 지도를 받았나? 이 일을 할 수 있을까?).

단기치료적 태도

단기 치료자의 자세는 회기가 끝나고 나서도 치료가 지속될 것—환자들은 일단 새로운 길에 들어섰고 계속 성장할 수 있을 것—이라는 믿음을 갖는 것이다. 이것은 수련 턴 기간이 끝난 뒤에도 지도감독 대상자들이 배운 것을 계속하여 적용하고 통합해 나갈 것이라고 상정하는 것과 대응된다.

역량 기반 지도감독 Competency-Based Supervision

TLDP를 구성하는 두 번째 모형은 역량 기반 접근이다(Falender & Shafranske, 2017). 이 관점에서 TLDP는 명시적으로 지도감독에 부합하는 특정 분량의 지식(Binder, 2004), 구체적인 기술(Anderson et al., 2016), 가치(Levenson & Bolter, 1988)를 습득하고 적용하는 데 집중한다. 이러한 역량들은 현재 있는 실험연구, 지도감독의 지혜, 그리고 지도감독 대상자/환자의 선호도(문화적 역량 포함)로부터 유도된 최선의 치료 방법에 기반한다.

역량 기반 관점의 집단 TLDP의 사례로서 다음을 생각해 볼 수 있다.

한 지도감독 대상자가 자신의 최근 치료회기를 녹화한 영상을 보여 줄 때, 지도감독자는 특정 학습 기회(예: 지도감독 대상자가 무심코 역기능적 관계 양상을 환자와 반복할 때)가 된다고 생각하는 부분에서 영상을 멈출 수 있다. 다른 지도감독 대상자들에게 해당 장면을 보면서 본인이 느낀 경험에 접근해 보도록 하거나(자기성찰 역량), 해당 장면에서 무엇이 벌어지고 있으며 무엇 때문에 이 상황이 되었는가에 대해 의견을 내거나(사례구조화 역량), 발표 중인 지도감독 대상자가 사용해 볼 수 있는 개입 방법을 제안하고(개입 전략 역량) 이에 대한 근거를 대거나 이후의 장면에서 환자의 행동을 예측해 보도록(과정 분석process analysis 역량) 할 수 있다. 이 학습방법은 기대되는 수행에 대한 명확한 지침이 주어지고 시연된다는 면에서 '정착 교습anchored instruction'(Binder, 2004) 및 의도적 연습(Rousmaniere et al., 2017)과도 부합한다[역량 및 지침에 대해 더 알아보기 위해서는 Levenson(2017)의 문헌을 참조. 제10장 '임상지도감독 및 수련에서의 의도적 연습'도 참조할 것].

이럴 땐 이렇게

○ 지도감독 대상자들의 환자가 영상 녹화를 원하지 않는다고 한다

지도감독 대상자에게 이러한 거리낌의 이유를 탐색해 보게 한다. 때로는 환자가 영상의 이후 사용에 대해 잘못된 생각(예: 영상이 유튜브에 올라갈 것)을 갖는 경우도 있다. 지도감독에서 한 번 시청된 뒤에 삭제될 영상의 촬영이라면 동의하겠는지 알아보거나, 혹은 화면에 치료자만 잡히는 것이 좋겠는지 물어본다. 그러나 때로는 환자의 거리낌 아래 자신의 치료를 촬영 대상으로 삼는 것에 대한 지도감독 대상자의 두려움이 깔려 있는 경우도 있다. 만일 이러한 경우라면 지도감독자인 자신이 학습 경험을 얼마나 안전하게 느끼게 하고 있는지를 재평가해야 한다.

○ **지도감독 대상자들이 내용보다 과정에 집중하는 데 어려움을 겪는다**

순환적 부적응 패턴을 사례구조화 방법으로 사용하면서 이 유형이 내용과 무관하게 표현되도록 할 수 있다. 노래를 비유로 삼을 수 있는데, '과정process'이 선율이라면, '내용content'은 가사에 해당할 수 있다. 같은 선율이 지속되면서 가사가 바뀔 수도 있다.

○ **지도감독 대상자들이 새로운 경험 제공보다는 해석을 해 주는 것을 더 익숙하게 여긴다**

지도감독 대상자가 해석을 한 지점에 치중하여 이 방식이 환자에게 치료목표와 부합하는 새로운 경험을 할 기회를 주는 것에 비해 얼마만큼의 순환적 부적응 패턴의 재행동화인지를 검토해 보는 것이 전략이 될 수 있다(지도감독자가 역할극에서 환자 역할을 맡으면 경험적 요소도 추가 가능하다).

○ **지도감독 대상자들이 늘 환자가 더 많은 회기를 필요로 하는 이유를 댄다**

지도감독 대상자가 회기 수의 제한에 불편을 느끼는 것은 흔한데, 거기에는 몇 가지 이유가 있다. 이 중 일부는 환자의 안녕과 관련되어 있으나, 꽤나 자주 종료와 관련한 지도감독 대상자 본인의 갈등이 연관된다. 이러한 치료 지속이 필요한 '합당한 이유'에 대해 논의함으로써 이 사안을 지도감독 대상자가 의식하도록 하고, 이 이유들이 어디에나 있음을 강조한다. 또한 비방어적인 자세로 대부분의 경우에 치료는 좋은 것이며, 더 많은 치료는 더 좋다는 점(Seligman, 1995)에 동의함으로써 변화의 발생, '충분한 치료'의 구성요소에 대해 정할 수 있는 근거, 현재의 경제적 압박하에서 치료를 제공해야 하는 스트레스(Levenson & Burg, 2000), 그리고 이외에도 관련된 많은 주제에 대한 더 충분한 논의가 가능해진다.

지도감독 대상자에게 할 수 있는 질문

- 의미 있는 변화가 신속하게 일어날 수 있다는 생각에 대한 선생님의 '저항'은 무엇인가요?
- 본인의 삶에서 지속적인 변화를 이루어 냈을 때 변화는 경험을 통해 일어났나요, 아니면 습득한 정보를 통해서 일어났나요?
- 본인 스스로 순환적 부적응 패턴에 대해 잘 알고 있나요?
- 환자들과 상호작용할 때의 스스로의 감정을 인식하고 있나요?
- 다른 사람이 감정을 경험하고 있을 때 이를 어떻게 아나요?

추가 자료

- 도서

Binder J: Key competencies in brief dynamic psychotherapy. New York, Guilford, 2004 [TLDP 역량영역의 개요 제시이다]

Levenson H: Time-limited dynamic psychotherapy: A guide to clinical practice. New York, Basic Books, 1995 [지도감독자와 지도감독 대상자의 실제 사례 논의내용을 기반으로 한 실용적인 실

무 사례집 접근이다]

Levenson H: Brief dynamic therapy, 2nd Edition. Washington, DC, American Psychological Association, 2017 [구체적인 사례 구성 및 개입 전략을 제시하며, 수련 · 지도감독 과정 및 효과에 대한 경험적 연구를 고찰한다]

• 영상

Brief Dynamic Therapy Over Time (with Hanna Levenson, Ph.D.). American Psychological Association, 2010. Available at: http://www.apa.org/pubs/videos/4310871.aspx

Critical Events in Psychotherapy Supervision (with Nicholas Ladany, Ph.D.; hosted by Hanna Levenson, Ph.D.). American Psychological Association, 2016. Available at: http://www.apa.org/pubs/videos/4310956.aspx

Time-Limited Dynamic Psychotherapy (with Hanna Levenson, Ph.D.). American Psychological Association, 2008. Available at: http://www.apa.org/pubs/videos/4310844.aspx

Time-Limited Dynamic Psychotherapy (with Hanna Levenson, Ph.D.). Psychotherapy.net, 2008. Available at: http://www.psychotherapy.net/video/time-limiteddynamic-psychotherapy.

[TLDP에 대한 4가지 안내 영상. 자막과 해설을 통해 시청자에게 치료 과정 및 치료자의 마음속에서 무엇이 일어났는지 알려 준다]

참고문헌

Anderson T, McClintock AS, Himawan L, et al: A prospective study of therapist facilitative interpersonal skills as a predictor of treatment outcome. J Consult Clin Psychol 84(1):57–66, 2016 26594945

Binder J: Key competencies in brief dynamic psychotherapy. New York, Guilford, 2004

Bowlby J: A secure base: Clinical applications of attachment theory. London, Routledge, 1988

Ellis MV, Taylor EJ, Corp DA, et al: Narratives of harmful clinical supervision: Introduction to the special issue. Clin Supervisor 36:1–5, 2017

Falender CA, Shafranske EP: Supervision essentials for the practice of competency-based supervision. Washington, DC, American Psychological Association, 2017

Friedlander ML, Ward LG: Development and validation of the supervisory styles inventory. J Couns Psychol 31:542–558, 1984

Ladany N: Supervision essentials for the critical events in psychotherapy supervision model. Washington, DC, American Psychological Association, 2017

Levenson H: Time-limited dynamic psychotherapy: A guide to clinical practice. New York, Basic Books, 1995

Levenson H: Brief dynamic therapy. Washington, DC, American Psychological Association, 2017

Levenson H, Bolter K: Short-term psychotherapy values and attitudes: Changes with training. Paper presented at the annual meeting of the American Psychological Association Convention, Atlanta, GA, August 1988

Levenson H, Burg J: Training psychologists in the era of managed care, in A psychologist's proactive guide to managed mental health care. Edited by Hersen KS, Hersen M. Mahwah, NJ, Erlbaum, 2000, pp 113–140

Obegi JH, Berant E (Eds): Attachment theory and research in clinical work with adults. New York, Guilford, 2008

Rousmaniere T, Goodyear RK, Miller SD, et al: The cycle of excellence: Using deliberate practice to improve supervision and training. Hoboken, NJ, Wiley, 2017

Safran JD, Muran JC: Negotiating the therapeutic alliance: A relational treatment guide. New York, Guilford, 2000

Seligman ME: The effectiveness of psychotherapy: The consumer reports study. Am Psychol 50(12):965–974, 1995 8561380

Watkins CE, Scaturo DJ: Toward an integrative, learning-based model of psychotherapy supervision: Supervisory alliance, educational interventions, and supervisee learning/relearning. Journal of Psychiatric Integration 23(1):75–95, 2013

Yourman DB: Trainee disclosure in psychotherapy supervision: The impact of shame. J Clin Psychol 59(5):601–609, 2003 12696135

22 집단 정신치료 지도감독

다층적으로 일하기

Group Psychotherapy Supervision

Working at Multiple Levels

Jan Malat, M.D.

집단치료에 대한 지도감독에는 정신치료 지도감독 일반에 대한 문헌상의 많은 원리가 활용된다. 여기에는 지도감독 동맹의 형성, 학습과 피드백이 가능한 안전한 공간의 생성을 통한 직업적 가치의 전수, 지도감독 대상자의 발전 단계와 학습 수요에 대한 면밀한 유의, 지도감독 초기의 잠재적 학습 장벽 식별, (지도감독자 본인의 임상 진료에서의 어려움에 대한 자기 노출을 통한) 지도감독자와 전공의 간의 권력 격차 감소, 전공의가 자기성찰 능력과 역전이 활용 능력을 형성할 수 있도록 돕는 것 등이 포함된다(Leszcz, 2011).

다양한 종류의 집단치료가 다양한 상황에서 여러 기법으로 여러 환자군에 대해 이루어지지만, 집단치료 지도감독의 대부분의 상황에 적용 가능한 중심 원리 몇 가지가 존재한다. 그리고 집단치료 지도감독의 측면 중 몇 가지는 집단에만 적용된다.

핵심 포인트

- 집단의 운용에 대한 지도감독 대상자의 불안을 지도감독 초반에 다루고 탐색한다.
- 지도감독자의 치료 시행을 지도감독 대상자가 직접 참관하도록 하여 직접 관찰의 가치를 보여 준다.
- 지도감독 중에 신중한 자기노출과 따뜻함의 가치를 보여 주고, 집단에서 지도감독 대상자가 이를 따라할 수 있도록 돕는다.
- 지도감독 대상자가 치료 대상 집단 및 인구의 유형에 따른 현실적인 목표와 기대를 설정하게 돕는다.
- 모든 집단치료 회기에서 발생할 수 있는 견해와 개입의 다양한 면을 자주 이야기해 준다.
- 지도감독 대상자가 모든 집단에 내재된 치료적 속성을 인정하고 활용할 수 있게 돕는다.
- 지도감독 대상자가 집단의 구성 초기에 치료적인 집단 규범 및 집단 역동(특히 응집의 증진)을 식별하고 촉진하도록 돕는다. 매 회의 집단 회기 중에 보다 능동적이고 지시적으로 안전을 조

성해야 할 때와 응집과 참여를 증진시키기 위해 집단 구성원 간의 자발적인 감정 교류를 격려해야 할 때 사이에서 통제의 균형을 중요히 여기도록 돕는다.
- 동형성이 집단에 미치는 영향, 즉 집단치료가 자리잡고 있는 체계가 집단 자체에 어떻게 영향을 미치는지를 논의한다.
- 매주 일정한 시간(가장 바람직할 때는 집단치료 회기 후 디브리핑 도중)을 정해 지도감독을 시행한다. 지도감독 대상자가 집단치료 중에 상세한 임상 기록을 작성하지 말게 한다.

지도감독 대상자의 불안을 다루기 Address Supervisee Anxiety

집단은 지도감독 대상자의 불안과 무능감을 증가시킬 수 있는 몇 가지 고유한 특징을 가지고 있다. 집단치료 회기라면 늘 대규모의 상호작용과 많은 분량의 임상 자료가 생성되기 때문에 지도감독 대상자는 이에 압도되고 각 개인의 발언 내용에 지나치게 집중하여 집단에서 발생하는 비언어적 과정을 상대적으로 간과하기 쉽다(Zaslav, 1988). 더구나 개인치료에 비해 집단치료에서는 다수 인원에게 대인 노출이 이루어진다. 지도감독 대상자가 종종 가지는 두려움 중 지도감독자가 꼭 탐색해야 하는 것들(예: 집단이 통제를 벗어날 것이라는 두려움)이 있다. 일부 지도감독 대상자는 자신의 불안에 대처하기 위하여 집단을 과도하게 통제하고 집단을 일련의 개인치료나 교실 수업처럼 운용하기도 한다. 이들은 집단이 제공하는 고유의 치료 기회를 모르고 있을 수 있다. 집단치료 지도감독자의 첫 임무 중 하나는 집단 운용에 대한 지도감독 대상자의 불안을 탐색하고 정상화하는 것이다. 실수에 대한 관용 및 수용(그리고 지도감독자 본인의 실수에 대한 자기노출)과 함께 집단치료의 효능에 대한 확신, 그리고 집단의 회복탄력성resilience을 보여 줌으로써 지도감독 대상자의 불안 수준을 유의미하게 낮출 수 있다.

직접 참관문화를 장려하기 Promote a Culture of Direct Observation

지도감독 대상자가 지도감독자의 집단 운용을 참관하는 것은 매우 중요하다(Yalom & Leszcz, 2005). 집단치료의 공개된 환경은 치료를 진행 중인 지도감독자를 관찰할 수 있는 독특한 기회를 제공한다. 지도감독자를 관찰함으로써 지도감독 대상자는 완벽하기 어려운 임상 실제 상황 그리고 모든 치료집단에 내재된 예측 불가능성과 불완전성을 지도감독자로부터 보고 배울 기회를 얻는다. 마찬가지로 지도감독자가 지도감독 대상자 및 담당 집단을 영상 촬영 혹은 직접 참관을 통해 비록 짧은 시간이라도 관찰하는 것도 매우 중요하다.

신중한 자기노출에 있어서 모범 보이기
Model Judicious Self-Disclosure

전문 직역의 가치를 전수하는 방법의 일환으로, 지도감독자가 지도감독 중에 따뜻함과 함께 신중한 자기노출(즉, 지도감독 대상자 및 치료에 도움이 되기 위한 목적의 자기노출)의 모범을 보이는 것, 즉 임상가로서 자신이 겪어 온 어려움을 공유하고 집단에 대한 자신의 감정 반응에 대해 정직하게 이야기하는 것이 바람직하다. 그럼으로써 따뜻함과 신중한 자기노출이라는 중요한 가치를 지도감독 대상자가 집단 내에서 따라할 수 있고, 이를 통하여 집단 구성원들이 안전하고 환영받는다고 느끼게 도울 수 있다(Leszcz, 2011).

현실적인 목표 설정하기 Set Realistic Goals

환자가 집단치료를 성공적으로 경험하는 것은 중요한데, 이는 상당수의 환자가 용기와 사기를 잃은 상태로 치료에 들어오기 때문이다. 지도감독 대상자가 집단에 대해 현실적 목표와 기대치를 설정하게 조력함으로써 대상자 선택 및 집단치료 전에 사전 준비의 과정에 도움이 되고, 이 과정 중에 목표 및 집단 지침에 대한 합의가 시작될 수 있다(Bernard et al., 2008; Yalom & Leszcz, 2005). 예를 들어, 단 1회기로 종결될 입원환자 집단에 대한 목표(예: 각 환자가 대표자 또는 다른 동료 환자와 긍정적으로 상호작용하도록 하기)는 장기간의 대인관계 정신치료를 진행하는 집단의 목표(예: 관계 맺음 유형의 변화)와는 확연히 다를 것이다. 지도감독 대상자가 집단치료 전 사전 준비 모임 동안에 환자에 대한 기대치 및 집단에 대한 희망사항을 조심스럽게 살펴보고, 이러한 기대치가 집단 내에서 달성 가능한 정도인지 확인하게 한다.

집단이 공통으로 가지는 치료적 요소의 가치 보여 주기
Demonstrate the Value of Common Group Therapeutic Factors

지도감독자는 다음의 몇 가지 집단 고유의 치료적 요소들이 작용할 수 있게 해 주는 집단 구성원 간의 자발적이고 진실된 피드백이 가지는 치료적 가치를 강조하여야 한다. 이러한 치료의 요소들로는 보편성universality(공통점에 대한 인식을 통한 수치심의 감소), 이타성altruism(타인을 도움으로써 자존감을 증진함), 희망 심어 주기instillation of hope(다른 구성원들의 발전을 봄으로써), 구성원 간에 소중한 정보 공유하기, 그리고 응집cohesion이 있다(Bernard et al., 2008; Yalom & Leszcz, 2005). 지도감독 대상자가 집단 내에서 마땅한 기회가 있으면 구성원 간의 상호작용(즉, 구성원 간의 응집)을 격려하도록 도와줌으로써 응집을 증진시킬 수 있다(Burlingame et al., 2011). 이 기술은 보통 명시적으로 시연되고 지도감독 중에 복습되어야 한다. 지도감독 대상자들이 서로 다른 집단 구성원 사이에서 털어놓은 발언들을 연결 짓는 언급을 하게 독려한다. 때로는 "금방 하신 말씀과 관련해서 누군가 또 말씀해 주실 수 있나요?"와 같은 간단한 질문만으로 집단에서 이 과정을 촉진할 수 있다. 또한 구성원-진행자 유대 그리고 구성원-집단 유대 역시 응집에 기여한다. 집단치료에서의 응집은 개인 정신치료에서의 치료동맹에 대응하며, 모든 종류의 집단에서 치료성과와 상관관계를 보인다(Burlingame et al., 2011). 비록 일부 집단 유형이나 치료 방식(예: 정신건강교육, 인지행동치료 CBT 집단)에서는 명시적으로 집단 구성원 간의 상호작용에 명시적인 초점을 맞추지는 않지만, 구성원 간의 의미 있는 상호작용은 심지어 짧은 순간에 일어나더라도, 모든 집단 유형에서 응집을 증진시킨다. 이런 현상이 집단 내에서 일어났을 때 "두 분은 공통점이 꽤 많으신 것 같네요. 두 분이 서로에게 힘이 될 수 있어서 다행입니다"와 같은 언급을 통해 지도감독 대상자가 이를 강조하고 인정해 줄 수 있도록 독려한다.

또한 지도감독 대상자에게 집단 내 간접 학습의 가치(좀 더 수동적인 구성원도 여전히 어떤 방식으로든 참여하고 있으며, 개입에 대한 관찰이나 다른 구성원과의 상호작용을 통해 이득을 얻고 있음)도 상기시켜 줄 필요가 있다(Rutan et al., 2014). 그럼으로써 각 구성원에게 공평한 '방송 분량'을 배분해야 할 것 같은 부담을 줄일 수 있다. 또한 집단치료의 작용은 대부분 일대일 상호작용을 통해 일어난다는 잘못된 인식도 반박할 수 있다. 또한 이렇게 함으로써 집단을 완벽히 통제할 수 없음과 예기치 못한 치료 기회에 유연하게 열려 있어야 함을 수용하는 점에서도 지도감독자가 모범을 보일 수 있다.

지도감독 대상자가 집단 규범과 집단 역동을 다루게 돕기

Help the Supervisee Address Group Norms and Group Dynamics

집단을 구성한 초기에 긍정적인 집단 규범(예: 집단이 구성원을 환영하기, 성실히 출석하기, 솔직하게 털어놓기, 비밀 준수, 집단 활동에 참여하기)의 발달을 촉진할 때, 그리고 집단의 안전이나 응집이 위험에 처했을 때(예: 집단 형성 초기에 발생하는 과도한 자기노출의 관리, 치료에 반하는 집단 규범에 대응하기, 독점이나 희생양 비난을 자제하게 하기 등) 등의 경우에는 지도감독 대상자가 능동적인 지도자 역할에 익숙해질 필요가 있다(Bernard et al., 2008; Yalom & Leszcz, 2005). 지도감독 대상자들이 집단치료의 과정은 여러 층에서 일어난다는 것을 알도록 도와주는 것도 중요하다. 개인이 집단 내에서 특정 역할을 맡음과 동시에 구성원 간에 각각의 방식으로 상호작용이 일어날 수 있으며, 전체 집단의 수준에서 집단 역동이 작용할 수 있다(Bernard et al., 2008; Rutan et al., 2014; Yalom & Leszcz, 2005). 모든 순간에 지도감독자는 집단 작동의 다양한 요소를 다루는 여러 가능한 개입의 개요를 잡고 시범을 보이기 위하여 노력하여야 한다. 예를 들어, 개인이 의미심장한 감정을 털어놓은 뒤, 치료자는 그 개인이 이야기한 내용에 초점을 맞출 수도 있지만 다른 구성원의 반응이나 혹은 다들 자신의 약점을 내보여도 되겠다는 안정감을 보이는 집단 내의 전반적인 분위기에 주력할 수도 있다. 개입의 방법도 집단의 유형 및 이론적 모형의 영향을 받는다. 예를 들어, 어떤 유형의 집단(집단 인지행동치료, 집단 정신분석적 정신치료)에서는 개인의 사안이 좀 더 중시되고, 다른 집단(집단 대인관계 정신치료, 자조집단)에서는 구성원 간의 상호작용이 좀 더 중시될 수 있다. 그러나 집단 역동group dynamics이 집단의 성공에 영향을 미치므로(Bernard et al., 2008) 모든 유형의 치료에서 집단 역동 및 집단 과정group process에 대하여 신경을 써야 한다.

동형성의 가치를 보여 주기 Demonstrate the Value of Isomorphy

지도감독자는 집단이 다른 '집단들' 및 체제system들과 서로 다층적으로 연결되는 과정(동형성이라는 개념으로 알려져 있다)에 대하여 특히 주의를 기울임으로써 확대된 범위에서의 집단에 대한 시각의 가치를 보여 줄 수 있다(Yalom & Leszcz, 2005). 이는 확장된 체제 내에서 그리고 동료 및 환자들이 집단을 어떻게 받아들이고 있는가에 대한 주목도 포함한다(예: 병원 및 대학에서 치료방법으로서 가치를 인정받고 있는가? 좀 더 많은 수의 환자를 진료하도록 하는 압박이 집단에 영향을 미치는가?). 이 점을 지도감독 중 또렷하게 표현하게 함으로써 지도감독 대상자가 집단에 영향을 미치는 체제의 암시적 압력을 이해하는 데 도움을 줄 수 있다. 예를 들어, 만약 환자나 동료 및 윗사람이 집단치료의 가치를 높게 평가하지 않으면 이로 인하여 치료자가 자신의 임상기술에 대한 자신감을 잃고 집단의 효과에 대한 인정이 흔들릴 수 있다. 이러한 외부 관점을 인지함으로써 집단치료의 가치를 기관의 동료나 윗사람에게 옹호할 기회가 생길 수 있다. 더구나 집단 및 체제에 대한 이해는 집단치료 수련을 교육이나 행정 기능 등의 비임상 역할을 포함한 다양한 상황에서도 일반화하고 적용할 수 있음을 보여 주기도 한다(Counselman, 2008). 동형성의 또 다른 측면은 공동치료자 간의 관계에 대해 유의해야 한다는 것인데, 공동치료자 간의 긴장으로 인하여 '누출leakage', 즉 이러한 긴장이 집단치료 내에서 행동화enact되는 일(예: 치료회기 중에 공동치료자들이 서로를 깎아내림)이 발생할 수 있기 때문이다.

지도감독 세팅하기 Set Up Supervision

참관 일정을 잡는 것과 별도로 집단치료 지도감독은 매주 시행되어야 한다. 만일 지도감독자가 지도감독 대상자와 집단을 공동 진행한다면, 집단회기 종료 후의 디브리핑 시간(보통 30~45분) 중에 지도감독을 하는 것이 바람직하다. 또한 적어도 회기 시작 10~15분 전에는 만나는 것이 도움이 되며, 혹시 다루어야 할 사안이 한주간 발생하였다면 이를 다루고 그날 시행할 회기에 대한 계획을 짜며 도움을 받을 수 있다. 만일 공동치료자가 모두 지도감독 대상자라면 지도감독자는 집단회기 종료 후의 디브리핑 시간에 참여하거나 혹은 지도감독 대상자들과 주중에 다른 시간을 정해 만날 수 있다. 지도감독 대상자들에게 집단회기 중에 상세한 임상 기록을 적지 말라고 해야 하는데, 이는 그럼으로써 중요한 임상 정보를 놓칠 위험이 커지기 때문이다. 가장 바람직하게는 회기 직후에 기록을 작성함으로써 다량의 임상 정보를 파악하고 기록할 수 있다. 또한 지도감독 대상자가 지도감독 과정을 주도할 수 있도록 격려해야 한다.

이럴 땐 이렇게

❍ 집단 구성원이 나한테 도전하거나 의문을 제기한다

물론 집단 구성원의 도전이나 질문을 받는 것은 지도감독 대상자 입장에서 부담이 되겠지만, 이 역시도 집단의 건강한 발달의 중요한 부분이며, 집단 구성원들이 치료자에게 의문을 제기할 만큼 집단을 안전하게 느낌을 보여 주는 것일 수도 있다(그렇지 않을 경우에 갈등은 다른 집단 구성원을 향할 수도 있다). 집단 구성원의 피드백을 환영하고 관심사를 다루도록 지도감독 대상자를 격려한다.

❍ 집단 내 구성원들 사이에 갈등이 있다

지도감독 대상자가 크게 스트레스를 받을 수 있는 상황일 수 있다. 이를 좋은 기회로 삼아 지도감독자는 집단에서 이런 현상이 정상적으로 일어날 수 있음을 알려 주고, 구체적인 사례 및 시나리오에 근거하여 이에 어떻게 대처할 수 있는지 구체적인 피드백을 해 줄 수 있다. 예를 들어, 만일 상호작용이 지나치게 격해질 경우에 지도감독 대상자는 집단 구성원들에게 한 발 물러서서 다른 구성원에게 어떤 면에서 자극을 받은 것인지 되돌아보게 하고, 상대방을 직접적으로 비난하기보다는 상대방의 발언으로 인하여 자신이 받은 감정적인 영향만을 논의하게(즉, '나는 ~하다고 느낀다'는 표현을 사용하게) 한다(Yalom & Leszcz, 2005). 경우에 따라서는 이 상황이 치료적으로 유용한 기회가 되기도 한다. 다름을 해소하는 것은 어렵더라도, 집단 구성원들이 다름을 수용하는 법을 배울 수 있게 하는 것도 가치가 크다. 집단이 안전한 곳이어야 한다는 것의 중요성을 지도감독 대상자가 상기할 수 있게 해 주는 것도 좋다. 또한 (대놓고 혹은 은연중에) 적대감을 표현하는 것을 적극적으로 제지하는 방법에 대해 지도감독 대상자에게 지도해 주는 것도 도움이 된다.

○ 희생양 노릇을 하는 집단 구성원이 있다

특히 희생양 삼기가 은근히 이루어질 경우에 지도감독 대상자가 제때 반응하지 못할 위험이 있다. 지도감독 대상자에게 이의 심각성 및 즉각적 대처의 필요성에 대해 일깨워 주어야 한다. 지도감독자가 더 능동적 역할을 맡고 개입 방안에 대해 명확한 지침을 주어야 한다. 지도감독 대상자를 독려하여 현 상황을 명시적으로 지칭하고, 해당 집단 구성원의 행동을 설명하고자 하는 공감적 구조화(예: "혹시 모임으로부터 거절당할 까 두려워서 ○○ 님이 우리랑 멀어지는 건 아닌지 모르겠네요?")를 하게 한다. 또한 지도감독 대상자는 다른 집단 구성원에게 스스로의 감정 반응을 되돌아보게 하여 다시 집중하도록 한다. 희생양이 되는 구성원은 다른 구성원들이 스스로에 대해서 다루기 꺼리는 면을 대신 나타내고 있다는 점에서 집단에서 가치 있는 역할을 하는 경우도 많다는 점을 집단에게 상기시켜 줄 필요가 있다(Rutan et al., 2014). 하지만 드물게는 집단의 과업에 제대로 참여하기 어려운 구성원을 집단에서 제외해야 할 수도 있다. 이럴 경우에 집단의 안정성에 상당한 타격이 갈 수 있기 때문에 집단과 명확히 의사소통을 할 수 있도록 지도감독 대상자에게 추가적인 지도가 필요할 가능성이 높다. 더불어 지도감독 대상자가 제외된 환자와 여러 차례 추가적으로 개인 면담을 통해 수치심과 자책을 다루어 주어야 한다. 집단에서 제외된 것은 본인의 잘못이 아니며, 다만 이번 집단의 구성과 잘 안 맞았을 뿐이라는 점을 명료히 밝혀야 한다.

○ 너무 조용하거나 독점적인 구성원이 있다

이 현상도 집단에서 종종 발생하는데, 지도감독 대상자들이 이를 다루기 힘들어 할 수 있다. 공평한 정도의 참여는 현실적이지도 않고 꼭 필요하지도 않지만, 이를 다루기는 해야 하는데, 이러한 역할에 구성원이 갇혀 버릴 때가 많고, 그러면 그들의 행동이 집단 전체에 영향을 주기 때문이다. 집단치료 중 또는 별도의 개별 면담에서 이러한 상황을 다루는 방법의 예를 지도감독자가 몇 가지 들어 주는 것이 도움이 될 수 있다. 지도감독 대상자가 해당 구성원의 집단 내에서의 어려움을 좀 더 깊게 탐색하기에는 개별 면담 쪽이 좀 더 안전할 수 있다. 가능하다면 지도감독 대상자는 환자와 함께 집단 내에서 이러한 행동을 바꾸기 위한 계획을 세우고자 노력해야 한다.

○ 집단에 치료에 해가 되는 집단 규범(예: 결석, 경계 위반, 소집단 형성, 집단치료 진행에 동참하지 않음)이 생겼다

만일 치료에 해가 되는 집단 규범이 집단의 물밑에서 작동하는 것처럼 보인다면 집단 전체에게 이를 밝히고 다루도록 격려해야 한다. 이는 협조적이고 위협적이지 않은 방식으로 이루어져야 한다. 예를 들면 이렇다. "아무래도 집단이 무언가 때문에 막혀 있는 것 같은데 이게 무슨 상황인 걸까요? 제가 이 상황에 어떤 원인을 제공했을까요? 우리는 여기서 어떻게 하면 빠져나갈 수 있을까요?"

○ 집단 또는 집단 구성원에 강한 부정적인 감정이 있다

이 상황은 지도감독자가 치료자의 감정적 반응의 가치를 강조하고 이것이 치료 개입을 이끄는 데 어떻게 도움이 될 수 있는지 보여 줄 수 있는 중요한 기회이다(Leszcz, 2011). 치료자는 집단 내에서 존중을 잃지 않고 비난하지 않는 방식으로 이를 논의하는 방법에 대해 지도를 받아야 한다. 또한 치료자로서 집단에서 효과적인 대인 피드백을 주는 방법을 시범을 보일 수 있는 기회이기도 하다. 다음이 그 예시이다. "지난 주에 우리 집단에서 아주 솔직한 이야기를 거리낌 없이 하실 수 있었던 것은 좋았지만, 자살

계획을 시간이 끝나기 5분 전에 말씀하셨다 보니 제가 불안해져서 가장 도움이 되는 답을 드리기 어려웠던 것 같기도 하네요. 앞으로의 시간에서는 필요하신 걸 말씀하실 때 좀 더 도움이 되는 답을 얻으실 수 있게 방법을 찾도록 도와드릴 수 있으면 좋겠어요."

○ **공동치료자 간에 마찰이 있다**

이는 지도감독 대상자의 수련 경험뿐 아니라 집단에도 상당한 영향을 미칠 수 있는 중대한 문제이다. 지도감독자는 이를 조심스럽지만 직접적으로 집단치료에서 정상적으로 발생할 수 있는 어려움으로 다루어야 한다. 가능하다면 공동치료자들을 독려하여 효과적으로 집단을 공동으로 이끌 수 있는 방식으로 견해 차이를 해소하거나 최소한 수용하게 해야 한다. 하지만 이것이 불가능하다면 공동치료자 중 한 사람이 집단을 떠나는 것이 최선일 수도 있다. 만일 지도감독 대상자와 지도감독자가 함께 그룹을 이끌 때 긴장이 발생하더라도 이 역시 주의해서 다루어야 한다. 지도감독 대상자가 위협으로부터 자유로이 견해 차를 표현할 수 있도록 격려해야 한다. 이 상황이 공동치료자 간의 관계 역시 집단 작업의 중요한 부분임을 배울 수 있는 중요한 기회가 된다.

지도감독 대상자에게 할 수 있는 질문

- 집단에 대한 선생님의 감정 반응은 무엇이었나요?(집단에 대해 어떤 것이 마음에 들고, 어떤 것은 마음에 들지 않았나요? 선생님이 한 개입에 대해서는 어떤 것이 마음에 들고, 마음에 들지 않았나요?)
- 집단의 전반적인 기류 혹은 분위기는 어땠나요? 응집 수준은 어느 정도였나요?
- 눈에 뜨이는 (긍정적이든 부정적이든) 집단 안에서의 상호작용이 있었나요?
- 집단에서 각 구성원이 한 말이나 행동에 대해서 간단히 요약해 볼 수 있나요?
- 집단의 진전을 방해하는 숨은 집단 규범이 있을까요? 예를 들어, 구성원들이 계속 지각하거나 특정한 주제를 피하고 있나요?
- 어려움을 겪고 있거나 특정한 역할(조용한 사람, 소심한 사람, 독점하는 사람, 도움을 주는 사람)에 갇힌 것 같은 구성원이 혹시 있나요?
- 공동치료자와 같이 일하는 건 어떤가요? 잘 굴러가는 점은 어떤 건가요? 함께 겪고 있는 어려운 점은 어떤 게 있나요?

추가 자료

American Group Psychotherapy Association (AGPA): www.agpa.org (The AGPA web-site offers a variety of helpful resources for running groups, including a transtheoretical guide to developing and running groups.)

참고문헌

Bernard H, Burlingame G, Flores P, et al: Science to service task force, American Group Psychotherapy Association: Clinical practice guidelines for group psychotherapy. Int J Group Psychother 58(4):455–542, 2008 18837662

Burlingame GM, McClendon DT, Alonso J: Cohesion in group therapy. Psychotherapy (Chic) 48(1):34–42, 2011 21401272

Counselman EF: Why study group therapy?. Int J Group Psychother 58(2):265–272, 2008 18399741

Leszcz M: Psychotherapy supervision and the development of the therapist, in On becoming a psychotherapist: The personal and professional journey. Edited by Klein RH, Bernard HS, Schermer VL. New York, Oxford University Press, 2011, pp 114–143

Rutan JS, Stone WN, Shay JJ: Psychodynamic group psychotherapy, 5th Edition. New York, Guilford, 2014

Yalom ID, Leszcz M: The theory and practice of group psychotherapy, 5th Edition. New York, Basic Books, 2005

Zaslav MR: A model of group therapist development. Int J Group Psychother 38(4):511–519, 1988 3182146

Supervision in Psychiatric Practice
-Practical Approaches Across Venues and Providers-

23 커플 및 가족 치료 지도감독
체계적으로 일하는 법 배우기
Couples and Family Therapy Supervision
Learning to Work Systemically

Douglas S. Rait, Ph.D.

가족치료 수련은 아직도 정신건강의학과 전공의 및 임상심리 수련 과정 중 일반적인 부분보다는 특수한 부분을 담당하고 있다. 커플치료[1] 및 가족치료가 대부분의 정신의학적 문제를 포함한 폭넓은 주 문제를 가진 환자들을 치료하는 데 있어서 효과적이라는 것이 입증되었는데도 말이다(Rait & Glick 2008). 커플 및 가족과 효과적인 작업을 진행하기 위해서는 연결joining, 가족 구성원을 건강하거나 불건강한 방식으로 연결하는 관계 유형 인식하기, 그리고 체계적인 변화 모형systemic model of change에 바탕을 둔 개입이 필요하다. 다른 모든 임상 지도감독과 마찬가지로, 커플 및 가족 치료에 대한 지도감독 역시 지도감독자와 수련 중인 임상가 양측의 전문성과 경험의 모든 면이 동원된다. 여기에는 이론적 입장, 과거의 지도감독 경험, 기술적 숙련, 학습방식, 정서적 공명, 개인의 유연성, 원가족 내에서의 경험, 그리고 개인적 강점 및 약점이 포함된다.

1 역주: 한국에서는 관행상 marital therapy 및 couples therapy 모두 '부부치료'로 번역하여 왔으나, 해외에서 marital therapy가 couples therapy로 확장된 것은 전통적인 결혼 관계 외에 동성 부부 등에게도 널리 시행되는 점을 감안하면 couple을 부부로 번역하는 것은 오역이라고 할 수 있다. 동성 부부의 경우에는 婦婦/夫夫로 이해해 볼 여지라도 있으나 전통적인 결혼 관계 이외의 비혼 동거 관계 및 연인 관계에도 널리 시행되는 치료라는 점까지 감안하면 커플을 대체할 만한 적절한 고유어나 한자어는 아직 없다고 보는 것이 맞을 것이며, 비교적 최근의 역서들은 점점 부부치료가 아닌 커플치료를 couples therapy의 번역어로 사용하는 추세에 있어 역자도 이를 따랐다.

핵심 포인트

- 커플 및 가족 치료 지도감독을 통하여 지도감독 대상자가 배우는 점은 다음과 같다.
  - 커플 및 가족에 연결되어 참여한다.
  - 커플 및 가족의 발달 과제, 역사 및 문화를 이해한다.
  - 체계적 유형과 상보성을 식별한다.
  - 체계적 변화 모형에 근거하여 작업한다.

지도감독의 구조화 Structuring Supervision

커플 및 가족 치료 지도감독은 영상물 검토 또는 실시간 지도감독을 통해 진행할 수 있으며, 회기 중에는 사례구조화와 가설 세우기에 초점을 맞추는 것이 보통인데 이를 통하여 창의적인 개입 방법을 이끌어 내고 지도감독 대상자의 치료 방식을 확장할 수 있다. 일대일 지도감독이 통상적이나, 때로는 2명 또는 그 이상의 소집단의 지도감독 대상자들을 대상으로 하는 것에도 명확한 장점이 있다. 이렇게 하는 근거는 환자를 커플 및 가족 관계 맥락에서 치료하는 근거와 같다. 즉, 개인의 지속적인 변화는 관계 속에서 누군가가 이러한 변화를 촉진하고 유지할 경우에 나타나고 또 강화된다. 추가적으로 이러한 변화는 개별 환자에 국한되지 않고 다른 가족에게도 확장되는 경우가 잦다. 2인 혹은 소집단 지도감독을 통해 임상 팀이 구성될 수 있고(동맹의 형성), 증례를 공유할 수 있으며(상호 학습), 임상적으로 어려움에 처했을 때 이를 역할극으로 풀어내고 치료 기법을 보고 배울 기회가 될 수 있다(행동화 및 살아 있는in vivo 학습).

지도감독 집단의 분위기는 활기를 띨 때가 많으며, 지도감독 대상자는 서로를 관찰하고 동료의 경험으로부터 배울 수 있는 기회를 가치 있게 여긴다. 매주 서로서로가 시행하는 치료를 관찰함으로써 집단은 지도감독자의 보편적인 임상 사안(예: '저항' 다루기) 및 좀 더 개별적인 사안(예: 기분장애에서 흔히 나타나는 커플의 특정한 상호작용 유형에 대한 이해)에 대한 설명 및 논의로부터 배울 기회를 갖는다. 동시에 각 지도감독 대상자가 사례에 대해 가지는 개인적 반응을 식별하고 논의할 수 있는 충분히 안전한 상황을 마련하는 것도 지도감독자의 책무이다.

지도감독 준비하기 Preparing for Supervision

지식의 토대 형성

보통 지도감독이 잘 진행되려면 지도감독 대상자들에게 체계적인 가족치료의 개념, 커플 및 가족 평가에 대한 기본적인 접근, 그리고 첫 증례를 접하기 전에 최소 하나 이상의 커플 및 가족 치료 예시를 소개하는 것이 바람직하다. 지도감독 대상자들이 2~3명의 소집단으로 매주 만나 각자의 증례를 (통상 회기 촬영 중에 일부분을 보여 주는 방식으로) 발표하는 것이 이상적이다. 가능하다면 턴 전체에 걸쳐 주기적으로 각 지도감독 대상자가 단방향 투시거울 건너편에서 지도감독자와 팀이 지켜보는 방식으로 실시간 지도감독을 받는 것도 좋다.

목표 설정

대부분의 초심 지도감독 대상자에게 현실적으로 달성 가능한 수련의 최대 성과는 노출이다. 이는 커플이나 가족과 면담실에 있는 것에 익숙해지고, 상세한 병력을 파악하며, 체계적 유형을 알아차리고, 체계적 개입을 시도해 보는 것을 말한다. 좀 더 경험이 많은 지도감독 대상자를 대상으로는 이론을 진료와 연결시키고, 관찰 및 개입 기술을 가다듬으며, 임상 전략의 선택에 대한 명백한 근거를 확보하고, 좀 더 어려운 증상 및 문제를 가지고 찾아오는 넓은 범위의 커플 및 가족에 대해 진료하도록 돕는 것이 목표가 된다.

매 턴의 시작 때부터 지도감독 대상자들을 격려하여 임상 역량을 규정하고 또 논의하도록 한다. 이러한 역량에는 커플 또는 가족과의 연결, 커플 또는 가족의 발달 과제, 내력 및 문화에 대한 이해, 체계적 유형과 상보성complementarity에 대한 이해, 그리고 체계적 변화 모형에 근거한 작업 등이 있다. 이러한 일반적인 목표에 더하여 만일 개별 지도감독 대상자가 원한다면 장기적 갈등-회피 유형에 빠져 있는 커플의 치료 방법, 또는 사춘기 반항을 겪고 있는 가족의 치료 방법 등의 개별적 목표를 지도사항에 추가할 수 있다.

지도감독의 핵심 목표 다루기 Addressing Key Goals of Supervision

가족과의 만남 중에 이 모두가 실제로 일어나는 것을 보여 주고, 지도감독 대상자가 체계적 유형을 이해하고, 여러 세대에 걸친 가족력을 파악하며, 세심한 개입을 고안하고, 역기능적 상호작용에 빠져 있는 커플 및 가족을 구출할 수 있는 변화 경험을 생성할 수 있게 돕는 것이 임상 지도감독의 주요한 부분이다. 기술을 정의하고, 표현하고, 시연하고, 커플 및 가족을 대상으로 효과적으로 사용할 수 있는 신뢰 가능한 환경을 만드는 것이 지도감독자의 역할이다. 기술의 개념, 체계적 사고, 평가 및 참여, 개입의 계획 및 수행, 그리고 전문가다운 행동에 있어서의 지도감독 대상자의 성취 내역에 대해 지도감독자가 구체적인 피드백을 제공하도록 한다.

커플 또는 가족과 연결되어 참여하기

Minuchin과 Fishman(1981)은 가족과 임상가가 제한된 기간 안에 협력을 이루어 이것이 치료에서의 탐색과 변화를 이끌어 낸다고 생각하였다. 연결은 치료적 체계를 지탱하는 접착제이고, 모든 형태의 가족치료가 커플 또는 집단 구성원과 초기부터 강력한 유대와 동맹을 형성하는 것을 강조한다. 대부분의 지도감독 대상자는 본능적으로 연결을 잘할 수 있고 자신의 환자들과 어떻게 견고한 관례를 형성하고 유지할 수 있는지에 대한 감을 잡을 수 있지만, 커플이나 가족을 치료하면서 이를 해내는 것은 좀 더 복잡한데, 이는 가족의 모든 구성원과 이러한 연결을 이루어야 되기 때문이다. 서로 다투는 중인 가족 구성원이나 경쟁적인 연합 관계 사이에서 팽팽한 줄타기를 해 본 임상가라면 이러한 동맹을 만드는 것에 그치지 않고 치료의 전 과정에 거쳐서 유지하는 것이 만만치 않다는 것을 알 것이다(Rait, 2000).

<표 23-1> 발달의 단계

구심성 Centripetal	결혼 어린 자녀 임종	출산 손주의 출생
원심성 Centrifugal	취학 독립	사춘기 사망

가족의 발달 과제, 역사 및 문화 인식하기

개인치료에서와 마찬가지로 지도감독 대상자는 정상 발달 과제 및 이행 과정을 인식해야 한다. 이는 커플의 성립으로부터 시작하여 사망에 이르기까지 개인, 커플, 가족이 상시 접하는 대상이다(〈표 23-1〉 참조).

동시에 커플이나 가족의 각 구성원은 고유의 내력을 가지고 오며, 이를 청사진 삼아 현재 상황을 평가하게 된다. 지도감독 대상자에게 3대의 가계도genogram/family tree를 그려 보도록 하여 가족의 유형과 주제를 확인하고 현재의 가족 내 사건과 과거 경험 사이의 연결을 강조할 수 있다([그림 23-1] 참조). 마지막으로 지도감독자는 지도감독 대상자들이 성별, 성 및 성별의 정체성, 문화, 민족 및 계층이 커플 및 가족을 치료할 때 차지하는 중요한 역할을 살펴보고 인정하도록 돕는다. 각 가족 구성원의 특징적인 사회문화적 배경이 가족의 전통, 선택, 선호에 맥락을 부여하는 방식을 상세한 가계도에 대한 정보 획득 및 정확한 질문을 통해 알게 됨으로써 지도감독 대상자는 임상적 사례구조화 및 변화를 위한 전략 둘 다를 다듬을 수 있다.

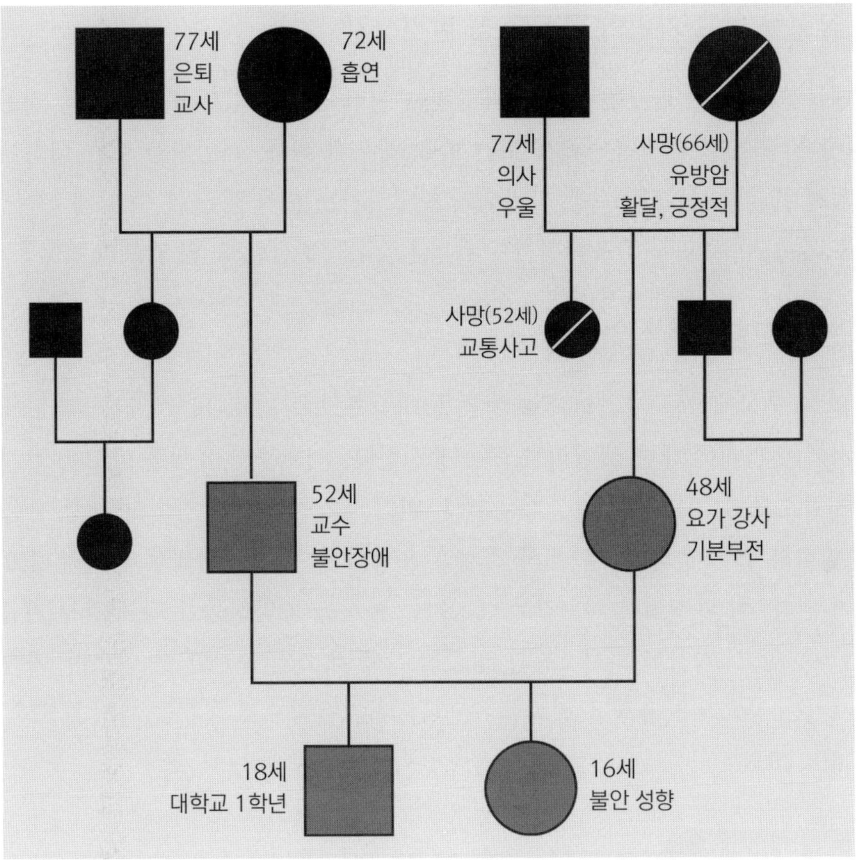

[그림 23-1] 지도감독 대상자가 가족의 형태와 주제를 식별하고
현재 가족 내 사건과 과거 경험 사이의 연결을 강조하기 위하여 구성한 가계도genogram

상보성의 이해

각 사례에 대해서 개인의 '문제'를 커플 및 가족 상호작용의 맥락에서 다시 살펴보면서 지도감독 대상자들이 가족 구성원의 행동과 개인의 증상 및 어려움 사이의 상호적 관계를 볼 수 있게 한다. Minuchin과 Nichols(1993, p. 63)에 따르면, "어떤 커플에서도 한 사람의 행동은 상대방의 행동에 매여 있다··· 커플의 행동은 독립적인 것이 아니라 서로에게 작용하는 힘

에 의해 함께 결정된다". 치료 녹화 영상을 검토하거나 단방향 투시거울 뒤에서 실시간으로 회기를 참관하면서 지도감독 대상자들은 (체계적 사고의 열쇠이기도 한) 상보성이 어떻게 모든 관계에서 핵심 원리로 작용하는지를 배우게 된다. 차례로 상보성의 패턴(예; 기능 과다/기능 부족, 교사/학생, 다가가려는 사람/멀어지려는 사람)을 지목해 보게 하여 이러한 패턴이 어떻게 구성되고, 커플 및 가족의 상호작용을 이해할 수 있는 틀을 제공하는지 알 수 있게 한다.

체계적 유형을 보고 가족의 구조/조직 확인하기

동시에 대부분의 커플 및 가족 관계를 특징짓는 여러 유형이 있으며, 지도감독 대상자는 커플 및 가족을 구조와 조직 측면에서 보는 법을 배우게 된다. 개인만을 보는 대신에 배우자 간의 위계적 불균형, 연합과 동맹, 가까워지고 멀어지는 주기 등을 볼 수 있게 된다. 이 과정에서 내용content에 주의를 기울이면서도 과정process을 우선할 수 있게 된다.

체계적 변화 모형으로 작업하기

체계적 변화 모형에서는 개인의 문제행동을 대상으로 삼기보다는 이러한 행동을 지지하고 지속시키는 관계에 대한 개입의 위력을 중시한다. 역기능적 유형을 막고 변화시키며 대안을 제시함으로써 지도감독 대상자는 '1차' 변화, 즉 의사소통 기술의 향상 같은 기술적technical 변화와 '2차' 변화, 즉 관계의 전제와 유형이 수정되는 체계적 변화의 중요한 차이를 깨닫게 된다. 이 과정에서 지도감독 대상자는 가족을 제약하는 유형에 맞서 가족의 범위를 확장할 수 있고, 직접적 의사소통과 성공적 갈등 해소를 촉진할 수 있으며, 가족 구성원이 발생시키는 상호작용 유형을 신뢰할 수 있는 다른 유형으로 바꾸는 과정을 도울 수 있다(Rait & Glick, 2008).

이럴 땐 이렇게

○ 지도감독 대상자가 커플 및 가족 치료 중에도 계속 개인치료자로서 일한다

대부분의 지도감독 대상자는 개인 대상의 치료에 대해 더 경험이 많고, 또 친숙하므로 커플 및 가족 치료가 주는 불안감과 낯설음에 대한 반응으로 본인이 가장 잘 아는 일, 다른 가족 구성원 앞에서 마치 개인 정신치료에서처럼 각 개인을 치료하는 일이 생길 수 있다. 체계적 사고를 반사적으로 할 수 있는 것은 저절로 되지 않으며, 특히 수련 초기에는 더더욱 그러하기 어려우므로 개인의 행동을 좀 더 큰 관계 유형의 일부로 보게 도우면서 체계 단위로 개입할 방법(예: 누군가의 변화를 돕기 위해 다른 가족 구성원의 변화를 촉진하기)을 찾도록 조력할 필요가 있다. 지도감독 대상자가 시행하는 치료의 과정과 내용에 세심한 주의를 기울이고, 지도감독 대상자의 강점을 활용하며, 과감한 개입과 솔직한 피드백이 가능하고 배움이 중시되는 편안한 환경을 조성함으로써 모든 경우에 있어서 최대의 지도감독 성과를 낼 수 있다.

○ **지도감독 대상자가 특정 가족 구성원에게 과도하게 이입한다**

커플 및 가족 치료 중에 지도감독 대상자 본인의 가족 및 관계 경험에 관련된 미해결 사안이 자극되는 경우도 흔하다. 예를 들어, 특정 가족 구성원이 착취적이거나 적대적인 가족 구성원을 대할 때 느끼는 절망감에 지도감독 대상자가 동조할 수 있다. 특정한 커플 및 가족 상호작용이 일깨우는 감정을 탐색하는 것이 유익할 수 있으며, 지도감독 대상자 본인의 가계도 작성을 통해 커플 및 가족 치료 작업 과정 중에 조명될 수 있는 스스로의 강점과 약점을 더 확실히 알게 하는 것도 좋다. 지도감독 대상자가 특정 가족 구성원과 동참하거나 소통하기 어려워할 경우, 지도감독자가 그 가족 구성원에 대한 호감요소를 찾게 도와 치료동맹 형성을 막는 장벽을 줄일 수도 있다.

○ **지도감독 대상자가 지도감독 받는 것을 불안해 한다**

초기에 불안을 느끼던 대부분의 지도감독 대상자는 본인의 치료영상을 보고 소집단 내에서 지도감독 피드백을 받으며, 실시간으로 지도감독을 받는 경험들을 지지적이고 진실되며 건설적이고 즐거운 것으로 경험한다. 한편, 학습 분위기를 계속 살펴보는 것도 중요하다. 지도감독 대상자가 지도감독 중에 안정감을 느끼는가? 만일 그렇지 않다면 해당 지도감독 대상자 및 다른 팀원에게 자의식과 불안을 줄이는 데 도움이 될 방법을 제안해 보게 할 수 있다. 대부분의 지도감독 대상자는 동료들의 경험을 통해 배움의 어려움을 알고, 또 동료들의 사례에 자신이 기여할 수 있다는 점에서 서로의 치료를 참관하는 것이 유익함을 쉽게 안다. 치료가 막혀 있고 커플이나 가족과 새로운 상호작용 방식이나 더 이상의 진전을 찾기가 어려울 때는 현장 지도감독이 특히 도움이 된다. 직접 관찰을 통하여 지도감독 대상자는 지도감독자가 사례구조화 과정에서 '소리 내어 생각'하고, 치료적 선택 시점을 정하고, 임상 전략 아래 깔린 생각에 반박하며, 특정 개입의 고안을 지지하고, 자신의 접근에서 나타나는 진정성과 열정 그리고 자발성을 격려하는 것을 들을 수 있다.

지도감독 대상자에게 할 수 있는 질문

- 커플 및 가족 치료에 대해 이전까지 어떤 경험을 했나요?
- 정신치료 그리고 커플 및 가족 치료에 관해서 이론적 입장은 어떤 것인가요? 왜 그 이론들이 가장 잘 와닿나요?
- 이전에 받아 본 지도감독들 중 잘된 경우와 아닌 경우에 각각 어땠나요? 왜 그랬나요?
- 커플 및 가족 치료 지도감독을 받는 개인적 목표는 무엇인가요? 가족 및 커플을 치료하면서 어떤 점이 불편할 것 같나요?
- 가족 및 커플을 치료하면서 본인의 가장 큰 강점은 무엇일 거라고 생각하나요?
- 이러한 문맥에서 일하면서 마주칠 수 있는 구체적인 어려움에는 어떤 것이 있을 거라고 생각하나요?
- 이번 턴을 마쳤을 때 커플 및 가족 치료 면에 있어서 어느 수준까지 달성하고 싶나요?

추가 자료

Liddle H, Breunlin D, Schwartz R (Eds): Handbook of family therapy training and supervision. New York, Guilford, 1988

참고문헌

Minuchin S, Fishman C: Techniques of family therapy. Cambridge, MA, Harvard University Press, 1981

Minuchin S, Nichols M: Family healing: Tales of hope and renewal from family therapy. New York, Free Press, 1993

Rait DS: The therapeutic alliance in couples and family therapy. J Clin Psychol 56(2):211–224, 2000 10718604

Rait D, Glick I: A model for reintegrating couples and family therapy training in psychiatric residency programs. Acad Psychiatry 32(2):81–86, 2008 18349325

24 소아청소년 정신의학 지도감독

환아와 수련 대상자의 발달을 중심으로

Child and Adolescent Psychiatry Supervision

A Developmental Focus for the Patient and Trainee

Michelle Goldsmith, M.D.
Natalie Pon, M.D.

매일 밤이 분리이며, 매일 아침이 재결합이다.
– Thomas F. Anders

아이가 주 보호자와 헤어지는 야간의 분리 의례는 지도감독 관계에도 발달 측면에서 특징적인 방식으로 적용이 된다. 매주 일어나는 만남과 헤어짐은 지도감독 관계의 양자에게 재접근rapprochement의 기회가 된다. 지도감독자는 안전 기지secure base를 제공하고, 지도감독 대상자는 거기에서부터 아동 정신건강이라는 세계에 대한 탐험을 나선다. 소아청소년 정신의학Child and Adolescent Psychiatry: CAP 및 심리학 분야는 성인 학습자가 직업적으로도, 개인적으로도 발달 이정표developmental milestone를 달성해 가기 위한 훌륭한 기회가 된다. 많은 지도감독 대상자가 친밀감 대 고립intimacy versus isolation과 관련한 과제를 수행하는 단계에 있으며, 이들 중 일부는 수련의 이 시기에 부모가 되는 경험을 한다. 환아를 치료함으로써 발달이라는 주제를 새로운 시선으로 이론과 경험 양쪽 측면에서 배워 나가게 된다. 다양한 정도의 아동에 대한 경험을 가진 성인 학습자들은 고통받는 환아와 가족을 돕는 과정에서 아동기라는 풍경을 다시 접하게 된다. 수련의 질 및 본인의 심리적 · 개인적 발달에 따라 어떤 지도감독 대상자에서는 새로운 역할을 맡는 것이 자신의 과거의 어려움, 구조 환상rescue fantasy, 불안정감과 관련하여 불안을 야기할 수 있다(Benedek, 1959). 임상 지도감독자는 재구성된 어린 시절의 발달 경로에서 안내자 역할을 맡는다. 이 장에서는 소아와 청소년 그리고 그 가족을 돌보는 지도감독 대상자를 위한 기술에 주목하고 성공적인 지도감독의 핵심 원리를 강조하고자 한다.

소아 정신건강을 맡은 임상가에 대한 수련과 지도감독 자체는 이미 상당한 문헌이 축적되어 있는 분야이다. 따라서 이 장에서는 소아청소년 정신의학에서 다른 형태의 임상 지도감독과 다르게 나타나는 주제들을 선별하여 개괄할 것이다. 이러한 관점은 정신치료, 정신약물학, 자문조정, 일반적인 사례관리 및 기타 치료 조합 등에 적용될 수 있다. 아동 및 가족의 치료 중 소아청소년 정신의학 지도감독과 관련된 영역으로서 여기서는 발달을 고려한 접근, 치료동맹 형성 및 역전이, 그리고 윤리적 원칙을 강조할 것이다.

핵심 포인트

- 지도감독은 그 자체로서 학습자의 발달 과정을 포함한다.
- 이해관계자 분석 기법을 통하여 연령, 발달 단계, 그리고 최선의 이득의 측면에서 아동이 살아가는 생태를 이해하고 환아의 자율성을 균형 있게 고려할 수 있다.
- 소아에 대한 이전 경험, 발달 이정표 및 발달 이론에 대한 지식을 통해 보다 수월하게 현실적인 목표를 설정하고 지도감독 중에 학습할 영역을 정할 수 있다.
- 지도감독자가 학령 전기, 학령기 및 청소년기 환아 각각에서 발생할 수 있는 대표적인 윤리적 딜레마에 대하여 가르칠 수 있도록 한다.

발달에 근거한 지도감독 Developmentally Informed Supervision

아동의 내원 시 증상에 대한 발달 측면의 고려 없이는 앞으로 뒤따르는 치료의 모든 과정을 이해하는 것이 불가능하다. 발달에 근거한 평가, 진단, 사례 구성 및 치료계획은 최적의 치료 개입 및 환아와 부모의 이해도 향상 면에서 최선의 진료를 가능하게 한다(Winters et al., 2007). 소아청소년 정신의학을 다루는 임상가는 인지, 운동, 정서 및 사회 발달 과제에 대한 지식의 틀 안에서 핵심 발달 지표를 예견할 수 있다. 지도감독자는 신규 임상가에게 내원시의 어떤 증상과 징후를 통해 신경전형성[1]을 신경비전형성 및 정신병리와 구별할 수 있는지를 가르치게 된다.

증례를 준비하는 과정에서 지도감독자는 평가 양식 면에서 지도감독 대상자를 지도하여 아동의 증상 표현 능력은 아동의 생활chronological연령뿐 아니라 발달developmental연령에 의해서도 좌우됨을 지도한다. 학습자의 아동과 관련한 과거 경험, 적절한 기초 지식, 그리고 아동에 대한 임상 진료 경험을 직접적인 질문을 통해 확인하여야 한다. 임상 진료에 대한

1 역주: neurotypicality. 반대되는 개념은 신경비전형성neuroatypicality이며, '정상normal'이라는 용어 대신에 보다 정치적으로 올바른 표현으로서 점차 많이 쓰이고 있다. 이러한 관점을 신경다양성neurodiversity이라고 하며, 이전의 '정상 아동'이라는 표현 대신에 전형적 발달을 보이는 아동typically developing children이라는 표현을 사용한다.

지도감독 시 이론교육 과정을 추가로 보완할 수 있다. 지도감독 대상자가 발달 이정표와 발달이론에 대한 지식을 학습하거나 복습해 오는 것은 당연하다. 소아 증례에 대한 효과적인 지도감독 기법에는 공동치료, 역할놀이, 회기 녹화 및 무선 인이어 모니터 장비 활용 등이 포함될 수 있다(제3부 '지도감독 기법' 참조). 지도감독 대상자가 환아와 의사소통하면서 발달적으로 적절하며 비병리화적인 언어를 사용하게 하는 것도 중요하게 가르쳐야 할 기술이다.

학령 전기preschool-age 환아는 마음속 상태를 언어로 전하는 데 어려움을 겪으므로 의사소통의 매체로서 놀이play를 선호한다. 따라서 지도감독자는 지도감독자에게 사회극sociodramatic 놀이 및 상징symbolic 놀이를 익히도록 이끈다. 지도감독 대상자가 아이들을 치료하는 데 사용할 수 있도록 환아가 상상 또는 상징 놀이에서 쓸 장난감 모음을 마련해 준다. 매주 지도감독에서는 놀이의 내용 및 과정에 대한 해석을 포함한다. 예를 들어, 아동에게서 반복되는 주제를 위기나 외상 경험과 연결 지을 수 있는데, 이는 마치 플래시백과 비슷하다(Benham & Slotnick, 2006). 표시가 어려운 장난감의 특성상 빌려줄 경우에 손실될 수 있으므로 반출하지 않고 지정된 장소에서 사용하고, 장난감은 사용한 뒤에는 매번 소독한다. 지도감독 대상자 본인이 어떤 구성의 장난감을 마련하고, 관리하고 싶은지도 탐색해 볼 만한 중요한 주제이다.

학령기school-age 환아는 타인의 마음을 이해하고 현실에 기반하여 추론할 수 있는 능력이 점차 증가하므로 치료 중의 의사결정에서 좀 더 많은 비중을 차지한다. 지도감독 대상자(및 환아)가 주도성을 발휘할 수 있는 기회를 강조함으로써 지도감독자는 '근면 대 열등industry vs. inferiority'과 같은 과제를 시연한다. 지도감독자가 사용할 수 있는 기법으로서 지도감독 대상자가 발달이론에 대한 지식을 강화할 수 있게 질문하고 논의하는 것을 들 수 있다. "환아가 놀이 중에 어떤 식으로 관성inertia을 극복하고 유능함competency을 보여 주었나요?"(Erikson, 근면 대 열등) 또는 "8세 환아가 놀이 중에 점수를 계산하는 데에서 누구의 발달이론 중 어떤 발달 단계를 볼 수 있었나요?"(Piaget, 구체적 조작기concrete operation) 등이 그 예시이다. 발달 과제의 세부사항을 실제 환아에게 적용하였을 때 지도감독 대상자들이 가장 잘 기억할 수 있으므로 지도감독자가 증례 자료를 살펴보면서 주요 발달이론들을 비교, 대조, 연결을 도표로 만들어 보충하는 것도 좋다.

청소년adolescent 환아는 한 발달 영역에서 더 빨리 성숙하고 다른 영역에서는 지연을 보일 수 있다. 예를 들어, 인지나 지적 능력은 앞서 있으나 사회-감정 발달은 뒤처질 수 있는데, 이러한 격차는 흔히 주 문제의 발생에 기여한다. 그리고 의존과 자기결정 사이에서 균형을 잡는 청소년기의 과제에 걸맞게 지도감독 대상자들은 십대 환아가 보이는 저항을 자주 경험하게 된다. 이 기회에 지도감독자는 지도감독 대상자가 청소년기를 (음악이나 미술을 통해) 창조성과 이어 주거나, 동기강화면담motivational interviewing의 기술을 동원하게 해 준다. 지도감독자는 청소년기 자체가 성격 형성의 결정적 요인임을 강조하면서 환아를 모든 현재 발달 과제의 관점뿐 아니라 혹시 있었을 수 있는 과거의 탈선까지 포함한 관점에서 살펴볼 수 있도록 지도한다.

발달의 관점을 사용하면 지도감독 대상자가 진단과 사례 이해를 구별할 수 있게 하는 데 유용하다(Jellinek & McDermott, 2004). Winters 등(2007)에 따르면, "사례구조화 시 아이의 강점, 약점, 스트레스 요인, 가풍, 사회 및 문화적 영향을 망라하여 고려한다. 증상을 발달의 맥락 내에서 파악함으로써 그 의미를 이해하고 예후를 추정할 수 있다. …(중략)… 발달 및 발달 과정의 손상에 대한 폭넓은 이해에 올라타 지도감독자가 초반부를 깔아 준 길을 따라감으로써 진단으로부터 치료계획, 특히 개입의 방법과 시점의 선택을 이끌어 낼 수 있다"(p. 114). 제대로 된 소아청소년 지도감독을 하기 위하여 반드시 포함하여야 하는 것으로 초기 사례구조화를 작성한 뒤, 이후 치료계획의 진행 동안에 이 내용을 다시 살펴보는 과정이 있다.

소아청소년 정신의학 지도감독 중에는 지도감독 대상자의 발달과 환아의 임상 경로 사이의 평행 과정도 일어난다. 환아의 성장만큼 지도감독 대상자가 받는 지도감독도 핵심 발달 과정이다. 지도감독자는 유연성을 잃지 않고 기술요소의 적용을 확대하는 능력을 키우면서도 스스로를 치료수단으로 신중하게 활용함에 있어 모범을 보여 주도록 한다(Harrison, 1978). 이러한 지도감독자의 지도 속에 지도감독 대상자는 스스로의 욕구, 역량, 한계를 깨달아 자신의 치료자로서의 발달 경로를 표시하고 측정할 수 있게 되는데, 이는 소아청소년 정신의학 진료가 환아에게 해 주는 것과 다르지 않다.

아동과 가족의 치료 참여 및 역전이 탐색 Therapeutic Engagement With Children and Families and Exploration of Countertransference

아동 정신건강을 다룰 때는 성인의 경우와 달리 높은 확률로 다수의 이해관계자stakeholder가 관련된다. 여기에는 지도감독자도 포함된다. 청소년의 경우에는 (지역 법령에 근거한 대로) 부모 동의 없이 치료를 시작할 수 있지만, 대부분의 경우에 '지목 환아identified patient'를 대리하여 부모가 임상 진료를 찾는다. 소아청소년 치료를 갓 시작하는 경우라도 성인의 책임 능력 감정capacity evaluations, 비자발적 입원 및 치료명령제 등을 통하여 치료에 소극적이거나 비협조적인 환자에 대한 사전 경험은 있다. 이전의 수련에서 획득한 능동적 경청과 공감 능력이 지도감독 대상자에게 도움이 되지만, 숙련된 지도감독자가 지도감독 대상자를 다양한 정도의 초기 협조도에 따라 정보 획득에서 유연성을 발휘할 수 있게 미리 대비시켜야 한다. 예를 들어, 성인 환자 면담을 시작할 때의 치료자의 정서 표현은 중립적이고 신중한 입장이 기본값이 되는 게 보통이지만, 소아 환자가 치료에 참여하도록 하기 위해서는 치료자가 좀 더 따뜻할 필요가 있는 경우가 많다. 치료자와 보호자, 그리고 환아의 삼각관계가 가지는 복잡한 속성에 대한 지도감독도 각별한 관심과 논의가 필요하며, 이러한 이해관계자 분석에 지도감독적 작업동맹이라는 하나의 층이 추가로 덮인다.

다수의 이해관계자를 염두에 두고 짠 전략에서는 각자가 내원 사유, 참여 동기 수준, 주 문제, 해결 방안, 그리고 실제로 진료가 필요한 사람이 누구인가에 대해 다른 의견을 가질 수 있다고 상정한다. 아동의 삶에 영향을 끼치는 개인 및 주체를 식별하는 이해관계자 분석 시행을 지도감독 중에 가르치는 것은 유용한 훈련이 된다. 부모를 지지하고 치료에 참여하게 하는 것은 필수적이며, 덜 드러난 인물들, 즉 돌보미, 조부모, 형제자매, 교사, 코치 및 성직자 등도 모두 환아의 삶에서 중요한 역할을 맡고 있을 수 있다. 이러한 다양한 인물이 (주 보호자의 동의consent와 환아의 승낙assent을 전제로) 어떻게 병행 정보를 제공하고, 환아가 임상 목표를 달성하게 도울 수 있는지도 지도감독에서 살펴본다. 견해차의 존재를 인정하는 것이 부모 및 환아와 이중 동맹을 형성하는 데 도움이 된다(Joshi, 2006). 이러한 인식은 지도감독관계에도 적용될 수 있다. 최선의 학습 경험 중 일부는 진단과 치료 시 의견의 불일치에서 나온다. 이전에 언급된 대로 지도감독 대상자도 자신감, 효능감, 자주성, 정체성 형성, 분리, 개별화 등의 발달 과제를 달성해 나간다. 지도감독의 양자관계 내에서 임상 의사결정에 대한 신중하고 지지적인 대화를 나눔으로써 이러한 발달 지표를 달성하는 데 기여할 수 있고, 이 역시 치료자와 환아 가족이 치료동맹에 더 가까워지는 것에 비견이 가능하다.

지도감독 중에 시간을 할애하여 환아의 세상에 대한 상세한 서술과 그 요약본을 만들어 보는 것은 치료동맹에 도움이 된다. 이때 지도감독자는 청중이 되어 정보의 지점마다 중요성과 관계를 질문하고 이 과정에서 누락된 중요한 정보를 찾을 수 있다. 환아와 보호자에게도 이 서술 과정을 통해 각자의 시각에서 이야기를 집필할 기회를 준다. 연령에 적합한 방식으로 의미를 창조하기 위하여 들이는 노력을 통해 가족은 임상가가 능동적 경청과 함께 가족이 필요로 하는 것을 폭넓고 상세하게 개념화하는 것을 알고, 또 경험하게 되면서 치료동맹이 강화된다.

성인 진료와 마찬가지로, 아이와 부모에 대한 임상진료 역시 다양한 정도의 긍정적 및 부정적 역전이를 유발하며, 이를 탐색하는 것은 지도감독자의 책무이다. 역전이 자체의 개념은 이전의 수련 전반에 걸쳐 이미 접했을 것이나, 한 사례에서 복수의 역전이 관계가 중첩되어 배치된 상황에 대해서는 지도감독 중에 면밀히 살펴보아야 한다. 정신건강의학과 환아 치료에는 아무리 적게 잡아도 삼자의 관계(즉, 지목된 환아, 보호자/후견인, 치료자)가 관여된다. 하지만 대부분의 경우에는 훨씬 더 복잡한 구조가 추가된 가족 구성원, 단위로서의 가족 전체, 그리고 다른 인원(확대가족, 돌보미, 교사 등)에 이르며, 이는 치료동맹의 형성과 유지에 있어서 새로운 도전 과제가 된다. 역전이, 전이 논의의 편의를 위해 '부모'라는 표현을 썼으나 다음의 내용은 다른 주 보호자, 후견인, 또는 환아를 데리고 온 주된 연락 대상에도 동일하게 적용된다.

역전이를 대하는 지도감독 대상자를 도우며 지도감독자는 종종 불분명해지는 지도와 치료의 경계를 넘나들게 된다. 특히 소아청소년 정신의학의 증례는 잠재된 아동기 사안을 일깨울 수 있으며, 지도감독 대상자–지도감독자 사이와 환아–부모 사이에 평행역동 과정이 발생할 수도 있다. 지도감독 대상자 본인의 아동기를 인정하고 주목하면서도 지도감독이 지도감독 대상자 개인에 대한 치료 또는 분석으로 넘어가지 않게 해야 한다. 지도감독 대상자의 환아에 대한 지금–여기here and now 반응에 주목하며, 지도감독 대상자에 대해 사적으로 아는 정보에 기반한 추론은 삼간다. 지도감독자는 환아와 부모(및 다른 이해관계자)로 인하여 느끼는 지도감독 대상자의 감정에 초점을 맞추되, 지도감독 대상자의 과거가 작용한 부분은 건드리지 않는 방식으로 역전이를 다룰 수 있다(Gabbard, 2017). 예를 들어, 지도감독자가 지도감독 대상자의 원가족 문화 및 출신 민족에 대해 알고 있더라도 증례와 지도감독 대상자 자신의 가족 사이의 공통분모를 찾아내거나, 공통점 때문에 지도감독 대상자가 증례의 가족역동을 잘 알 것이라고 추정하지 말아야 한다.

지도감독 대상자가 흔히 경험할 수 있는 경우로서 환아와 부모 각각에 대하여 상충하는 감정을 갖게 될 때가 있는데 그 원인은 다양하다. 자주 나오는 양상은 환아에 대한 긍정적 감정과 보호 본능을 느끼고, 이것이 (결핍되었거나 혼란스러운) 양육 환경 탓이라고 여기며, 부모, 경우에 따라 환아를 '버린' '상상된' 또는 부재한 부모에 대해서는 대비되는 부정적인 감정을 갖게 된다(Harrison, 1978). 아동은 지도감독 대상자에게서 구출 환상을 이끌어 내거나 불안감을 자극함으로써 지도감독 대상자가 '대리인' 또는 '완벽한 부모'가 되고자 하는 강력한 욕구를 유발할 수 있으며, 이리하여 부모가 구성하는 작업동맹의 한 축을 위태롭게 한다. 지도감독자는 지도감독 대상자에게 거울 역할을 하여 지도감독 대상자가 환아에 대한 과도한 동정과 공감이 있는지를 점검하고, 관심의 초점을 이동하여 지도감독 대상자가 부모의 기저 감정을 고려해 보게 한다. 흔히 죄책감이나 수치심이 작용하고 있을 것이다. 지도감독 대상자의 부모에 대한 공감 반응이 일어나고 스스로 동맹군을 자처할 때 종종 치료에서의 진전이 따른다. 환아의 치료가 원활하게 진행되지 않고 부모가 불만을 표시할 경우, 이 불만은 종종 지도감독 대상자가 자신감을 잃거나 무력감 또는 좌절감을 맛보게 하는데, 이 감정이 부모의 감정과 유사한 점에 주목해 볼 만하며, 부모에게 공감을 표현할 수 있는 기회일 수 있다. 부모의 지지 없이 환아를 치료하는 것은 실질적으로 불가능하므로 부모의 정서적 요구를 알아차림으로써 지도감독 대상자는 긍정적 변화의 주체가 될 수 있는 전략적 위치에 이를 수 있다.

아이들을 대할 때의 자기노출도 치료에 참여시키고자 할 때 까다로운 또 한 부분이다. 소아 환자가 순진하게 "선생님 강아지 키워요?"라고 질문하는 경우(성인 환자가 질문했을 경우에는 보통 답하지 않고 다른 질문, 즉 "어떤 것 때문에 물어보시는 걸까요?" 또는 "어째서 저에 대해 그게 궁금하셨을지 모르겠네요?"로 돌려 주도록 배우는 질문)에 이에 대해 치료자가 대답을 해주지 않으면 아이는 혼란스럽거나 거절당했다고 느낄 수 있다. 그리고 환아의 발달 단계에 맞추어 유대를 형성할 기회를 잃게 된다. 아이들은 어른보다 즉흥적이고 말을 덜 가리므로 더 많은 질문을 받게 될 것을 미리 상기하게 하여 지도감독 대상자를 준비시킨다. 지도감독에서 사적 정보의 간접적 노출이 잠재적으로 갖는 치료상의 이득과 위험에 대해 논의하도록 한다. 소아 환자 그리고 부모와 어떻게 경계를 설정할 것인지에 대한 사전 준비를 통해 맞춤형 치료가 가능하다. 예를 들어, 문화적 요소가 작용하고 있거나 정신건강 관련 과거 경험의 영향을 받고 있는 가족의 경우가 이에 해당한다. 전문가다운 행동과 치료의 틀을 명확히 정하는 것은 거리두기를 위함이 아니고, 자기노출이 치료에 유익한 경우가 생긴다. 이러한 경우에 어떻게 대응할 것인지를 살펴보기 위하여 지도감독 관계가 생산적인 밑바탕이 될 수 있다. 지도감독 양자 관계 내에서의 자기노출의 수위에도 신중히 설정된 제한이 필요하므로 이를 리트머스 시험지로 삼아 고민해 볼 수 있다. Gutheil과 Gabbard(2003, p. 410)가 상기한 대로 "외적 경계를 설정하는 이유는 정신치료에 공통적인 다양한 작용, 즉 공감, 투사, 함입introjection, 동일시, 투사적 동일시 및 전이 해석 등을 통해 심리적 경계를 횡단하기 위함이다".[2]

윤리와 소아청소년 정신의학 지도감독 Ethics and CAP Supervision

지도감독 대상자에게 일견 친숙한 원리(동의나 비밀보장 등)가 소아와 그 가족에게는 어떻게 적용되는지를 새롭게 재발견하는 윤리에 대한 이해를 살펴보고 최적화하는 것은 지도감독자의 중요 책무이다. 환아의 자율성을 연령, 발달 단계 및 최선의 이득의 측면에서 균형 있게 보장하는 방법을 가르치고, 학령 전기, 학령기 및 청소년기의 환아에게서 발생하는 대표적인 윤리적 딜레마에 대하여 교육하도록 한다. 지도감독자는 자신도 모르는 사이에 자신

2 역주: 치료와 지도감독 모두에서 경계, 경계 위반과 경계 횡단의 개념에 대해서는 제38장 참조

의 원칙을 전수하게 되며, 이를 통하여 지도감독 대상자 본인이 임상가로서 윤리를 다루는 방식을 형성하기 위한 일차적 기반이 마련된다. 미국 내의 여러 기관에서 윤리적 임상 진료에 대한 개요 및 소아청소년 진료에 지침이 되는 원칙들을 제시하고 있다(이 장의 '추가 자료' 참조). 윤리적 관점이 필요한 지점은 모든 임상 상황에서 발생하나, 여기서는 지도감독 대상으로 다음의 핵심 윤리 주제에 초점을 맞추어 ① 비밀보장, ② 자율성 및 승낙assent과 정보기반 동의informed consent, 그리고 ③ 신기술과 관련한 사안을 다루고자 한다.

비밀보장

신뢰와 비밀보장의 사안은 환아뿐 아니라 부모와도 상호작용해야 하는 소아청소년 정신의학 진료에서 더 복잡하게 나타난다. 부모의 알 권리는 환아의 최선의 이득과 일치할 수도 있지만 상충할 수도 있다. 그러한 복잡함 때문에 지도감독 대상자가 환아와 보호자를 처음 만나는 시점에 비밀보장의 범위에 대하여 사전에 잘 준비된 내용을 논의함으로써 진료상의 윤리를 지키면서 치료적인 관계를 유지할 수 있도록 지도감독자가 가르치고 이끌어야 한다.

비밀보장 범위에 대한 대화는 성인에서도 필요하고 다양한 형태의 임상 상황마다 이루어져야 하지만, 소아에서 특수하게 나타나는 몇 가지 점에 대하여 지도감독에서 선제적으로 다루어야 한다. 특히 비밀보장의 범위를 논할 때 지도감독자도 치료의 일원임을 지도감독 대상자가 잊지 않게 한다. 부모와 환아 모두 증례가 지도감독자를 포함하여 담당 진료 팀의 모든 인원과 함께 논의될 것을 고지받아야 한다. 이에 대해 논의하였음을 기록으로 남길 것이 권장된다. 윤리 원칙을 염두에 둔 역할극의 방법을 통하여 지도감독 대상자가 어떤 가치관으로 비밀보장에 예외를 두고자 하는 결정을 내리는지 확인할 수 있다.

청소년의 비밀보장을 깨는 역치는 미성년자라는 특성상 좀 더 낮은 경우가 많다. 청소년기의 자연스러운 독립 욕구가 불법 약물의 시도나 성행위 등 위험한 행동으로 이어질 수 있다. 예를 들어, 만 18세가 되기 직전의 여성 환자가 파티에서 폭음한 뒤에 필름이 끊겨 기억이 나지 않았던 일을 부모에게는 말하지 않고 치료자에게만 털어놓은 경우, 환자 및 부모와 삼각관계에 있는 지도감독 대상자가 비밀을 지켜 주는 역할을 자처하게 될 경우에 많은 어려움이 따른다. 이러한 정보 공유 및 비밀 유지에 대한 역동이 있을 경우에는 의도치 않은 환자와의 '공모collusion'와 치료적 유대를 위한 부모화parentification의 회피에 대하여 지도감독에서 논의하여야 한다. 이러한 상황을 알게 된 지도감독자는 윤리적 접근방법과 정신치료적 대응을 알려 주고, 위험한 행동 상황에서 비밀보장을 깨야 할 필요성에 대해 환아와 논의하는 방법을 조언한다. 앞의 예시에서 환자가 18세 생일, 즉 법적 성인이 되는 '마법의 경계선'을 넘은 뒤에 이 내용을 털어놓았다면 상황은 더 복잡해진다. 전혀 다른 윤리 기준이 적용된다. 이러한 예시를 통해 소아청소년 정신의학에서 자율성 존중과 선행의 원칙이 얼마나 미묘한지, 또한 강도 높은 지도감독이 어째서 필요한지를 알 수 있을 것이다.

승낙과 정보 기반 동의

미성년자도 치료에서의 의사결정에 참여하여야 하며, 승낙의 획득이 필요하다. 민형사상 무능력자를 환자로 진료한 적이 없다면 정신건강의학과 전공의라도 승낙에 대한 경험이 없을 수 있다. 소아청소년 정신의학에서 승낙의 개념은 치료 계획 및 참여에 있어서 매일같이 일어난다. 치료를 위하여 부모 등 법적 보호자의 동의는 항상 필수이나, 치료자는 환아의 승낙을 얻기 위하여 발달 단계에 적합한 방식으로 환아와 충분히 의사소통하여야 한다. 이러한 임상 대화는 의무기록에 작성되고 지도감독을 통해 검토되어야 한다. 환아와 보호자 혹은 보호자 간에 의견이 다를 경우, 예를 들어 이혼한 부모가 치료계획에 대해 생각이 다른 상황 등에는 더더욱 특별한 유의가 필요하다. 진료를 복잡하게 만드는 흔한 상황으로 진단과 치료를 위하여 부모가 데리고 온 미성년 환자가 불만을 표현하거나 치료를 거부하는 경우가 있다. 이러한 딜레마 상황에서 지도감독 대상자는 이전의 강제입원, 강제투약 및 전반적인 강요와 관련한 경험과 그때의 내적 갈등을 떠올릴 것이다. 우선 지도감독자는 동의와 승낙을 둘러싼 갈등에 대해 스스로가 편견이 없는지 되돌아보아야 한다. 이러한 통찰을 통해 인지적으로 분리된 상태에서 원하지 않는 미성년자 환자에게 진료하고 투약하는 데 대한 의문과 역전이를 경험하는 지도감독 대상자와의 인지적 분리가 가능하다.

기술 발전과 소아청소년 정신의학 진료

기술의 지속적인 발전과 소셜미디어는 불가피하게 소아 정신건강 진료에 큰 영향을 미친다. 사실 환자가 소셜미디어를 통해 치료자에 대해 알아볼 수 있으므로 치료자는 SNS상에서 자신을 어떻게 표현할지(혹은 제거할지) 고민할 필요가 있다. 추가로 기술적 수단의 활용은 라포의 형성이나 치료자의 존재와 접근성을 강화하는 데 큰 힘이 될 수도 있으므로 무조건 배제할 것만도 아니다. 임상 진료의 최적화, HIPAA의 준수, 그리고 환아 및 보호자와의 제한사항 및 경계 설정의 측면에서 전자메일이나 문자메시지, 전자의무기록의 공유 등에 대하여 지도감독 중에 논의하도록 한다. 지도감독 중 지도감독 대상자가 어떤 종류의 정보를 어느 수준으로, 또 어느 정도의 접근성으로 공유하고자 하는지 고민해 보게 한다. 디지털 시대를 살아오고 교육받은 지도감독 대상자의 기술적 수단에 대한 접근방법은 선배들과 크게 다르며, 지도감독자 중에서도 밀레니얼세대들은 이전 세대에 비하여 현재의 매체와 훨씬 친숙할 수 있다. 지도감독 관계는 지도감독 대상자만이 아니라 지도감독자 쪽에서도 스스로 진료와 신념, 그리고 치료 중의 기술적 수단의 사용의 여러 장점과 단점을 점검해 볼 수 있는 기회가 된다.

이럴 땐 이렇게

○ 지도감독 대상자가 아이들과 익숙하지 않으며, 어린 환아를 진료해야 하는 데 대해 불안해한다

불안의 내용 및 이에 관련된 점들에 대해 물어보되, 지도감독자로서 이를 다 알고 있다고 단정하지 않는다. 지도감독 대상자의 아이에 대한 과거 경험을 직접적으로 물어본다. 아이들이 나온 영상이나 현장에서의 관찰(유치원 방문) 등의 방법으로 정상 발달 아이들에 친숙해지고 대표적인 발달 지표를 찾아보게 해도 좋다.

○ 지도감독 대상자가 치료자로서 환아의 분리개별화를 도와야 하는 데 더하여 본인도 지도감독자와의 분리개별화에서 어려움을 겪고 있다

소아청소년 정신의학 수련은 일반정신의학 수련을 거쳐 성인 진료에 대한 자신감과 능력을 가진 이후에 시작된다는 점을 잊지 말도록 한다. 지도감독 대상자가 초심자로서 겪는 어려움과 청소년들이 새로운 사회, 정서, 인지 기능을 습득할 때 겪는 어려움의 공통점을 짚어 준다. 아동에 대한 경험은 부족하지만 이미 갖추고 있는 강점과 역량을 간과하지 말고 독립적 권한의 경험을 소아의 치료에도 확장하여 활용할 수 있게 돕는다. 지도감독 대상자와 환자 둘 다의 발달 과제가 실제로 이루어지는 과정을 연결하고 비교할 수 있는 특별한 기회는 소아청소년 정신의학 지도감독에서만 주어진다.

○ 지도감독 대상자가 환아, 보호자, 가족 단위 및 다른 이들과의 이해 관계에서 균형을 잡는 데 어려움을 겪는다

모든 이해당사자의 관점에서 사례를 구조화하고 논의하는 시범을 보인다. 지도감독 대상자가 임상적 유연성을 기르도록 하고, 지도감독 대상자의 전문가로서의 다양한 역할(자문의, 가족치료자, 개인치료자, 약물치료 전문가 등) 그리고 그 범위를 규정해 준다.

○ 지도감독 대상자가 부모를 대할 때 본인의 진료 역량과 자녀 유무를 물어볼 것을 걱정한다

이를 미리 예상하고 정해진 대답을 준비해 두도록 시킨다. "어째서 그게 궁금하신지 말씀해 주실 수 있을까요?" 본인의 자녀 유무를 밝힐지의 여부는 치료에 다양한 방식으로 관련되어 치료과제, 유대 형성 및 목표 설정에 영향을 미치기 때문에 지도감독에서 논의할 필요가 있다. 치료자의 자녀 유무를 알리는 것의 잠재적 문제점 및 이득에 대하여 함께 살펴본다.

○ 지도감독 대상자가 소아 치료에 별 관심이 없다

기회를 놓치는 것 같은 아쉬움이 실망과 원망으로 이어지지 않도록 뜻대로 되지 않는 지도감독 대상자에 대한 지도감독자 스스로의 좌절감을 먼저 돌아본다. 지도감독 대상자에게 소아 치료 경험이 정신건강 전문가로서의 전반적인 역량 향상에 도움이 되는 것을 일깨워 줄 수 있다. 지도감독 대상자가 성인 환자 증례를 구조화하여 발표하게 한 뒤, 환자의 발달력상 발달 지표, 강점 및 보호 요인, 상실 경험 등이 환자의 이해에 어떻게 도움이 되는지 보여 준다.

지도감독 대상자에게 할 수 있는 질문

- 소아에 대해 여태까지 해 본 경험을 이야기해 줄 수 있나요? 아이들과 일한 경험, 이전 수련, 가족이나 지인의 아이들을 모두 포함해서요. 언제가 가장 기억에 남나요? 어떤 점에서 그런가요?
- 이 환아의 발달 과제에 대해서 어떻게 생각하고 있나요?
- 아이를 만나 보니 어때요? 부모님은요?
- 치료동맹을 맺는 데 방해가 될 것 같은 점들로 어떤 게 있을까요?
- 환아와 보호자는 어떤 방어기제를 사용하던가요? 치료자에 대해서 그리고 서로에 대해서요. 그런 점에 대해 역전이가 생긴 게 있나요?
- 이 사례에서 어떤 역동이 보이는 것 같나요?
- 진료 시작 전에 다양한 연령대의 미성년자 진료에서 비밀보장과 관련하여 어떻게 알아보면 좋을까요?
- 환아가 만일 자해를 하면 부모 혹은 보호자한테 알릴지 말지를 어떻게 판단할 건가요? 어떤 윤리원칙을 적용할 건가요?
- 아주 어려서 약물치료나 정신치료의 부작용, 장점, 대안에 대해 인지할 수 없는 아이와 관련해서 동의서를 받는 건 어떻게 할 건가요?
- 온라인상 본인을 어느 정도로 노출할 건가요? 본인과 환자에 대해 경계는 어떻게 관리할 수 있을까요?

추가 자료

• 소아 사례구조화 및 발달

Fox G, Katz DA, Eddins-Folensbee FF, et al: Teaching development in undergraduate and graduate medical education. Child Adolesc Psychiatr Clin N Am 16(1):67–94, 2007

Winters N, Hanson G, Stoyanova V: The case formulation in child and adolescent psychiatry. Child Adolesc Psychiatric Clin N Am 16(1):111–132, 2007

• 치료동맹 형성과 정신치료

Gabbard GO: Long-term psychodynamic psychotherapy: A basic text, 3rd Edition. Washington, DC, American Psychiatric Association Publishing, 2017

Kernberg PF, Ritvo R, Keable H: The American academy of child and adolescent psychiatry committee on quality issues: Practice parameter for psychodynamic psychotherapy with children. J Am Acad Child Adolesc Psychiatry 51(5):541–557, 2012

• 윤리 및 경계의 문제

American Academy of Child and Adolescent Psychiatry: Code of ethics, September 16, 2014. Available at: https://www.aacap.org/App_Themes/AACAP/docs/about_us/transparency_portal/aacap_code_of_ethics_2012.pdf

American Academy of Child and Adolescent Psychiatry: Ethics and child and adolescent psychiatry. Available at: https://www.aacap.org/AACAP/Member_Resources/Ethics/Ethics_Committee/Home.aspx?WebsiteKey=a2785385-0ccf-4047-b76a64b4094ae07f&hkey=bf4cb017-4d6e-4b41-b342-f2aed97c4efa

DeJong SM, Gorrindo T: To text or not to text: Applying clinical and professionalism principles to decisions about text messaging with patients. J Am Acad Child Adolesc Psychiatry 53(7):713–715, 2014

참고문헌

Benedek T: Parenthood as a developmental phase: A contribution to the libido theory. J Am Psychoanal Assoc 7(3):389–417, 1959 13672860

Benham AL, Slotnick CF: Play therapy: Integrating clinical and developmental perspectives, in Handbook of preschool mental health development, disorders, and treatment. Edited by Luby J. New York, Guilford, 2006, pp 331–371

Gabbard GO: Long-term psychodynamic psychotherapy. Arlington, VA, American Psychiatric Association Publishing, 2017

Gutheil TG, Gabbard GO: Misuses and misunderstandings of boundary theory in clinical and regulatory settings. Focus 1(4):415–421, 2003

Harrison SI: Expanding the role of supervision in child psychiatric education. Child Psychiatry Hum Dev 9(1):40–55, 1978 720154

Jellinek MS, McDermott JF: Formulation: Putting the diagnosis into a therapeutic context and treatment plan. J Am Acad Child Adolesc Psychiatry 43(7):913–916, 2004 15213593

Joshi SV: Teamwork: The therapeutic alliance in pediatric pharmacotherapy. Child Adolesc Psychiatr Clin N Am 15(1):239–262, 2006 16321733

Winters NC, Hanson G, Stoyanova V: The case formulation in child and adolescent psychiatry. Child Adolesc Psychiatr Clin N Am 16(1):111–132, ix, 2007 17141121

25 통합정신의학 진료 지도감독
Integrated Psychiatric Care Supervision

Robert M. McCarron, D.O.
Anna Ratzliff, M.D., Ph.D.
Shannon Suo, M.D.
Jaesu Han, M.D.
Matthew Reed, M.D., M.S.P.H.
Michelle Burke Parish, Ph.D., M.A.
Rachel Robitz, M.D.
Peter Yellowlees, M.B.B.S., M.D.

핵심 포인트

다음의 네 가지 독립적인 진료 모델 중 어떤 것이 사용되느냐에 따라 지도감독의 목표는 달라질 수 있다. 협동진료, 상주 협진, 원격정신의학, 예방정신의학.

- 협동진료 지도감독은 다섯 가지 핵심 원리를 따라야 한다: 환자 중심 진료, 척도 기반 목표 중심 치료, 인구집단 기반 진료, 근거 기반 진료, 책임진료
- 상주 협진 지도감독은 기본적으로 전통적인 정신건강의학과 외래진료와 유사하나, 타 의학 분야 종사자와의 효과적인 의사소통을 중시하고, 정신건강의학과 의사의 역할 정립을 강조하는 등 몇 가지 특징적인 차이가 있다.
- 원격정신의학 지도감독은 진료팀을 구성하면서 대면진료와 디지털 통신의 적절한 활용에 중점을 둔다.
- 예방정신의학의 목표에는 정신건강의학과 진료와 유관한 지도감독 대상자의 예방 의학 지식 함양과 개입 목표의 달성 여부를 (전자의무기록 통계를 통해) 확인하는 것 등이 있다.

협동진료 Collaborative care

협동진료 모형에서는 집단 보건 접근을 통해 제한된 자원으로 집단의 많은 인구에게 정신건강 서비스를 제공한다. 근거 자료들에 따르면, 협동진료는 환자의 진료 결과에 효과적이면서도 비용 대비 효율이 높다(Archer et al., 2012; Unützer et al., 2008). 전공의의 지도감독은 협동진료 모형의 기저에 있는 다섯 가지 핵심 원리를 따른다. 이는 환자 중심 진료, 척도 기반 목표 중심 치료, 인구집단 기반 진료, 근거 기반 진료, 책임진료이다(University of Washington, 2017). 지도감독자는 전공의들이 협동진료 팀에서 배양해야 하는 기술들을 전

통적인 정신건강의학과 수련에서 가르치지 않는다는 것을 알아야 한다. 전공의들에게 임상 자문의, 치료팀 교육자, 팀 지도자로서 기능하는 방법을 따라할 수 있게 보여 준다(Ratzliff et al., 2015). 전공의들이 협동진료 팀에서 일하도록 지도감독할 때 고려할 사항을 기술할 때는 협동진료의 다음 핵심 원리가 적용된다.

환자 중심 진료

지도감독자가 임상의로서, 치료팀 내 교육자 및 팀 지도자로서 일하는 모습을 보이면서 환자 중심 진료라는 핵심 원리는 빠질 수 없다. 일차진료 상황에서 업무 진행 속도는 더 빠르고, 방해로 인한 중단도 많으며 일부 경계는 느슨해질 수밖에 없다. 전공의들이 보기에 따라서는 이러한 빠른 업무 진행이 환자 중심으로 느껴지지 않을 수 있다. 지도감독자는 일차진료 환경에 영향을 주기 위하여 정신과 의사에게 더 많은 유연성이 요구됨을 보여 주어야 한다. 전공의들은 '달리는 말 위에서' 진료 소견을 내는 데에도 능숙해져야 하며, 일차의료종사자에게 간략하면서도 구체적인 지도를 제공하는 기술을 익혀야 한다(Reardon et al., 2015).

근거 기반 진료

이 모형 내에서 일하기 위해서는 통상 정신의학 외래진료 상황에서 보이는 정도보다 확장된 임상 지식의 기반이 필요하다. 전공의들은 주의력결핍 과잉행동장애, 불안장애, 자살·공격성의 위험 평가, 주요우울장애, 만성 통증, 소아 연령에서의 정신건강 문제, 임신 중의 정신건강 문제, 신체화 증상, 물질사용장애, 섭식장애 등에 대하여 확실히 파악하고 있어야 한다(Ratzliff et al., 2015). 전공의의 지도감독에는 동기강화면담이나 인지행동치료 등의 단기 정신사회적 개입도 포함되어야 한다(Reardon et al., 2015; 제19장 '인지행동치료 지도감독' 참조).

척도 기반 목표 중심 치료

전공의들은 근거 기반 측정 도구 및 그 해석 방법에 친숙해야 한다(제42장 '지도감독에 척도 기반 진료 도입하기' 참조). 지도감독자는 전공의들을 돕기 위하여 기록대장을 살펴보고 이상점outlier을 찾아 대상에 맞춘 단계별 접근으로 간접 및 직접 진료를 시행하는 기술을 가르칠 수 있다. 예를 들어, 최근에는 우울증 선별 도구Patient Health Questionnaire-9: PHQ-9 점수가 전자의무기록상에 활력 징후와 유사한 방식대로 기록되는데, 이 수치가 시간에 따라 변하는 것을 보면서 화면상에서 다른 환자들의 자료와 비교해 볼 수 있다. 이들 중 호전을 보이지 않는 환자(이상점)에 대해서 우울증에 대한 근거 기반 치료에서 흔히 나타나는 결핍을 평가할 수 있다. 만일 그러한 결핍이 발견될 경우에는 일차진료의 및 진료 관리자에게 치료 조정을 조언할 수 있다. 이 과정을 가르쳐 준 뒤에 지도감독자는 전공의가 제대로 자료를 수집하고 해석할 수 있도록 반드시 분석 과정을 직접 관찰한다. 간접 진료를 수행하는 전공의에게 다른 팀원들이 공유하는 정보에 주의를 기울이는 방법, 제한된 정보 내에서 감별진단과 치료계획을 도출하는 방법, 적절한 치료계획을 짜게 하기 위하여 물어보면 좋은 질문들을 가르쳐 주는 것이 도움이 될 수 있다(Raney, 2015; Ratzliff et al., 2015).

인구집단 기반 진료

개별 환자와 대비하여 환자로 이루어진 인구집단에 대하여 생각하는 것은 진료를 위한 다른 접근이 된다. 앞에서처럼 환자의 집단을 진료하기 위한 기록대장의 활용 방법을 이해하는 것과 더불어 전공의가 체계 중심으로 사고할 수 있는 틀도 만들어 준다. 체계 중심 사고를 통해 전공의는 자신이 역할을 맡고 있는 체계 및 협동진료 모형을 그 체계에 어떻게 적용하는 것이 가장 좋을지 이해할 수 있다.

책임진료

책임진료 체계 안에서 일하는 전공의는 의료 질 측정과 지급 과정에 대해 이해해야 하며, 여기에는 협동진료 프로그램의 통상적인 지급 방식(수련 기관에 대한 진료비 지급이 더 투명함)도 포함된다. 팀에 대한 치료비 지급이 임상 결과와 질적 진료를 근거로 이루어짐을 전공의들이 이해할 수 있게 지도하는 것이 중요하다.

상주 정신건강의학과 협진 Embedded Psychiatric Consultation

외래 상황에서의 상주 정신건강의학과 협진은 환자의 일차진료의와 함께 정신의학 진료를 수행함을 의미한다. 의료진이 자문을 의뢰하는 것은 전통적인 형태와 마찬가지이나, 환자가 정신건강의학과 의사를 만나기 위하여 일차진료의의 진료실을 벗어나는 대신에 일차진료가 이루어지는 공간에 정신건강의학과 의사가 위치한다. 따라서 정신건강의학과 자문의는 환자에 타과 진료가 제공되는 외래 공간에서 환자를 볼 수 있다(Reardon et al., 2015).

상주 협진 모형은 기본적으로 전통적인 외래 정신의학 진료와 유사한 특징을 가지지만, 정신건강의학과 의사가 일차진료의 및 타과의와 더 많이 접촉할 수 있다는 점이 차이점이다. 또한 함께 보고 있는 환자가 일차진료를 위해 방문하였을 때 정신과 진료가 급히 필요하다면 타 의료진이 '긴급출동 서비스curbside support' 형태의 도움을 요청할 수도 있다. 이러한 형태로 근무하는 전공의를 지도할 때, 일차진료의 및 다른 의료종사자들과의 의사소통 및 교육에 필요한 기술을 강조할 필요성이 있다는 점은 입원환자 자문 및 협진과 유사하다. 간결하면서도 목적이 분명한 의사소통방법을 시연하여 전공의가 따라할 수 있게 해 주는 것이 필수적이다. 전공의는 상주 협진 상황에서 자신의 역할을 확실히 이해하고 있어야 한다. 어떤 방식에서는 정신건강의학과 의사의 직접 진료가 제한된 기한 내에 이루어지기도 하고(환자의 안정화를 위해 6회만 진료하고, 이후에는 일차진료의에게 회송하여야 함), 다른 방식에서는 의뢰받은 환자를 정신건강의학과 의사가 계속 진료할 수 있는 경우도 있다.

원격정신의학 Telepsychiatry

나노, 유전체, 디지털, 클라우드 또는 이들의 조합 등 여러 기술 발전은 미국의 보건의료 및 교육 시장의 변화를 이끄는 가장 분명한 경향이다(Yellowless & Shore, 2018). 정보통신 기술은 어디에나 있으며, 이미 모든 종류의 임상 진료에 널리 활용되고 있다. 디지털 방식의 의사소통이 많은 임상 관계에서 표준이 될 가능성이 높은데, 특히 한 명의 정신건강의학과 의사가 하루에 여러 기관의 치료팀을 관리해야 하는 협동진료에 있어서는 더욱 그렇다. 협동진료환경에서 디지털 지도감독은 환자의 직접 진료 및 치료 관리와 팀 운영 둘 다에 대하여 통신기술을 적절히 사용하는 데(온라인 방식과 대면 방식) 초점을 맞추도록 한다. 예를 들어, 전공의에게 새 치료팀을 구성할 때는 영상회의보다 기관 방문 및 대면이 바람직할 수 있다는 점을 지도할 필요가 있다(제4장 '온라인 혼합형 지도감독' 참조).

예방정신의학 Preventative Medicine in Psychiatry

예방정신의학은 포괄적 관리 대신에 정신질환자에게서 유의하게 높은 비율로 나타나는 타과 문제의 일차 및 이차 예방을 의미한다. 이는 정신건강의학과 전공의가 환자의 성공적인 일차의료 활용을 도울 능력을 갖추게 한다는 목표와도 부합한다. 이 영역의 전공의 지도는 일반정신과 진료실 또는 협동진료 환경에서 이루어질 수 있다. 정신건강의학과 진료실에서의 지도감독 목표로 전공의가 적절한 예방의학적 개입에 대한 지식을 갖추고, 개입 목표의 달성을 전자의무기록 측정 자료를 통해 확인하게 하는 것이 있다. 정신건강의학과 외래에서의 적절한 예방의학적 개입의 예로, 당뇨병 및 고지혈증에 대한 선별 시행 및 양성 결과 시 생활 습관 교정을 시작하는 것을 들 수 있다.

이럴 땐 이렇게

○ **지도감독 대상자와 함께 일하는 일차진료의가 우리의 치료 의견이 현실적이지 않다고 생각한다**

일차진료의가 처한 시간 부족 문제를 지도감독 대상자가 놓치는 경우가 종종 있다. 평균 진료 시간이 15분에 불과한 상황에서 복수의 의학적 문제에 더하여 정신과적 문제까지 다루어야 할 수도 있다. 임상적 견해를 내기 전에 시간적 제한과 동시에 주어지는 임무를 이해할 필요가 있다. 이를 지도하기 위해 지도감독 대상자가 한두 번 일차진료의를 반일 동안 따라다녀 보게 할 수 있다. 지도감독 대상자가 진료실 업무 흐름에 주의를 기울이도록 알려 준다. 그리고 참관내용과 참관 후에 생각한 현실적으로 가능한 개입에 대하여 논의한다. 이렇게 함으로써 지도감독 대상자가 일차진료의에게 제시하는 의견이 질적으로 크게 향상될 수 있다.

○ **지도감독 대상자가 진료 코디네이터에 자주 불만을 가진다**

결과와 측정치에 몰두하는 과정에서 핵심적인 인간관계를 놓치는 경우가 생긴다. 진료 코디네이터와의 관계는 꼭 필요하며, 이 관계가 흔들리면 일차진료 측과의 의사소통에도 치료의견의 적용에도 문제가 생길 수 있다. 이 핵심 관계가 무너지는 것을 예방하기 위해 지도감독 대상자에게 맺게 하려는 존중과 협력의 관계를 설명해 줄 수 있다. 매 지도 회기 때 이에 대해 질문하여 이러한 관계의 중요성을 강조함으로써 장애물이 만들어지기 전에 발생하는 모든 문제를 초반에 대응할 수 있다.

지도감독자 스스로를 위한 질문

- 지도감독 대상자가 일차의료 클리닉의 환자 흐름을 잘 이해하고 있는가?
- 지도감독 대상자가 진료 코디네이터와 협력적 관계를 맺고 있는가?
- 지도감독 대상자가 팀에서의 자신의 역할을 이해하고 있는가?
- 지도감독 대상자의 의견을 일차진료의가 수행하고 있는가? 그렇지 못하다면 이유는 무엇인가?

추가 자료

- 통합정신의학

Cowley D, et al: Teaching psychiatry residents to work at the interface of mental health and primary care. Acad Psychiatry 38(4):398–404, 2014

Raney LE (Ed): Integrated care: Working at the interface of primary care and behavioral health. Arlington, VA, American Psychiatric Association Publishing, 2015

- 예방정신의학

McCarron RM, Xiong GL, Keenan CR, et al: Preventive medical care in psychiatry: A practical guide for clinicians. Arlington, VA, American Psychiatric Publishing, 2014

McCarron RM, Bourgeois JA, Chwastiak LA, et al: Integrated medicine and psychiatry curriculum for psychiatry residency training: A model designed to meet growing mental health workforce needs. Acad Psychiatry 39(4):461−465, 2015

McCarron RM, Xiong G, Keenan C, et al: Preventive medical care in psychiatry: A practical guide for clinicians: Study guide. Arlington, VA, American Psychiatric Association Publishing, 2016

• 정신의학 협진

Desan PH, et al: Proactive psychiatric consultation services reduce length of stay for admissions to an inpatient medical team. Psychosomatics 52(6):513−520, 2011

• 원격정신의학

American Telemedicine Association: www.americantelemed.org

Yellowlees P, Shore JH: Telepsychiatry and health technologies: A guide for mental health professionals. Arlington, VA, American Psychiatric Association Publishing, 2018

참고문헌

Archer J, Bower P, Gilbody S, et al: Collaborative care for depression and anxiety problems. Cochrane Database Syst Rev 10:CD006525, 2012 23076925

Crowley RA, Kirschner N: Health and public policy committee of the American college of Physicians: The integration of care for mental health, substance abuse, and other behavioral health conditions into primary care: Executive summary of an American college of physicians position paper. Ann Intern Med 163(4):298−299, 2015 26121401

Lund C, De Silva M, Plagerson S, et al: Poverty and mental disorders: Breaking the cycle in low-income and middle-income countries. Lancet 378(9801):1502−1514, 2011 22008425

Mark TL, Levit KR, Buck JA: Datapoints: Psychotropic drug prescriptions by medical specialty. Psychiatr Serv 60(9):1167, 2009 19723729

Mercier A, Benichou J, Auger-Aubin I, et al: How do GP practices and patient characteristics influence the prescription of antidepressants?. A cross-sectional study. Ann Gen Psychiatry 14(1):3, 2015 25632295

Raney LE (Ed): Integrated care: Working at the interface of primary care and behavioral health. Arlington, VA, American Psychiatric Association Publisher, 2015

Ratzliff A, Norfleet K, Chan YF, et al: Perceived educational needs of the integrated care psychiatric consultant. Acad Psychiatry 39(4):448−456, 2015 26122347

Reardon CL, Bentman A, Cowley DS, et al: General and child and adolescent psychiatry resident training in integrated care: A survey of program directors. Acad Psychiatry 39(4):442–447, 2015 25778670

University of Washington: Principles of collaborative care. Collaborative Care Principles. Seattle, University of Washington AIMS Center, 2017

Unützer J, Katon WJ, Fan MY, et al: Long-term cost effects of collaborative care for late-life depression. Am J Manag Care 14(2):95–100, 2008 18269305

Yellowlees P, Shore JH: Telepsychiatry and health technologies: A guide for mental health professionals. Arlington, VA, American Psychiatric Association Publishing, 2018

26 지역사회 정신건강 지도감독

미충족의 충족

Community Mental Health Supervision

Serving the Underserved

Ripal Shah, M.D., M.P.H.
Lawrence M. McGlynn, M.D., M.S.

지역사회 정신건강[1] 관리는 지속 또는 만성 질환을 겪는 이들에 초점을 맞추며, 통상 공공의 재원으로 운용되고, 여러 역량 영역에 걸쳐 있다. 여러 역량의 수련이 이루어지도록 지도감독 대상자를 지역사회 정신건강 관리를 수행하는 임상 근무 일정에 배치할 수 있으며, 이를 통해 자원에 대한 접근 정도가 다양한 어려운 환자의 진료를 지도할 기회가 된다. 많은 정신건강의학과 의사가 약물관리자로 밀려난 기분을 느끼고 있고(LeMelle et al., 2013), 보험에서는 단기의 행동치료만을 수행하도록 제한하기도 하는 상황에서 지역사회 정신건강 지도감독은 지도감독 대상자가 변화하는 미국의 정신보건 시스템의 환경에 적응하도록 훈련하는 드문 기회가 될 수 있다.

다양한 지역 또는 인구 집단을 대상으로 진료를 제공하는 것은 쉬운 일이 아니다. 인구집단의 특성에 주안을 둔 지역사회 프로그램으로 고문 피해자, 난민, 미등록 체류자[2], HIV를 갖고 있는 이들, 특정 인종, 민족, 성정체성의 집단을 대상으로 한 클리닉을 들 수 있다. 일차 임무에 기반한 서비스 제공에 더하여 이러한 클리닉은 다른 수단이나 재원으로 신체질환, 정신질환 및 물질사용장애에 대한 치료를 받기 어려운 환자들을 맡는 경우도 많다. 따라서 환자가 접하고 있는 다양한 심리사회적 사안과 공공의료의 제약(예: 정신치료에 대한 비

---

1 역주: 또는 지역사회 정신보건. 1995년 최초 제정된「정신보건법」은 2016년 개정 때부터「정신건강증진 및 정신질환자 복지서비스 지원에 관한 법률」(약칭「정신건강복지법」)'로 명칭이 바뀌었고, 지역사회 정신보건센터 역시 정신건강복지센터로 일괄 개명되었다. 정신건강은 의료-보건과 복지-사회의 영역 양쪽에 걸쳐 있는데, 후자의 중요성이 더 많은 주목을 받으며 '정신건강'이 '정신보건'을 점차 대체하는 추세이며, 이 책에서도 이를 반영하여 번역하였다. 다만, Global Mental Health는 국제보건의 일환으로 이루어지는 점을 고려하여 '국제정신보건'을 유지하였다(바로 뒤이은 제 27장, '국제정신보건 지도감독' 참조).

2 역주: undocumented immigrants. '불법체류자'에 대한 정치적으로 올바른 대체 표현이다.

용 산정이 불가능하거나 제한됨) 내에서 치료를 계획해야 한다는 점으로 인하여 지도감독은 복잡해진다. 지역사회 정신건강복지센터는 경우에 따라 다학제적으로 운용되는데, 이는 동반된 여러 문제(노숙, 빈곤, 신체질환, 정신질환, 중독)를 함께 다루어야 회복에 이를 수 있기 때문으로, 이러한 시설은 많은 경우에 신체진료, 정신진료, 사회복지 서비스 및 약국을 갖추려고 한다. 최근에 노숙인 및 다른 열악한 상황의 대상자(빈곤한 지역 또는 대중교통 이용이 어려운 지역)들에게 신체질환, 정신질환 및 치과진료를 제공하는 이동진료소 사업이 시작되었다. 일부 임상 수련 과정에서는 지도감독 대상자가 스태프 또는 방문 담당자와 이러한 이동진료소 및 가정방문에 동참하도록 권장되기도 하며, 이런 상황에 대한 수련 기회의 부족으로 지도감독 대상자들이 좀 더 자세한 참관이나 지도감독을 요청하는 일도 흔하다.

지역사회 정신의료기관에서의 경험을 통하여 지도감독 대상자는 미충족 수요와 관련한 어려움과 스트레스 요인, 그리고 환자가 필수 서비스를 제공받는 데 도움이 되거나 혹은 방해가 되는 지역, 주 및 연방 법령을 알 수 있는 기회를 갖는다. 이렇게 특수한 심리사회적 취약요인을 가진 다양한 환자를 치료하고 돌봄으로써 향상된 능력을 통해 지도감독 대상자는 최종적으로 독립된 진료 수행에 자신감을 가질 수 있다.

핵심 포인트

- 지도감독자는 지역사회에 영향을 주는 사회적, 정치적, 인구학적 및 경제적 요인에 대한 실무 지식을 갖추고 유지하도록 한다.
- 지역사회 상황의 지도감독에서 지도감독 대상자가 환자를 지지하는 방식을 지겹게 느낄 수 있으나, 이는 환자 담당팀의 실제적 일원이 되고 치료계획에 적극적으로 기여하기 위하여 중요한 과정이다.
- 종종 지역사회 자원 관리와 관련한 지도가 필요하다.
- 지역사회 정신의학 지도감독의 내용은 정신치료, 약물처방, 사회사업 및 사례 관리에 이르는 확장형이 될 때가 많다.
- 지역사회 환경에서는 역전이의 역할이 매우 중요하다.

지도감독 내용의 확장 Expanded Content of Supervision

다른 수련 일정에서와 마찬가지로, 지도감독은 지도감독 대상자의 경험에 초점을 맞추어야 한다. 수련 정신건강 요원의 수련은 역사적으로 정신치료에 중점이 맞추어졌고, 정신건강의학과 전공의에게는 여기에 약물치료가 추가로 부과되어 왔다. 지역사회 정신건강에서의 지도감독은 좀 더 넓은 범위를 포함하여야 표준적이고 최선의 임무 수행을 할 수 있도록 지도감독 대상자를 준비하고 도울 수 있다. 지역사회 임상가의 역할로서 Ranz 등(2012)은 ① 환자 진료 옹호자, ② 팀원, ③ 정보 취합자, ④ 자원 관리자 네 가지를 제시하였다. 따라서 지도감독은 이 각각의 역할에 숙달하기 위한 기술을 익히는 과정을 지도하기 위하여 확장되어야 할 필요가 있다. 여기에는 정보 수집과 자원 관리의 중요성의 강조와 지도감독 대상자가 이러한 역할이 익숙하지 않음에 대한 이해가 포함된다. 지도감독자 역시 지역사회에 영향을 주고, 결과적으로 지도감독 대상자에게도 영향을 미치는 사회적, 정치적, 인구학적 및 경제적 요인을 잘 알아야 할 필요가 있다.

지도감독 중 특정 측면은 더 주의를 기울여야 한다. 정신질환자에 대해 공공영역에서 이루어진 인권침해의 역사 때문에 치료동맹을 맺기 위해서 극복해야 하는 내재된 불신이 있을 수 있다. 환자의 관점에 맞추어 시각을 조율하고, 환자의 특수한 인생 경험과 문화가 치료 과정에 미치는 영향에 주목하도록 격려하는 것이 좋다.

역전이 Countertransference

다른 상황에서와 마찬가지로, 지도감독 중 역전이를 다루도록 한다. 지역사회 정신건강 수련 중에는 지도감독에서 다루어야 할 강한 감정이 발생할 수 있다. 노숙인 환자의 역경 앞에서 무력감을 느끼거나, 물질 사용 문제 또는 전과가 있는 환자를 대하면서 불편함을 느낄 수 있다. 이들이 선택하는 행동 때문에 좌절감을 맛볼 수도 있다. 지도감독자는 환자의 삶 전체를 놓고 보면 일부 행동들은 반드시 부적응적 행동이지만은 않을 수 있음을 알아보고 이해하게 지도할 필요가 있다. 지도감독자는 특정 행동의 이득(예: 생존, 안전)을 한쪽에 구체적으로 제시하고, 한쪽에는 그 위험(예: 건강의 악화, 식비의 탕진)을 제시하여 환자에 대해 이해하는 것을 도울 수 있다. 이렇게 함으로써 지도감독 대상자는 지역사회 환자가 선택을 할 때 고려하는 요인들을 더 잘 파악할 수 있다. 이해 관계의 경합과 환자가 가진 자유 및 자율성이라는 핵심 가치에 대해 논의하는 것도 강한 역전이 과정에 대한 지도감독에 있어서 도움이 된다.

지도감독 대상자는 또한 높은 무단 미방문 비율, 추적관찰이 되지 않는 대상자를 찾아나서는 데 드는 많은 품, 새로운 약물처방 내용 파악, 환자의 사회경제적인 어려움을 의료제도 내에 끼워 맞추는 것을 배우는 과정에 대해 좌절을 호소할 수 있다. 환자의 관리에는 다양한 직역과 기관의 조율, 장애 판정이나 병가를 위한 진단서 작성, 그리고 심지어 새로운 진료 방침의 습득까지도 포함될 수 있다. 예를 들어, 자주 재방문을 하는 것이 불가능한 경우의 물질사용장애 환자에 대해서는 유관성 관리contingency management보다는 위험감소harm reduction모형을 적용해야 할 수 있다. 안전에 대한 우려, 그리고 노숙인 또는 출소자에 대한 불편한 마음이 생길 수 있다. 또한 공공 영역에서 정신과적 문제와 타 과 문제를 감별하기 위해 일차진료의 또는 전문의에게 관리받지 못한 만성 신체질환에 대해 다시 익혀야 할 수도 있어 이 역시 어려운 점이 된다. 이러한 어려움을 기회로 지도감독자는 다학제 치료팀 내에 전공의를 위한 능동적 역할을 부여함으로써 통합치료의 시행을 보여 줄 수 있다. 그러함으로써 전공의는 다른 팀원들의 경험과 자원, 그리고 팀 외부의 도움까지 활용하여 진료와 서비스를 조율하는 체험을 할 수 있다. 또한 전공의가 지역사회 정신건강의 다소 따분한 부분에도 익숙해질 수 있게 한다. 장애진단서를 포함한 법적 문서 작성의 세부사항 및 중요성을 이해하는 것도 전공의에게 유익하다.

법적 의미의 재구성 Reframing of Legal Implications

지역사회 정신건강 시스템은 1960년대의 지역사회 정신보건 운동의 사명을 기리고자 노력하며, 정신질환을 가진 인구에게 최소한의 제약하에 서비스를 제공하고자 한다. 예방, 탈원화, 그리고 통합치료comprehensive care가 강조된다(Fine & Fine, 2011). 그러다 보니 지역사회 환자의 비자발적 입원 기준은 지도감독 대상자에게 당혹스러울 수 있다. 장기간 노숙 중이고 환청을 들으며 물질을 사용하고 있지만 불규칙적이라도 예약된 진료에 나타나는 환자를 반드시 심각한 상태로 간주해야 하는 것만은 아니다. 만일 대학병원 응급실에서 동일한 환자를 진료하였다면 즉시 입원이 진행되었을 수도 있다. 하지만 공적 보험체계의 한계 때문에 환자 분류 기준이 현저히 다르게 적용되는 것뿐이다. 지도감독 대상자들은 이런 상황에서 요청받는 의사결정에 대해 당혹해 하고 일단 자신이 법적 책임을 져야 할 것을 우려할 수 있다. 지도감독에서 지도감독 대상자의 팀원으로서의 역할을 포함한 다면적 역할을 강화하여 다른 팀원들과 상의하고 적절한 기관으로 보내는 등의 방식으로 가용한 자원을 활용하도록 도울 수 있다. 또한 지도감독 대상자가 환자에 대해 내린 평가를 인정하고, 치료계획에 대한 자신의 판단이 틀린 것이 아니라 공공 영역의 한계로 인해 제약을 받고 있을 뿐임을 이해하게 한다. 지도감독 대상자가 의료체계의 약점에 대해 공부해 보도록 하거나 자신이 부딪힌 난관과 관련된 지역사회 기반 연구 또는 공적인 사업을 함께할 수 있는 멘토를 연결해 주는 것도 좋다.

이럴 땐 이렇게

○ **지역사회 기관에서 전공의를 활용하지 못한다**

지도감독자가 지역사회 기관에 함께 근무하지 못하는 경우가 있을 수 있다. 물론 함께 근무하는 경우도 있다. 양쪽 경우 모두 지도감독자는 지역사회가 당면한 문제와 어려움에 대해 잘 알아야 한다. 지역사회 기관의 직원과 함께 현장 수련계획과 지도감독 대상자의 명확한 역할을 정한다. 지도감독자가 지역사회의 요구를 이해하는 것뿐만 아니라 지역사회 기관도 해당 의국 수련 교과과정의 목표와 이 관계가 어떻게 기관의 전체 임무에 유익한지를 이해할 때 가장 바람직한 수련을 경험할 수 있다.

○ **지도감독 대상자가 지역사회 환경에서 근무를 자신있게 하기 어려워한다**

수련의 후반부에 완전히 다른 집단을 대상으로 일하게 될 수도 있는데, 이로 인하여 지도감독 대상자의 자신감 수준에도 영향이 있을 수 있고, 수련을 마친 뒤에 단독으로 진료할 준비가 되었는가에 대한 의구심도 생길 수 있다. 밀접한 지도감독하에 진료해 보지 못한 특수한 환자군이 많다고 느낄 경우에 특히 그러하다. 지도감독 대상자가 자신의 약점이나 경험 부족을 식별하도록 도와 이 영역에서 자신감을 키울 수 있도록 함께 노력한다. 경우에 따라서는 지도감독자가 함께 근무하면서 수련 경험에 도움이 될 특정한 유형의 사례들을 골라 부여함으로써 결과적으로 자신감을 키워 줄 수도 있다.

○ **제때에 지도해 줄 여건이 되지 않는다**

재정상의 한계가 원인이 되어 지도감독 대상자가 짧은 시간의 경험만 하게 될 수 있다. 이미 재정상 한계 상황인 체계에서 지도감독 대상자에게 인건비를 제대로 지급하기 어려울 수 있다. 지도감독 대상자가 매 환자에 대해서 지도받지 못하고 근무일(혹은 근무 주)의 끝에 지도받는 것은 흔한 일이다. 지도감독 대상자를 짧게 자주 점검하고, 가능한 한 직접 지도감독자에게 연락할 수 있는 방법(호출, 문자메시지 및 전화)을 제공한다.

○ **지도감독 대상자가 담당 환자를 딱 한 번밖에 만나지 못했다**

수련 환경에서 근무하다 보면 종사자의 변동은 잦을 수밖에 없다. 이는 병원 기반 진료에서도 일어나지만, 지역사회 기관의 환자들이 그 타격을 제일 직접적으로 받을 수 있다. 환자의 기관 방문 간격이 길다면 지도감독 대상자가 나오는 기간을 넘겨 버릴 수도 있다. 이 경우에 환자는 올 때마다 계속 다른 의사에게 떠넘겨지는 느낌을 받을 수 있다. 기관에 자주 방문하지 않는 환자라고 하더라도 인수인계 과정을 거치게 함으로써 진료의 연속성을 확보할 수 있다. 이를 위하여 지도감독 대상자가 환자를 만나기 전에 각 환자에 대한 이전 기록을 검토할 수 있는 시간이 보장될 필요가 있다. 또한 매번 환자에게 진료에 동일한 지도감독자가 꾸준히 동참하고 있음을 이야기할 수 있다.

지도감독 대상자에게 할 수 있는 질문

- 환자의 강력한 옹호자가 되고자 하는 능력에 방해가 될 만한 전이 · 역전이 관련 문제가 있을까요?
- 팀에서 본인의 역할이 무엇인 것 같나요? 구체적으로 뭘 배우고자 하나요?

- 스스로 정신건강 치료계획을 짜고 수행하는 데 필요한 정보를 얻는 방법을 알고 있나요? 혹시 도움이 필요한 부분은 없나요?
- 환자들의 정신적 안정과 회복을 위해 도움이 될 수 있는 보건, 법, 이민, 장애, 금전, 주거 지원 등에 관한 자원에 환자들이 접근할 수 있게 돕는 방법을 알고 있나요?

추가 자료

Clarke DM: Supervision in the training of a psychiatrist. Aust N Z J Psychiatry 27(2):306–310, 1993

Community Mental Health Journal (articles on public sector mental health services): https://link.springer.com/journal/10597

Hess AK (Ed): Psychotherapy supervision: Theory, research, and practice. New York, Wiley, 1980

LeBlanc AN: Random family: Love, drugs, trouble, and coming of age in the Bronx. New York, Simon & Schuster, 2003

Pollack DA, Bigelow DA, Faulkner LR, et al: Psychiatric malpractice and supervision issues in community mental health programs. Hosp Community Psychiatry 41(12):1350–1353, 1990

Shtasel D, Viron M, Freudenreich O: Community psychiatry: What should future psychiatrists learn?. Harv Rev Psychiatry 20(6):318–323, 2012

참고문헌

Fine P, Fine SW: Psychodynamic psychiatry, psychotherapy, and community psychiatry. J Am Acad Psychoanal Dyn Psychiatry 39(1):93–110, 2011 21434745

LeMelle S, Arbuckle MR, Ranz JM: Integrating systems-based practice, community psychiatry, and recovery into residency training. Acad Psychiatry 37(1):35–37, 2013 23338871

Ranz JM, Weinberg M, Arbuckle MR, et al: A four factor model of systems-based practices in psychiatry. Acad Psychiatry 36(6):473–478, 2012 23154697

27 국제정신보건 지도감독

건강 형평성 달성을 위한 능력 배양

Global Mental Health Supervision

Capacity Building to Achieve Health Equity

Viet T. Nguyen, M.D., M.P.H.
Pragya Rimal, M.A.
Rebecca M. White, M.D.
Bibhav Acharya, M.D.

국제정신보건Global Mental Health: GMH은 특히 저소득 및 중소득 국가Low-and Middle-Income Countries: LMIC에 초점을 맞추어 전 세계의 정신건강 불평등을 줄이기 위하여 연구하고 이를 적용하는 분야이다. 국제정신보건은 막 발전하기 시작한 분야이지만, 국제정신보건과 관련된 기회에 대한 미국의 정신건강의학과 전공의 및 의대생들의 관심도 늘어나고 있다. 그 결과로 국제정신보건 수련 기회가 포함되어 있는지가 지원자들이 수련 교육과정을 평가하는데 있어서 중요한 요소가 되었다(Tsai et al., 2014). 국제정신보건 수련에 대한 전공의들의 수요가 높아지면서 전공의 수련 과정 책임자 및 다른 지도인력에게 국제정신보건에 관한 적절한 전공의 지도감독이라는 어려운 책무가 추가되었다. 또한 국제정신보건에서는 비전문가(예: 일차의료 제공자Primary Care Provider: PCP)의 지도감독도 흔한 과제이다. 안타깝게도 국제정신보건 지도감독이라는 주제는 문헌상으로도, 현장에서도 부족한 점이 많은 실정이다. 이 장에서는 정신건강의학 종사자와 비전문가에 대한 국제정신보건 지도감독의 핵심 전략과 어려운 점들을 살펴볼 것이다.

핵심 포인트

- 국제정신보건 지도감독은 모든 세계인의 정신건강에서, 특히 저소득 및 중소득 국가 그리고 취약한 인구에 중점을 두어 형평성을 달성하는 사명에 부합하는 핵심 역량과 가치에 입각하여 이루어져야 한다.
- 국제정신보건 지도감독에는 전공의가 다양한 임상적 · 직업적 · 사회적 · 문화적 상황에서의 권력 격차 속에서 전문가로서 성장할 수 있게 하는 지도가 포함된다.
- 국제적 근무 상황에 특징적인 지도감독 요소로 시차가 있는 상황의 지도감독, 전공의의 고립감 관리, 국제정신보건 업무의 윤리에 대한 구체적인 안내, 다학제적 지도감독 팀의 구성, 그리고 모든 기관의 지정된 지도감독자 및 동료의 임무를 명확히 정하는 것 등이 있다.

• 국제정신의학에서의 임상 및 기획 업무에 있어 업무를 분담한 비전공 정신건강 전문가에 대한 지도감독은 국제정신보건을 맡는 정신건강의학과 의사의 역할에 필수적이며, 이는 업무분담 모형 및 협동치료 모형과 같은 통합진료에 대한 역량이 포함된다.

국제정신보건 역량 GMH Competencies

지도감독자와 수련 과정에서 적절한 국제정신의학 지도감독을 구성하는 핵심 요소들을 살펴본다. 현재 국제정신보건 임상가의 역량에 대한 일반적인 합의는 아직 이루어지지 않았으며, 따라서 국제정신보건 지도감독에 대한 지침도 없다시피 하다. 역량에 포함되어야 하는 것으로, 자원이 제약된 상황에서 양질의 정신건강 진료를 제공하기 위한 제한된 자원의 적절한 활용[예: 세계보건기구의 필수 약물WHO Essential Medicines(World Health Organization, 2017) 및 다른 근거기반 치료]이 있다. 다양한 국제정신보건 프로젝트와 관련하여 사례 지도나 멘토링 및 피드백 시에 지도감독자는 이를 염두에 두도록 한다. 지도감독자가 역량에 대해 논할 때는 사회복지 분야에서 차용한 '상급 일반의advanced generalist'(Rondero Hernandez, 2013)의 개념을 갖고 있는 것이 좋다. 국제정신보건 담당의는 정신건강의학과 수련의 최소 요건을 충족시키면서 추가로 여러 가지 기술에 대한 높은 수준의 역량이 필요하다. 여기에는 임상 지도감독 능력(특히 직무 분배 및 비전공자의 지도감독), 교육학 및 교육과정 개발 능력, 옹호 능력, 다문화적 능력(통역가를 동반한 직무 수행 및 평가와 치료의 구조화 역량)이 있으며, 이 역량을 갖추어야 국제정신보건 특유의 복잡하고 자원이 제한된 환경에서 직무 수행이 가능하다. 또한 직무에 있어서 관계된 타 분야 전문가들, 예컨대 문화인류학자 및 사회학자 등의 업적도 반영하여야 한다(Citrin et al., 2017).

국제정신보건에서의 지도감독은 전통적인 정신의학 지도감독과 근본적인 차이가 있다. 국제정신보건 지도감독에서는 수련 대상자가 임상적 · 직업적 · 사회적 · 문화적 맥락의 권력격차 속에서 일하면서 전문가로서 발전해 나가는 과정에 대한 지도가 필요하다. 이렇게 함으로써 전 세계인의 공평한 정신건강을 실현하고, 불의의 피해를 줄이며, 지속가능성을 높일 수 있다. 국제정신보건 경험은 국제정신보건 수행의 사명과 목적에 부합하는 핵심 역량과 가치를 담아내야 하며, 국제정신보건 수련에서의 적절한 지도감독도 이러한 핵심 역량과 가치에 입각하여야 한다. 역량은 정의와 형평성의 가치에 바탕을 두어야 하며, 그럼으로써 저소득 및 중소득 국가에서 일하는 고소득 국가 출신 의사로 인하여 생기는 권력 격차를 관리할 수 있다(Citrin et al., 2017; Kohrt et al., 2016). 국제정신보건 경험을 공식화하기 전에 양측의 이득 및 협력 관계에 대한 기대사항을 상대 기관과 사전에 논의하여야 한다. 사업의 적절성 및 사업에 대한 감독에 대해 고려해야 할 점이 있다면 상대 기관과 이의 실행 가능 여부 및 필요성에 대하여 명시적으로 논의해야 한다(Datta, 2016). 이를 달성하기 위한 전략의 하나로 국제정신보건 연수 시작 전에 지도감독 대상자가 수요needs를 평가하도록 하고, 이를 근거 및 참조하여 현장 멘토와의 협력하에 사업 계획을 구성할 수 있다.

지도감독자는 국제정신보건 수행에 내재한 윤리적 우려 및 비판을 알고 있어야 한다. 여기에는 국제정신보건 사업에서 문화적 문제에 대한 미흡한 역량(Datta, 2016)을 필두로 저소득 및 중소득 국가에서 생존 필수 물자, 즉 식량이나 물 공급보다 우선하여 정신건강 자원이 배분되는 문제 등에 이른다(Citrin, 2010; White et al., 2017). 지도감독자가 신경 써야 할 또 하나의 윤리적 사안은 '의료봉사관광medical voluntourism'의 개념이다. 의료봉사관광은 오히려 불평등을 악화시키며, 서구의 질병 개념의 전파 체계를 통해 문화 제국주의가 유지되는 문제가 계속되게 만들고, 자체로 지속가능하지 않다(Citrin, 2010). 선의를 가진 국제보건 진료가 유발할 수 있는 불의의 피해 사례는 수없이 많다(Khan et al., 2013). 더구나 국제보건 교육에서의 지도감독은 불충분한 때가 많으며, 많은 전공 분야에서 기관마다 수련 과정의 일관성이 부족한데(Khan et al., 2013) 하물며 새로 부상하는 국제정신보건에서는 말할 것도 없을 것이다. 한 과정(Buzza et al., 2018)에서는 수련 과정의 개발과 국제정신보건 경험의 사명과 목적의 설정에 있어 다학제적 관점을 적용하였으며, 여기에는 인문학 및 다른 비임상 분야, 즉 사회학, 문화인류학, 교육학 등의 전문가가 함께 참여하였다.

국제정신보건 지도감독 참여자 GMH Supervision Participants

다른 정신의학 지도감독에 비하여 국제정신보건 지도감독의 한 가지 독특한 점은 지도감독에 관여하는 지도감독 팀의 다양한 구성이다. 지도감독은 국제정신보건에 관심이 있는 모든 수련 단계의 임상가에게 제공되어야 하며, 여기에는 의대생, 정신건강의학과 전공의 및 전임의, 정신건강의학과 스태프가 포함된다. 그러나 여기에 특히 임무분담모형에서라면 저소득 및 중소득 국가의 정신질환자를 일차로 치료하게 될 비전공자 종사자들에 대한 지도감독도 포함할 필요가 있다. 이들에는 저소득 및 중소득 국가의 일차진료의 및 다른 보건의료종사자가 포함된다. 이러한 임무분담모형은 자원 부족 환경에서 서비스 규모를 키우는 데 있어서 핵심 요소이다.

저소득 및 중소득 국가의 분야별 전문의 부족을 고려할 때, 국제정신보건 임상가는 '상급 일반의'로서 일할 때 가장 효율이 높으며, 그러므로 다수의 다양한 멘토와 지도감독자의 지도를 받아야 한다. 복수의 지도감독자로 구성된 다학제 팀이 반드시 필요한 이유는 여러 가지이다. ① 국제정신보건 수련은 여러 환경에서 이루어질 수 있으므로 국가 및 지역별로 경험을 갖춘 지도감독자가 필요하다. ② 지도감독 대상자의 긴급한 질문에 대해 미국 출신 지도감독자의 도움을 곧바로 받을 수 없을 때 다수의 지도감독자가 있음으로써 도움을 받는 것이 원활하다. ③ 국제정신보건에 필요한 역량 자체가 이미 다학제적 요소를 내포하고 있으며, 이에 전문가 집단이 필요하다. 복수전공(예: 문화인류학과 정신의학)을 한 지도감독자가 다학제 지도감독을 제공할 수 있는 귀중한 자원이 된다. 종종 국제정신보건에 대한 경험이 없더라도 특정 역량(예: 교육학)에 대한 전문가를 포함시킬 필요가 있을 때도 많다.

또한 국제정신보건 지도감독자 팀을 구성하는 데 있어서 특정 역량, 즉 신경학, 소아정신의학, 자문조정 정신의학, 노인정신의학, HIV 정신의학 등의 분야에 전문성을 갖춘 임상 교육자를 비록 국제보건 경험이 부족하더라도 참여시킬 수 있다. 추가로 WHO 필수 약물이나 WHO mhGAP**mental health Gap Action Programme** 개입 절차 지침[일차 의료 상황에서 정신건강 서비스를 제공하는 비전공자를 위한 WHO의 안내문; World Health Organization(2016)]에 대한 경험이 있는 임상의가 포함되면 기존의 임상 수련과의 공백을 메우는 데 중요한 역할을 할 수 있다. 마지막으로 저소득-중소득 국가 상대 기관의 필요한 경력을 갖춘 정신건강의학과 의사, 일반의, 다문화 정신건강의학 전문의, 문화인류학자, 기타 사회과학자들이 지도감독 팀에 포함되어야 한다(Fricchione et al., 2012). 상대 기관의 멘토 및 지도감독자들은 명시적으로 지정되어야 하고, 지도감독 시간에 참여하여야 한다. 규모가 큰 지도감독 팀을 이끌기 위하여 주lead 지도감독자 또는 주 멘토가 필요할 수 있다. 주 지도감독자는 지도감독 대상자가 지도감독자들과 규칙적인 정규 대면 접촉을 할 수 있게 하며, 이것이 불가능할 경우에 지도감독자들과 지도감독 대상자 간의 간접적 의사소통을 조율하여야 한다. 주 지도감독자가 지도감독 대상자의 멘토로서 정직한 자기성찰을 격려하고 장기 계획을 지지하며 권력이나 특권과 같은 민감한 주제를 제시할 수 있다.

출국 전에 각 지도감독자의 역할을 명료화해 두어 지도감독자와 지도감독 대상자 모두 지도감독자의 구체적인 전문 분야에 대해 명확히 알도록 한다. 혹시 지도감독자들의 의견이 상충할 때, 이를 지도감독 대상자가 해결하는 것을 조력할 주 지도감독자 또는 다른 한 지도감독자 혹은 멘토를 지정해야 한다. 또한 주 지도감독자는 상대 기관에서 받고 있는 지도감독이 적절한지 확인하기 위하여 지도감독 대상자, 그리고 상대 기관 지도감독자들과 주기적으로 연락을 취하도록 한다.

국제정신보건 지도감독 구조 GMH Supervision Structure

국제정신보건 지도감독을 구조화하는 임무는 심사숙고가 필요하며, 이상적으로는 다양하고 균형 잡힌 지도감독 전달방식을 포함하여야 한다. 국제정신보건 지도감독을 구성함에 있어서 독특하게 고려해야 할 실무 절차사항, 즉 지도감독이 이루어질 장소 및 빈도가 고려되어야 한다. 지도감독 구조는 국제정신보건 경험의 단계에 따라 달라진다.

출국 전

수련 대상자가 지도감독자들과 어떻게 소통할 것인지 출발 이전에 미리 평가해 두는 것이 중요하다. 우선, 가급적 대면하여 최소한 통화나 전자메일로라도 상의하도록 하는 것이 꼭 필요하다. 또한 상대 기관과 소개 및 소통도 출발 전 준비사항에 포함시키는 것이 중요하다. 만일 주 지도감독자가 현장에 머무는 시간이 짧다면 이 시간을 최대한 활용하여 대면 지도감독, 교육, 멘토링, 그리고 이후의 지도감독 구조에 대한 기대사항 설정이 이루어져야 한다.

파견 기간 시작 전에 상대 기관 지도감독자들이 지도감독 대상자에게 요구되는 역할을 설정하여야 하며, 여기에는 진료 수행 참여 정도가 포함된다. 지도감독 대상자의 진료 범위를 넘어서는 것과 관련한 윤리적 고려사항에 대하여 파견 전에 지도가 있어야 한다. 지도감독 대상자에게는 자신의 역량 수준을 넘는 요청을 받을 때 윤리적으로 대응하기 위한 구체적인 전략이 필요하다(Datta, 2016; Marienfeld, 2016; Samuel et al., 2014). 국제보건 상황에서 표준화된 절차를 위하여 일반 국제보건에서의 윤리적 수련 지침인 WEIGHT 가이드라인(Crump & Sugarman, 2010)과 같은 잘 알려진 지침을 따를 수 있다.

현장 경험

현장에서의 실제 수련 기간 동안에 시차 고려는 필요하지만 영상회의나 전화통화를 통하여 실시간으로 원격 지도감독을 할 수 있다. 만일 안정적인 인터넷 또는 국제전화가 확보하기 어려운 문제가 있다면 지도감독자가 여러 수단을 조합할 수도 있다. 고소득 국가 및 원 소속 기관의 지도감독자가 물리적으로 상대 기관에 위치하지 않는 상황이 많다. 혹시 방문하더라도 지도감독 대상자의 파견 기간에 비교하면 현장에 상대적으로 짧은 시간 동안 체류하는 편이다. 만일 국제정신건강 주 지도감독자가 현장에 없을 예정이라면 지도감독은 반드시 구조화 및 정규화되어야만 한다. 많은 경우에 온라인 영상회의를 통한 지도감독으로도 수련목표를 달성하고 수련 대상자의 고립을 완화할 수 있다.

공식화된 지도감독을 얼마나 자주 시행할 것인지는 현장 GMH 경험이 시작되는 시점에서 명확히 해 두어야 하며, 전체 수련 교육과정의 구조를 포함한 여러 가지 요소에 따라 달라질 수 있다. 예를 들어, UCSF의 치유 주도 국제훈련 과정UCSF Psychiatry HEAL Fellowship in GMH (Buzza et al., 2018; UCSF, 2018)과 같은 체계 중심 다학제적 임상 과정의 경우에는 현장 지도감독자들 및 미국에서 방문한 멘토들에 의한 현장 지도감독에 더하여 2주 1회의 온라인 집단 지도감독이 포함된다. 이와 대조적으로 메사추세츠 종합병원Massachusetts General Hospital의 국제 정신의학 임상연구 수련 과정(Magidson et al., 2016)과 같이 일차적으로 연구 중심 과정의 경우에는 지도감독의 수요도 다른 방향으로 나타나며, 매월 연구 세미나를 통해 지도감독 대상자가 본인의 연구 과제에 대해 동료 및 지도감독자의 피드백을 받을 수 있게 한다.

현장의 멘토 및 지도감독자는 국제정신보건 참여 기간 동안에 지속적인 협업 및 양방향의 협력 관계가 유지될 수 있게 해야 한다. 한편, 주 지도감독자는 정해진 주기로(예: 2주 1회마다 소수의 소속 기관 지도감독자들이 지도감독 대상자들과 통화하여 현장에서의 구체적인 사례 및 사안에 대해 논의) 다양한 지도감독자와의 온라인 원격영상 회의가 잡힐 수 있도록 한다.

국제정신보건 사업의 윤리적 수행을 위해 불가결한 부분으로, 지도감독 대상자의 관여가 상대 기관 측에 있어서 지속 가능하도록 해야 한다는 점이 있다. 비록 지도감독 대상자가 본인이 할 수 있는 일을 하더라도(예: 전공의 과정을 마친 전임의가 해당 지역 의사 면허를 가지고 있다면 단독으로 환자 평가를 수행하는 것이 법적으로 가능하다) 그들의 특정한 참여방식은 지속적인 환자 치료를 위한 윤리적 계획을 준수하여야 한다(예: 그 전임의가 진료하는 환자 풀이 형성되었는데, 파견 기간 종료 시 이 환자를 인계할 다음 지도감독 대상자가 없다면 파견 기간 중 직접적으로 환자를 진료하는 것은 비윤리적이다).

현장 경험 이후

국제정신보건 현장 경험을 마치고 돌아온 뒤, 주 지도감독자가 현장 지도감독자들로부터 적절한 자료 및 피드백을 받고 지도감독 대상자가 자신의 경험을 되돌아보게 하면 좋다. 국제정신보건 파견 동안 및 그 이후에 지도감독 대상자 및 수련 기관의 목표는 달성되었는가? 이를 평가하기 위하여 다면적360-degree 피드백, 역량 및 ACGME 과업 달성, 그리고 자기성찰을 조합하여 사용할 수 있다(Kohrt et al., 2016).

비전공자에 대한 국제정신보건 지도감독

GMH Supervision of Nonspecialists

저소득 및 중소득 국가에는 자원의 제약과 치료의 격차가 존재하고, 업무 분담을 통해 이 국가의 환자에게 제공되는 정신건강 서비스의 향상을 추구할 수 있다(Acharya et al., 2017). 더구나 전담 정신건강의학과 의사의 비전공자 지도감독을 동반하는 공식적인 팀 기반 진료의 효과는 전문의의 직접 진료 시행(현장 공동진료 또는 의뢰/전달 모형)에 비해 우수하며, 고소득 국가와 저소득 및 중소득 국가에서 모두 적절한 것으로 나타났다. 국제정신보건 임무에 있어서 업무 분담을 활용하는 진료 모형을 구축하는 것이 필수적이므로 국제정신보건 지도감독 대상자들은 비전공자를 적절히 지도감독하는 데 필요한 임상 지도감독 능력을 익혀야 한다. 지도감독은 임상 지도감독 외에 행정 및 기획에 대한 지도감독을 포함된다. 추가로 국제정신보건 지도감독 대상자에게는 해당 국가 전문가들이 비전공자 종사자를 훈련시키는 것을 돕고 지속가능성을 높이기 위하여 '수련자를 수련하기train the trainer' 모형에서의 역량도 필요하다. 정신건강 관리를 일차의료에 통합시킬 때의 국제정신보건 정신건강의학과 의사의 지도감독자로서의 역할은 WHO mhGAP 개입 절차에 대한 지침(World Health Organization, 2016)에서 상술하고 있다.

협동진료모형Collaborative Care Model: CoCM은 팀 기반 접근하에 이루어지는 업무 분담 모형으로서 다양한 수준의 전문성을 가진 보건 종사자, 즉 일차진료의Primary Care Physician: PCP, 진료관리자Care Manager: CM 역할을 하는 정신건강 전문 요원, 그리고 정신건강의학과 자문의가 참여한다(Acharya et al., 2017). 이 모형에서 정신건강의학과 의사는 환자의 진료를 전적으로 담당하는 대신에 일차진료의와 진료관리자가 공동으로 관리하는 일군의 정신질환자들에 대한 치료 의견을 제공하는 자문의 내지 지도감독자 역할을 맡는다. 신규 일차진료의 및 진료관리자가 양질의 정신건강 치료 수행이 확보될 수 있도록 일차진료인력에 대한 충분한 지도감독이 이루어져야 한다. 국제정신보건 정신건강의학과 의사의 자문 수행 범위는 어려운 환자에 대한 직접 대면부터 사례에 대한 원격 자문에 이른다(Zeidler Schreiter et al., 2013). 이 모형에서는 정신건강의학과 의사의 제한된 시간을 지렛대 삼아 인구집단 범위에서 비용 대비 효율적인 정신건강 관리를 제공한다. 여기서 고유한 정신건강의학과 의사의 역할 때문에도 국제정신보건 지도감독 대상자는 이 상황에서의 지도감독 능력을 습득하는 것이 상당히 유익하다.

CoCM 내의 지도감독에서 국제정신보건 지도감독자는 지도감독 대상자에게 본인이 현장에서 비전공자를 지도 중인 사례를 발표하게 할 수도 있고, CoCM의 구성요소에 관하여 지도할 수도 있다. 흔히 대두될 수 있는 사안들로 영어로 된 표준 수련 자료 및 절차를 번안하여 언어 및 문화 장벽을 극복하는 방법, 척도 사용 시 해당 지역의 문화를 고려한 표준화, 팀 기반 모형 내에서 갈등을 조정하는 문화적으로 적절한 방식, 다양한 수준의 정신건강 수련 경험 및 정신건강에 관심을 가지고 있는 여러 종사자를 지도하는 방법 등이 있다.

이럴 땐 이렇게

○ 지도감독 대상자가 안정된 인터넷 및 국제전화가 확보되지 않은 상황에 놓여 있다

비상 연락 수단이 설정되어야 한다(예: 영상회의가 끊길 경우에 휴대전화로 연락). 비실시간 연락 수단, 즉 전자메일이나 온라인 게시판에도 규정된 연락을 보충하여 추가 의문사항의 해결을 돕고 자기주도학습을 촉진할 기회도 줄 수 있다. 모든 어플과 장비가 제대로 작동하는지 출국 전에 확인하여 보다 수월하게 직접 문제 해결이 가능하게 하는 것이 중요한 전략 중 하나이다.

○ 지도감독 대상자가 적절한 지도감독 없이 본인의 해당 분야 역량을 넘어선 요청을 받는다

소속 기관의 지도감독자의 직접 지도감독 없이도 즉시 상황에 대처할 수 있게 지도감독 대상자를 출국 전에 충분히 준비시키는 것이 반드시 필요하다. 출발 이전에 지도감독 대상자와 상대 기관의 지도감독자들에게 기대치를 명확히 공유하여 둔다. 필요에 따라 상대 기관에 이 기대치에 대해서 반복하여 상기해 주어야 할 수도 있다. 정규 지도감독의 일환으로 지도감독 대상자에게 윤리 관련 질문을 던짐으로써 열린 대화를 이끌어 내고 성찰하는 연습을 하게 한다. 이렇게 질문할 수 있다. "본인의 원 소속 기관에서 같은 환자를 진료한다고 가정하면 똑같은 임상 판단을 내릴 것 같은가요? 그렇거나 그렇지 않은 이유는 무엇인가요?" 지도감독 대상자와의 비판단적인 대화를 촉진하여 현장에서의 복잡한 윤리문제에 대해 더 깊이 생각하게 격려할 수 있다. 추가로 이러한 문제가 발생할 때 곧바로 지도감독 대상자를 지지할 수 있는 현장 멘토를 확보하도록 한다.

○ 지도감독 대상자가 지도감독 팀의 다양한 구성원으로부터 상충되는 의견을 제시받는다

주 지도감독자가 지도감독 대상자에게 멘토 역할도 하는 것이 중요하다. 이렇게 함으로써 현장에서 상충되는 의견을 제시받을 때 문제 해결에 도움을 줄 수 있다. 상충의 속성에 따라 지도감독자가 직접 개입할 수도 있고, 본인이 직접 이를 해결할 수 있는 방법을 지도해 줄 수도 있다.

○ 지도감독 대상자가 국제보건 및 연구 업무를 하면서 소진과 고립을 겪는 것 같다

친구, 가족, 그리고 자신이 익숙하고 편안한 문화로부터 떨어져야 하는 국제정신보건 근무는 사람을 고립시키기 마련이다. 지도감독 대상자가 자기성찰을 하고, 소진을 식별하고 극복하는 데 도움이 될 수 있는 능동적 기술에 대해 논의할 수 있는 시간을 지도감독자가 마련하여야 한다. 여기에는 이완기법(예: 마음챙김 명상)을 지도하는 방법, 그리고 보다 심도 있는 지도를 위해 지도감독 회기에 자기성찰 및 자기관리 전문가를 초정하는 방법 등이 있다. 같은 입장의 동료들과 코호트 효과를 발생시켜서 연대감을 유지하고, 권력 격차를 최소화한 상태에서 지지받을 수 있는 과정을 구성하는 것도 하나의 전략이다. 예를 들어, UCSF의 치유 주도 국제훈련 과정heal initiative fellowship에서는 다학제 수련 대상자로 2년간 지속되는 코호트를 구성하여 대면 훈련 시에도 교류하고, 온라인 게시판에서 매달 비실시간 학술지 초독회를 가지며, 지정된 멘토와 함께 내부에 소집단을 이루어 참여 기간 내내 영상회의 및 전화로 늘 소통하게 하고 있다(Goldman et al., 2016). 종종 코호트 내의 동료들 간의 구조화된 상호작용으로 인하여 유대감이 형성되고, 비공식적 상호작용이 이어지며, 이 상호작용은 어려운 사례 또는 문제에 대한 또 하나의 형태의 자문이 되어 준다. 또 하나의 전략으로 국제정신보건 지도감독 대상자들이 같은 기관에 소속되어 국제보건 임무를 맡고 있는 비정신과 지도감독 대상자들과 알고 지내도록 독려하는 것도 한 전략이다.

지도감독 대상자에게 할 수 있는 질문

- 선생님이 맡고 있는 환자의 문화 배경이 자신의 주 문제, 예상되는 문제의 경과, 그리고 예상되는 치료에 대한 환자의 이해에 어떤 영향을 끼칠 수 있을까요? 마찬가지로 환자의 문화 배경이 선생님의 문제에 대한 설명, 평가 및 치료에 어떤 영향을 끼칠 수 있을까요?
- 선생님이 내 지도를 받으면서 파견 수련 기관에서 어떤 성과를 냈는지 객관적으로 측정할 방법이 있을까요?
- 가족 그리고 친구와 떨어져서 새로운 환경에서 지내면서 스트레스를 관리할 방법을 모색하고 있나요?

추가 자료

• GMH 계획에 대한 일반 자료

World Health Organization mental health Gap Action Programme (mhGAP): http://www.who.int/mental_health/mhgap/en/

World Health Organization: WHO mental health Gap Action Programme (mhGAP): Intervention Guide, Version 2.0, for mental, neurological and substance use orders on nonspecialized health settings. Geneva, World Health Organization, 2016. Available at: http://www.who.int/mental_health/mhgap/mhGAP_intervention_ guide_02/en/

WHO Essential Medicines: http://www.who.int/topics/essential_medicines/en/

WHO Project Atlas: Mental Health Atlas: http://www.who.int/mental_health/evidence/mhatlas05/en/

• 지역사회환경에서의 정신치료

World Health Organization, War Trauma Foundation, World Vision International: Psychological first aid: Guide for field workers. Geneva, World Health Organization, 2011. Available at:

http://www.who.int/mental_health/publications/guide_ field_workers/en/

WHO Group IPT for Depression: http://www.who.int/mental_health/mhgap/interpersonal_therapy/en/

WHO Problem Management Plus (PM+): http://www.who.int/mental_health/emergencies/problem_management_plus/en/

• 미국 기반 GMH 수련 경험 및 과정

Columbia University Global Mental Health Program Resources: http://cugmhp.org/research/redeamericas/#block-2368

UCSF Psychiatry HEAL Initiative Fellowship in Global Mental Health: http://psych.ucsf.edu/ucsf-psychiatry-heal-fellowship-global-mental-health

참고문헌

Acharya B, Swar SB: Consultant psychiatrists' role in ensuring high-quality care from nonspecialists. Psychiatr Serv 67(7):816, 2016 27363359

Acharya B, Ekstrand M, Rimal P, et al: Collaborative care for mental health in low-and middle-income countries: A WHO health systems framework assessment of three programs. Psychiatr Serv 68(9):870−872, 2017 28760096

Buzza C, Fiskin A, Breur J, et al: Competencies for global mental health: Developing training objectives for a post-graduate fellowship for psychiatrists. Annals of Global Health 84:717−726, 2018

Citrin DM: The anatomy of ephemeral health care: "Health camps" and short-term medical voluntourism in remote nepal. Stud Nepali Hist Soc 15(1):27−72, 2010

Citrin D, Mehanni S, Acharya B, et al: Power, potential, and pitfalls in global health academic partnerships: Review and reflections on an approach in Nepal. Glob Health Action 10(1):1367161, 2017 28914185

Crump JA, Sugarman J: Working Group on Ethics Guidelines for Global Health Training (WEIGHT): Ethics and best practice guidelines for training experiences in global health. Am J Trop Med Hyg 83(6):1178−1182, 2010 21118918

Datta V: The problem with education in global mental health. Acad Psychiatry 40(4):727−728, 2016 26438236

Fricchione GL, Borba CP, Alem A, et al: Capacity building in global mental health: Professional training. Harv Rev Psychiatry 20(1):47−57, 2012 22335182

Goldman RS, Tittle RL, Waters AE, et al: Preparing trainees to practice global health equity: The experience from the first year of the Health Equity Action and Leadership (HEAL) initiative.

Ann Glob Health 82(3):419, 2016

Khan OA, Guerrant R, Sanders J, et al: Global health education in U.S. medical schools. BMC Med Educ 13(3):3, 2013 23331630

Kohrt BA, Marienfeld CB, Panter-Brick C, et al: Global mental health: Five areas for value-driven training innovation. Acad Psychiatry 40(4):650–658, 2016 26983416

Magidson JF, Stevenson A, Ng LC, et al: Massachusetts general hospital global psychiatric clinical research training program: A new fellowship in global mental health. Acad Psychiatry 40(4):695–697, 2016 26108399

Marienfeld C: Considerations of ethics while allowing flexibility for trainees: The model and the rationale for the model of the yale global mental health program (letter). Acad Psychiatry 40(4):731, 2016 26423679

Rondero Hernandez V: Generalist and advanced generalist practice, in Encyclopedia of social work. NASW Press and Oxford University Press, 2013. Available at: http://oxfordindex.oup.com/view/10.1093/acrefore/9780199975839.013.160. Accessed August 16, 2018

Samuel D, Angarita B, Igboeli B, et al: Four international residents' perspectives on working overseas as part of residency training: Liberia, myanmar, and saint vincent/grenadines. Ann Glob Health 80(2):143–145, 2014 24976553

Tsai AC, Fricchione GL, Walensky RP, et al: Global health training in US graduate psychiatric education. Acad Psychiatry 38(4):426–432, 2014 24664609

UCSF: UCSF Psychiatry HEAL Fellowship in Global Mental Health. 2018. Available at: http://psych.ucsf.edu/printpdf/1721. Accessed May 21, 2018

White RG, Orr DMR, Read UM, et al: Situating global mental health: Sociocultural perspectives, in The palgrave handbook of sociocultural perspectives on global mental health. Edited by White RG, Orr DMR, Read UM, et al. London, MacMillan, 2017, pp 1–28

World Health Organization: MhGAP intervention guide for mental, neurological, and substance use disorders in non-specialized health settings: Mental Health gap action programme (MhGAP) 2.0. Geneva, World Health Organization, 2016. Available at: http://www.who.int/mental_health/mhgap/mhGAP_intervention_guide_02/en/. Accessed August 16, 2018

World Health Organization: WHO model lists of essential medicines. Geneva, World Health Organization, 2017. Available at: http://www.who.int/medicines/publications/essentialmedicines/en/. Accessed August 16, 2018

Zeidler Schreiter EA, Pandhi N, Fondow MDM, et al: Consulting psychiatry within an integrated primary care model. J Health Care Poor Underserved 24(4):1522–1530, 2013 24185149

Supervision in Psychiatric Practice

-Practical Approaches Across Venues and Providers-

PART V

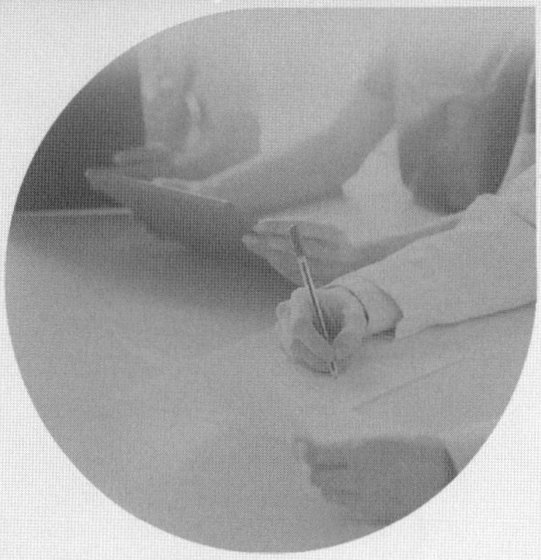

비임상 지도감독 현장

Nonclinical Supervision Venues

28 행정 지도감독

Administrative Supervision

Joshua Griffiths, M.D.
Joel Yager, M.D.

정신건강의학과 의사들은 경력의 다양한 단계에서 행정 기술을 숙달하여야 하며, 그 과정에서 합당한 지도감독을 받을 필요가 있다. 전공의 및 전임의 수련 과정에서 많은 분량의 행정에 대한 수련이 이루어지지만, 많은 정신과 의사가 부가적인 행정에 대한 훈련의 필요성을 깨닫는 것은 경력 초중반 시기, 즉 수련 기관, 병-의원, 그리고 교육기관을 벗어난 다른 기관들에서 더 큰 책임이 부과되는 자리를 맡게 될 때부터이다. 이 장에서는 전공의 및 전임의를 위한 행정 지도감독에 중점을 두되, 그 이후 시기에 이루어지는 행정 지도감독에 대한 전략과 전술도 다룬다.

핵심 포인트

- 행정 지도감독은 공식적으로 이루어져야 하며, 임기응변에 의존해서는 안 된다.
- 행정 업무를 부과받는 수련 대상자는 공식 지도감독자를 배정받아야 한다.
- 행정 지도감독자는 행정 업무를 시작하는 전공의와 각각의 상황에서 행정상의 역할, 과업, 기대되는 바, 역량 및 각 환경에서의 애로사항, 그리고 이와 더불어 이러한 경험들이 제도상의 큰 그림의 어디에 위치하는지 논의하여야 한다.
- 행정 기법은 폭넓은 범위의 역량을 포함하며, 행정 능력이 필요한 정신건강의학과 의사는 증가 중이다.
- 초중기 경력의 학습자들은 비전일제 학위과정이나 인증교육 프로그램 등을 활용하여 시작하거나 곧 시작 예정인 역할에서 마주칠 수 있는 특정 상황 및 인력들에 대한 맞춤형 지도감독을 받아야 한다.
- 행정 지도감독을 구조화할 수 있는 방법은 여러 가지이며, 견습, 전통적인 '사례 기반case-based' 지도감독, 집단 지도감독 등을 포함한다. 이론수업이 추가로 포함될 수 있다.

- 애로사항에 대한 지도는 가망 없을 정도로 수련생들이 대하기 어려운 인력(교수직 및 지도감독자를 포함), 의료제도, 법 및 사회제도를 다룰 수 있도록 돕는 데 초점을 맞춘다.
- 지도감독은 문제 해결 위주의 접근과 감정 중심의 접근 양쪽을 포함하여야 하며, 변화가 가능한 경우와 어려운 경우의 개인, 집단, 제도를 모두 다루어야 한다.

전공의 및 전임의에 대한 지도감독
Supervision for Residents and Fellows

정신건강의학과 전공의 및 전임의에 대한 행정 지도감독은 수석 전공의 역할을 맡게 되면서 시작되는 것이 보통이나, 저년차 전공의도 행정적 책임을 맡게 될 수 있다. 많은 수련 기관에서 전공의에게 행정적 속성을 지닌 역할을 부여한다. 예를 들어, 교육(또는 행정, 운영) 수석전공의 외에도 (대학병원, 지방의료원, 정신건강복지센터, 보훈의료기관Veterans Affairs sites 등의) 진료단위에서 일할 수석전공의가 지정될 수 있다(Lim et al., 2009; Szuba et al., 1993; Warner et al., 2007). '수석전공의Chief'로 명시되지 않은 전공의들에게도 행정 직무는 부여되기 때문에 이 장에서는 혼란을 피하기 위해 이들을 모두 '행정 전공의'로 지칭할 것이다. 전공의들의 행정 직무는 매우 다양하므로 그들에게 필요한 지도감독도 마찬가지로 여러 유형을 보인다. 여기서는 행정 전공의들을 지도하는 데 있어서 특정 임상 상황이나 프로그램상의 직무에 국한되지 않는 일반적 요소에 초점을 맞춘 방법들을 제시할 것이다.

다음의 두 가지 원리에서 출발해 보고자 한다. 첫째, 행정 직무를 수행하는 모든 전공의에게는 공식적으로 지정된 지도감독자가 있어야 하며, 행정 지도감독은 임상 지도감독과 별도로 분리되어 다루어져야 한다. 수련 교육과정이 전공의들을 업무 상황에 내던져 놓고 스스로 알아서 무엇을 할 것인지 찾아내도록 기대해서는 안 된다. 통상적으로 행정 지도감독자는 전공의들이 배당되는 부서의 장이 되나, 경우에 따라서는 제3자를 지정하는 것도 가능하다. 비공식적인 지도 기회만으로는 안 되며, 이를 보완하기 위하여 행정 지도감독에 대한 정기적 일정이 배정되어야 한다. 행정에 대한 집단 지도감독 및 세미나로 업무 기반 지도를 보완할 수 있다. 다양한 배경, 즉 학술, 임상 및 지역사회 환경, 또한 특정한 전문 분야, 즉 기획, 예산, 재정, 인사 및 연구비 관리 등에 대한 폭넓은 지식과 현장 경험이 있는 지도자들의 지도를 받을 때 전공의들은 가장 우수한 수행을 보인다.

둘째, 행정 지도감독자들은 각각의 상황에서 행정상 부여된 역할, 과업, 기대되는 바, 역량 및 애로사항, 그리고 이와 더불어 이러한 경험들이 제도상의 큰 그림의 어디에 위치하는

지 해당 과정을 시작하는 전공의들과 상의하여야 한다. 또한 전임 행정 전공의가 후임자에게 구두 및 문서로 업무와 실제 상황에 대하여 인계하는 것 역시 중요하다. 시작 시점에 전공의들에게 본인의 목표, 기대, 의문 및 걱정, 장기적인 야망에 대해 질문함으로써 개인에게 맞춘 학습자중심의 지도방안을 구성하도록 한다.

행정 과업에 대한 일반 목표 및 기대사항

General Goals and Expectations for Administrative Assignments

행정 과업을 맡는 전공의들은 환경과 무관하게 통상 다음에 열거된 세 영역의 임무를 맡게 된다. 각 영역마다 특정 역량으로서 세부 주제를 설정할 수 있다. 어느 정도 행정적 능력이 요구되는 직위를 맡는 정신과 의사 수가 늘어나고 있다는 점에서 이 역량들은 보편적으로 의미가 있다. 역량들은 전통적 지식 및 기술-행동 측면의 목적과 목표로 구체화할 수 있다. 예를 들어, 다음과 같은 형태가 된다.

"근무 과정을 마친 뒤에 행정 전공의는 지식에 대해 논할 수 있다."

"근무 과정을 마친 뒤에 행정 전공의는 기술을 해 보일 수 있다."

(다음에는 '지식' 및 '기술'로 간략히 정리하였다.)

중간관리자 역할

복합적으로 구성된 팀에서 중간관리자middle manager로서 효과적인 업무 수행(업무집단에서의 의사소통: 지도사항 안내받기, 보고하기, 중간 전달자로 역할하기, 중재mediating, 인원 모으기convening, 위임하기delegating)을 해 보일 수 있다.

지식

효과적인 일대일 및 소집단 의사소통 원리에 대해 논의한다. 하위 집단 구성, 왜곡, 논점일탈, 인지왜곡, 손상된 관계의 수습 등이 해당한다. 이는 집단 내 대인관계에서 발생할 수 있는 흔한 오인과 오해를 포함하며, 전이에 의한 왜곡과도 다르지 않고, 감정적 긴장과 돌출행동을 유발하여 직무 효율 및 성과에 악영향을 미친다.

기술

앞에 언급된 각각의 활동을 능숙하게 수행할 능력을 보인다.

계획, 수행 및 평가

일정 짜기, 배분, 사업계획, 계획 달성, 업무의 질 감시 및 보고를 할 수 있다.

지식

'업무상황별 역할'에 따르는 행정적 요구사항을 계획, 시행, 평가하는 데 필요한 단계를 기술한다.

기술

'업무상황별 역할'에 따르는 행정적 요구사항의 계획, 시행, 평가를 능숙하게 수행해 보인다.

대리자 역할

'작은' 스태프로서 부재중인 스태프 대신에 개입하는 역할을 할 수 있다.

기술

'업무상황별로 대리해야 하는 역할'을 능숙하게 수행해 보인다. 의학 분야 범위 외에서의 행정적 원리, 모형 및 문화요소meme가 의료 상황 대상의 자료를 보충하는 데 도움이 될 수 있다. 이러한 일반적 요소 외에도 전공의들은 각 환경별로 (끔찍한devilish) 세부사항을 마주하게 되며, 이에는 어려운 인간관계(상사, 동료, 부하 또는 이들 모두), 업무의 복잡성 및 총량에 의한 부담, 시간 압박, 마감 등의 행정적 난관이 뒤따른다. 전공의들은 숙달의 기회가 주어지는 의미 있는 역할을 부여받아야 한다. 작은 차이로 인하여 행정 직무가 전공의에게 감당 가능하고 역량을 형성하며 의미 있고 흥미로운 좋은 학습의 기회가 될지, 아니면 견뎌 내거나 회피해야 할 시간 낭비뿐인 경험이 될지 판가름날 수 있다.

경력자에 대한 지도감독 Supervision for Later-Career Trainees

전공의 및 전임의 과정 이후 경력의 초중반에 행정 수련 및 지도감독을 받고자 하는 이들은 특정한 새 역할을 맡을 것이 예정된 상태에서 보다 상세한 목표를 염두에 둔 경우가 많다. 이러한 '경력직 수련 대상자career trainee'들은 지도감독자, 중간 관리자, 부서 책임자, 프로그램 책임자, 부서장, 과장 또는 조직 내의 더 고위의 관리직, 즉 최고경영자나 기관장의 역할을 맡을 예정일 수 있다. 때때로 경력 지망자는 고급 자격증(예: 경영전문석사MBA, 보건학 석사Master of Health Administration: MHA, 보건관리고위과정Executive Health Management) 등의 자격을 취득하고자 하며, 여기에는 배움의 목적보다는 '간판street cred', 즉 행정 및 재정 책임자나 관리자를 상대할 때 필요한 권위를 얻고자 하는 것이 주 목적일 수 있다.[1]

이러한 위치에 있는 정신건강의학과 의사들이 근처의 대학, 전문가 협회 및 소속 의대의 경영자 양성 과정에서 제공되는 통상의 직무교육에 더하여 현장 및 경우에 따라 원격교육이 포함되는 몇 주 또는 정기적으로 주말을 투자해야 하는 비정규 학습과정을 밟는 경우가 늘어나고 있다. 이러한 모든 경우 경력직 수련 대상자들은 신규로 맡았거나 맡을 예정인 역할을 성공적으로 수행하기 위해 새로 필요한 역량이 정확히 무엇인지, 이러한 자격과 역량을 어떻게 효율적이고 효과적으로 달성할 것인지, 그리고 멘토링과 지도감독을 위해 누구에게 도움을 청할 것인지 신중히 선택하여야 한다.

이러한 교육과정은 꽤 다양하며, 수련 대상자의 고도로 세분화된 특정 직무를 대상으로 한 개별화된 '사례 기반' 또는 '문제 해결 중심'의 과제를 수반하는 경우도 드물지 않다. 이들이 특정한 곳, 특정한 인력들 속에서 특정한 역할을 위한 훈련을 받는 것인 한 지도감독자들은 특정 학습자・환경의 소구역niche에 가장 적절한 맞춤형 지도감독을 제공하여야 한다.

이러한 학습자 중심 지도감독에는 다수의 멘토와 지도감독자가 필요할 수 있다. 이들 중 일부는 예산, 기획, 인력 관리, 특정 역할에 따르는 규정과 규제 등 기술적 역량 습득에 초점을 맞추고, 다른 이들은 핵심 관리 직위에 있는 피할 수 없고 까다롭고 어려운 인물들을 다루는 방법처럼 한결 섬세한 사안들을 다룰 수 있다.

모든 단계에 있는 수련 대상자를 대상으로 한 지도감독 구조화

Structuring Supervisory Approaches for Trainees at All Levels

행정 지도감독에는 여러 모형을 (경우에 따라서는 동시에) 적용할 수 있다. '도제' 모형에서는 지도감독자(통상 해당 조직의 간부)가 수련 대상자와 함께 업무를 수행하면서 역할 모델로부터 배울 수 있는 풍부한 기회를 제공한다. 멘토가 매주 한 시간씩 수련 대상자를 배석시킨 상태로 받은 편지함과 할 일의 목록을 훑어보며 행정 책무가 등장할 때마다 각각에 대해 논

1 역주: 한국에서도 몇몇의 기관에서 '보건대학원 고위과정' '보건의료정책 최고위과정' 등의 명칭으로 개설되어 있다. 통상 보건의료산업 경영자 및 보건의료 전문가를 대상으로 함을 표방하고 있으며, 입학 자격으로 의료기관, 산업체의 최고위 경영자, 관련 단체의 최고 책임자, 공직자 중 최고책임자 또는 최고위직 등을 명시하고 있다. 한 학기 동안 주 1일 2교시, 교시당 50~70분의 과정으로 전문적인 보건의료 정책이나 경영 내용이 아닌, '뉴노멀 시대 세계관을 바꿔라' '인생을 바꾸는 소통 전략' '문학과 치매' 등 흥미 위주의 교양 특강이 상당 부분을 차지하고 있는 등, 학술적 의미에서의 학위로 보기에는 무리이며 고위층의 친목모임에 부여되는 명예 학위에 가깝다.

의하는 것도 한 가지 방법이다.

수련 대상자는 위기에 처했을 때 바로 접근이 가능한 스승 혹은 지도감독자를 선호한다. 이는 시의적절한 학습에 유리하기 때문이고, 사후 학습보다 유용하다. 지도감독자 입장에서 피수련자의 업무 우선순위를 정하는 것을 도울 수 있고, 팀 미팅, 다양한 관계자와의 상호작용, 일정을 만들거나 폐지하는 일 등에 있어서의 수련 대상자의 수행에 대해 직접 관찰하고 직접적이고 즉각적이며 적절하게 피드백할 수 있는 점도 도제방식의 또 하나의 특징이다.

전통적인 정규 일정화된 지도감독도 도움이 될 수 있다. 지도감독 회기 동안에 수련 대상자는 개별 스태프와 수련 대상자, 제도와 관련한 문제들에 대하여 눈치 보지 않고 논의하고 대화하며 정직한 의견과 피드백을 받을 수 있어야 한다.

마지막으로, 집단 지도감독이 각 수련 대상자의 경험을 향상시킬 수 있다. 이론 수업에서 행정 사례, 특히 '이번 주의 골칫거리'라고 할 만한 사례를 놓고 토론할 수도 있다. 한 세미나-집단 지도감독 활동에서는 현행의 정신의학 행정 교과서뿐만 아니라 역할, 권위, 책임, 집단 역동, 의사소통, 개인 시간 관리 등을 다루는 흥미로운 고전 자료들을 교재로 활용하였다(Brunicardi & Hobson, 1996; Caplow, 1976; Greenblatt, 1991; Schwartz, 1982, 1989).

이럴 땐 이렇게

○ 지도감독 대상자가 어려운 인력을 대하느라 고생하고 있다

지도감독자가 학습자가 겪는 어려움을 충분히 파악한 뒤에 어려움의 얼마만큼이 상황에 의한 것이고, 얼마만큼이 각 인물의 성격이나 둘 사이의 특수한 관계에 의한 것인지 분별해 보도록 하고, 이에 따라 문제 해결을 조력하도록 한다. 어려운 인물과 함께 일할 때 필요한 요령, 외교적 태도, 직간접적 의사소통, 집단 압박group pressure, 그리고 동료 혹은 상급자의 도움 요청의 필요성을 알려 주도록 한다. 이 과정에서 전공의들은 자신의 한계에 직면한 상태로 어려운 대화를 시작하고 진행하며, 업무 요구사항과 배정을 재조정하는 의사소통 능력을 발달시킬 수 있다. '추가 자료'에 있는 의사소통 중심의 자료들도 참고해 볼 만하다.

○ 지도감독 대상자가 과도한 시간이 소요되는 업무량에 압도되어 있다

지도감독자가 학습자를 도와 일정표를 함께 검토하고, 가능한 효율성을 이끌어 내도록 하며, 우선순위를 설정하고, 본인 및 다른 지도감독자들이 비현실적인 요구를 하였는지, 그리고 외부 상황의 영향으로 학습자에게 요구할 사항을 변경하여야 하는 것은 아닌지 살펴볼 수 있다. '추가 자료'에 있는 Stephen R. Covey의 저서들을 참고해 봄직하다.

○ 지도감독 대상자가 지금 맡은 업무 수행에 필요한 능력들을 갖추지 못한 상태이다

수련받는 입장에서 정직하고 또 방어적이지 않게 자신의 한계에 대하여 되돌아보고, 지도감독자는 피수련자의 능력 및 잠재적 숙달 가능성에 대하여 현실으로 평가할 수 있는 '안전한' 장이 마련되어야 능력

미비에 대한 논의가 가능하다. 지도감독자의 책무가 어려운 이유는 '때이른 패배주의'에 빠져서 너무 일찍 전공의에 대한 기대를 접지도 않으면서, 그렇다고 '과도하게 낙관적인 자기기만'에 빠져서 비현실적인 성취를 요구하여 실패할 수밖에 만드는 것도 피하는 최적의 지점을 찾아야 하기 때문이다. 너무 일찍 포기하지 않도록 전공의를 격려해 주어야 할 때도 있는 반면, 실상이 전혀 그러하지 않은데 임무를 잘 수행하고 있다고 착각하는 전공의에게 수행상의 결함에 대하여 정직한 피드백을 해 주어야 할 때도 있다. 개인의 실패로 여겨질 수 있는 후자의 경우에도 지도감독자는 전공의가 실패에서 소중한 인생 경험을 얻도록 돕고, 피할 수 없이 수반되는 자기애적 손상narcissistic injury과 사기 저하를 가능한 한 줄여 줄 수 있어야 한다.

○ 집단역동의 공모로 인하여 지도감독 대상자가 '희생양fall guy'으로 지목되었다

다양한 단계에 있는 지도자 중 일부가 조직의 문제에 대해 책임을 지거나 투명하게 평가하는 대신에 조직의 비난을 외부에 투사하는 상황이 흔히 발생할 수밖에 없다. 전공의가 부당하게 비난받고 있을 가능성이 있다면 상황 및 대인 역동을 파악하여 건설적 개입을 작동시키는 것을 도와주도록 한다.

○ 지도감독 대상자가 다들 원하지 않는 행정 임무를 하게 되었다

전공의들이 조직에서 피할 수 없는 지루하고 비생산적인 반복 업무를 마주하고 지도감독자가 도움을 주어야 할 경우가 종종 생긴다. 일부 수련 기관에서는 아무도 하고 싶어 하지 않는 '쓰레기'라고 할 만한 행정 임무가 주로 전공의에게 떨어진다. 때때로 어떤 너무 괴로운 행정업무는 지도감독자 입장에서도 먹고 살기 위해서 견뎌 내야 하는 업무가 있다고 자조하게 만들기도 한다. 물론 안 좋은 경험에서도 인생에서의 지혜는 얻을 수 있으며, 실상 많은 전공의도 마음에 들지 않는 행정 업무를 맡는 것이 현실적으로 앞으로의 본인 경력과 취업 및 보직에 따르는 반대급부임을 알기에 이를 따른다. 그럼에도 불구하고 일관되게 해로운 수련 경험이 정당화될 수는 없다. 개선 불가능할 정도로 악성인 행정 업무 부과(및 이를 부과하는 지도감독자)는 수련 과정에서 배제되어야 한다.

○ 지도감독 대상자가 해결되지 않는 행정 직무로 고생하고 있다

해결 불가능한 해로운 어려움을 겪음으로써 전공의는 현실적으로 바꿀 수 있는 것과 바꿀 수 없는 것에 대한 깨달음을 얻을 수 있다. 때로는 과거의 시도로 해결되지 않았던 문제가 창의적 발상이나 조직에 대한 접근, 또는 지속적 열정을 통하여 해결되는 경우도 있다. 그럼에도 불구하고 해결되지 않는 문제들은 남는다. 문제 해결 접근을 통하여 일부 문제를 최소한 완화시키거나 그도 아니라면 연구의 대상으로 정의라도 할 수 있다. 보훈의료기관의 규정과 현실 상황에 좌절한 행정 전공의에게 한 현명한 멘토는 본인이 의사가 아니라 아무 변화를 일으킬 수 없더라도 인간의 행동, 관료제 및 법에 대해 탐구하는 인류학자 및 사회학자라고 생각하라고 조언하였다. 이 멘토는 또한 '평온을 비는 기도'[1]를 강력히 추천하였다.

---

2 역주: Serenity Prayer. 미국의 개신교 신학자인 Karl Paul Reinhold Niebuhr의 기도문으로 알려져 있으며, '신이여, 우리가 바꿀 수 없는 것을 평온하게 받아들이는 평온과 바꿔야 할 것을 바꿀 수 있는 용기, 그리고 이 둘을 분별하는 지혜를 주소서(God, give us grace to accept with serenity the things that cannot be changed, courage to change the things that should be changed, and the wisdom to distinguish the one

지도감독 대상자에게 할 수 있는 질문

시작하기

- 이 임무 및 선생님이 해야 할 일에 대해서 어떤 들은 바가 있나요?
- 어떤 경험을 얻고 가고 싶나요?
- 스스로에 대해 어떤 목표를 세웠나요?
- 특별히 신경 쓰거나 조심해야 할 점에 대해 조언받은 게 있나요?
- 걱정되는 점으로는 어떤 것이 있나요?

과정 중

- 이번 주에는 어떤 일이 예정되어 있나요?
- 지금 어떤 게 가장 어려운가요?
- 감당할 만한가요?
- 괜찮아요?
- 내가 도와줄 것은 없나요?

추가 자료

Bernstein AJ: Emotional vampires at work: Dealing with bosses and co-workers who drain you dry. New York, McGraw-Hill, 2013

Cover SR: The 7 habits of highly effective people: Powerful lessons in personal change. New York, Simon & Schuster, 1989

Covey SR: Principle-centered leadership. New York, Fireside, 1992

Covey SR, Merrill AR, Merrill RR: First things First. New York, Simon & Schuster, 1994

Stone D, Patton B, Heen S: Difficult conversations: How to discuss what matters most, 2nd Edition. New York, Penguin, 2010

Ursiny T: The coward's guide to conflict: Empowering solutions for those who would rather run than fight. Naperville, IL, Sourcebooks, 2003

from the other)'의 내용으로 되어 있다. 단주동맹alcoholic anonymous에서 채택하면서 정신건강의학과 의사들에게도 많이 알려진 내용이다.

참고문헌

Brunicardi FC, Hobson FL: Time management: A review for physicians. J Natl Med Assoc 88(9):581–587, 1996 8855650

Caplow T: How to run any organization. New York, Holt, Rinehart & Winston, 1976

Greenblatt M: Administrative psychiatry. New Dir Ment Health Serv 49(49):5–17, 1991 2017129

Lim RF, Schwartz E, Servis M, et al: The chief resident in psychiatry: Roles and responsibilities. Acad Psychiatry 33(1):56–59, 2009 19349446

Schwartz DA: Administration in psychiatry, in Teaching psychiatry and behavioral science. Edited by Yager J. New York, Grune & Stratton, 1982, pp 455–468

Schwartz DA: A precis of administration. Community Ment Health J 25(3):229–244, 1989 2805637

Szuba MP, Guze BH, Richeimer SH: The postresidency perspective of the psychiatric chief resident. Acad Psychiatry 17(2):113–115, 1993 24443246

Warner CH, Rachal J, Breitbach J, et al: Current perspectives on chief residents in psychiatry. Acad Psychiatry 31(4):270–276, 2007 17626188

Supervision in Psychiatric Practice
-Practical Approaches Across Venues and Providers-

29 리더십 지도감독

Leadership Supervision

Ella M. Williams, M.D.
Adam M. Brenner, M.D.

지도자Leader는 태어나는가 아니면 만들어지는가?(Balon, 2014) 아마도 가장 근접한 답은 타고난 능력과 훈련의 조합일 것이다. 임상 환경의 종사자를 어떻게 가르쳐서 리더로 양성시킬 수 있는가? 그리고 모든 임상가에게 리더가 될 자질이 있는가? 임상가가 유능한 리더로 성장할 수 있도록 지도감독을 활용하는 것이 목표이다. 유능한 임상 지도자는 본인 스스로 임상 업무를 잘 수행할 수 있어야 하며, 어려움에 효과적으로 대응하고, 신뢰할 수 있는 관계를 형성하며, 변화의 과정 중에 발생하는 갈등을 조정할 수 있어야 한다. 리더십 지도감독의 필수요소는 기대되는 이러한 행동에 대한 명확한 요구사항, 리더가 될 이에 대한 명확한 피드백, 그리고 성장이 필요한 영역에 대한 열의 있는 멘토링이다.

핵심 포인트

- 우수한 임상 능력은 기본이다.
- 잠재적 후보를 멘토링할 수 있는 지도감독자가 있어야 한다.
- 피드백은 전문적이면서도 세심해야 한다.
- 신뢰 관계의 형성은 갈등 해결의 토대이다.
- 역경에 대한 대응은 필수적이다.
- 지도감독자가 본받을 만하게 행동하는 것이 지도감독의 핵심이다.
- 변화에는 비전vision이 필요하다.
- 변화는 늘 어렵다.

임상 능력 평가 Assessing Clinical Skills

리더십 지도감독에서 첫 번째로 해야 할 일은 대상 후보자의 임상 능력을 관찰하고 능력이 기관의 기준을 충족하는지 확인하는 것이다. 몇 가지 방법을 통해 이를 달성할 수 있다. 직접 관찰이 핵심이지만, 동료 및 의무기록으로부터 정보를 얻는 것 역시 중요하다. 훌륭한 리더라면 임상 결정을 잘 내릴 뿐 아니라 이 결정에 대한 기록을 작성할 능력 또한 있어야 한다. 리더 후보를 지도감독하는 사람은 전문적이고 세심한 방식으로 피드백을 제공할 수 있어야 한다(Day, 2001).

사례 1

E선생은 2년 전에 정신건강의학과 전공의 과정을 수료한 뒤에 응급실 담당 스태프의 역할에 익숙해지고 있는 참이다. 현 직위를 맡은 첫 6개월간, 전공의로부터 스태프 역할로의 이행 과정에 도움을 받을 수 있도록 선제적으로 멘토가 배정되었다. 멘토는 E선생의 근무를 직접 보고 피드백을 해 주었으며, 신규 스태프로서 겪는 모든 어려움을 이 멘토와 논의할 수 있었다. 병력 청취 및 신체 검진, 평가, 그리고 퇴실 계획disposition에 대해 초점을 맞춘 검토가 이루어졌다. E선생의 병력 청취와 신체 진찰 능력은 늘 우수하였지만, 초반에 퇴실 계획 수립에 문제가 있었다. E선생은 최종 결정을 내리는 데 있어서 매우 조심스럽고 소극적이었다. 대신, 뒤이어 근무할 다음 스태프에게 최종 의사결정을 미루고는 했다. 이러한 면은 멘토가 직접 관찰한 것과 E선생이 일상의 의사결정조차도 더 경험 많은 스태프와 검토하고 있다는 동료들의 피드백과 일치하였다. 직접 관찰, 동료 피드백 및 의무기록 검토를 조합하여 보면 E선생의 판단은 견실하였지만 문제는 전문가로서의 성장에 있어서 중요한 이행기 중 스스로에 대한 확신 부족에 있었다. E선생은 피드백을 잘 수용하였고, 스스로의 결정에 더 자신감을 가지라는 멘토의 격려를 감사히 받아들였다.

직접 관찰을 통해 멘토는 E선생이 자신의 결정에 대해 자주 선배 스태프 및 간호진과 교차 점검하는 단계에서 벗어나 자신의 판단에 대해 대체로 확신을 갖게 되었고, 또한 이러한 확신의 증진은 의무기록상의 퇴실 계획에도 드러나는 것을 확인할 수 있었다. 간호사 다수가 환자 진료와 관련한 E선생의 결정을 신뢰하고, 자신 있게 간호할 수 있다고 보고하였다. E선생의 임상 근무 수행이 기대되는 역할에 부합하게 되었으므로 E선생과 멘토는 이제 E선생의 팀 리더 역할에서의 성장에 주의를 돌릴 수 있게 되었다.

역경에 대한 대응 Responding to Adversity

역경을 다룰 수 있는 능력은 효과적인 팀 리더십에 결정적이다(Roberts, 2009). 이는 리더가 되고자 하는 사람에게 많은 멘토링이 필요한 영역이기도 하다. 역경 중 하나로 어려운 환자, 동료 및 부하에 대한 대응이 있는데, 이러한 상황에 대한 대응에 따라 평판을 얻을 수도 있고 망가뜨릴 수도 있다. 리더가 되고자 하는 사람이 이러한 상황에 대처할 수 있는 방법을 갖게 도와주는 것이 지도감독자의 역할이다. 다양한 시나리오에 따라 연습해 보는 것이 도움이 된다. 최선의 스승은 경험일 수 있다. 따라서 리더가 될 사람의 능력을 이끌어 낼 수 있는 과제를 부여하는 것이 유용한 수단이 된다(Day, 2001). 어려운 상황에 대처하게 한 뒤에는 반드시 피드백을 해 주도록 한다. 많은 신규 리더는 자신의 역할에서 성장해야 한다는 것을 머리로는 알고 있으면서도 이렇게 성장하는 과정에서 실수를 하지 않기를 기대한다. 이들에게 다음의 오랜 격언이 위안이 될 수 있다. "훌륭한 판단은 경험에서 나오고, 경험은 잘못된 판단에서 나온다(Good judgment comes from experience, experience comes from bad judgment)."

갈등 관리 역량은 학습할 수 있으나, 타인과의 신뢰 관계를 형성할 수 있는 능력은 그 기초로서 필요로 한다. 지도감독자가 누군가를 신뢰 가능한 사람으로 만들 수는 없다. 리더가 될 사람의 타고난 성격이나 정직함, 성실함을 가르쳐서 만들 수는 없고(Balon, 2014), 때로 리더로서의 성패가 여기에 달려 있기도 하다. 하지만 리더가 될 사람에게 자신이 신뢰 가능한 사람이라는 것을 보여 줄 수 있는 방법이나 타인이 신뢰가능한 사람인지 알아보는 방법은 가르쳐줄 수 있다. 다만 여기에는 다른 사람을 파악하고 이해하는 능력이 필요한데(Day, 2001), 다행스럽게도 이 능력은 대부분의 정신건강의학과 의사가 이미 갖추고 있는 강점이다.

의대 학부 및 그 이후의 의학교육 중에서 윈-윈 협상win-win negotiation의 원리에 대한 교육이 이루어지지 않았을 수 있으며, 따라서 신규 리더 및 리더 지망자에게 가르칠 만한 가치가 있다(Fisher & Ury, 1983). 또 중요한 원리들로 지위가 아닌 관심사에 집중하기, 사람이 아닌 문제에 집중하기, 갈등을 해결하는 최선의 방책과 불리한 방책에 집중하기, 그리고 모든 사람의 위신을 지켜 주기 등이 있다. 기저의 관심사에 집중함으로써 모든 사람이 중요히 여기는 것이 무엇인지 제대로 알기 전에 입장을 취하여 스스로를 궁지에 몰아넣는 함정을 피할 수 있다. 또한 이러한 입장을 취함으로써 관련된 개인보다는 문제에 집중할 수 있게 된다.

또한 유사하게 당연해 보일지도 모르지만, (저자들을 포함한) 많은 신규 리더는 갈등이 고조된 상황에서 도움이 되지 않는 몇 가지 대응방식에 대해 배움으로써 도움을 받았다. 갈등이 가장 고조된 상황에서 응답하는 것, 육성의 어조로는 수월하게 전달할 수 있는 존중과 뉘앙스를 포기하고 문자메시지나 전자메일을 사용하는 것 등이 여기에 해당한다. 적대적 전자메일에 대해 비슷한 방식으로 답장하려고 하는 본능은 워낙 강력하여 저자들도 이에 대해 반복학습이 필요한 경우가 있었다. 즉각적으로 속시원히 답하면서 느끼는 효율과 효능은 일시적인 착각에 불과하며, 결과적으로 시간이 절약된 것도 아니다. 스스로 분노가 진정될 때까지 기다린 뒤에 발신자를 대면하여 이야기하기 위하여 투자한 시간이 장기적으로 훨씬 더 많은 시간을 절약하여 준다.

마지막으로 이 모든 과정은 가능한 한 갈등에 관계된 사람들의 체면과 직업적 자존감을 최대한 지켜 주면서 이행되어야 한다. 도덕적으로 우위에 서려고 하거나 팀원에게 망신을 주면 지도력에 필요한 신뢰 기반 면에 타격을 입은 대가를 치르게 될 수 있다. 이러한 취지에서 누군가가 변화 과정을 가로막는 것으로 느껴질 때는 의구심을 가지고 기회를 주는 것이 유용하며, 아주 많은 경우에서 나중에 이것이 맞는 방침이었음이 드러나게 한다. 저자들의 멘토인 Kenneth Z. Altshuler는 모든 신규 리더에게 "잘 모르겠으면 악의malevolence가 아니라 무능incompetence일 것이라고 여기는 것이 현명하다"는 것을 잊지 않도록 조언하였다.

사례 2

A선생은 정신질환과 물질남용의 공존진단을 가진 환자를 치료하는 16병상의 정신건강의학과 입원병동에서 병동장을 맡고 있는 주니어 스태프이다. A선생은 우수하고 유능한 임상의라는 평판이 나 있다. 최근에 A선생은 팀 내의 R전문간호사가 환자들을 불필요하게 오래 입원해 있게 하여 신규 입원을 어렵게 한다는 인상을 받았다. 이 때문에 A선생 본인의 업무 부담이 늘어났으며, 이를 참다 못한 A선생은 다른 직원들 앞에서 화를 내며 R간호사를 비난하여 민망하게 하였다. 결과적으로 둘 사이가 껄끄러워지다 보니 환자 진료에 문제가 생길 수도 있는 상황이 만들어졌다. 우리는 지도감독자로서 A선생을 만나 상황에 대하여 논의하였다. A선생이 상황을 처리한 방식에 대해 피드백하고 협력적 협상 원칙의 원리를 통해 역경을 다루는 대안을 제시하였다. A선생은 근거 없이 비난을 했다는 것과 시간을 들여 스스로의 감정을 되돌아보고 도움을 청했더라면 좋았으리라는 것을 받아들였다. 또한 A선생이 불필요하게 부끄러워하거나 낙담하지 않도록 리더십 면에서 우리 지도감독자 본인들의 실수했던 경험 몇 가지를 공유하였다. 이후, A선생은 다른 직원들 앞에서 화를 내며 비난했던 것에 대해 사과하였다. 이번에는 화난 감정을 가라앉히고 R간호사의 관점을 이해하고자 하는 노력에 집중하였으며, 기저의 관심사로서 환자의 안전에 대한 우려가 있었고, 이에 대해 논의가 이루어지지 않았던 것을 알게 되었다. 결과적으로 A선생과 R간호사의 관계는 개선되었으며, 팀도 상호 존중하에 최적의 업무를 수행하는 분위기를 회복할 수 있게 되었다.

변화에 대한 감독 Overseeing Change

변화 과정을 감독하는 것도 리더로서의 역할 중 중요한 측면이다. 매체와 대중문화의 영향을 받아, 많은 이들은 리더의 역할에 대해 부대를 소집하고 전투를 지휘하는 통찰력 있는 지도자라는 이미지를 갖고 있다. 현실은 그보다 훨씬 더 복잡하며, 어떤 면에서 그보다 더 나은 점도 있다. 변화를 위하여 선견지명이 필요한 것은 맞으나, 꼭 이것이 리더에게서 나와야 하는 것은 아니다. 경우에 따라서는 미래에 대한 비전이 소속 기관이나 인증기구에서 하달되며, 이때는 팀 또는 부서의 핵심 가치를 손상하지 않고 유지하면서 이러한 비자발적 변화를 변환하여 생산적으로 적용하는 것이 리더의 책무가 된다. 경우에 따라서는 리더의 부하가 참호에서 떠올려 가지고 온 발상에서 새로운 비전이 나오기도 한다.

출처가 어디이든 간에 변화는 늘 힘들다. 일을 더 잘 해내는 것은 모두가 반기지만, 이면에 있는, 더 잘할 수 있었는데 여태까지 그렇게 해 오지 않았음을 편하게 받아들이는 사람은 많지 않다. 환자 진료 그리고 의료인으로서의 뿌리 깊은 가치관과 정체성에 관련된 사안에서는 놓친 부분이나 결함을 인정하기가 특별히 더 어려울 수 있다. 이러한 난제에 대해 리더를 어떻게 지도해 줄 수 있을까?

리더 자신 및 동료와 부하들이 변화에 대하여 저항을 보일 때, 리더 스스로가 멘토와 혹은 동료 멘토 집단 내에서 이를 논의할 수 있는 기회를 갖는 것이 중요하다. 좌절한 것을 이야기할 수 있는 지지적이고 안전한 기회를 경험하면 자신이 이끄는 팀이 같은 경험을 할 수 있게 해 주기도 쉬워진다. 또한 신규 리더가 자주 상기하면 좋을 점으로 변화는 과정이며 사건이 아니라는 것이 있다. 변화에는 시간이 걸리며, 간단할 수가 없다. 마지막으로 리더의 멘토가 신규 리더에게 고삐를 좀 더 느슨하게 잡도록 독려하는 것도 도움이 될 때가 많다. 어떠한 과정에 대해 스트레스와 불안을 느낄 때, 통제를 더 철저하게 하는 것은 가장 자연스러운 반응이다. 하지만 관계된 모든 사람이 권한을 부여받고 스스로 문제 해결에 참여할 자유를 누릴 때, 계획이 신임을 얻고 모두의 실제 관심사를 반영하게 될 가능성도 높아지게 된다.

앞의 사례 2에서 A선생과 R간호사 사이의 갈등 중 빠졌던 내용으로, 해당 병동이 늘 적자였고 병원 측의 병상 회전율을 높이라는 과에 대한 압박을 A선생이 의식하고 있었다는 점이 있다. R간호사와의 관계를 회복한 뒤 A선생은 다른 직원들이 어떻게 반응할지 걱정되고, 실제로 이를 달성할 수 있을 만한 방법이 잘 보이지 않아서 자신이 이 문제를 해결하는 것을 미루고 있었다는 것을 깨닫게 되었다. 이제 A선생은 이 상황을 병동의 나머지 직원들과 공유하였고, 이와 관련한 업무팀을 짜기 위해 자원자를 요청하였다. 각 직역의 인원들에게 요청하여 업무팀이 병동 근무자 전체에 대한 대표성을 갖도록 신중을 기하였고, 함께 머리를 맞댄 결과 다행스럽게도 팀에서 A선생은 생각해 보지 못한 효율 증가 방안을 낼 수 있었다.

신규 리더의 교육 Educating New Leaders

지도감독자의 신규 리더에 대한 가르침은 상당 부분 모방을 통하여 이루어진다(Roberts, 2009). 리더십 발달의 전 과정 동안에 멘토는 경청하고 인내하며 정직해야 하고(Day, 2001), 스스로가 남을 대할 때 적절한 갈등 관리를 하는 모습을 보여 주어야 한다. 리더 지망자는 자신의 기관에서(Johnson & Stern, 2013) 혹은 다른 곳에서라도 리더십 과정 이수를 활용하는 것이 권장된다. 일부 전공의 수련 과정에서 이 주제에 대한 세미나를 포함하기도 하나 보편적인 것은 아니며, 많은 주니어 스태프가 정신의학적 평가나 정신치료와 마찬가지로 리더십 역시 학습 가능한 기술의 집합으로 이루어져 있으며, 활용할 수 있는 근거 기반 문헌이 풍부하다는 것을 모르는 채로 새로운 역할을 맡는다. 비슷하게 신규 리더가 자기 리더십의 유형 및 성격에 대해 추가로 파악하기 위한 검사를 받아 보는 것도 권장된다. 나의 의사소통 유형 알아보기What's My Communication Style(Russo, 2008), 감성지능 검사Emotional Intelligence Test(Bradberry & Greaves, 2009), 나만의 강점 탐색 도구Exploring Your Personal Strengths(Buckingham & Clifton, 2001) 등의 평가 도구는 꽤 유용하며 구하기 어렵지 않다. 감성지능의 유무는 괜찮은 지도자와 탁월한 지도자를 구별 짓는 열쇠이기도 하다(Johnson & Stern, 2013).

이럴 땐 이렇게

○ 지도감독 대상자가 자신이 지나치게 세밀하게 관리(마이크로매니지micromanage)되고 있다고 느낀다

예를 들어, 작성한 문서를 공개하기 전에 검토를 위해 보내 달라고 하는 것 같은 경우에 지도감독 대상자 입장에서는 이러한 요구가 불필요한 압력으로 느낄 수 있다. 감정이 상할 수도 있는 상황에서 우선 지도감독자는 지도감독 대상자가 꽁해 있는 대신에 불편을 느낀 바를 이야기해 준 점에 대하여 감사를 표시하면서 시작하는 것이 좋다. 지도감독 양자 관계에서 열린 의사소통은 언제나 반드시 필요하다. 지도감독 대상자가 새 업무를 맡은 초기에는 토씨 하나 틀리지 않도록all i's are dotted and t's are crossed 살펴볼 필요가 있다. 만일 해당 업무의 최종 책임자가 지도감독자라면 특히 더 그렇다. 이러한 감시는 일시적인 것이며, 문제 발생 후에 수습하는 대신에 지도감독 대상자가 어떤 것이라도 사전에 질문하고 지도감독자가 대답할 수 있어야 한다. 임무가 일상화되어 양측 모두가 편해진 이후에는 지도감독 대상자가 독자적으로 업무를 수행할 수 있다.

○ 지도감독 대상자가 추가로 부과되는 직무로 힘들어 한다

기존의 임상 업무 부담에 새로운 직무가 부가되는 것, 특히 개인 시간을 침범할 수 있는 경우라면 막대한 부담이 될 수 있다. 이러한 추가된 직무에는 병원 고위 경영진의 지시사항이나 임상 능력을 향상시키기 위한 학습이 포함된다. 이러한 경우에 선택의 여지는 없다. 지도감독자가 지도감독 대상자와 함께 추가된 업무에서 윈-윈 전략을 찾아내야 한다. 우선 임상 업무의 효율을 높여서 스트레스를 줄일 수 있는 전략을 세워 주어야 한다. 추가된 직무의 가치에 대해 제대로 이해시키는 것도 중요한 부분이다. 또한 지도감독자와 지도감독 대상자가 머리를 맞대고 괴로울 수 있는 경험을 좀 더 소화 가능하게 만들기 위한 방법, 즉 체계적 접근을 통해 과도한 부담을 낮추는 방법이나 추가된 임무 수행을 할 수 있는 시간을 확보할 수 있게 도울 방법 등을 찾아볼 수 있다.

지도감독 대상자에게 할 수 있는 질문

- 이 기관에서 선생님의 전반적인 목표는 무엇인가요?
- 어떤 종류의 멘토링이 가장 유익하던가요?
- 이전에 갈등 관리에 대해서 어떤 것을 배웠나요?
- 변화를 이끌어 나가는 방법에 대해 어떤 것을 배웠나요?

추가 자료

아래의 참고문헌 중 Bradberry 2009, Buckingham & Clifton 2001, Russo 2008을 참조.

참고문헌

Balon R: Leadership versus management. Acad Psychiatry 38:720–722, 2014

Bradberry T, Greaves J: Emotional intelligence 2.0. San Diego, CA, TalentSmart Publishing, 2009

Buckingham M, Clifton D: Now, discover your strengths. New York, Free Press, 2001

Day DV: Leadership development: A review in context. Leadersh Q 11(4):581–613, 2001

Fisher R, Ury W: Getting to yes: Negotiating agreement without giving in. New York, Penguin Books, 1983

Johnson JM, Stern TA: Preparing psychiatrists for leadership roles in healthcare. Acad Psychiatry 37(5):297–300, 2013 24026366

Roberts LW: Leadership in academic psychiatry: The vision, the "givens," and the nature of leaders. Acad Psychiatry 33(2):85–88, 2009 19398615

Russo E: What's my communication style?: Self-assessment, 3rd Edition. West Chester, PA, HRDQ, 2008

Supervision in Psychiatric Practice
-Practical Approaches Across Venues and Providers-

30 학술 지도감독
Supervising Scholarship

Francesco N. Dandekar, M.D.
Belinda S. Bandstra, M.D., M.A.

학술 지도감독은 빠른 변화와 폭넓은 확장이라는 분야 특성 때문에 정신의학의 중요한 부분이다. 학술은 발견, 통합, 적용, 가르침을 포함한다고 이해하는 것이 적절하며, 학술은 정신의학의 학습과 실행에 있어 중추적 부분이다. 또한 학술 지도감독이라는 주제가 가지는 다면성은 학술의 유형이 다양한 것뿐 아니라 지도감독의 유형이 다양함에도 기인한다.

핵심 포인트

- 폭넓은 멘토링이든, 학술 프로젝트에 대한 직접적 관리이든 학술을 놓고 맺어지는 지도감독 관계의 목표에 대해서는 명확한 상호 간의 이해에 이르도록 한다.
- 지도감독의 방식을 신중히 협의하고, 지도감독에 대한 수요가 시간에 따라 변화할 수 있다는 점을 잊지 말도록 한다.

학술 맥락에서의 지도감독 역할 협의하기
Negotiating Supervisory Roles in the Context of Scholarship

지도감독 대상자의 성장에 있어서 지도감독자가 맡을 수 있는 역할에는 여러 가지가 있으며, 지도감독 대상자가 지도감독자에게서 얻고자 하는 가르침의 유형도 다양할 수 있다.

- 멘토mentor: 학술의 유형들을 이해하고 학술 분야에서 지도감독 대상자가 자신의 적성을 탐색하도록 도움
- 연계liaison: 지도감독 대상자와 학술적 관심이나 접근이 유사한 다른 이들과 연결해 줌
- 협력collaborator: 지도감독자와 지도감독 대상자가 공통의 학술적 관심사를 가질 경우에

이를 함께 연구할 수 있음

- 책임연구자primary investigator: 지도감독자의 연구에 지도감독 대상자가 연구원으로서 참여

따라서 지도감독자와 지도감독 대상자는 지도감독 관계의 목표를 허심탄회하게 협의하고, 이 과정에서 이해 관계 상충 가능성에 대해서도 인지하여야 한다.

학술 맥락에서의 지도감독 방식 협의
Negotiating Supervisory Styles in the Context of Scholarship

학술 지도감독에서 역할을 명료하게 정하는 것에 그치지 않고, 지도감독의 유형이 매우 다양할 수 있다는 것을 인지하는 것도 중요하다. 사실 분야의 광범위함 때문에 임상 직무보다 학술 분야에서의 지도감독이 더 다양할 수도 있다. 특히 학술 지도감독은 극도로 구조화된 경우부터 지도감독 대상자가 고도의 자율성을 갖는 경우까지 걸쳐 있는데, 이 점 역시 지도감독자와 지도감독 대상자 사이에서 협의해야 한다.

Hersey와 Blanchard(1969)는 상황 리더십 모형을 주창하였는데, 이 모형은 리더십의 네 가지 유형을 정의하였다. 지시, 코칭, 지지, 위임이 그것이다.

지시directing는 간명한 지시사항을 제공하며, 상대적으로 양성을 위한 지지에는 덜 초점을 둔다. 따라서 분야의 역량이 낮으나 전념의 정도는 높은 지도감독 대상자에게 유용하다고 본다.

코칭coaching은 지시적 속성과 지지적 속성이 둘 다 높으며, 지도감독 대상자에게 명확한 지시와 더불어 자신의 업무에 숙달할 수 있도록 이끄는 것까지 포함한다.

지지supporting는 지시보다는 많은 보살핌을 제공하는 것에 가까우며, 경험도는 높지만 전념도가 다양하거나 사기가 낮은 지도감독 대상자에게 더 유용하다.

마지막으로, 위임delegating(또는 권한부여empowering)은 지시와 지지 양쪽의 요소가 다 낮으며, 독립적이고 자발적으로 기능할 수 있는 능력과 의지가 모두 있는 지도감독 대상자에게 알맞다.

통상 지도감독자들은 선호하는 유형이 있기에 자신이 선호하는 것이 무엇인지 알아야 함은 물론이고, 지도감독 대상자의 필요에 맞출 수 있도록 네 가지 유형 모두에 숙련되기 위해 노력하여야 한다.

지도감독 대상자는 다양한 기술 조합과 이전 경험을 가지고 지도감독 관계에 들어온다는

점에 주목하자. 이 점을 지도감독 대상자와 상세히 논의하는 것이 각 지도감독 대상자의 개별적 강점 그리고 보다 많은 지도 및 감독이 필요한 영역에 대하여 더 많은 정보를 가지고 이해하는 데 유용하다. 이를 밑바탕으로 지도감독자는 지도감독 대상자의 재능을 함양하면서도 조력과 지도가 더 필요한 분야도 함께 유념할 수 있다.

더 많은 직접적인 지도적 관여가 필요한 특정 맥락이나 프로젝트 또는 임무가 있을 수 있기 때문에 이러한 영역들은 같은 지도감독 대상자에서도 시간에 따라 바뀔 수 있다는 것도 알 수 있다. 자신의 수요를 지도감독자에게 전달할 책임이 지도감독 대상자에게 있는 것은 맞으나, 지도감독 관계 내에서 지도감독자가 지지 정도를 늘리거나 줄일 필요가 있는지를 확실히 하기 위해 지도감독 대상자와 확인하는 것이 더 바람직하다. 논의할 수 있는 사항에는 점검의 빈도와 내용, 지도감독 대상자가 진행 상황을 보고하는 방식(공적 문서, 비공식적 전자메일, 대면보고 등) 등이 포함된다(이 장의 '추가 자료' 참조). Whiteside 등(2007)은 공적 문서들로 이를 명확히 규정하는 것이 바람직하다고 보았는데, 여기에는 설명에 기반한 동의 informed consent, 요구사항 및 책임에 대해 기술한 교육과정표, 고년차 지도감독 대상자에 대한 일부 지도감독 책무의 위임 등이 들어간다. 지도감독자별로 각 지도감독 대상자에 대하여 어느 정도 수준의 공식화가 맞는지 정해 볼 수 있다.

학술 맥락에서는 지도감독자가 지도감독 대상자가 하는 일로부터 이익을 얻을 수 있는 잠재적 입장에 있다는 점에서 지도감독자로서의 역할이 복잡해진다. 예를 들어, 지도감독자는 지도감독 대상자가 특정 연구과제에서 중요한 역할을 맡아 자신을 조력할 것으로 예상하거나 그러기를 바라는 반면, 지도감독 대상자는 주어진 연구 분야에 존재하는 선택지에 대해 알고 싶을 뿐인 경우가 있다. 또는 지도감독 대상자가 특정 분야에 대해 정보를 얻되, 실제 연구는 다른 지도감독자와 하고 싶은데 현재 지도감독자에게 이를 밝히기가 부담스러울 수도 있다. Löfström과 Pyhältö(2012)는 지도감독 분야에 윤리적 딜레마가 넘쳐날 수 있다고 하였다. 지도감독자는 투명하고도 철저한 의사소통을 독려하는 것이 필수적이며, 그렇게 함으로써 갈등의 가능성을 피하고 양측이 적절한 정보와 방법으로 지도감독 관계를 만들어 갈 수 있다. 필요할 경우에 다른 지도감독자를 찾는 게 더 적합한지도 정할 수 있다.

이럴 땐 이렇게

○ 지도감독 대상자가 학술적 목표를 명확히 표현하지 못한다

지도감독자는 지도감독 대상자에게 자신의 학술 활동에 있어서의 구체적인 목표를 물어보아야 하는데, 이에 따라 지도감독 관계의 속성과 향방이 영향을 받을 것이기 때문이다. 지도감독 대상자가 지도감독 관계에 들어오고 의도하는 바는 여러 가지가 있는데, 이 중에는 특정 연구 과제에 참여하거나 특정한 임상 경험을 하는 등의 뚜렷한 목적이 있을 수도 있다. 하지만 이들과 달리 어떤 지도감독 대상자들은 자신들이 가진 잠재적·학술적 관심에 대해 아직 정보를 얻고 있는 중일 수도 있다. 지도감독하는 입장에서 아직 형성되지 않은 수요를 충족시키는 것은 쉽지 않을 수 있겠으나, 이 경우에도 열린 의사소통이라는 원칙은 여전히 유효하다. 지도감독 대상자와 지속적으로 대화를 이어 나가는 것이 향후의 학술활동을 발전시키고 만들어 나가는 데 활용될 수 있다.

○ 지도감독 대상자가 내 연구기획에 관심을 가지기를 바란다

지도감독자가 가장 우선시하여야 할 목표는 지도감독 대상자의 교육적 목표와 관심사이다. 어떤 지도감독자들은 지도감독 대상자들을 위한 자원으로서의 역할, 즉 지식과 경험을 제공하되 특별히 무언가를 돌려받지 않아도 만족할 수 있지만, 어떤 지도감독자들은 지도감독 대상자가 자신을 도와 본인의 학술 프로젝트에 참여하기를 기대한다. 지도감독 대상자가 의도하지 않더라도 지도감독자에게 관심이나 가치가 있는 과제에 지도감독 대상자가 참여한다면 이러한 이해관계 상충이 발생할 수 있다. 지도감독자는 자기 연구과제에 지도감독 대상자가 관심을 가지고 관여하는 것만으로도 지도감독자 자신이 사적 이득을 취하는 것일 수 있음을 알아야 하며, 지도감독 대상자의 최선의 이득에 기반한 성실한 결정을 내려야 한다. 물론 이러한 멘토링 관계가 양측에게 이익이 되는 경우도 흔하나, 이와 별개로 지도감독자는 자신의 지도감독 대상자가 목표하고 원하는 바를 자주 살펴보는 일을 게을리하지 않아야 피할 수 없는 권력의 작용이 지도감독 관계의 진실성을 훼손하는 것을 막을 수 있다. 자신의 기대하는 바와 무관하게 지도감독자는 스스로에게 그리고 지도감독 대상자에게 정직한 것이 좋으며, 이렇게 함으로써 오해를 피하고 지도감독 관계가 안정적 토대 위에 놓이게 할 수 있다.

지도감독 대상자에게 할 수 있는 질문

- 어떤 유형(들)의 학술 활동이 끌리나요?
- 본인의 전문가로서의 삶과 이력에서 학술활동이 어떤 자리를 차지하면 좋겠나요?
- 나에게 지도를 받으면서 기대하는 것은 무엇인가요?
- 나와의 관계는 어땠으면 좋겠나요?
- 나한테 지도감독을 받으면서 무엇을 얻어 가고 싶나요? (그리고 나는 지도감독을 하면서 무엇을 얻고 싶어 하는가?)
- 어떨 때 본인이 가장 잘 배우고 성장하는 것 같나요?

추가 자료

Eberly Center for Teaching Excellence and Educational Innovation, Carnegie Mellon University: https://www.cmu.edu/teaching/designteach/teach/instructionalstrategies/independentstudentprojects/index.html

Mentoring styles tool: https://www.icre.pitt.edu/mentoring/docs/Tool_Mentoring_Styles.pdf

참고문헌

Boyer EL: Scholarship reconsidered: Priorities of the professoriate. Princeton, NJ, Carnegie Foundation for the Advancement of Teaching, 1990

Hersey P, Blanchard KH: Life cycle theory of leadership. Train Dev J 23:26–34, 1969

Löfström E, Pyhältö K: The supervisory relationship as an arena for ethical problem solving. Education Research International 2012:1–12, 2012

Whiteside U, Pantelone D, Eland J, et al: Initial suggestions for supervising and mentoring undergraduate research assistants at large research universities. Int J Teach Learn High Educ 19:325–330, 2007

Supervision in Psychiatric Practice

-Practical Approaches Across Venues and Providers-

31 의료의 질 향상

전공의가 변화를 이끌도록 지도하기

Quality Improvement

Supervising Trainees to Lead Change

Melissa R. Arbuckle, M.D., Ph.D.

ACGME(2017)에서는 모든 전공의가 의료의 질 관리(질 향상, 큐아이QI) 기법을 이용하여 진료 현황을 체계적으로 분석하고, 진료 개선을 목표로 한 변화를 이끌 것을 요구한다(p. 10). 또한 ACGME에서는 "환자 진료를 개선할 수 있는 지속가능한 체계 기반 변화를 식별하고 실행할 수 있는 능력을 개발하기 위하여 체험학습은 필수임"을 명시하고 있다(Accreditation Council for Graduate Medical Education, 2017, p. 18). 정신의학에서 QI 수련의 중요성을 강조하는 차원에서 ACGME와 미국 정신신경의학회American Board of Psychiatry and Neurology: ABPN에서는 구체적인 정신건강의학과 전공의 과정에서 경험할 '공식적인 진료기반 질 향상'의 발달 과제milestone들을 제시하였다(Accreditation Council for Graduate Medical Education & American Board of Psychiatry and Neurology, 2015). 하지만 QI는 종종 진료체계에 초점을 맞추므로 QI 수련은 의대생 및 의사에게만이 아니라 임상심리사, 사회복지사, 간호사에게도 반드시 필요하다.

전공의들이 스스로 QI 과제를 계획하는 데 적극 참여하게 하는 것이 QI 교육의 효과를 높인다. 성인 학습원리를 따름으로써 이 방법을 통해 학생은 핵심 개념의 즉각적 적용을 통해 학습내용을 공고히 할 수 있다(Knowles, 1979). 모든 QI 과제의 성공은 일정 부분, 스탭 지도감독자가 적정한 목표 설정, 결과의 추적 및 측정을 위한 방법 확인, 그리고 변화를 선택하여 적용하는 것까지 QI의 전 과정 동안에 전공의들을 이끌 수 있는 능력에 달려 있다. 일부 전공의가 특정한 과제를 염두에 두고 개인 지도감독을 요청할 수도 있지만, QI는 집단 지도감독에 특히 잘 어울리는 활동이다. 집단 내에서 전공의들은 개별 과제를 진행하거나 같은 목표를 놓고 협업할 수 있다. 어떤 형태이든 집단 또는 개인 QI 지도감독에 알맞은 몇 가지의 핵심 원리가 있다.

핵심 포인트

- 구조와 일정 계획을 설정한다.
- 실현 가능한 계획과 달성 가능한 목표를 고른다.
- 추적 방법을 확인한다.
- 이해관계자들을 참여시켜서 변화의 기회를 잡는다.
- 주기적인 추적관찰을 하도록 한다.

구조와 일정 계획 설정하기 Setting a Frame and a Timeline

다른 모든 지도감독과 마찬가지로, 구조 설정은 반드시 필요하다. 전체적인 일정은 어떻게 계획되어 있는가? 1년분의 과제인가, 아니면 수련 중 2개월이 배정된 임상 근무 일정 이내에 마무리되어야 하는가? 또한 지도감독자는 지도감독 회기의 빈도와 매 회기의 길이를 설정하여야 한다. 또한 전공의들이 이전에 QI에 관한 경험이 있는지 그리고 어떤 부분이 잘되었고 또 잘 안 되었는지를 미리 확인하여 기존에 배운 내용을 강화하고 이를 기반으로 삼을 수 있게 한다.

실현 가능한 계획과 달성 가능한 목표 고르기 Selecting Feasible Projects and Achievable Aims

활동의 첫 순서로서 학습자가 과제를 정하고 측정 가능한 목표를 정하게 한다. 통상 전공의는 임상 진료현장의 최일선에 있기 때문에 자신이 일하고 있는 임상의 미세구조에 능통하다. 따라서 임상진료의 빈틈과 관련하여 더 훌륭한 통찰을 제시할 수 있다(Philibert, 2008). 본인 스스로 QI 과제를 계획하고 형성함으로써 전공의들은 본인과 상관이 있고 유의미한 임상 현장의 문제를 찾아낼 기회를 갖는다. 치료지침, 진료 표준 합의, 그리고 질 지표**quality indicator** 모두 전공의가 잠재적 빈틈을 찾고 과제 목표를 정하는 데 방향을 제시하고 정보를 줄 수 있다(Haan et al., 2008). 구체적인 목표는 IOM[1]의 의료의 질 향상 권고안에서 가져올 수도 있다(Institute of Medicine Committee on Quality of Health Care in America, 2001). 초반에 목표를 설정하고 회의 시간을 확보해 줌으로써 전공의는 과제의 성공 가능성을 촉진하고

---

1 역주: Institute of Medicine. 미국의 독립적 민간 기구로 정부 소관이 아니며 평가와 인증을 수행한다. 한국에서는 JCI(Joint Comission Internation, 국제의료기관 평가위원회) 인증이 한동안 유행하였으나, 최근에는 국내 기관인 의료기관평가인증원의 인증에 좀 더 무게가 실리는 추세이다.

높일 수 있는 구조를 얻게 된다.

긍정적인 QI 경험은 학습자 팀에게 주어진 시간과 자원의 범위 내에서 실현 가능한 과제를 선정하도록 도와주는 데 달려 있다. 지도감독자는 학습자들이 브레인스토밍을 하게 해주면서도 본인들의 발상이 실현 가능한지 비판적 시각에서 생각하게 도와주어야 한다. 범위가 지나치게 넓은 과제를 시도하거나 너무 많은 과제를 동시에 진행하면 실패로 이어질 수 있다. 어떤 과제가 실현 가능한지에 대한 판단은 잠재적인 장애물(필요한 기간, 동원 가능한 자원, 스태프 및 운영진의 지지 정도)에 대한 정확한 평가를 필요로 한다.

추적할 방법을 확인하기 Identifying Measures for Tracking

목표를 설정할 때, 지도감독자는 기저치 또는 현재의 수행 정도를 물어보아야 한다. 전공의들이 기저치를 모르고 있거나 기저치를 얻는 방법을 모르고 있다면 진행 상황을 측정하거나 결과를 측정하는 것도 불가능할 것이다. 지도감독자가 전공의를 독려하여 누가 언제 어떤 빈도로 어떻게 자료를 수집할 것인지 고려하게 한다. 과제의 실현가능성이 자료 수집 계획에 의해 좌우될 수도 있다. 전자의무기록에서 얻을 수 있는 자료일 경우에는 QI의 성과 측정 방법의 실현가능성이 높아지기는 하나, 전자의무기록 자료가 없다고 해서 방법이 없는 것은 아니다. 어떤 과제에서는 전공의가 자가보고를 통해 혹은 본인의 임상 자료를 추출하는 방식으로 자료를 얻을 수도 있다(Houston et al., 2009). 간편하고 무료인 설문조사 도구(예: 구글 문서 도구Google Docs)를 구하기가 점점 더 쉬워지고 있으므로 팀에서 전자의무기록이 아닌 대안적 전자보고체계를 만들어 적용하는 것도 어렵지 않을 수 있다. 그럼에도 불구하고 새로운 측정체계를 도입하는 것은 복잡함을 한 층 추가하여 과제의 성공에 방해가 될 수도 있음을 늘 명심한다.

이해관계자들을 참여시켜서 변화의 기회 잡기
Engaging Stakeholders and Selecting Opportunities for Change

다른 QI 과제와 마찬가지로, 다음 단계에서는 학습자가 구조적인 변화를 촉진할 수 있는 가능한 개입방법을 식별하도록 돕는다. 전공의들은 잠재적 장벽 또는 촉진요소에 대하여 브레인스토밍하여 개입방법의 후보를 다양하게 제안하여야 한다. 개입 방법을 계획하고 또 집중시키기 위하여 문제의 근원을 캐내는 것이 필수적이다. 또한 현재 체계가 목표에 진즉 도달하지 못한 이유를 이해하는 것도 중요하다. 잠재적 개입 방법을 구상하는 데 있어 전공의들은 과제 목표와 현 상황이 부합하지 않는 이유가 임상적 불확실성(가장 효과적인 치료에 대한 합의 또는 근거가 없음) 때문인지, 인식 또는 교육의 부족 때문인지, 아니면 진료 체계 또는 과정이 손상되어 있기 때문인지를 검토하여야 한다. 이러한 장벽 및 촉진 요소에 대한 검토 이후에는 변화를 적용하고, 결과를 측정하며, 개입의 영향을 관찰할 계획을 세우도록 한다. 학습자는 현행 체제의 실태와 변화를 적용하는 데 드는 비용, 그리고 이해관계자가 누구인지를 검토하여야 한다. 계획 초기에 핵심 이해관계자들을 참여시키는 것이 결정적으로 중요한데(Houston et al., 2009; Patow et al., 2009), 이는 제안된 개입과 QI 과제의 성공에 흔히 스태프 및 운영진의 지원 그리고 임상 자료에의 접근이 필요하기 때문이다.

주기적으로 추적관찰하기 Following Up Regularly

이후의 각 지도회기는 Plan-Do-Study-Act 모형(Institute of Healthcare Improvement, 2007)의 구조를 따르도록 한다. 정기적인 회의를 잡음으로써 QI가 중요한 수련사항임을 인정하고, 모두에게 현재의 목표를 상기하게 해 주며, 동력이 생긴다. 추적관찰 회기에서는 가장 최신의 계획에 대한 간략한 검토로 시작하여 이어서 자료에 대하여 검토하고, 그리고 가장 최근의 변화가 갖는 가치와 영향에 대하여 논의하도록 한다. 이후 팀원 모두가 성과를 향상시킬 수 있는 추가적인 변화방법을 찾아본다. 이 과정에서 적용해야 할 개별 임무마다 해당 임무를 책임질 팀원을 지정하고 그 업무가 완결되어야 하는 시한을 명시하여 목록화한다. 지도감독자는 계획에 대한 즉각적인 추적관찰을 독려하도록 한다. 지도회기 사이에도 팀원들에게 부여된 임무에 따라 만나서 확인하거나, 독촉하는 메시지를 보내는 것이 방법이 될 수 있다. 기한이 현실적이어야 하는 것도 중요하나, 다음 회의 전까지 개입의 영향을 관찰하는 데 필요한 시간이 확보되어야 한다.

이럴 땐 이렇게

○ 지도감독 대상자가 기관윤리위원회Institutional Review Board: IRB의 승인이 필요한지 궁금해 한다

제안된 과제 계획이 연구의 범주이고 IRB의 승인이 필요한지를 확인하기 위해서는 지도감독자가 전공의를 도와주어야 한다. 제한된 범위의 변화를 이끌어 내고 내부 체계를 개선하고자 하는 의도의 계획은 통상 QI에 포함되며, 연구의 특성을 갖지 않는다. 하지만 새로운 지식을 얻고 이를 출판하고 전파하고자 한다면 IRB의 승인이 필요할 수 있다. 보통의 QI활동은 연구로 취급되지 않으나, 특히 의무기록이나 보안이 필요한 건강정보에 대한 접근이 필요한 경우라면 과제 제안을 IRB에 제출하여 승인을 받는 것이 유용할 수 있다. IRB 승인이 필요한 제안사항도 목표로 삼을 만한 가치가 있을 수 있으나, QI 계획이 이러한 제안사항에 한정되어서는 안 된다. IRB 승인 자체에 수개월이 소요될 수도 있으며, 그로 인하여 학습자가 QI 계획을 제안하고 실행해 볼 기회를 빼앗길 수도 있기 때문이다.

○ **지도감독 대상자가 계획의 영향을 받는 이들에게 신임을 얻지 못하고 있다**

전공의들이 근무 환경에서 권위가 부족하다는 점도 전공의가 주도하는 변화 계획이 어려운 주된 이유 중 하나이다. 특히 스태프들이나 다른 핵심 이해관계자들이 계획에 우선순위를 두지 않는다면 전공의들이 상향식 변화를 적용하기에는 역부족일 수 있다(Philibert, 2008). 전공의들이 초반에 스태프의 참여를 이끌어 내어 지도자들의 지원을 받고 다른 노력들과 상승작용을 낼 수 있는 목표를 추구할 수 있도록 격려하여야 한다. 어떤 경우에는 스태프들의 관점을 더 잘 융합하고 신임을 얻도록 도와주는 중간자 역할을 지도감독자가 해 주어야 할 수 있다. 또한 만일 EMR 자료에의 접근이나 전산 지원이 과제의 핵심 요소라면 이에 접근할 수 있도록 지도감독자가 도와주어야 한다.

○ **지도감독 대상자가 과제에 대한 참여도가 낮고 몰입하지 못하고 있는 것으로 보인다**

QI 과제는 노동집약적이며, 개선이 일어나는 데에는 시간이 소요된다(Houston et al., 2009). 긍정적 결과가 나오지 않아서 사기가 떨어지고 참여도가 떨어질 수 있다. 팀(또는 개인)의 참여 유지와 동기 부여를 위해 추적 검토 회기에서 긍정적이고 협력적인 방향으로 지도한다. 성공 사례를 공유하도록 격려하여 다른 전공의들에게 동기와 영감을 부여할 수 있고, 제안한 변화가 작동할 수 있는 대안적 전략을 집단에 속한 모두가 배울 수 있다. 활동의 임상적 영향력과 적절성에 집중하는 것도 동기 부여에 도움이 된다. 그러나 제안된 계획이 환자 진료 질의 향상으로 이어지기 어려운 경우도 있다. 일부의 경우에는 과제를 중단하고 다른 목표에 노력을 기울이는 것이 가장 바람직한 행동일 수도 있다.

지도감독 대상자에게 할 수 있는 질문

- 과제의 전체 일정 계획이 어떻게 되나요?
- 과제의 목표는 무엇인가요?
- 결과를 추적하기 위해 어떤 측정방법을 쓸 수 있을까요?
- 가장 중요한 이해관계자들은 누구이던가요?
- 실현 가능한 변화는 무엇이 있나요?

추가 자료

Fixsen DL, Naoom SF, Blase KA, et al: Implementation research: A synthesis of the literature. Tampa, FL, University of South Florida, Louis de la Parte Florida Mental Health Institute, National Implementation Research Network, 2005

Massoud R, Askov K, Reinke J, et al: A modern paradigm for improving healthcare quality. 2001. Available at: https://www.usaidassist.org/sites/assist/files/modern paradigm_2001_0.pdf. Accessed August 16, 2018.

National Implementation Research Network: http://nirn.fpg.unc.edu/

참고문헌

Accreditation Council for Graduate Medical Education: Accreditation council for graduate medical education common program requirements. July 1, 2017. Available at: http://www.acgme.org/Portals/0/PFAssets/ProgramRequirements/CPRs_2017-07-01.pdf. Accessed August 16, 2018

Accreditation Council for Graduate Medical Education, American Board of Psychiatry and Neurology: The psychiatry milestone project. 2015. Available at: https://www.acgme.org/acgmeweb/Portals/0/PDFs/Milestones/PsychiatryMilestones.pdf. Accessed August 16, 2018.

Haan CK, Edwards FH, Poole B, et al: A model to begin to use clinical outcomes in medical education. Acad Med 83(6):574–580, 2008 18520464

Houston TK, Wall TC, Willet LL, et al: Can residents accurately abstract their own charts?. Acad Med 84(3):391–395, 2009 19240454

Institute of Healthcare Improvement: How to improve. 2007. Available at: http://www.ihi.org/resources/Pages/HowtoImprove/default.aspx. Accessed August 16, 2018

Institute of Medicine Committee on Quality of Health Care in America: Crossing the quality chasm: A new health system for the 21st century. Vol 21. Washington, DC, National Academy Press, 2001

Knowles M: The adult learner: A neglected species. Houston, TX, Gulf Publishing Company, 1979

Oldham JM, Golden WE, Rosof BM: Quality improvement in psychiatry: Why measures matter. J Psychiatr Pract 14(May)(Suppl 2):8–17, 2008 18677195

Patow CA, Karpovich K, Riesenberg LA, et al: Residents' engagement in quality improvement: A systematic review of the literature. Acad Med 84(12):1757–1764, 2009 19940586

Philibert I: Involving residents in quality improvement: Contrasting "top-down" and "bottom-up" approaches. ACGME Bulletin September 2008, p 25. Available at: https://www.acgme.org/Portals/0/PFAssets/bulletin/ACG11_BulletinSep08_F.PDF. Accessed August 16, 2018

PART VI

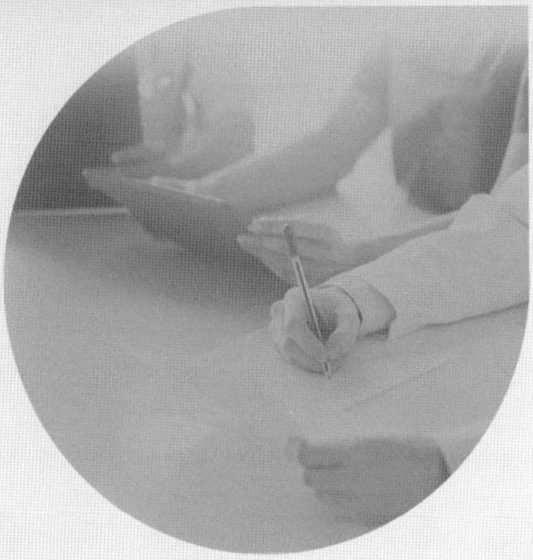

지도감독의 특수 사안들

Special Issues in Supervision

32 정신치료 개인 지도감독자 고르기

실용적 지침

How to Select an Individual Psychotherapy Supervisor

A Practical Guide

Joshua J. Hubregsen, M.D.
Adam M. Brenner, M.D.

정신치료 수련에서 좋은 지도감독을 받는 것은 중요하다. 좋은 지도감독은 치료의 성공에 중요한 영향을 미친다. 한편 효과적인 지도감독의 중요성에 비하면, 지도감독이 의미 있도록 하는 방법에 대한 문헌은 놀라울 정도로 적다. 지도감독 대상자에게는 이 장이 적절한 지도감독자를 선택하는 방법에 대한 실용적 접근 방법을 제공할 것이다. 물론 의국에 따라 지도감독자를 선택할 권한이 주어지지 않을 수 있다. 하지만 여전히 이 장에서 제공된 개념들은 지도감독이 본인의 수요를 얼마나 잘 충족시키는지 가늠해 보고자 하는 지도감독 대상자들에게 유용할 것이다. 지도감독자들은 이 장을 통해 지도감독 대상자들이 유용하게 여기는 면들에 대하여 어느 정도 깨달을 수 있을 것이다.

핵심 포인트

- 지도감독자의 선정 과정은 자신의 수요와 가능한 선택지를 파악하고, 최소한 한 명 이상의 지도감독자 후보를 만나는 것으로 구성된다.
- 지도감독 대상자가 좋은 지도감독자의 선정에 기여하기 위해서는 양질의 지도감독을 구성하는 기본적인 사항들에 대하여 이해하여야 한다.
- 지도감독 대상자는 자신과 목표를 향한 동맹을 맺고, 자신의 성장을 긍정하며 지원해 줄 지도감독자를 선택하기 위하여 노력해야 한다.
- 지도감독자 후보를 직접 만나 보는 것은 장기 지도감독의 목표와 기대치를 설정하는 데 도움이 되며, 지도감독자의 선정을 확정할 수 있는 기회가 된다.

지도감독자 선정 전에 알아야 할 사항들
What to Know Before Selecting a Supervisor

지도감독자를 선정하기 전에 우선 자신의 지도감독에서 무엇을 필요로 하는지 명확히 하는 것이 중요하다. 자신의 필요를 두 측면으로 나누어 보도록 한다. 규정상 이수하여야 하는 사항을 충족시키는 것을 원할 것이고, 또한 좋은 수련을 받기 원할 것이다. 전자의 필요는 요구되는 정신치료 수련의 유형과 같이, 구체적인 내용에 대한 것이다. 후자의 필요는 좋은 지도감독자, 즉 함께 강력한 지도감독 동맹을 맺을 수 있는 지도감독자의 선정과 관여된다. 지도감독 동맹을 통해 자신에게도 의미가 있는 공동목표를 추구할 수 있는 힘을 얻을 수 있고, 지도감독자가 수련 과정에서 기본적으로 지도감독 대상자를 긍정하고 지지함을 느낄 수 있어야 한다. 문헌들은 수련 대상자의 만족도가 지도감독에서 가장 중요함을 시사하며(Allen et al., 1986; Carifio & Hess, 1987; Fernando & Hulse-Killacky, 2005; Ladany et al., 1999), 수련에 대한 만족과 강한 지도감독 동맹의 형성이라는 개념은 직접적인 상관관계를 보인다.

필수 정신치료 경험의 종류(역동정신치료 및 인지행동치료)와 같은 일부의 수련내용 수요는 이미 확정되어 있을 수 있다. 이런 경우에 일차 선정 기준은 해당 특정 분야에 능통한 지도감독자를 찾는 것이 된다. 반면에 치료학파와 관련한 필수사항이 요구되지 않는 상황일지라도 근거들을 검토하였을 때 맡은 환자의 임상 양상을 다루기에 특정 치료기법이 가장 적합하리라 생각될 수도 있다. 추가로 지도감독자의 수련 이력이나 수련 대상 특정 환자군과 관련하여 소속 의국에 다른 규정이 있을 수도 있다. 우선 이러한 기본적인 교육과정 내의 규칙을 이해함으로써 어떤 지도감독자가 선택 범위에 있는지 계획할 수 있다.

이러한 요구사항을 넘어 다양한 기법, 초점 및 목표를 접하기 위하여 다양한 지도감독 경험을 얻을 필요도 있다(Borders, 1994). 다양한 지도감독자를 경험하기 위한 방법으로 지도감독 세팅, 그리고 지도감독자의 성별과 전문 분야 등을 고려하도록 한다. 전문 분야의 내용에는 정신병리의 유형(외상, 정신증, 불안, 성격장애)뿐 아니라 인생주기, 영성, 문화적 다양성, 성소수자LGBT 정체성 등의 사안도 포함될 수 있다. 또한 지도감독자들은 역전이의 탐색 정도, 특정 정신치료 과제와 기법에 대한 중점, 그리고 지도감독 시간의 관리와 방향에 대해서도 다양한 유형을 보인다. 이와 관련하여 연속선상의 한 끝에는 자신의 분야 전문성을 활용하여 초점을 결정하고 지도감독 대상자에게 안내를 제공하는 지도감독자가 있을 것이고, 다른 한 끝에는 자신의 역할을 지도감독 대상자 스스로가 의제를 정하고 생각을 명료화하여 치료자로서의 자신의 의견을 형성할 수 있게 돕는 자문으로 여기는 지도감독자가 있을 것이다(Shanfield & Gil, 1985).

지도감독 관련 요인들을 〈표 32-1〉에 요약하였다.

<표 32-1> 지도감독 경험의 다양화

요인	선택지
치료 유형	역동정신치료 인지행동치료 변증법적 행동치료dialectical behavior therapy 대인관계 정신치료interpersonal psychotherapy 안구운동 민감소실 및 재처리 기법Eye Movement Desensitization and Reprocessing: EMDR 지속노출치료prolonged exposure therapy 기타
지도감독자 성별	남성 여성 기타[1]
지도감독 환경	사립 병·의원 대학병원 공공기관
지도감독 장소	입원 병동 병원 외래 개인 의원
지도감독자의 장점	특정 유형의 정신치료에 대한 전문성 특정 유형의 환자에 대한 전문성 문화 또는 생애주기와 관련한 사항 기타
진단	외상, 정신증, 불안, 기분, 성격 등
지도감독자 유형	밀어 주는(격려형, facilitative) vs. 끌어 주는(주도형, directive)

다음으로는 좋은 지도감독자가 갖추어야 하는 자질을 알아야 한다. 좋은 지도감독을 이루는 기본사항들을 알면 강력한 동맹을 맺을 수 있는 지도감독자를 선정하는 데 유리하다. Allen 등(1986)이 대학원생들의 경험을 조사한 바에 따르면, "질을 판가름하는 주요 요인들

1 역주: 원문 Gender nonconforming. 남녀의 성별 이분법에 부합하지 않는 경우로, 생물학적 요인의 간성Intersex에 해당하는 경우와, 정신적 측면에서 기존의 남녀로 여겨지기 원하지 않는 경우를 모두 포함한다. 논바이너리nonbinary와 의미상 유사하나, 논바이너리는 정치적 함의가 강하다.

은 지도감독자의 전문성과 신뢰도, 수련 기간의 길이, 특정기술의 교습보다 개인의 성장을 중시하는 것"이었다(p. 91). Carifio와 Hess(1987)의 결론에서는 이상적인 지도감독자의 조건으로 적절한 공감 능력, 존중, 진정성, 명확성, 지지적임, 비난하지 않음, 자기노출, 명료하고 명시적인 목표 설정, 적절한 피드백 제공, 그리고 지도감독을 치료와 뒤섞지 않는 것을 꼽았다. Shanfield 등(1993)은 추가적으로 피수련자의 감정과 관련된 고민을 잘 알아차려 주는 지도감독자가 가장 높은 평가를 받음을 확인하였다.

〈표 32-2〉에 효과적인 지도감독과 효과 없는 지도감독의 요소들을 요약하였다.

<표 32-2> 지도감독의 질적 평가

유능한 지도감독자	무능한 지도감독자
공감하고, 진정성이 있으며, 지도감독 대상자를 존중하고 지지함	권위주의적임
지도감독에 대해 준비가 되어 있고, 지도감독에 열중하며, 지도감독자 역할을 즐김	준비할 시간을 내지 못함 지도 회기를 자주 취소함
자신의 강점과 약점을 이해하는 데 열려 있음	스스로에 대한 이해가 부족하며 피드백에 대해 닫혀 있음
윤리 지침을 준수함	성차별주의적 행동을 보이거나 경계를 위반함
목표와 기대사항을 명확히 소통함	기대사항을 모호하게 해 두거나 자꾸 바꿈
지도감독 대상자의 학습 필요, 유형, 개인의 성격 등에 맞추어 적응하는 유연함	고정된 지도감독 유형을 벗어나지 않는 완고함
지도감독 회기 중에 정신치료를 하려고 들지 않음	지도감독과 정신치료를 뒤섞음

좋은 지도감독에서 기대할 수 있는 바를 알고 나면 학습목표 설정을 도와주고 지도감독 대상자의 성장을 긍정하고 지지해 줄 수 있는 지도감독자를 고를 수 있다. 효과적인 지도감독에서 보이는 긍정적인 성과로는 자신감이 증가하는 것, 진료하면서 지지적인 '안전망'을 느끼는 것, 독자적 진료 역량의 성장을 느끼는 것을 들 수 있으며, 이를 기준으로 지도감독자를 현명하게 선정하였는지 판단할 수 있다.

지도감독자의 선정방법 How to Select a Supervisor

어떤 지도감독자라도 지도할 여력은 한정되어 있으므로 지도감독자 선정은 아무리 빨리 시작하여도 지나치지 않다. 특정 수련 과정을 밟고 있다면 의국마다 지도감독에 대해 달리 접근할 수 있음을 유의하도록 한다. 일반적으로는 가능한 지도감독자 명단을 확보하는 것부터 시작할 수 있다. 사전에 확인한 자신의 필요와 비교하고, 여러 명의 좋은 지도감독자가 필요하다는 것을 기억하며 조심스럽게 인원을 추린다. 위치상 가깝거나 근무 일정과 맞추기가 쉬워 보이는 지도감독자가 여럿 있을 수 있으나, 단순히 편의성만을 기준으로 지도감독자를 고르는 우를 범하지 말도록 한다. 명단을 검토하여 수 명의 지도감독자를 고른 뒤, 동료들에게 물어볼 시간을 내어 지도감독자의 유형, 경험, 평판, 그리고 유연성에 대하여 파악한다. 시간을 내어 이야기해 봄으로써 중요한 관점을 얻을 수 있다. 이 모든 정보를 이용하여 두세 명 정도의 후보를 추린다.

자신과 잘 맞을 것으로 예상되는 지도감독자를 결정한 뒤에는 약속을 잡아 이 장의 마지막에 있는 질문을 함으로써 이 지도감독자가 자신의 지도감독 수요에 부합하는지 판단한다. 이 단계에서 서류로만 파악한 내용과 지도감독자를 실제로 만나서 파악한 내용 사이에 괴리가 있다고 판단할 수 있다. 준비 과정을 거치고, 가능할 때마다 자신의 성향과 수요에 현재 지도감독자가 잘 맞는지 스스로의 감을 무시하지 않는 것이 풍부한 지도감독 경험으로 이어질 것이다.

이럴 땐 이렇게[2]

○ 현재 수련 과정에 소속되어 있지 않다 보니 누구한테 지도감독을 받을 수 있는지 모르겠다

지역 학회나 연락망을 수소문해 보도록 한다. 혹은 미국 정신분석학회American Psychoanalytic Association 또는 인지치료학회Academy of Cognitive Therapy 등의 전국 단위의 정신치료 관련 조직에 연락해 볼 수도 있다. 아마 수련 수요에 맞는 해당 지역의 선택지를 제안받을 수 있을 것이다.

○ 내가 살고 있는 지역에서는 마땅한 지도감독자가 잘 구해지지 않는다

이 경우에는 원격영상회의가 유용한 대안이 될 수 있다(Gammon et al., 1998). 빠르게 변화하는 환경 속에서 많은 기관 및 온라인 과정이 원격 지도감독을 제공한다(Rousmaniere et al., 2014). 지도감독 대상자로서 주의하여 파악해야 할 사항으로는 지도감독자의 자격과 지도감독의 질 외에도 사용되는 통신기술의 보안 및 개인정보 보호 정도가 있다.

○ 내 선택과 무관하게 의국에서 지도감독자를 배정하였다

누구에게 지도감독을 받을지 의견을 내볼 수 있다. 많은 경우에 의국에서 지도감독자를 지정하는 것은 강제적이라기보다는 전공의의 선택 부담을 줄여 주는 편의를 고려하기 때문이다. 그래도 선택권이 주어지지 않는다면 최소한 지도감독자에 대하여 알아보고, 자신이 지도감독에서 추구하는 바가 무엇인지라도 확실히 정하도록 한다.

2 역주: 지도감독 대상자 입장이다.

지도감독 대상자가 지도감독자 후보에게 해 볼 만한 질문

- 지도감독의 어떤 점을 즐기시는지요?
- 지도감독 시간은 어떻게 구성하시는 편인지요?
- 선생님은 본인의 지도감독 유형이 어떻다고 생각하시나요?
- 전공의로서의 저에 대해 기대하시는 바는 무엇인지요?
- 지도감독 목표를 함께 정해 주실 수 있는지요?
- 제 지도에 필요한 시간을 충분히 내실 수 있는지요?

추가 자료

다음의 기관 홈페이지에서 지역별 특정 정신치료 전문 임상가를 찾는 데 도움을 받을 수 있다.

American Psychoanalytic Association: apsa.org

National Association of Cognitive-Behavioral Therapists: nacbt.org

참고문헌

Allen GJ, Szollos SJ, Williams BE: Doctoral students' comparative evaluations of best and worst psychotherapy supervision. Prof Psychol 17(2):91–99, 1986

Borders LD: The good supervisor. ERIC Digest, ED372350. April 1994. Available at: https://www.ericdigests.org/1995-1/good.htm. Accessed August 16, 2018.

Carifio MS, Hess AK: Who is the ideal supervisor?. Prof Psychol 18:244–250, 1987

Fernando DM, Hulse-Killacky D: The relationship of supervisory styles to satisfaction with supervision and the perceived self-efficacy of master's: Level counseling students. Couns Educ Superv 44:293–304, 2005

Gammon D, Sørlie T, Bergvik S, et al: Psychotherapy supervision conducted by videoconferencing: A qualitative study of users' experiences. J Telemed Telecare 4(1)(Suppl 1):33–35, 1998 9640727

Ladany N, Lehrman-Waterman D, Molinaro M, et al: Psychotherapy supervisor ethical practices: Adherence to guidelines, the supervisory working alliance, and supervisee satisfaction. Couns Psychol 27(3):443–475, 1999

Rousmaniere T, Abbass A, Frederickson J, et al: Videoconference for psychotherapy training and supervision: Two case examples. Am J Psychother 68(2):231–250, 2014 25122987

Shanfield SB, GD: Styles of psychotherapy supervision. J Psychiatr Educ 9:225–232, 1985

Shanfield SB, Matthews KL, Hetherly V: What do excellent psychotherapy supervisors do?. Am J Psychiatry 150(7):1081–1084, 1993 8317580

33 지도감독 대상자
지도감독을 최대한 활용하기
The Supervisee
Making the Most of Supervision

Amanda M. Franciscus, M.D.

지도감독은 지도감독 대상자에게 새로운 학습의 틀을 제공하며, 이 관계는 여태까지 수련 중 받아 온 이론 중심 교육에서는 경험해 볼 수 없었던 것일 수 있다. 지도감독 대상자는 지도감독의 기초를 배우고, 지도감독 회기의 준비와 참여에 필요한 전략을 배움으로써 지도감독을 최대한 활용하는 데 동참할 수 있다. 이 장에서는 임상 환경에서의 지도감독 대상자를 위한 기법에 초점을 맞추지만, 이 기법들은 다양한 환경에 적용하여 활용할 수 있다.

핵심 포인트

- 지도감독자와 지도감독 대상자의 역할을 포함한 지도감독 과정에 대한 이해를 높여서 긍정적이고 효과적인 지도감독 경험을 얻을 수 있도록 한다.
- 지도감독 관계의 시작에서 관계에 성의를 기울이고, 지도감독 합의를 검토하며, 지도감독 목표를 설정한다.
- 각 지도감독 회기에 대해 사전에 준비하여 지도감독 대상자만 아니라 지도감독자도 더 나은 경험을 할 수 있다.
- 지도감독에서의 풍부한 학습을 위하여 지도감독자에게서 피드백을 이끌어 내는 방법을 배운다.
- 지도감독 도중에 발생하는 불안 및 갈등에 대하여 솔직히 다룰 준비가 되어 있도록 한다.

지도감독 시작 전의 전략 Strategies Before Supervision Starts

지도감독자에 대해 알아본다

지도감독 전에 지도감독자에 대한 정보를 수집함으로써 기대하는 바에 대해 더 잘 이해하고 학습목표의 방향을 잡을 수 있다. 지도감독자의 임상 경력을 온라인으로 또는 의국의 지도감독자 명단에서 확인하고, 선배 전공의들에게 지도감독자에 대해 질문할 수 있다(Berger & Graff, 1995; Pearson & Students, 2004). 확인할 수 있는 지도감독자 정보로는 주 진료 관심 분야, 출신 학교 및 수련 기관, 그리고 임상환경, 환자군, 학파, 연구 업적 등의 영역에서의 경력이 있다. 선배들한테 다음의 내용을 물어볼 수 있다. "어떤 스타일로 지도하시는 분인가요?" "지도받을 내용을 어떻게 발표하셨나요?" "어떤 식의 피드백을 받으셨나요?" "문화적 다양성(또는 다른 주제)에 대해 어떤 지식, 기법, 태도를 보이셨나요?" "혹시 갈등이 있었다면 어떻게 해결하셨나요?"(Berger & Graff 1995; Pearson & Students, 2004)

자기 스스로를 평가해 본다

지도감독 전에 자기 스스로를 평가해 보도록 한다. 많은 의국에서 수련 종료 시점에 달성하여야 할 수련 지표나 갖추어야 할 역량 목록을 제공하며, 이를 자기평가에 활용할 수 있다. 면밀한 자기평가를 통해 전공의 자신의 동기, 강점, 부족한 영역에 대해 깨달음으로써 학습목표를 설정하고, 피드백 회기를 준비하며, 지도감독자 및 수련 책임자들의 평가와 비교 및 대조해 보는 데 도움을 얻을 수 있다.

첫 지도감독 회기 시의 전략

Strategies for the First Supervisory Session

지도감독 동맹을 맺는다

일단 지도감독이 시작되면 지도감독자와의 동맹에 대해 숙고하고, (만일 맺었다면) 지도감독 계약을 검토하며, 학습목표를 논의한다. 지도감독자와 동맹을 형성하는 것은 지도감독 대상자의 경험을 극대화하는데 극히 중요하다. 지도감독 관계는 가르치고 멘토링하며 본받게 하는 데 이용된다. 지도감독자와 짝을 이루어 지도감독 및 평가 과정에 대해 명확한 이해를 갖고, 갈등 해결방법을 마련하는 것이 관계 유지에 도움이 된다. 이를 달성하기 위하여 지도감독 계약서, 즉 작업 관계에 대한 공식적 계약 문서를 활용하도록 한다(〈표 33-1〉 참조). 지도감독자가 계약서를 사용하지 않고 있다면 함께 봐 달라고 제안해도 좋다. 가능한 경우라면 구두계약보다 서면계약이 권장한다(Sutter et al., 2002).

<표 33-1> 지도감독 계약의 요소

<table>
<tr><td>실무 및 절차 측면</td><td>지도감독자–지도감독 대상자 관계의 유지 기한
지도감독 빈도 및 회기별 시간 길이
지도감독의 목적(환자 진료, 학술 과제 등)
비상 절차 및 연락처
취소 방침
지도비용(해당할 경우)
비밀보장(및 예외 조건)</td></tr>
<tr><td>지도감독자의 자격사항</td><td>교육 및 수련, 임상 관심 분야, 전문 분야, 지도감독자의 자격 요건
지도감독에 대한 목표</td></tr>
<tr><td>지도감독 대상자의 자격사항</td><td>교육 및 수련, 임상 관심 분야, 전문 분야
강점 및 발전 필요 영역
지도감독에 대한 목표</td></tr>
<tr><td>의무 검토</td><td>지도감독자의 의무
지도감독 대상자의 의무
예시:
(진료 지도감독의 경우)
환자 수 배분, 문서 기록 양식, 발표 주기, 전화를 누가 받을 것인지, 반복 처방을 누가 낼 것인지 등
(학술 지도감독의 경우)
회의 일정을 누가 잡을 것인지, 과제의 기한과 성과를 누가 추적관리할 것인지 등</td></tr>
<tr><td>기대사항</td><td>회기 구조
가져올 자료(영상, 버바팀, 논문 원고)</td></tr>
<tr><td>피드백 및 평가</td><td>피드백 주기
평가 주기
평가 양식 검토
역량 평가방식
전문가로서의 과제에 대한 보고 및 관리
비밀보장 해제 조건</td></tr>
<tr><td>갈등 및 우려</td><td>의견 불일치에 대한 절차
(회기 중 해결되지 않은 갈등에 대한 이후의 절차에 대한 방안)</td></tr>
</table>

출처: Berger & Buchholz, 1993; Crocker & Sudak, 2017; Johnson, 2017; Pearson & Students, 2004에서 차용함.

학습목표를 설정한다

지도감독을 시작하며 확인해 둔 강점, 발전이 필요한 영역, 수련 중의 공백, 지도감독자 고유의 수련방식 및 특성, 그리고 현재의 임상환경 및 대상 집단에 기반한 구체적인 학습목표를 세운다(Johnson, 2017). 이 목표를 서면으로 작성하고, 지도감독자에게 성장할 기회로서 추가할 만한 영역이 있는지 질문한다(Johnson, 2017).

첫 번째 이후의 지도감독 회기에 대한 전략

Strategies for Supervision Sessions Following the First Session

지도감독에서 지도감독 대상자는 지도감독 작업을 대비하여야 한다. 이는 지도감독 대상자가 질문이나 주제, 증례로부터의 자료, 학술 저작, 행정 사안 등을 가져오는 형태로 나타나며, 지도감독자는 고려사항, 전문 지식 및 기관 기준을 통해 학습을 촉진해 준다(Milne, 2007).

준비를 해 온다

지도감독 회기를 최대한 활용하기 위해서는 각 회기마다 회기 전의 준비, 회기 중의 적극적 참여, 그리고 경험, 실패와 피드백을 논할 수 있는 열린 마음이 필요하다. 지도감독 회기 이전에 다음번의 지도감독 회기에 사용할 자료를 되돌아보도록 한다. 예를 들어, 학술 과제와 관련한 지도감독을 준비하기 위해서 "다음 단계의 결과를 도출하기 위해 어려웠던 점은 무엇인가?"와 같은 질문을 숙고한다. 정신치료나 약물관리에 대한 지도감독이라면 "내가 어떤 환자에 대해 자주 생각하는가(또는 잘 생각하지 않는가)?" 또는 "최근의 회기에서 내가 겪은 어려움은 무엇인가?"와 같은 질문을 숙고한다(Pearson & Students, 2004). 이러한 숙고사항을 토대로 단순히 지도감독자에게 질문하는 것을 넘어 어려움에 대한 가능한 극복 방법을 시간을 들여 신중히 생각해 보도록 한다. 어려운 사안에서의 문제 해결을 시도함에 있어 적극적으로 사전에 대응하도록 한다. 해결 방안에 대해 지도감독자에게 수동적으로 의지하지만 말고 사안을 신중하게 분석하고, 지식을 적용하면서 스스로 답을 찾아보도록 한다. 지도감독 질문에 맞추어 유인물, 원고, 문헌 자료 또는 치료 녹화 영상 등 회기에 제출할 자료를 준비하도록 한다. 질문에 대한 충분한 답을 얻을 시간을 확보하기 위하여 지도감독자에게 제출하는 자료의 분량에 제한을 두는 것이 바람직하다. 예를 들어, 증례 발표는 2분 이내로, 혹은 치료 녹화 영상의 녹취 버바팀은 10분 이내로 제한할 수 있다. 지도감독자와 함께 지도감독 시간을 잘 활용하기 위한 방법을 찾아본다. 또한 직전 지도감독 회기 중에 논의하고 부과된 주제에 대해 읽고 검토하는 것도 잊지 않도록 한다. 필요하다면 읽은 내용 중 이해하지 못한 부분에 대한 질문도 회기 전에 준비하도록 한다.

의제를 설정한다

지도감독 회기에 적극적으로 동참하기 위해 제시간에 도착하여 지도감독자와 함께 지도감독 시간에 대한 의제를 정해 본다. 의제는 우선 급히 필요한 내용들부터 시작한다. 여기에는 환자의 안전(자살 위험이 있는 환자), 윤리적 딜레마, 그리고 이전 지도감독에서의 제안 또는 과제에 대한 진행사항이 들어간다(Pearson & Students, 2004). 의제 설정의 일환으로 구체적으로 질문하고 준비해 온 자료를 제출할 시간을 요청한다. 지도감독 대상자로서 모든 문제에 대한 답을 가지고 올 수 있을 것을 기대하지 않는다. 잘 알지 못하는 부분이나 해결이 어려운 사항에 대해 털어놓고, 이에 대한 지도감독자의 피드백을 잘 생각해 본다(Crocker & Sudak, 2017; Rodenhauser et al., 1989). 지도감독 대상자가 흔히 범하는 오류로 '잘 진행되고 있는' 자료나 주제에 집중하려는 경향이 있다. 실수와 문제사항을 제기함으로써 상황에 대해 지도감독자에게 정확히 전할 수 있고, 애로사항에 대한 대처 방법이나 배움의 경계 확장을 더 효과적으로 학습할 수 있다(Crocker & Sudak, 2017).

피드백을 구하고 또 받아들인다

마지막으로 피드백은 지도감독의 핵심 기초 중 하나이다. 피드백은 지도감독 과정 전체를 통해 매 회기마다 이루어지는 것이 가장 바람직하다. 충분한 피드백을 받지 못하고 있다면 처음부터 자주 피드백을 요청하도록 한다. 면담이나 발표 또는 새로운 기법 등 하나의 과제를 완수하고 나서 직접적으로 피드백을 구하는 것이 좋다. 피드백을 가능한 한 빨리 적용함으로써 더 나은 학습이 가능하다. 피드백에 기반하여 정해진 기한 내에 변화를 추구하는 행동 계획이나 목표를 정함에 있어서 지도감독자에게 도움을 청하도록 한다. "지난번에 해 주신 피드백에 따라 제 수행이 나아지는지 어떻게 추적할 수 있을까요?" 회기 중에 배운 내용과 받은 피드백을 회기 사이에 학습목표와 다음 단계로 변환한다. 예를 들어, 임상 지도감독에서라면 다음 환자를 볼 때 적용해 보고 싶은 기법을 기록해 두도록 한다. 또한 자가학습에 추가적 도움이 되도록 다음 지도회기 전에 찾아보거나 읽어 올 자료를 함께 상의하도록 한다. 이러한 과제에 대해 구체적인 계획을 정해도 좋다. "다음주까지 이 자료들 중 하나를 다 읽어 오는 걸 목표로 하고 싶습니다." 주기적으로 지도감독자와 함께 목표와 진행 상황을 재검토한다.

지도감독 기법을 유리하게 활용하는 방법

Ways to Use Supervision Techniques to Your Advantage

학습을 촉진하고 향상시킬 수 있는 여러 지도감독 기법이 이 책의 전반에 걸쳐 논의되어 있다. 따라하기와 역할극은 지도감독 대상자가 요청할 수 있는 기법이다. 지도감독 대상자가 이렇게 청할 수 있다. "오늘 …라면 치료 방법의 위험과 효과에 대해 설명하기가 어려웠습니다. 교수님이라면 어떻게 설명하셨을지 궁금합니다. 시범을 보여 주실 수 있을까요?" 지도감독자가 개입 방법을 시범 보이는 것을 관찰함으로써 지도감독자는 어떻게 어려움을 해결하는지 배울 수 있다. 비슷하게 이렇게 청할 수도 있다. "수석의를 맡고 있는 저에게 아랫년차 전공의가 'XX'라고 이야기했는데 어떻게 대답해야 할지 모르겠습니다. 역할극 방식으로 도와주실 수 있을까요? 교수님이 제 입장이셨다면 어떻게 답하셨을지 궁금합니다. 제가 아랫연차 역할을 맡아보겠습니다." 역할극을 통하여 지도감독 대상자는 지도감독자가 시연하는 기법을 관찰할 수 있을 뿐 아니라 기법을 예행 연습해 볼 수도 있다(제7장 '역할극' 및 제8장 '시범, 시연 및 피드백: 복잡한 기술을 가르치는 간단한 접근' 참조).

임상 지도감독에서 사용되는 또 다른 기법으로 평행 과정parallel process에 유의하며 전이, 역전이를 다루는 것이 있다. 평행 과정은 환자가 자신의 모습을 지도감독 대상자에게 보인 것과 비슷하게 지도감독 대상자가 무의식적으로 자신의 모습을 지도감독자에게 보일 때 일어난다(Berger & Buchholz, 1993). 다음의 내용을 생각해 본다. "이 증례를 발표할 때 …한 기분이 든다. 내 환자가 느끼는 기분도 이런 것이려나?" 전이, 역전이와 관련하여 지도감독 대상자는 환자에 대한 역전이뿐 아니라 지도감독자에 대해 느끼는 전이에 대해서도 유의하고, 숙고하며, 지도감독자와 상의할 수 있다(제37장 '역전이에 대한 지도감독' 참조).

갈등에 대한 대처 전략 **Strategies to Manage Conflict**

협업 중에 갈등은 모든 관계에서 일어날 수 있으며(Bernard & Goodyear, 2013), 환자와의 관계뿐 아니라 지도감독자와의 관계에서도 갈등이 생길 수 있다. 문헌에서 강조되는 지도감독 관계에서 발생할 수 있는 주제로는 경쟁심rivalry, 권위, 같은 관점을 가지기를 요구하는 압력, 그리고 성격 차이가 있다(Berger & Buchholz, 1993). 지도감독자와 갈등이 발생한 경우라면 직접적 피드백을 통해 가능한 한 빨리 우려사항을 제기해야 한다(Crocker & Sudak, 2017). 만일 지도감독 내에서 문제가 해결되지 않는다면 수련 책임자나 수석전공의 또는 수련 과정의 다른 구성원에게 도움을 청하는 것을 고려해야 한다(제36장 '지도감독 동맹의 손상' 참조).

지도감독 경험 되돌아보기 Reflecting on Experiences of Supervision

지도감독 회기가 종료되면 지도감독 대상자는 지도감독 과정에 대해 되돌아보아야 한다. 유용하거나 무용하였던 전략, 습득한 기법 또는 태도, 갈등 해결기술, 그리고 지속된 학습 또는 경력의 성장에 대해 성찰한 바를 일지에 작성해 두는 것도 좋다(Johnson, 2017). 이 기록을 지도감독 기간이 끝난 뒤에 지도감독자에게 피드백하는 데 활용할 수 있고, 나중의 지도감독에서 기대사항과 목표를 정하는 데 지침으로 삼을 수 있다.

이럴 땐 이렇게[1]

○ **지도감독자가 매우 지지적이지만 개선할 수 있는 점에 대한 건설적인 피드백을 좀 더 받았으면 좋겠다**

요청하라. 한 가지 방법은 구체적인 질문을 하는 것이다. 예를 들어, 지도감독자가 "면담 잘했군요."라고 하면 이렇게 되물을 수 있다. "제 면담 중 어떤 부분이 특히 잘되었는지요?" 또는 "…부분이 제 생각에는 …하게 진행된 것 같습니다. 선생님은 어떠셨어요?" 또 하나의 방법은 균형 잡힌 피드백을 요청하는 것이다. 지도감독자가 칭찬만 계속하거나 개선할 점만 나열한다면 반대 방향의 피드백을 요청해 보도록 한다. "이 면담 중 제가 보완할 것은 없었을까요?" "혹시 제가 제대로 한 부분은 없을까요?"

○ **내가 겪는 어려움과 발전이 필요한 부족한 영역 중 어떤 부분을 지도감독자에게 밝히려니 불안하다**

스스로에게 좀 더 관대하라. 이것도 학습 과정이다. 물론 지도감독 대상자에게는 약점을 밝히는 것도 어려울 수 있다. 지도감독 대상자적 불안supervisee anxiety은 흔하게 발생하며, 포함되는 영역에는 평가evaluation에 대한 불안, 수행에 대한 불안, 그리고 지도감독 내의 대인관계 역동에 대한 불안이 있다(Liddle, 1986; Pearson & Students, 2004). 불안을 정상적인 것으로 받아들이는 것도 지도감독의 일환이다. 지도감독 대상자는 지도감독자와 직접 이러한 불안에 대하여 논의하여 대처할 방법을 찾고, 불안의 근원을 탐색하며(예: 환자의 투사를 당함, 취약성을 느낌, 소진) 문제를 해결할 수 있다.

○ **지도감독이 체계적이지 않다고 느끼며, 무엇을 배웠는지, 또 앞으로 어떻게 나아가야 하는지 확신이 없다**

첫째, 스스로 학습목표를 정하여 지도감독 받을 준비를 하였는가? 언제든 중간에 목표를 더 세우거나 재배치하도록 한다. 둘째, 매 회기마다 사전에 준비를 하고 있는가? 성찰하고, 조사하고, 독서한 내용에 기반한 '지도감독 질문'을 가지고 지도감독 회기에 임하는가? 셋째, 지도감독의 의제에 대해 제안을 드려 보았는가? 마지막으로, 매 회기가 끝날 때마다 명확한 목표를 도출하였는가? 이 네 가지 전략 모두에 대하여 지도감독자와 열린 자세로 함께 고민해 본다. 그럼에도 불구하고 계속 체계가 잡히지 않는다면 이 점 역시 지도감독자에게 피드백하고, 지도감독 회기에 달리 접근할 방법을 찾아보도록 한다.

1 역주: 지도감독 대상자 입장이다.

지도감독 대상자 스스로를 위한 질문

- 이번 연차에서 나의 학습목표는 무엇인가?
- 이러한 목표를 추구하는 데 있어 지도감독 기회를 어떻게 활용할 수 있을까?
- 이전 지도감독에서 겪었던 애로사항은 무엇인가? 이를 참고하여 앞으로의 지도감독을 위해 어떤 전략을 짤 수 있을까?

추가 자료

- 목표 설정 도구

Accreditation Council for Graduate Medical Education and American Board of Psychiatry and Neurology: The psychiatry milestone project, July 2015. Available at: http://www.acgme.org/Portals/0/PDFs/Milestones/PsychiatryMilestones.pdf

Johnson EA: Working together in clinical supervision. New York, Momentum Press, 2017

- 성찰과 기법 습득의 증진 전략

Rousmaniere T, Goodyear RK, Miller SD, et al: The cycle of excellence: Using deliberate practice to improve supervision and training. Chichester, UK, Wiley, 2017

Psychology Tools, Supervision (Clinical/Professional Supervision): Psychology tools Cognitive Behavioral Therapy (CBT) worksheets for clinical supervision. Available at: https://psychologytools.com/download-supervision-materials.html.

참고문헌

Berger SS, Buchholz ES: On becoming a supervisee: Preparation for learning in a supervisory relationship. Psychother Theor Res Pract Train 30:86–92, 1993

Berger N, Graff L: Making good use of supervision, in Basics of clinical practice: A guidebook for trainees in the helping profession. Edited by Martin DG, Moore AD. Prospect Heights, IL, Waveland Press, 1995, pp 408–432

Bernard JM, Goodyear RK: Fundamentals of clinical supervision. Pearson College Division. Boston, MA, Pearson Education/Allyn & Bacon, 2013

Crocker EM, Sudak DM: Making the most of psychotherapy supervision: A guide for psychiatry residents. Acad Psychiatry 41(1):35–39, 2017 27909977

Jardine D, Deslauriers J, Kamran SC, et al: Milestone guidebook for residents and fellows.

Accreditation Council for Graduate Medical Education, June 2017. Available at: https://www.acgme.org/Portals/0/PDFs/Milestones/MilestonesGuidebookforResidentsFellows.pdf. Accessed August 16, 2018

Johnson EA: Working together in clinical supervision. New York, Momentum Press, 2017, pp 19, 33–55

Liddle B: Resistance in supervision: A response to perceived threat. Couns Educ Superv 26:117–127, 1986

Milne D: An empirical definition of clinical supervision. Br J Clin Psychol 46(Pt 4):437–447, 2007 17535535

Pearson QM, Students C: Getting the most out of clinical supervision: Strategies for mental health. J Ment Health Couns 26(4):361–373, 2004

Rodenhauser P, Rudisill JR, Painter AF: Attributes conducive to learning in psychotherapy supervision. Am J Psychother 43(3):368–377, 1989 2683811

Sutter E, McPherson RH, Geeseman R: Contracting for supervision. Prof Psychol Res Pr 33:495–498, 2002

Supervision in Psychiatric Practice

-Practical Approaches Across Venues and Providers-

34 임상심리사가 시행하는 정신치료 지도감독

이점 및 잠재적 어려움

Psychotherapy Supervision by a Psychologist

Benefits and Potential Challenges

Kristine H. Luce, Ph.D.
Kathleen M. Corcoran, Ph.D.

임상심리사[1]는 정신치료 및 정신치료 지도감독에 대하여 정립된 심리학적 원리로부터 유래한 광범위한 이론 및 임상 수련을 받는다. 수련의 기초는 학부과정에서 이미 시작되며, 자격 취득 뒤에도 지속된다. 임상심리사들이 공들이는 수련과 경륜을 고려하면 임상심리 전문가들은 정신치료를 가르치고 지도감독하기에 적격이며, 이 전문성을 가지고 정신건강의학과 전공의 수련에도 충분히 기여할 수 있다. 다만, 임상심리사와 정신건강의학과 의사의 교육 배경, 임상 수련, 그리고 전문가로서의 지침 및 표준에 적지 않은 차이가 있기 때문에 지도감독의 시작 전에 잠재적 어려움을 이해하고 대처하여 두는 것이 유용하다.

핵심 포인트

- 정신건강의학과 의사와 임상심리사의 수련에는 중요한 차이점이 있으며, 이를 이해할 필요가 있다.
- 지도감독은 임상심리사 자격 취득에 있어서 핵심 역량이다.
- 임상심리사에게는 역량 기반 임상 지도감독을 제공할 것과 전문가로서 성장하며, 직무 수행 기준을 충족할 것이 요구된다.
- 분야 간 차이 때문에 발생할 수 있는 어려움이 있으며, 이에 대하여 지도감독의 시행 시작 전에 계획하고 대비하는 것이 바람직하다.

1 역주: psychologist. 이를 임상심리사로 번역한 이유는 제1장의 역주 참조

양 분야 사이의 교육상 차이점
Educational Differences Between Disciplines

임상심리사의 교육 배경은 정신건강의학과 의사와 상당히 다르다. 의학과 진학 전에 통상 학부/예과 과정에서 철저하게 공부하는 선수과목은 보통 생명과학, 물리학 및 화학이다.[2] 그리고 정신의학은 4년간의 의대 교육과정을 마치고 나서[3] 지원하는 전문 분야의 전공의 과정 중 하나이다. 이러한 교육 경로를 고려하면 정신건강의학과 전공의들이 내담자에게 정신치료를 시행하기 전에 기초적인 심리학적 원리를 배울 기회는 상대적으로 제한적이었을 것이다. 더구나 이 단계까지는 정신치료의 교육방법이나 지도감독의 방법에 대해 특화된 훈련은 거의 혹은 아예 없었다고 볼 수 있다.

반면에 대부분의 심리학 대학원 지원자는 심리학 학사를 취득한다. 2016년 미국 국립과학재단의 설문조사에 따르면, 임상심리학 및 상담심리학 박사 취득자(n=1,540) 중 자신의 최초 학사학위에 대해 보고한 경우(n=1,269)의 77.8%가 심리학으로 학사학위를 취득하였다(National Science Foundation, 2016). 미국 심리학회(American Psychological Association, 2017)에서는 심리학을 "마음과 행동에 대한 학문"으로 정의하였으며, 심리학이라는 분야가 "가능한 모든 환경"에서의 "인간 행동의 모든 측면을 포괄함"을 표방하였다. 미국 심리학회의 양질의 심리학 학부 교육 원칙(American Psychological Association, 2011)에서는 심리학의 전 분야 및 세부 분야를 소개하며 이후 과정과 개념이 형성되고 이어질 수 있는 전제가 될 포괄적 입문 과정에 더하여 학부 심리학 교육과정은 과학 분야로서의 심리학을 가리키며, 여기에는 기본적인 연구 설계와 통계학을 포함할 것을 권고하였다. 또 2007년 미국 심리학회의 심리학 학부생을 위한 지침(American Psychological Association, 2007)과 일치하게 Stoloff 등(2010)은 374개(B.S. 또는 B.A.) 학부 심리학사 과정을 검토하였고, 최소한 모든 교육과정에서 한 과목 이상이 연구방법론을 포함함을 확인하였다. 따라서 대부분의 자격을 갖춘 임상심리사는 학부 심리학 교육 초반부터 정신치료의 기본 원리를 배우기 시작하였을

---

2 역주: 4+4체제로 운영되는 미국 의대에서 의학과 진입 전에 요구하는 필수 선수과목은 대체로 일반생명과학, 일반화학, 일반물리학, 유기화학 각 2학기(실험 포함), 미적분학/수학 및 국어(English) 각 2학기가 보통이다. 대학에 따라 통계학, 심리학 등이 추가되기도 한다. 한국에서는 의학전문대학원이 많이 사라지면서 시행 규모가 줄어들기는 하였으나 의학교육입문검사(MEET) 역시 초창기부터 유사한 범위에 대하여 출제되어 왔으며, 의예과 과정의 필수과목 역시 유사하게 편성 및 운영되고 있다. 의학과 과정의 학습량 증가로 인하여 생화학 및 인체생리학 등까지 일부 예과/학부 과정으로 이동하는 추세 역시 미국과 한국에서 공통이다.

3 역주: 물론 기초의학에서의 행동과학, 임상의학에서의 정신의학 이론과 실습이 필수이기는 하나, 타 기초 및 임상 과목에 대한 상대적 비중을 고려할 필요가 있다.

뿐 아니라, 과학적 탐구의 원리 및 다양한 정신치료와 교육기법, 그리고 지도감독 모형의 효과를 평가하는 방법에 대해서도 배우기 시작하였다고 볼 수 있다.

심리학 전공자로 정신치료를 시행하는 경우에 통상 임상심리 또는 상담심리 전공으로 Ph.D.(Doctor of Philosophy) 또는 Psy.D.(Doctor of Psychology) 학위를 취득한다. 학생들이 단독으로 정신치료를 시행할 수 있게 하기 위한 준비로서 박사과정 교육에서는 다양한 정신치료의 역사와 이론에 대한 대학원 교육과정을 이수하고 임상 실습 수련을 병행하며, 실습 중 최소한 2,000시간의 치료대면 시간에 대해 지도를 받는다. 치료대면 시간에는 다양한 정신치료적 과제와 양식이 포함되며, 여기에는 심리학적 평가, 개인치료, 집단치료, 가족치료 등이 포함되고, 특정 과정에는 한 이론에 근거하는 것이 일반적이나 전체 과정상으로는 다양한 이론적 입장이 반영된다. 박사학위 취득 전에 추가적으로 전일제 임상 인턴과정을 통하여 2,000시간의 지도감독하에 치료대면 경험을 추가로 쌓는다. 주별로 자격증 요구 조건에 변동은 있으나, 대부분의 미국 및 캐나다의 주에서 심리학 자격으로서 박사 취득 후 심리학적 치료를 시행하기 위하여 치료대면 시간에 대한 지도감독을 추가로 받은 뒤에 EPPP(Examination for Professional Practice in Psychology, 미국 전문 심리치료 자격시험) 접수 및 응시가 가능하다.

정신치료 지도감독 시 고려되어야 할 수련 과정의 차이
Training Differences Specific to Psychotherapy Supervision

미국 심리학회의 인증을 받기 위하여 박사과정은 학생들이 지도감독에 효과적인 전략을 측정하고 평가하고 적용할 수 있는 역량을 갖출 수 있는 과정을 제공해야 한다(American Psychological Association, 2006). 따라서 임상심리사들에게는 정신치료 수행에서의 역량 획득만 요구되는 것이 아니라 다른 정신건강 종사자에게 정신치료를 능숙하게 가르치고, 자신이 가르치고 지도한 효과를 평가하는 것도 배워야 한다. 추가로 ASPPB(Association of State and Provincial Psychology Boards, 2017)에서는 주별 자격 위원회와 대학들이 자격 발부 시점에 임상심리사에게 요구되는 역량으로 지도감독을 포함할 것을 권고한다. 따라서 지도감독 모형 및 바람직한 치료에 대한 문항도 EPPP에 출제된다. 자격 취득 후 임상심리사들은 발전해 나아가며 역량 기반 임상 지도감독을 시행하고 치료 표준을 지킬 것이 요구된다. 이에 맞추어 아칸소주, 캘리포니아주, 워싱턴주에서는 일차 지도감독자들이 자격 갱신의 일환으로 정신치료 지도감독에 대한 보수교육과정을 이수하도록 요구한다.

역량 기반 임상 지도감독의 제공을 촉진하는 방법으로서, 모범 치료의 요소의 식별과 함께 보건서비스 심리학의 임상 지도감독을 위한 미국 심리학회 지침**APA Guidelines for Clinical Supervision in Health Service Psychology**(American Psychological Association, 2014)[4], 보건서비스 종사자 자격 교육 및 훈련을 위한 ASPPB 지도감독 지침**ASPPB Supervision Guidelines for Education and Training Leading to Licensure as a Health Service Provider**(Association of State and Provincial Psychology Boards, 2015)이 채택 및 출판되었다. 이 지도감독 지침들은 역량 기반 정신치료 지도감독의 틀을 제공하고, 우수한 정신치료 지도감독을 평가할 수 있는 기준을 명시한다. 정신치료 지도감독자들은 숙련된 양질의 지도감독의 시행을 위한 교육 및 수련을 받음에 그치지 않고 전문성의 유지를 위해 새로운 연구 결과에 따른 치료방침의 개정도 반영하여야 한다.

분야 간의 절차 차이 Procedural Differences Between Disciplines

수련 대상자에 대한 지도감독

정신치료 지도감독자는 지도감독 관계를 공감, 반응성, 그리고 개방성을 가지고 지도감독 관계에 접근하여 전공의들이 질문할 수 있게 하고, 심리학 전공 지도감독자가 당연한 것으로 여길 수 있는 심리학 개념이 친숙하지 않을 때에도 이를 밝힐 수 있게 한다.

걷는 법과 마찬가지로, 경험 많은 임상가들은 최초로 기초를 습득하였던 시절을 기억하지 못하는 경우도 많다. 또한 사전에 이미 배웠을 것을 당연히 여기기보다는 초심자 입장의 지도감독 접근으로 기초원리에 대해 익숙한지 직접적으로 전공의에게 질문하는 것이 바람직하다. 보다 공식적인 수요 평가도 추천되나, 특정 치료기법에 제한된 평가가 될 소지가 있다. 유인물 배부와 필수 기초원리에 대한 간략한 읽기 과제 부과도 전공의들이 정신치료 역량의 기반이 되는 기초원리를 갖추게 하는 효율적이고 유익한 전략이 될 수 있다.

---

4 역주: APA라는 약자는 미국 심리학회**American Psychological Association**(1892~)을 지칭할 때가 가장 많지만, 미국 정신의학회**American Psychiatric Association**(1920~)의 약자이기도 하다. 다만 미국 정신의학회의 전신인 Association of Medical Superintendents of American Institutions for the Insane(1844~1891), American Medico-Psychological Association(1892~1919)는 미국 심리학회보다 더 역사가 길다. 한편 미국 정신분석학회**American Psychoanalytic Association**(1911~)는 보통 APsA로 쓴다. 인접 분야상 혼선을 피하기 위해 이 책에서는 참고문헌 및 원문 병기 이외 부분의 본문상의 모든 APA는 전체 이름으로 번역하였다.

정신치료 과정의 기간 및 시점

임상심리 수련 과정에서는 통상적으로 동일한 기관(예: 심리학과 소속 학생상담센터, 병원, 보훈 정신건강 진료소, 지역사회 정신건강센터 등)에서 6개월 또는 12개월 과정을 거치는 경우가 많은 반면, 정신건강의학과 전공의 과정에서는 다른 치료모형을 사용하는 복수의 정신치료 과정을 동시에 밟고 있을 수 있고, 과정별 소요 기간도 3개월에서 12개월까지 다양할 수 있다. 전공의의 정신치료 과정은 통상 약물 위주의 외래진료 등을 포함한 다른 여러 병행 과정 중 하나일 경우가 많으며, 이 과정들에 대해 모두 책임이 있어서 경우에 따라서는 정신치료 수련에만 전적으로 집중하기 어려운 여건일 수 있다.

지도감독자 책무

정신치료 지도감독에서 임상 지도감독자에게는 치료를 이끌 책임과 함께 진료의 질에 대한 최종 책임이 주어진다(Alban & Frankel, 2007). 더군다나 지도감독자의 의무로 인하여 지도감독 대상자의 행동 또는 미비에 대하여 법적 및 윤리적 책임을 져야 할 수 있다(Saccuzzo, 1997). ASPPB 지도감독 지침에도 있는 바와 같이(Association of State and Provincial Psychology Boards, 2015), 지도감독자와 지도감독 대상자 간의 서면 지도감독 계약이 권장된다. 특히 전문가로서 기대되는 바에 간극이 일어날 것이 예측되는 상황이라면 더더욱 기대되는 책무와 책임에 대하여 명시적으로 밝힘으로써 의사소통의 오류를 줄이고 지도감독관계를 향상시킬 수 있다.

서로 다른 교육체계 내에서의 작업
Working Within Different Educational Systems

지도감독 경험의 시작

앞서 서술하였듯이, 정신치료 지도감독자는 지도감독 관계에 공감, 반응성 및 개방성을 가지고 접근하는 것이 바람직하다. 초심자의 자세를 본보여 주고 격려하는 것으로서 상호 간의 성장과 배움을 소중히 여기고 북돋울 수 있는 환경을 만들 수 있어 유익하다. 이러한 관계의 구조를 유지하면서 지도감독자가 첫 만남 때 다음을 논의하면 유용하다. ① 치료감독자 및 지도감독 대상이자 양측의 유의한 교육 배경과 임상 경력(예: 치료모형, 지도감독 모형; 정신치료 이론교육, 과거 및 동시 진행 중인 정신치료 수련 과정), ② 지도감독자와 지도감독 대상이자 양측의 지도감독 목표, ③ 분야 간의 절차 차이와 지도감독 요구사항(예: 치료사례를 지도감독자 외에 다른 임상가와 논의하는 것), ④ 지도감독의 구조와 과정(예: 녹음, 녹화, 치료기록), ⑤ 과제(예: 버바팀 작성, 서면 사례구조화, 독서 과제)가 그것이다. 역할과 책임 그리고 지도감독 목표를 명확히 하기 위한 서면 지도감독 계약이 권장된다. 정신치료 과정과 평행으로 지도감독의 목표와 기대도 주기적인 검토를 통해 진행을 평가하고 조정된 수련목표에 따라 수정을 고려하여야 한다.

임상 수련과 이론교육의 연결

전공의 과정의 이론교육 교육과정이 정신치료 지도감독과 부합하지 않을 수 있다. 정신건강의학과 전공의들은 여러 중첩되는 이론교육을 받고, 임상 책무를 맡으며, 항상 순차적으로 진행되지 않고 정신치료 교육 또는 이론 과정이 전공의의 현재 정신치료 수련 일정과 맞지 않을 수 있다(예: 노출기법 수업은 가을에 배정되어 있으나 노출기반 치료는 봄에 시행하도록 배정됨). 지도감독 시 우선 전체 정신치료 교육과정 개요를 살펴보고 전공의들에게 이전 필기를 검토하고 추가 지도가 필요한 개념들을 확인해 오도록 하면 유용하다. 그리고 지도감독을 이론과 응용 두 부분으로 나누어 구조화하는 것도 좋다. 이론 부분에는 사례구조화에 대한 복습 또는 소개, 각 회기 및 전체의 정신치료 모형에 대한 논의, 정신치료 모형의 심리학적 기초원리에 대한 복습 또는 소개, 그리고 개별 정신치료기법이 포함되면 좋다. 응용 부분에는 전공의의 사례개념화에 대한 검토, 녹음 혹은 녹화된 치료에 대한 검토 및 피드백, 체험적 연습(예: 역할극), 그리고 협력적 치료계획이 들어가는 것이 추천된다.

이럴 땐 이렇게

○ 지도감독 대상자가 서로 다른 정신치료 접근을 섞어서 쓰면서 하나에 집중하지 못하고 혼란스러워 한다

수련 단계에서는 두 가지 치료를 동시에 배우는 것이 혼란을 유발하며, 한 시기에 한 모형에 몰입하지 않고 역량을 달성하기를 요구하는 것은 합리적이지 않다. 가능하다면 지도감독자가 수련 운영 측에 이를 제한하도록 요청한다.

○ 지도감독 대상자가 4개월 일정 동안에 치료해야 하는 증례가 임상적으로 지나치게 어렵다

증례의 난이도를 예측하고 조율하는 것이 쉬운 일은 아니지만, 단기 정신치료 수련 일정 중 전공의들에게 배정될 단기 수련 증례의 선정 과정에 관여할 수 있도록 요구하는 것이 바람직하다. 이렇게 하는 것이 전공의가 맡을 환자들에게도 바람직하며, 전공의들이 배운 것을 제대로 익히는 데에도 낫다.

○ **전공의가 전공의 수련 과정에서 충분한 이론교육을 받지 못한 채로 인지행동치료를 맡게 되어 버거워하고 있다**

가능하다면 정신치료 수련 운영에 관여할 수 있도록 요청한다. 수련해야 할 정신치료에 대해 사전에 합당한 기초 지식을 지도감독 대상자들이 가질 수 있게 기초 강의를 맡을 것을 고려한다.

○ **지도감독 대상자가 정신치료를 배우는 것에 관심이 없다**

잘 생각해 보면 이는 정신건강의학과 전공의에게만 있는 상황도 아니다. 많은 심리학 전공자가 연구, 교육, 자문을 전공하려고 한다. 정신치료 수련에 관심이 적은 전공의들의 환자에게 도움이 되기 위해서는 평가 및 치료 관계 강화에 노력의 초점을 맞추는 것이 중요할 수 있다. 정신치료 관련 연구를 통해 건강한 치료 관계만으로도 환자에게 유익하며, 환자에게 필수적인 심리적 이해를 강화하는 데 도움이 된다는 것이 잘 알려져 있다. 전공의의 보다 큰 수련목표에 유익한 방향으로 정신치료 수련의 방향을 잡게 도와주는 것도 방법이다. 예를 들어, 약물 위주 치료에서 도움이 될 수 있는 방향으로 치료 관계의 형성과 강화를 배우는 것이 하나의 목표가 될 수 있다. 또 한 예로, 입원, 외래, 지역사회를 불구하고 많은 정신건강의학과 진료 상황에서 폭넓게 사용될 수 있는 구체적인 치료 기법, 예컨대 우울에 대한 행동활성화 behavioral activation 또는 불안에 대한 노출요법의 기본을 배우게 하는 것도 좋다.

○ **지도감독 대상자의 영상에서 지난 지도 회기에서 협의한 것과 다른 기법을 발견하였다**

저자의 경험에 따르면, 정신건강의학과 전공의가 다수의 지도감독자, 동료 및 워크숍 강사에게 사례에 대해 문의하는 것은 흔하며 권장되는 행동이다. 하지만 주 정신치료 지도감독자가 환자 치료에 대해 직접적으로 법적 책임을 지는 이상, 지도감독자는 지도감독 대상자에게 이렇게 하지 않도록 요청하거나, 지도감독 바깥에서 얻은 추가적인 정보나 의견을 지도감독 및 치료계획에 어떤 식으로 반영할지에 대한 기대치와 합의를 명확히 해 둘 필요가 있다. 또한 지도감독 과정 및 관계에 대하여 논의하여 사례구조화 및 치료계획에 대해 이루었던 합의사항에 대하여 점검하고 지도감독에 대한 피드백도 받도록 한다. 합의에 이르지 못해도 치료결정에 따르는 최종 책임은 정신치료 지도감독자에게 있음도 명심한다.

○ **지도감독 대상자가 수련 단계에 맞지 않게 독립적으로 행동하는 것 같다. 환자에게 보낼 서류의 내용에 대해 나와 상의하였는데, 그 이후의 지도감독 회기 때 검토하고 서명하려고 보니 이미 환자에게 발송해 버린 상태였다**

정신건강의학과 전공의들은 단독으로 문서를 작성하여 서명해서 환자에게 보내는 것이 흔한 일이다. 독자적 치료에 대한 자격 취득 전까지는 지도감독자의 코사인을 반드시 받는 심리학 지도감독 대상자들과의 차이점이다. 이는 양 분야의 차이점에 대해 개방적으로 논의한 뒤에 기대치를 명확히 정해 두면 보통 해결할 수 있다.

지도감독 대상자에게 할 수 있는 질문

- 정신치료에 대해 여태까지 어떤 훈련(이론, 임상)을 받았나요?

- 정신치료에 대해 관심이 있나요? 관심이 있다면 나와 뭘 배우고 싶은지 이야기해 봅시다. 그렇지 않다면 이 과정이 선생님의 다른 전문가로서의 목표에 도움이 되도록 할 방법을 같이 찾아봅시다.
  - 여태까지 지도감독 받았던 경험은 어땠나요? 어떤 걸 배울 때 가장 도움이 되었나요? 배우는 데 방해가 되는 면은 없었나요?
  - 과정을 시작하기 전에 내 수련 이력과 경력에 대해 혹시 궁금하거나 알면 도움이 될 것 같은 점이 있을까요?

추가 자료

Sudak DM, Trent Codd R, Ludgate JW, et al: Teaching and supervising cognitive behavior therapy. Hoboken NJ, John Wiley and Sons, 2015

Wright JH, Brown GK, Thase ME, et al: Learning cognitive-behavior therapy: An illustrated guide. Arlington, VA, American Psychiatric Association, 2017

참고문헌

Alban A, Frankel AS: Supervision vs. consultation: What you need to know. June 3, 2007. Available at: https://www.clinicallawyer.com/2007/07/supervision-vs-consultation-what-you-need-to-know/. Accessed on August 16, 2018

American Psychological Association: Guidelines and principles for accreditation of programs in professional psychology. Washington, DC, American Psychological Association, 2006. Available at: http://www.apa.org/ed/accreditation/about/policies/guiding-principles.pdf. Accessed on August 16, 2018

American Psychological Association: APA Guidelines for the undergraduate psychology major. Washington, DC, American Psychological Association, 2007

American Psychological Association: APA Guidelines for the undergraduate psychology major. Washington, DC, American Psychological Association, 2011. Available at: http://www.apa.org/education/undergrad/principles-undergrad.pdf. Accessed on August 16, 2018

American Psychological Association: Guidelines for clinical supervision in health service psychology. Washington, DC, American Psychological Association, 2014. Available at: https://www.apa.org/about/policy/guidelines-supervision.pdf. Accessed on August 16, 2018

American Psychological Association: About APA. Frequently asked questions about the American psychological association. 2017. Available at: http://www.apa.org/support/aboutapa.aspx.

Accessed on August 16, 2018

Association of State and Provincial Psychology Boards: Supervision guidelines for education and training leading to licensure as a health service provider. 2015. Available at: http://c.ymcdn.com/sites/www.asppb.net/resource/resmgr/Guidelines/Final_Supervision_Guidelines.pdf. Accessed on August 16, 2018

Association of State and Provincial Psychology Boards: 2017 ASPPB competencies expected of psychologist at the point of licensure. 2017. Available at: http://c.ymcdn.com/sites/www.asppb.net/resource/resmgr/guidelines/2017_ASPPB_Competencies_Expe.pdf. Accessed on August 16, 2018

National Science Foundation, National Center for Science and Engineering Statistics: Survey of earned doctorates (Custom Tabulation, January 2018). Alexandria, VA, National Science Foundation, 2016

Saccuzzo D: Liability for failure to supervise adequately mental health assistants, unlicensed practitioners and students. California Western Law Review 34(1), Article 10, 1997. Available at: http://scholarlycommons.law.cwsl.edu/cwlr/vol34/iss1/10. Accessed on August 16, 2018

Stoloff M, McCarthy M, Keller L, et al: The undergraduate psychology major: An examination of structure and sequence. Teach Psychol 37:4–15, 2010

Supervision in Psychiatric Practice

-Practical Approaches Across Venues and Providers-

35 지도감독 관계 내에서의 문화적 사안

Cultural Issues Within the Supervisory Relationship

Belinda S. Bandstra, M.D., M.A.
Ripal Shah, M.D., M.P.H.
Megan Tan, M.D., M.S.

대학병원 및 수련 환경에서 다양성의 가치 그리고 진료 대상 인구[1]의 구성과 좀 더 유사한 의사 인력을 구성하고자 하는 경향은 점점 더 강화되고 있다(Roberts et al., 2014). 수련 환경 내에서 충분히 대표되지 못하는 소수자 및 1세대[2] 전문가를 늘리고자 하는 노력과 개별 의사들의 세부 분야 훈련을 위해 다양한 지역으로의 이주, 그리고 국경을 초월한 지도감독으로 인하여 지도감독자와 지도감독 대상자가 동일 문화권[3] 출신이 아닌 경우가 더 많아지게 되었다. 지도감독자와 지도감독 대상자가 서로 간의 문화적 차이를 중요하게 다루어야 한다고 생각하는지의 여부마저도 문화적 요인의 영향하에 있다. 한 연구에서는 흑인 · 아프리카계 미국인 지도감독자와 지도감독 대상자의 53%가 인종에 대한 논의가 매우 유익했다고 판단한 반면, 백인 · 코카서스인의 경우에는 25%만이 그러하다고 답했다(White-Davis et al., 2016). 하지만 문화에 대한 논의가 지도감독 관계에서 중요한 몇 가지 이유가 더 있고, 이는 특정 문화권에 한정되지 않는다.

지도감독자와 지도감독 대상자 사이의 권력 격차를 고려하면 문화에 대한 대화의 시작은

1 역주: 이 장에서는 미국 기준의 비주류 인종/민족에 주안점을 둔다. 한국에서 환자에서 차지하는 비율에 비해 전공의/지도전문의 중의 비중이 과소 대표되는 사회적 약자 집단으로, 결혼이민에 따른 다문화 가정 출신, 북한이탈주민, 장애인 등이 해당할 수 있다. 다문화 학생의 대학 진학률은 40.5%로 국민 전체 진학률 71.5%에 크게 못 미치는 것으로 나타났다(여성가족부, 2021).

2 역주: first generation. 미국에서는 부모 모두 대학을 진학하지 않은 가정의 자녀를 지칭한다.

3 원주: 이 장의 목적을 위하여 저자들은 DSM-5의 문화적 개념화Cultural Formulation의 정의를 사용할 것이다. "문화는 세대에 걸쳐 학습되고 전승되는 지식, 개념, 규칙 및 관습 체계를 의미한다. 문화는 언어, 종교 및 영성, 가족 구조, 생활주기 단계, 의식, 관습, 도덕 및 법 체계를 포함한다. 문화는 시간에 따라 지속적인 변화가 진행되는 개방적이고 역동적인 체계이다. 현대 세계에서 개인 및 집단은 대부분 다양한 문화에 노출되어 있으며, 이는 개인이 집단과 그들 고유의 정체성을 형성하고 경험을 이해하는 데 이용된다"(p. 749).

지도감독자의 몫이며, 이는 지도감독자가 지도감독 대상자에 대해 기대사항과 역할을 명확히 하고, 발생할 수 있는 장애물을 예견하며, 그 외에도 지도감독의 전 과정에서 지도감독 대상자를 지도해야 하는 것과 다르지 않다. Garret 등(2001)은 소수자 집단에 속하는 지도감독자도 지도감독 관계에서는 상징적으로 주류로서 행동하게 되고, 이와 대조적으로 주류 집단에 속하는 지도감독 대상자도 지도감독 중에는 약자의 지위에 놓이므로 양자 사이에서 이러한 문제를 다루는 데 있어서 지도감독자가 주도를 하는 것이 필요하다. 문화라는 사안에 대한 고려는 지도감독 대상자가 다른 문화권 출신인지 여부를 떠나서도 지도감독의 중요한 부분이다.

핵심 포인트

- 지도감독자가 지도감독의 과정, 관계 및 내용을 보는 방식과 지도감독 대상자가 이를 보는 방식에 차이가 있을 수 있음과 이러한 차이는 지도감독자와 지도감독 대상자 각자의 문화의 영향을 강력하게 받는다는 것을 지도감독자는 알 필요가 있다.
- 지도감독자와 지도감독 대상자의 권력 격차를 고려할 때, 문화에 대한 논의가 가능한 장을 마련하는 것은 지도감독자의 책무이다.
- 지도감독 대상자가 '명백히' 다른 문화권 출신인 경우가 아니더라도, 문화 사안에 대해 주의를 기울이는 것은 여전히 모든 지도감독에서 중요하다.
- 문화에 대한 논의는 정서적 위력이 강하며, 따라서 이러한 대화에는 겸손함과 상호 신뢰가 필수불가결하다.

지도감독 과정에 대한 전제는 문화의 영향을 받는다

Culture Impacts Our Assumptions About the Process of Supervision

자발적인 학습, 인생 경험의 활용, 새로운 역할을 맡을 때의 학습, 그리고 문제 해결 중심의 곧바로 적용이 가능한 방식의 학습(Knowles, 1984) 등의 성인 학습이론의 원리가 많은 지도감독 관계에서 바람직하다고 여긴다. 그러나 교육자 및 교육이론가들은 성인 학습이론조차도 특정한 문화 맥락에서 유래하였음을 비판하며, 다른 문화권에서 동일한 장점이 있는지에 대해서는 논란의 여지를 제기한다(Merriam, 2001; Pratt, 1991). 어떤 문화 출신의 지도감독 대상자는 다른 학습 수단에 더 익숙할 수 있으며, 공동의 목표와 접근방법을 중개하는 것은 지식과 기술의 효과적인 전수에 반드시 필요하다. 지도감독 대상자들이 도움을 요청하는 방식이나 이를 요청해도 되리라 여기는 데 걸리는 시간조차도 출신 문화의 영향하에 있다.

자원과 정보, 그리고 지지를 어디서 얻을지에 대한 지식도 문화권에 따라 다양하게 나타날 수 있다.

지도감독 관계에 대한 전제도 문화의 영향을 받는다

Culture Impacts Our Assumptions About the Supervisory Relationship

권력차

권력차power distance란 사람이 권력과 지위의 불균등한 분포를 받아들이는 정도를 말한다. 예를 들어, 권력차가 작은(저권력차) 문화 출신의 지도감독자는 지도감독 대상자를 '동등한' 상대로 여기며 지도감독 대상자가 질문하거나, 부동의하거나, 지도감독과 관련한 자신의 필요를 알리는 데 거리낌이 없기를 기대할 수 있다. 하지만 권력차가 큰(고권력차) 문화 출신의 지도감독 대상자는 더 명시적인 허락을 받지 않고서는 마음 편히 대화에 참여하기가 어려울 수도 있다. 반대로 권력차가 작은 문화 출신의 지도감독 대상자는 지도감독 관계를 맺으면서 스스로 많은 결정을 내릴 것을 예상하는데, 권력차가 큰 문화 출신의 지도감독자가 생각하는 지도감독 대상자의 결정권의 범위는 더 적을 수도 있다.

피드백이 가지는 의미도 권력차의 영향을 받는다. 저권력차 문화 출신 지도감독자가 격려와 성장을 의도하여 한 언급을 고권력차 문화 출신 지도감독 대상자는 보다 확정적이거나 중대한 결정사항으로 받아들일 수 있다. 거꾸로 고권력차 문화 출신 지도감독자가 행동의 변화를 기대하고 한 피드백을 저권력차 문화 출신 지도감독 대상자가 '단순한 제안' 정도로 이해한 것을 알고 놀랄 수도 있다.

불확실성 회피

불확실성 회피uncertainty avoidance란 모호한 상황에 대하여 불편해 하는 정도를 말한다. 낮은 불확실성 회피 문화 출신의 지도감독자는 기대사항과 지침을 모호하게 남겨두는 것에 익숙할 수 있으나, 이로 인하여 높은 불확실성 회피 문화 출신의 지도감독 대상자가 보다 공식화된 정책과 과정이 주어지지 않은 점을 힘들어 할 수 있다. 반대로 높은 불확실성 회피 문화 출신의 지도감독자가 명료한 기대사항을 전달하고자 의도하였을 때, 낮은 불확실성 회피 문화 출신의 지도감독 대상자는 이를 자신을 인정해 주거나 믿어 주지 않는 것으로 받아들일 가능성이 있다.

지도감독 내용에 대한 전제도 문화의 영향을 받는다
Culture Impacts Our Assumptions About the Content of Supervision

지도감독 과정 및 관계에 대한 시각 외에도 지도감독자와 지도감독 대상자 각자의 출신 문화로 인하여 세계에 대한 지각 및 경험에 대한 해석에 폭넓은 영향이 있을 수 있고, 이로 인하여 치료목표의 설정이나 목표 추구의 방식에도 영향이 있을 수 있다(Garrett et al., 2001). (문화와 관련한 임상 지도감독 사안에 대한 보다 상세한 논의는 제41장 '임상에서의 다문화 주제 지도감독' 참조).

이럴 땐 이렇게

○ 지도감독 대상자가 소수 문화 소속의 정체성을 가지고 있는데, 나는 주류 문화 소속의 정체성을 가지고 있다

일부 주류 문화 출신의 지도감독자는 문화 관련 사안을 제기하는 것을 불편해 하거나 생산적 논의를 위한 사전 지식의 부족을 걱정할 수 있다. 이런 경우에 주류 문화 출신의 지도감독자 입장에서는 소수자 집단에 속하지 않더라도 모든 사람에게 자신의 문화가 있다는 점, 그리고 본인의 문화적 배경에 대해 되돌아보는 것이 유익할 수 있다. 지도감독 중 발생할 수 있는 보다 더 복잡한 상황으로 지도감독 대상자와 환자가 (지도감독자와는 다른) 동일한 소수 문화 배경 출신인 경우가 있다. 사례의 문화적 요소에 대한 고찰을 제시하고, 지도감독자가 해당 문화를 이해했는지 피드백을 할 수 있는 기회를 지도감독 대상자에게 주는 것이 매우 중요하다. 또한 문화의 강력한 정서적 위력을 고려할 때, 이렇게 하기 위해서는 상당 수준의 상호 신뢰가 전제된다.

○ 지도감독 대상자가 주류 문화 소속의 정체성을 가지고 있는데, 나는 소수 문화 소속의 정체성을 가지고 있다

소수 문화 출신 지도감독자라고 하여 반드시 문화에 대한 논의에 더 능숙하거나 더 많은 관심을 가지리라는 보장은 없다. 하지만 이 사안을 다루고자 하는 지도감독자는 가르침에 있어서 문화를 다루는 개인적 의미와 동기에 유의하는 것이 좋다. 지도감독자 입장에서 문화적 사안의 중요성에 대해 지도감독 대상자를 설득하는 것도 과제가 될 수 있다. DSM-5의 문화적 사례구조화를 활용하는 것, 임상 및 비임상 내용의 서사를 함께 나누는 것, 그리고 지도감독 대상자가 자신의 문화 배경에 대해 되돌아볼 수 있도록 지지해 주는 것 등의 전략으로 이 주제를 이끌어 낼 수 있다. 양자 관계에서 지도감독자와 환자가 (지도감독 대상자와는 다른) 동일한 소수 문화 배경 출신인 경우 역시 독특한 어려움을 야기할 수 있다. 이 경우에도 발생 가능한 문화 관련 역동에 대해 피드백을 주고받기 위해서 상당 수준의 상호 신뢰가 중요하다.

지도감독자와 지도감독 대상자가 각자 또 함께 고민해 볼 질문

- 이 지도감독에서 우리가 함께하는 방식에 문화적 요소가 어떤 영향을 미칠 수 있을까(요)?
- 지도감독에서의 학습방식에 대해 나에게는 어떠한 문화적 전제가 있을까(요)? 선생님의 경우는 어떠할까(요)?
- 우리의 지도감독 관계에 대해 나에게는 어떠한 문화적 전제가 있을까(요)? 선생님의 경우는 어떠할까(요)?
- 치료자-환자 관계에서 문화적 사안에 대해 나는 어느 정도로 강조하고 있을까(요)? 선생님의 경우는 어떠할까(요)?

추가 자료

American Psychiatric Association: Cultural formulation, in Diagnostic and statistical manual of mental disorders, 5th Edition. Arlington, VA, American Psychiatric Association, 2013, pp 749–759

Institute of Medicine Committee on Institutional and Policy-Level Strategies for Increasing the Diversity of the U.S. Healthcare Workforce: In the nation's compelling interest: Ensuring diversity in the health-care workforce. Edited by Smedley BD, Butler AS, Bristow LR. Washington, DC, U.S. National Academies Press, 2004

Lewis-Fernandez R, Aggarwal N, Hinton L, et al: DSM–5® handbook on the cultural formulation interview. Washington, DC, American Psychiatric Association Publishing, 2016

Shweder RA: Thinking through cultures: Expeditions in cultural psychology. Cambridge, MA, Harvard University Press, 1991

참고문헌

American Psychiatric Association: Cultural formulation, in Diagnostic and statistical manual of mental disorders, 5th Edition. Arlington, VA, American Psychiatric Association, 2013, pp 749–759

Garrett MT, Borders LD, Crutchfield LB, et al: Multicultural supervision: A paradigm of cultural responsiveness for supervisors. J Multicult Couns Devel 29:147–158, 2001

Hofstede GH: Cultures and organizations: Software of the mind, 2nd Edition. New York, McGraw-Hill, 1997

Knowles MS: Andragogy in action: Applying modern principles of adult learning. San Francisco, CA, Jossey-Bass, 1984

Merriam SB: Andragogy and self-directed learning: Pillars of adult learning theory, in The new update on adult learning theory: New directions for adult and continuing education. Edited by Merriam SB. San Francisco, CA, Jossey-Bass, 2001, pp 3−13

Pratt DD: Conceptions of self within China and the United States: Contrasting foundations for adult development. Int J Intercult Relat 15(3):285−310, 1991

Roberts LW, Maldonado Y, Coverdale JH, et al: The critical need to diversify the clinical and academic workforce. Acad Psychiatry 38(4):394−397, 2014 24989990

White-Davis T, Stein E, Karasz A: The elephant in the room: Dialogues about race within cross-cultural supervisory relationships. Int J Psychiatry Med 51(4):347−356, 2016 27497455

36 지도감독 동맹의 손상

Ruptures in the Supervisory Alliance

C. Edward Watkins Jr., Ph.D.

관계 손상은 지도감독 관계 전체에 영향을 미칠 가능성이 있으며, 특히 지도감독에서의 작업동맹 면에서 문제가 될 수 있음이 지적되어 왔다. 작업동맹은 전통적으로 다음의 세 가지 기초 요소로 구성된다고 본다.

- 지도감독자–지도감독 대상자 간의 유대
- 지도감독 과정을 이끄는 공통된 목표
- 이 목표를 추구하느라 수행하게 된 공통된 과업

지도감독 경험을 이룰 수도, 파괴할 수도 있는 결정적인 매개체인 동맹을 Watkins(2014)는 '지도감독의 심장이자 영혼'이라고 표현한 바 있다. 관계 손상은 동맹을 저지하고 방해하며, 아예 산으로 가게 할 수도 있어서 지도감독 동맹에 중대한 위협이 된다(Watkins et al., 2015, 2016). 관계 손상이 복구되지 않으면 확연히 드러나지 않을지라도 지도감독 관계가 실패하는 주된 원인이 될 수 있다.

지도감독 상황에서 지도감독자와 지도감독 대상자 양측 모두 관계 손상을 유발할 수 있으나, 이 장에서는 지도감독자에 의한 손상에 주안점을 둘 것이다. 정의상 모든 지도감독 관계는 위계와 평가, 그리고 권력 불균형을 수반할 수밖에 없다. 지도감독자의 지위에는 권력과 함께 지도감독 대상자의 수행에 대해 (평가 등급 또는 평가 의견을 내는 등) 평가 책무가 수반된다. 지도감독 대상자 입장에서 지도감독자에 의한 관계 손상 또는 다른 관계에 문제가 발생해도 이를 지적하기 망설여지는 것도 이러한 권력의 작용으로 이해할 수 있다.

관계 손상은 매우 파괴적이므로 지도감독자는 다음을 늘 명심하는 것이 바람직하다. ① 지도감독 관계 손상과 관계 손상의 영향의 가능성이 실존한다. ② 지도감독자 자신이

(종종 의도치 않게) 그러한 손상을 유발할 수 있다. ③ 이를 복구하기 위한 조치의 실행이 최선의 선택이다. 지도감독의 관점이 어떤 것이든 관계 손상의 회복은 최우선 관심사가 되어야 한다(Watkins, 2016; Watkins & Scaturo, 2013 참조).

핵심 포인트

- 관계 손상은 건강한 지도감독자-지도감독 대상자 관계에 위협적이며 관계를 좀먹을 수 있다.
- 지도감독자에 의한 관계 손상에 대하여 지도감독 대상자의 반응은 직면 또는 철회로 나타날 수 있다.
- 지도감독 관계 내의 권력 격차 때문에 지도감독 대상자가 보이기 가장 쉬운 행동이 지도감독 대상자의 철회일 수 있다.
- 지도감독자는 관계 손상 사건에 대하여 직면과 철회 중 지도감독 대상자가 보이는 쪽에 따라 달리 반응하게 된다.
- 지도감독자는 관계 손상에 대한 논의를 개시하거나 아니면 지도감독 대상자가 논의를 개시할 수 있도록 하여 관계 손상 사건의 적극적 처리가 가능한 한 충분히 이루어질 수 있게 하는 것이 이상적이다.
- 관계 손상의 복구는 신속히 진행하여 지도감독 관계가 다시 잘 작동되게 하는 것이 이상적이다.
- 지도감독자의 겸손함이 관계 손상의 회복 가능성을 높이는 핵심 변수이다.

지도감독 동맹의 손상과 복구

Supervision Alliance Ruptures and Repair

손상

지도감독 관계 손상에 대해 현재 알려진 바의 상당 부분은 치료동맹 손상에 대한 문헌으로부터 유추된다. 지도감독 동맹 손상supervision alliance rupture이란 지도감독자와 지도감독 대상자 관계에 일종의 긴장이나 갈등이 발생하여 진행 중인 상호작용에 부정적인 영향을 미치는 것을 말한다. 손상은 곪을 수 있다(즉, 다루지 않고 방치되면 영향 면에서 더 악화된다). 손상은 지도감독 동맹을 깎아내고 삭게 한다. 지도감독에서의 갈등 및 부정적인 경험에 따르면 관계의 손상은 우리가 인정하고 싶은 정도보다 훨씬 더 흔한데, Elllis 등(2014)에 의하면 지도감독 대상자의 거의 100%가 불충분한 지도감독을, 50% 가까이가 해로운 지도감독을 겪어 본 적이 있다고 보고하였다.

손상을 초래할 수 있는 대인관계 요인은 지도감독자의 실수나 과오, 주의태만, 과도한 직무 간섭, 공감 실패, 다양한 문화에 대한 감수성 결여multicultural insensitivity 등으로 다양하다.

Bernard와 Goodyear(2019)는 손상의 4대 원인으로 ① 기대의 불일치와 의사소통 오류, ② 발달 과정상 정상적인 갈등, ③ 대인관계 역동의 문제, ④ 문화적 차이를 들었다. 지도감독자와 지도감독 대상자 사이의 기대의 불일치로 인한 역할 갈등이 관계 손상의 가장 흔한 원인일 수 있다(Friedlander, 2015).

지도감독자가 개인차 및 다양성과 관련하여 사려 깊지 못하거나 무례한 언급을 하는 경우, 지도감독 회기에 빈번히 지각하거나 회기를 취소하는 경우, (온콜 상태이거나 응급 상황이 아닌데도) 지도감독 회기 중에 사적으로 전화를 받거나 문자를 주고받는 경우 등의 특정 사례들은 손상을 유발하기 쉽다는 점이 쉽게 이해될 것이다. 때로는 선의에 의한 지도감독자의 행동이 현실에서는 관계 손상을 유발할 수도 있는데, 가능한 개입 방법을 신이 나서 가르치다가 지도감독 대상자가 도움을 받기도 전에 압도되어 버리거나 지도감독자는 독자적 사고와 판단의 여지를 남겨 주고자 하였는데 지도감독 대상자 입장에서는 불안정하고 수용받지 못한다고 느끼는 경우가 그렇다.

지도감독자에 의한 관계 손상에 대한 지도감독 대상자의 반응은 직면confrontation 또는 철회withdrawal 중 하나인 경우가 많다. 손상 직면은 지도감독 대상자가 지도감독의 어떤 측면에 대하여 직접적으로 불만을 표시하는 경우이다. 예를 들어, "이 지도 시간은 저한테 정말 중요하고 선생님께 큰 도움을 받고 있습니다. 그렇기 때문에 지도감독 시간에 선생님이 사적인 전화나 문자를 하시면 유용한 피드백을 놓쳐서 손해를 보는 것 같습니다"와 같은 방식이다. 직면은 정의상 직접적이기 때문에 지도감독자들이 지도감독 대상자의 참여하에 손상 사건을 복구하여 이상적인 복구와 해결에 도달할 수 있는 기회를 주지만, 앞에서와 같이 지도감독 관계에서의 권력차로 인하여 지도감독 대상자에게는 직면이라는 방법을 선택하는 것이 훨씬 더 어려울 수 있다. 손상 철회는 지도감독 대상자가 모종의 방법으로 지도감독으로부터 이탈하거나 물러서는 경우이다. 예를 들어, 지도감독 대상자가 질문을 점점 안 하게 된다거나, 반응을 덜 하게 된다거나, 전반적으로 관심이 없어지는 경우를 들 수 있다. 손상 철회는 즉시 드러나지 않아서 식별이 더 어려울 수 있으며, 시간이 지난 뒤에서야 발견될 수도 있다.

복구

손상의 복구rupture repair는 지도감독 관계 손상을 일으킨 갈등을 인지하고 다루고 해결하기 위한 노력을 말한다. 그러한 노력을 통하여 지도감독 관계가 다시 잘 작동하도록 회복시키고자 한다. 손상된 관계의 복구 가능성을 결정적으로 높이는 두 가지 핵심 행동 단계는 다음과 같다(Watkins et al., 2015, 2016).

1) 지도감독자가 기꺼이 관계 손상에 대한 논의를 개시하거나 아니면 지도감독 대상자가 논의를 개시할 수 있도록 함
2) 관계 손상 사건의 적극적 처리가 가능한 한 충분히 이루어질 수 있게 함

손상된 관계의 복구는 위기에 처한 지도감독 관계를 실패로부터 구할 수 있는지 성패를 결정짓는 핵심 요인 또는 핵심 요인들 중 하나일 수 있다.

이럴 땐 이렇게

○ 지도감독 관계 손상이 일어났는지의 여부 자체도 잘 모르겠다

손상 철회는 즉각적으로 드러나지 않는 게 보통이기 때문에 상호작용 중에 보이는 부분보다 보이지 않는 부분에서 의미를 읽어 낼 수 있어야 하는 어려운 과제가 주어진다. 손상 철회에 대해 지도감독자는 다음과 같이 반응할 수 있다.

1) 자기성찰에 기꺼이 참여하며, 자신의 지도감독 활동을 검토하는 데 개방적일 것
2) 지도감독 중 상호작용의 변화와 잠정적인 갈등의 징후를 민감하게 알아차릴 것 (예: 지도감독 대상자의 반응이 줄어듦)
3) 관계 손상의 가능성을 고려하고, 관계 손상일 수 있는 사건을 식별하며, 바람직한 대응을 숙고할 것
4) 지도감독 중에 함께 고민하기 위해 관계 손상의 가능성 혹은 무언가 문제가 있음을 꺼낼 것
5) 만일 손상 사건이 있었다면 지도감독 대상자와 함께 처리하고 논의할 것
6) 지도감독 대상자가 만족하고 지도감독 동맹이 회복되어 건재할 수 있도록 하는 손상 해소를 추구할 것

철회형 손상을 발견하고 복구하려고 할 때 다음의 약자가 유용할 수 있다.
O/D-WID-R and R: Observe/Detect-Wonder, Inquire, Discuss-Repair and Resolve

지도감독자는 '우리 관계에서 무엇이 (안) 일어나는 것으로 보이는가'를 스스로에게 묻고(Observe/Detect), 관찰 또는 발견된 변화의 원인이 무엇일지를 스스로에게 묻고(Wonder), 지도감독 대상자에게서 발견된 것이 손상 철회일 수 있는지 물어보고(Inquire), 발견된 변화에 대한 논의에 지도감독 대상자를 참여시킨다. 이렇게 함으로써 복구와 해결의 가능성을 높일 수 있다. 요약하면 지도감독자는 철회 행동의 가능성을 놓치지 않도록 민감한 시선을 유지하고, 지도감독 관계를 세심히 살펴보며, 지도감독 과정에 대한 지도감독 대상자의 시각을 주기적으로 물어보아야 한다.

○ 지도감독 대상자가 나에게 맞서는 데 방어적으로 반응하지 않기가 쉽지 않다

손상 직면에 대해 효과적으로 대응하는 것을 가장 어렵게 만드는 점은 지도감독 중에 개방적이고 비방어적인 입장을 견지하는 것이다. 손상 직면에 대한 지도감독자의 반응은 다음과 같다.

1) 자기성찰에 기꺼이 참여하며, 자신의 지도감독 활동을 검토하는 데 개방적일 것
2) 지도감독 대상자가 제기하는 상호작용의 변화와 갈등의 징후를 민감하게 알아차릴 것 (예: 지도감독 대상자의 불만족 표시에 대한 경청)

3) (지도감독 대상자의 표현에 근거하여) 관계 손상이 일어난 상황을 직시하고, 발생한 관계 손상 사건 및 관련 사건을 이해하며, 바람직한 대응을 숙고할 것
4) 손상 사건에 대한 인정과 함께, 이에 대해 기꺼이 함께 다루고자 하는 의향을 명시적으로 표현할 것
5) 손상 사건을 지도감독 대상자와 함께 처리하고 논의할 것
6) 지도감독 대상자가 만족하고 지도감독 동맹이 회복되어 건재할 수 있도록 하는 손상 해소를 추구할 것

직면형 손상을 발견하고 복구하려고 할 때 다음의 약자가 유용할 수 있다.
L-ID-R and R: Listen-Inquire/Discuss-Repair and Resolve

지도감독자는 지도감독 대상자의 우려를 명확히 그리고 완전히 경청하고자 노력하고(Listen), 이 우려에 대한 논의에 지도감독 대상자가 참여하도록 요청하여(Inquire/Discuss), 복구와 해결 가능성을 높일 수 있다(Repair and Resolve). 요약하면 지도감독자는 지도감독에 임함에 있어 다음과 같은 태도(Watkins et al., 2018)를 평생 고수하여야 한다.

1) 지도감독자 자신도 완벽하지 않으며 계속 배워야 한다는 태도
2) 이에 따라 지도감독도 평생을 배워 나가는 노력으로 대하기
3) 지도감독 대상자를 지도감독 경험에 대한 피드백해 줄 수 있는 귀중한 원천으로 대하기
4) 지도감독 대상자의 피드백은 따라서 지도감독자의 평생학습을 크게 촉진하므로 바람직하다는 태도

○ 겸손한 자세를 유지하기가 힘들다

철회성 또는 직면성 손상에 대처하는 지도감독자가 어려움에 처했다고 느끼고, 어찌할 바를 모르겠거나 조심스럽고 방어적으로 대응하게 되는 것도 이상하지 않다. 겸손함을 유지하는 것도 물론 매우 어려울 수 있다. 하지만 적절한 관점을 유지하고 난관을 대하면서도 겸손한 자세를 유지하는 것은 지도감독이 제대로 이루어지게 하는 데 있어서 적지 않게 중요하다. 그리고 논란의 소지는 있지만 겸손은 임상 지도감독의 토대가 되는 덕목으로서 손상 복구를 위한 어떤 종류의 노력에도 꼭 필요한 전제조건으로 본다(Watkins et al., 2018). 지도감독자의 겸손의 네 가지 기본요소는 개방성, 방향 전환, 정확한 자기평가, 그리고 자신의 불완전성에 대한 인정이다. 지도감독 대상자의 직면 또는 철회 행동에 대한 지도감독자의 이상적인 반응은 겸손한 입장에서 지도감독 관계를 특별하게 취급하고 우선순위에 둠으로써 온전히 지키고자 노력하는 것이다(Hook et al., 2016; Watkins & Hook, 2016; Watkins et al., 2018). 연구에 따르면, 현명한 지도감독자일수록 겸손을 우선시하면서 지도감독 대상자의 피드백을 수용하고 원하며, 그들의 피드백을 활용하여 자신과 지도감독 관계를 더 발전시킨다(Nelson et al., 2008). 손상을 복구하고 관계를 회복할 수 있는 조치로서 겸손에 기반한 사과가 있는데(Watkins et al., 2015), 열 가지에 이르는 요소(잘못에 대한 명명, 책임지기 등)를 포함하며 소수의 구성요소로 간략하게, 혹은 많은 구성요소를 포함하여 완전하게 사과할 수 있다(Watkins et al., 2015 참조).[1] 지도감독자가 사과할 때는 사과해야 할 잘못의 심각도에 상응하는 수준이 바람직하다.

---

1 역주: 1) 잘못에 대한 사과 발언(예: "미안합니다." "사과하겠습니다.")
2) 잘못에 대한 명명(예: "내가 한 것은 …한 행동이었고…")

○ **손상을 복구하고자 노력해도 지도감독 대상자가 응하지 않는다**

손상 복구 노력이 유효하기 위해서는 이러한 노력이 초청의 속성을 가질 때, 즉 지도감독 대상자가 자유롭고 안전하게—면책특권과 면죄특권을 가지고—손상 사건과 가능한 복구 방안에 대한 논의에 참여하도록 초대받았다고 느낄 수 있어야 한다. 하지만 손상 복구 노력이 작동하지 않는 경우도 생긴다. 이 경우에는 결정적인 문제가 바뀌게 된다. 왜 지도감독 대상자가 지도감독자의 관계 복구 시도에 전혀 반응하지 않는가? 이런 상황에서는 어떻게 할 수 있는가? 예를 들어, 성격이 서로 심하게 맞지 않는 상황에서 발생한 손상 사건이 관계 사이의 긴장을 더 악화시켜서 현실적인 복구 자체의 가능성이 낮은 경우도 있다. 혹은 지도감독자의 위해 행동(지도감독 대상자에 대한 성적 접근, 언어폭력 등; Ellis, 2017; Ellis et al., 2014)이 관계 복구가 가능한 수준을 아득히 넘어 버렸을 수도 있다. 이러한 상황에서는 지도감독 대상자와 그 환자를 보호하고, 안전 대책을 강구해야 하며, 지도감독 대상자를 다른 지도감독자에게 보내는 것이 그나마 가망 있는, 혹은 반드시 필요한 조치일 수 있다.

지도감독자 스스로를 위한 질문

- 지도감독 대상자 쪽에서 내 행동이 지도감독 관계를 손상하였다고 받아들이고, 이에 대하여 나에게 직면하였을 때 나는 어떻게 반응하겠는가?
- 내 지도감독 대상자의 직면에 대해 적절히 반응하기 위해 나 스스로 준비해야 할 것은 무엇인가?
- 내 지도감독 대상자가 지도감독 관계에서 철회하는 것처럼 느껴지고, 이것이 관계 손상 사건 때문일 가능성이 있으면 지도감독자로서 나는 어떻게 반응하는 것이 좋겠는가?
- 관계 손상으로 인한 지도감독 대상자의 철회가 일어났을 가능성이 있을 경우에 나 스스로 준비해야 할 것은 무엇인가?
- 내 지도감독 대상자가 손상을 유발하는 행동을 할 때, 이에 대한 복구 조치를 개시하고 진행하는 데 있어서 나에게는 어떤 책임이 있는가?

---

3) 책임지기(예: "이 일은 내 책임입니다.")
4) 잘못에 대해 설명하되 해명하지 않기
5) 감정 전달(예: 부끄러움, 후회)
6) 피해자의 감정 및 피해사항에 대해 언급
7) 잘못했음을 인정함
8) 주의를 약속(예: "앞으로는 그러지 않도록 하겠습니다.")
9) 보상 제공(예: 피해자의 손실을 메꿀 실질적인 것)
10) 사과를 받아 줄 것을 청함

추가 자료

Kirchhoff J, Wagner U, Strack M: Apologies: Words of magic?—The role of verbal components, anger reduction, and offence severity. Peace and Conflict Journal of Peace Psychology 18(2):109–130, 2012

Watkins CE Jr, Reyna SH, Ramos MJ, et al: The ruptured supervisory alliance and its repair: On supervisor apology as a reparative intervention. The Clinical Supervisor 34(1):98–104, 2015

Watkins CE Jr, Hook JN, Ramaeker J, et al: Repairing the ruptured supervisory alliance: Humility as a foundational virtue in clinical supervision. The Clinical Supervisor 35(1):22–41, 2016

참고문헌

Bernard JM, Goodyear RK: Fundamentals of clinical supervision, 6th Edition. Upper Saddle River, NJ, Pearson, 2019

Ellis MV: Narratives of harmful supervision: Synthesis and recommendations. The Clinical Supervisor 36(1):20–87, 2017

Ellis MV, Berger L, Hanus AE, et al: Inadequate and harmful clinical supervision: Testing a revised framework and assessing occurrence. The Counseling Psychologist 42:434–472, 2014

Friedlander ML: Use of relational strategies to repair alliance ruptures: How responsive supervisors train responsive psychotherapists. Psychotherapy (Chic) 52(2):174–179, 2015 25111380

Hook JN, Watkins CE Jr, Davis DE, et al: Cultural humility in psychotherapy supervision. Am J Psychother 70(2):149–166, 2016 27329404

Nelson ML, Barnes KL, Evans AL, et al: Working with conflict in clinical supervision: Wise supervisors' perspectives. Journal of Counseling Psychology 55(2):172–184, 2008

Watkins CE Jr: The supervisory alliance: A half century of theory, practice, and research in critical perspective. Am J Psychother 68(1):19–55, 2014 24818456

Watkins CE Jr: A unifying vision of psychotherapy supervision: Part II. Pan-theoretical markers and modules for supervision practice and supervisor education. Journal of Unified Psychotherapy and Clinical Science 4(1):36–47, 2016

Watkins CE Jr, Hook JN: On a culturally humble psychoanalytic supervision perspective: Creating the cultural third. Psychoanal Psychol 33:487–517, 2016

Watkins CE Jr, Scaturo DJ: Toward an integrative, learning-based model of psychotherapy supervision: Supervisory alliance, educational interventions, and supervisee learning/relearning. J Psychother Integration 23:75–95, 2013

Watkins CE Jr, Reyna SH, Ramos MJ, et al: The ruptured supervisory alliance and its repair: On supervisor apology as a reparative intervention. The Clinical Supervisor 34(1):98–104, 2015

Watkins CE Jr, Hook JN, Ramaeker J, et al: Repairing the ruptured supervisory alliance: Humility as a foundational virtue in clinical supervision. The Clinical Supervisor 35(1):22–41, 2016
Watkins CE Jr, Hook JN, Mosher D, et al: Humility in clinical supervision: Fundamental, foundational, and transformational. The Clinical Supervisor August 2, 2018 [Epub ahead of print]

37 역전이에 대한 지도감독

The Supervision of Countertransference

Carlos C. Greaves, M.D.

전이 및 역전이 개념은 보다 공식적 의미에서는 정신치료에 대한 역동정신의학적 접근의 함의를 지닌다. 그러나 임상가의 치료 접근 방식과 무관하게 이 두 가지 현상의 어떤 측면은 두 명의 인간이 모여 공부하고, 치료하고, 심리적 현실과 그 문제를 이해하고자 하는 모든 상황에서 존재한다.

전이는 이전의 조건화conditioning를 기반으로 환자가 현실 치료자를 왜곡하는 의식적 · 무의식적 투사, 전치displacement 및 귀인ascription을 말한다. 역전이는 치료자가 환자에 대하여 정확히 이해 혹은 왜곡하거나, 그들이 표현하는 심리를 회피 혹은 과하게 강조하는 의식적 · 무의식적 응답, 반응, 추정 및 의도를 말한다. 역전이의 또 다른 측면으로서 모든 종류의 특정 임상 해석에 대한 채색 및 강조가 있는데, 이는 치료자의 인생 경험, 조건화, 세계관, 가치관, 인생철학에서 기인한다.

주관성에 대한 과학은 어불성설로 느껴질 수 있다. 주관성을 객관화하려는 노력 자체가 주관성을 손상시킨다고도 할 수 있다. 그러나 효과적인 역동정신치료를 위하여 주관성의 이해, 명료화 및 함의 파악은 효과적 역동정신치료를 위해 매우 의미가 있고, 어쩌면 꼭 필요할 수도 있다(Hayes & Gelso, 2001).

환자와 치료자의 내면 세계가 일정 부분 엮일 수밖에 없다는 점을 감안하면 상호 주관영역이 발생하는 것은 피할 수 없다. 이 상호 주관 영역의 인식과 이해는 과도한 영향력 행사, 온정주의paternalism, 의존성 혹은 상호 의존성, 색정적erotic 에너지의 발생, 가치관 및 윤리관의 강요 등을 방지하기 위하여 반드시 필요하다. 전이와 역전이는 이를 통하여 상호 주관성이 발생하는 통로이다. 지도감독을 받는 치료자는 심리적 문제에 대한 권위를 가진 권력과 영향력 있는 위치에 있으며, 환자는 이에 기꺼이 순응하고 모든 입장에 대해 수용적이 될 수 있다. 이들 입장이 인생에 대한 바람직한 접근으로서 강조하여 제시될 경우에는 특히 더 그러하다. 이 상황이 권력을 원하거나 자만심hubris의 영향하에 있는 지도감독 대상자-치료자와 결합되면 환자와 치료자 양측에게 실로 위험한 상황이 펼쳐질 수 있다. 지도감독 대상자-치료자의 특수한 성격 요소에 반드시 주의를 기울여야 하며, 철저하게 탐색할 필요가 있다(Betan et al., 2005).

역전이에 대한 개인 지도감독에서 환자-치료자 관계에 대한 일종의 평행 과정이 일어나는데, 이는 지도감독 대상자-지도감독자 간에도 지도감독의 진행에 따라 상호 주관 영역이 발생하기 때문이다. 따라서 양측 모두 이 현상에 대해 인식하여 객관화하고, 이해하며, 실제 지도감독 대상자와 환자 사이에 일어나는 상황의 모형이 될 수 있도록 하는 것이 좋다. 이것이 성공하기 위해서는 양쪽 모두의 내면 세계, 특히 지도감독 대상자의 내면 세계의 일부 측면에 대한 접근이 필요하다.

핵심 포인트

- 모든 사례의 구성과 구조화는 평가자-치료자 고유의 심리 세계에 의존적이다.
- 지도감독자는 다양한 전략을 통하여 지도감독 대상자가 자각을 발달시키고, 자신의 주관성을 명확히 하도록 도울 수 있다.
- 권력 격차가 존재하는 방식으로 정의되는 관계로서의 치료자-환자 관계 및 지도감독자-지도감독 대상자 관계에서 발생하는 몇 가지 사안이 있다.

역전이를 탐색하기 위한 전략 Strategies to Explore Countertransference

지도감독자가 알아야 할 점으로서 역전이 탐색이라는 지도감독의 요소는 대부분의 다른 부분보다 높은 수준의 전념을 필요로 하고, 역전이 탐색에는 보다 많은 양의 정서적 투자, 지도감독 대상자 고유의 수요에 대한 집중, 지도감독 대상자의 취약함을 배려한 요령과 따뜻함, 그리고 개인 심리 관련 내용에 대한 개방적 태도가 요구된다.

지도감독자를 본받는 방식이 다른 방식보다 지도감독 대상자에게 깊은 영향을 줄 수 있다. 지도감독자가 역전이와 관련한 자신의 개념체계를 개방성과 신뢰에 중점을 두어 설명함으로써 지도감독에서 무엇이 진행될지에 대한 지도감독 대상자의 이해를 높일 수 있다. 또한 회기 중에 드러난 내용에 대한 비밀은 보장될 것이며, 이 내용이 본인의 평가에 아무 영향을 미치지 않으리라고 지도감독 대상자를 안심시켜야 한다. 같은 방식으로 지도감독자의 사적 세계가 드러난다면 이 역시 비밀보장의 대상이 됨을 지도감독 대상자도 동의할 것이다.

다음의 전략들이 역전이 지도감독을 향상시킬 수 있다.

생활사의 공유

시작부터 지도감독 대상자와 지도감독자 각자의 생활사의 일부를 공유함으로써 지도감독 경험을 가장 잘 성취할 수 있다. 신뢰와 상호성에 의해 유대가 형성될 것이며, 이 유대가 둘 사이의 상호 주관적 연결의 첫 단계이다.

환자가 지도감독 대상자에게 끼치는 주관적 영향을 파악하기 위한 질문

사례를 발표할 때 일련의 질문을 던짐으로써 지도감독에서 지도감독 대상자의 내면을 강조하는 데 활용할 수 있다. 다음이 그 예시이다. "이분에 대한 첫인상이 어땠나요?" "그 인상에 대해서는 어떻게 이해하고 있나요?" "이전까지 본인의 대인 경험과 관계가 있나요? 어떤 면에서 그렇죠?" "이 환자를 더 잘 알게 된 지금 시점에 환자에 대한 인상은 어떻게 변했나요? 이 변화는 어떻게 설명할 수 있을까요?" "이 환자를 만나는 게 기대되나요, 아니면 그렇지 않나요? 왜 그런가요?" "환자한테 무심해지나요?" "겁이 나나요?" "이 환자가 자신의 과거 또는 현재의 누군가를 떠올리게 하나요?" "현재 느끼거나 혹은 과거에 느꼈던 그 누군가에 대한 감정은 어떤 것인가요?"(Linn-Walton & Pardasani, 2014)

역전이 지도감독의 열쇠는 환자가 지도감독 대상자에 일으키는 주관적 영향, 그 영향의 가능성 있는 이유, 그리고 이 이유가 과거 경험, 개인적 만남, 인간관계의 어려움, 개성 혹은 성격의 조합, 선호사항, 가족 신화, 가치관, 종교적 신념, 정치적 입장, 세계관 등과 연결되어 있는 방식에 지속적으로 초점을 맞추는 데 있다.

주관성과 사례개념화의 연결

지도감독 대상자 자신의 (환자에게 투사한) 주관성이 환자의 감정이나 행동에 대한 해석만이 아니라, 지도감독 대상자의 사례에 대한 개념화, 구조화, 그리고 치료에 대한 접근과도 연결되어 있다는 것을 볼 수 있게 도와주는 명료화도 크게 도움이 된다. 강조되고 있는 것은 무엇인가? 회피하고 있는 것은 무엇인가? 어떤 기법(들)을 사용하고 있고, 왜 그러한가? 어떤 내용에 의미를 두거나 두지 않는가, 그리고 그 이유는 무엇인가?

환자에 대한 의도를 명확히 하도록 돕기

지도감독 대상자가 자신의 주관성을 환자의 감정이나 행동, 사례개념화, 구조화, 그리고 치료에 대한 접근과 연결 짓게 도와주기 위하여 다음과 같은 질문을 할 수 있다. "환자가 잘

되기를 바라나요? 왜 그렇지요?" "환자의 예후에 대한 전망을 하고 있나요?" "어떤 잠재력이 있다고 볼 수 있을까요?" "어떤 부분이 현실적으로 가능할까요?" "환자에 대해 바라는 것과 스스로에 대해 바라는 것 사이에 혹시 연관이 있지는 않을까요?" "스스로의 삶에서 피하고 있는 무언가를 환자에게서도 피하고 있는 게 있을까요?" "환자가 치료자 인생의 친밀한 관계를 대체하고 있지는 않나요?" "치료자가 자기 인생에서 채우지 못한 것들을 환자가 채우도록 부추기고 있는 점이 있을까요?"

지도감독 대상자의 자기인식을 증진시키기 위한 다른 방법을 고려하기

개인 정신치료를 받는 것 외에도 지도감독 대상자에게 일기 쓰기, 개인 지도감독, 집단 지도감독, 동료에의 자문, 명상 및 마음챙김 훈련 등을 권할 수 있다. 자기인식의 증진을 위해서 예술 경험, 문학(픽션과 논픽션 모두), 다른 문화권으로의 여행, 자연과의 만남, 그리고 심리학, 사회학, 철학, 인류학 분야의 적절한 독서도 도움이 된다.

또 지도감독 대상자가 터놓고 타인(동료, 스승, 친구, 지인)의 피드백을 구할 수 있도록 독려하는 것도 좋다. 이러한 피드백을 통해 효과적이고 치우치지 않으며 자유로움을 주는 정신치료를 시행하는 데 필요한 자기파악 및 자기이해를 점차 넓혀 갈 수 있다.

지도감독 경계에 유의하기

역전이 지도감독은 정신치료의 경계선에 맞닿아 있다. 이 점에 대해 명심하고 지도와 치료 사이의 경계를 명확히 정해 유지하는 것은 지도감독자의 역할이다. 둘 사이에는 중요한 차이점이 존재한다. 환자가 정신치료를 함에 있어 환자의 주관성, 행동, 대인역동의 속성에 대한 통찰의 목적은 환자가 성장하고 또 더 잘 적응할 수 있도록 하는 것이다. 한편 지도감독에서 통찰의 목적은 전문가로서 발전하게 하는 것이며, 이 통찰의 대상은 지도감독 대상자와 환자 사이의 접점이다. 여기서 지도감독 대상자 개인의 성장이 반가운 부수 효과일 수는 있겠으나 지도감독의 직접적인 목적이 될 수는 없다. 혹시 지도감독 대상자가 내면의 심리적 갈등으로 인하여 감정적 통찰emotional insight을 얻는 데 어려움을 겪는다면 개인 정신치료를 받도록 권유하는 것이 좋다. 이상적으로는 정신치료 분야의 모든 지도감독 대상자에게 개인 정신치료를 추천할 만하다.

집단 지도감독 전략 Group Supervision Strategies

집단 지도감독의 활용도 지도감독 대상자가 자신의 역전이에 대한 이해를 통해 자기인식을 발달시키는 또 하나의 방법이 될 수 있다. 정신치료 수련을 집단 상황에서 진행하는 것은 개인 지도감독을 대체한다기보다는 보완한다는 측면에서 유리한 점들이 있다. 지도감독 대상자는 자신만의 독특한 방식으로 주어진 증례의 병력에 대해 지적으로 그리고 감정적으로 반응하게 되는데, 이러한 반응을 집단 속에서 공유하는 것이 권장된다. 이렇게 하여 직접 체험의 방식으로 어떤 사례의 진실이 개인의 의식에 의하여 어떻게 변형되는지 알아차리고, 비교하고 또 분석할 수 있다. 그러한 깨달음의 결과는 자신의 이론과 환자에 대한 접근에 대한 어느 정도의 겸허함, 그리고 기꺼이 자신의 치료를 수정하고, 유연하게 유지하고, 주기적으로 업데이트하며 동료와 전문 문헌의 도움을 얻고자 하는 자세도 얻을 수 있다.

역전이에 대한 집단 지도감독의 대상으로는 수련 마지막 연차의 전공의가 이상적이다. 이 시기쯤에는 아마 서로와 지속적으로 접해 오고, 집단지도를 받으며 임상 경험도 많이 쌓고, 팀 발표도 함께하고, 서로 편하게 어울릴 기회도 있었을 것이다. 또한 아무래도 좀 더 성숙하고, 주관적 자각의 가치에 대해 잘 이해하고 있을 것이다. 따라서 서로에 대한 상당한 신뢰가 쌓이고, 서로의 내면을 어느 정도 공유할 수 있는 관계를 바탕으로 역전이 집단 지도감독을 성공적으로 경험할 수 있다.

집단 지도감독의 내용에 대한 비밀이 지켜져야 하며, 지도감독자-진행자는 수련 과정 내에서 평가자 역할을 하지 않는 것이 낫고, 이왕이면 사전에 집단 구성원들과 어느 정도 친숙하면 좋다. 그래서 직속 교수요원보다는 그 집단을 대상으로 한두 가지 과목 또는 다른 집단활동을 지도한 적이 있는 외래교수가 역전이 지도감독에서 더 신뢰받을 가능성이 있다. 지도감독자-진행자는 경험 많은 임상가여야 한다.

집단 지도감독 회기 중 한 지도감독 대상자가 사례를 발표하거나, 면담 영상을 재생하거나, 대면 면담을 시행하고, 나머지 인원은 이를 참관한다. 집단 지도감독을 위해서는 어렵거나, 부담스럽거나, 복잡한 증례가 이상적이다. 이후 진행자가 집단 내의 다양한 반응, 그리고 그러한 반응에 대한 주관적 이유에 대해 토론을 유도한다. 지도감독자가 먼저 자신의 반응을 보여 주고 이러한 반응에 대한 내면의 이유를 논의하는 시범을 보인 뒤, 지도감독 대상자들이 같은 방법으로 하도록 격려하는 것도 좋다. 이 장의 부록에 집단 역전이 지도감독의 한 예를 제시하였다.

이럴 땐 이렇게

○ **지도감독 대상자에게 심리적 마음자세psychological mindedness가 없고, 대인관계 사안이나 역동에 대한 심층적 탐색에 참여하고자 하지 않는다**

정신역동 기법을 중시하든, 덜 역동적인 기법을 중시하든 지도감독 대상자가 정신치료 분야에서 일하는 것이 적절한지 고민해 보아야 할 수도 있는 중대한 문제이다. 치료를 직업으로 삼고자 한다면 어떤 특성을 가진 것이라도 두 인간 사이의 관계에서 발생하는 대인관계 역동에 대해 이해할 필요성이 있는 이유를 설득력 있게 알려 주어야 한다. 그래도 저항이 지속된다면 다른 진로를 권한다.

○ **지도감독 대상자가 특정 환자에 대해 정서적인 난관을 겪는다**

조심스러운 질문을 통해 어려움이 어떤 것인지 탐색하도록 도와준다. 더 깊은 이해를 통해 문제를 해결할 수 있는 방안을 함께 찾도록 한다. 만일 반복적인 접근으로도 해결이 되지 않고 문제가 고착된 것으로 보인다면 그 환자의 정신치료로부터 사임하도록 권한다. 그리고 해당될 경우에 개인 정신치료를 받도록 강력하게 권고한다.

○ **지도감독 대상자가 지도감독 회기에 무단결석을 하거나, 무심하고 경직되어 있거나, 제안이나 비판을 받아들이지 않거나, 방어적이거나, 무례하고 불손하다**

지도감독 내에서 이에 대해 조심스럽게 초점을 맞추고 지도감독 대상자가 문제를 극복할 수 있도록 돕는다. 이러한 문제들을 방치하면 지도감독은 아무리 잘해도 피상적이고 무의미한 활동이 될 뿐이다. 최악의 경우에는 지도감독 대상자가 행하는 치료가 환자들한테 위험할 가능성도 있다. 이러한 행동이나 저항을 평행 과정의 관점에서 바라보고, 진료실에서도 같은 일이 일어날 수 있다고 추정하는 것이 현명할 것이다.

○ **지도감독 관계 자체가 난관을 겪는다**

권력의 지위에 있는 지도감독자 쪽에서 세심하고 온화하게 어려움에 대한 본인의 관점을 제시하며, 지도감독 대상자도 그렇게 하도록 수용적 자세로 격려한다. 이 상황이 갈등 해결, 개방성, 관대함, 수용, 판단으로부터의 자유를 본보일 수 있는 기회임도 명심한다. 한편으로 충분한 논의와 분석을 거친 뒤에도 상황이 지속된다면 지도감독 대상자에게 다른 지도감독자를 추천해야 한다. 이 경우에도 둘 사이에 있었던 일에 대한 비밀은 확실하게 보장하도록 한다.

○ **지도감독 관계 내에 연애 감정이 발생하였다**

일방이든, 쌍방이든 이러한 상황은 두 쪽 다 혹은 한쪽이라도 적절한 경계와 규율, 방어로서의 승화, 유예, 연애 가능성의 단념을 발휘하지 않는다면 직접적으로 파괴적이거나 그렇지 않더라도 아주 큰 문제가 된다. 전문가로서의 규율이 지침이 되어야 한다. 실제로 연애 관계가 발생하면 공적으로 알려질 것이고, 그 결과는 지도감독자에게도 지도감독 대상자에게도 심각한 결과가 나타날 것이다. 평판이 위험에 처하고, 신뢰가 잠식되며, 부서가 비판의 대상이 되고, 직위도 위협받을 수 있다. 지도감독 관계와 의사-환자 관계의 유사성을 때문에 '성관계는 치료의 일부분이 될 수 없다'는 원칙에도 의문이 제기될 수 있다. 특히 지도감독 대상자가 평판에 받는 타격은 장기간 영향을 남길 수 있다. 둘 사이의 관계가 권력으로부터 자유로워졌는지 판단이라도 해 볼 수 있으려면 지도감독 관계의 종결 혹은 수련 종료 후 2년은 기다리는 것이 바람직하다.

지도감독자 스스로를 위한 질문

- 내 지도감독 대상자가 마음에 드는가? 이러한 내 감정의 이유는 무엇일까?
- 내 지도감독 대상자를 보면 떠오르는 수련 동기, 친구, 가족이 있는가?
- 내 지도감독 대상자에 대해 경쟁심이 드는가? 위협을 느끼는가? 통제하려고 드는가? 매력을 느끼는가? 꺼려지는가? 혹은 관심이 없는가?
- 내 지도감독 대상자가 나처럼 되기를 혹은 나처럼 생각하기를 혹은 나처럼 치료하기를 원하는가?
- 내 지도감독 대상자가 갖고 있는 독특한 장점, 기질, 지식을 어떻게 키우면 유능하고 따뜻하며 윤리적인 치료자로서 성장하게 할 수 있을 것인가?
- 내 지도감독 대상자가 이 일을 하면서 접할 다양한 인간사에 대하여 열린 마음을 가지고 성장하는 데 도움이 되려면 정신의학적으로 어떤 문헌이나 경험을 권할 수 있을까?

추가 자료

Alexandris A, Vaslamatis G: Countertransference: Theory, technique, teaching. New York, Routledge, 2018

Gelso CJ, Hayes JA: Countertransference and the therapist's inner experience: Perils and possibilities. Mahwah, NJ, Lawrence Erlbaum, 2007

참고문헌

Betan E, Heim AK, Zittel Conklin C, et al: Countertransference phenomena and personality pathology in clinical practice: An empirical investigation. Am J Psychiatry 162(5):890–898, 2005 15863790

Hayes JA, Gelso CJ: Clinical implications of research on countertransference: Science informing practice. J Clin Psychol 57(8):1041–1051, 2001 11449387

Linn-Walton R, Pardasani M: Dislikable clients on countertransference: A clinician's perspective. Clin Supervisor 33(1):100–121, 2014 25798024

부록: 집단 지도감독 모형
A Group Countertransference Supervision Model

이 모형은 저자가 정신건강의학과 수련 과정에서 4년차 전공의들을 대상으로 수년간 성공적으로 활용해 온 역전이 중심의 집단 지도감독의 한 예이다.

이 과정은 전공의뿐만 아니라 지도감독자에게도 인상 깊은 경험이다. 각 회기는 이전 회기를 기반으로 개방성, 신뢰 및 감정의 흐름이 더 깊어지므로 경험의 강도는 기간에 비례하여 커진다.

목표 Goals

이 모형의 전체 목표는 전공의들의 주관적 및 상호 주관적 자각을 강도 높게 훈련하는 데 있다. 이 세미나는 객관적 기능을 수행하는 중에도 주관적 현상에 대해 동시에 자각하는 것을 추구한다. 효과적인 정신치료를 위하여 이 두 가지의 상대되는 의식적인 태도를 더 큰 틀에서 통합할, 즉 '내 환자의 말과 행동에 전적으로 집중하고 있는 중에도 치료자 자신에게 일어나고 있는 현상을 더 잘 알아차릴' 필요가 있다.

준비 Preparation

주 1회, 회당 1시간 30분의 세미나로 진행한다. 회기의 횟수는 참여 인원 수의 두 배가 필요하다. 지도자의 휴가 및 예정된 부재까지 감안하여 일정 및 배정 역할을 작성하여 배부한다. 훈련은 2단계로 이루어지며, 모든 참여자가 각 단계 내의 네 가지 역할을 한 번씩 돌아가면서 경험하는 것이 이상적이다. 충실한 출석이 핵심이고, 매주 일정에 빠지지 않도록 요구해야 한다.

시작 전에 비밀보장에 대한 합의가 반드시 필요하다. 세미나 시작 전에 준비 회기를 가지면 과정을 명확하게 하고, 역할을 설명하며, 참여자들에게 신뢰, 개방성, 그리고 서로에 대한 진솔한 피드백을 독려하는 데 도움이 된다.

역할 Roles

진행자가 각 회기마다 4명의 구성원이 네 가지의 역할을 맡도록 지정하며, 매주 역할을 순환하여 교대한다.

발표자Presenter: 자신의 (현재 또는 과거의) 임상 증례를 발표한다. 어렵거나, 부담스럽거나, 복잡한 증례여야 한다.

관찰자Observer: 회기 동안에 강의실에서 발생하는 모든 일을 순수하게 객관적이고, 현상학적인 방식으로 개인의 견해나 반응 없이 필기한다.

기록자Recorder: 회기 동안에 자유연상free association의 방법으로 자신에게 떠오르는 생각, 인상, 감정 등을 필기한다. 기록자가 다음주의 낭독자(다음 참조)가 되므로 기록자는 반드시 그 다음주에 출석할 수 있어야 한다.

낭독자Reader: 그 전주의 기록자였던 그 주의 낭독자는 집단에게 자신이 직전 회기에서 필기한 내용을 천천히 낭독하여 집단 내의 반응을 좀 더 철저히 경험할 수 있도록 한다. 작성한 내용은 편집하지 않는다.

기록자 및 낭독자는 주관적 기능을 담당하게 되며, 객관적 기능을 담당하는 관찰자와 대비된다.

1단계 준비 Preperation

1단계를 통해 집단은 2단계를 준비할 수 있고, 2단계에 이르러 안전과 신뢰가 확보된 집단은 더 깊은 내용을 진행할 수 있다.

1회기에 한정하여 지도감독-진행자가 낭독자 역할을 맡는다. 집단은 자유 주제를 선택하여 대화하도록 한다. 그다음 회기에는 지도감독자-진행자가 낭독자를 맡는다. 이 방식을 통해 지도감독-진행자가 시범을 보여 줄 수 있음과 동시에 집단의 구성원으로도 역할을 할 수 있다. 낭독자가 지난주의 필기 내용을 읽는 것으로 회기를 시작한다. 그동안 이번 시간의 기록자는 기록을, 관찰자는 관찰을 시작한다. 낭독이 끝난 뒤에는 참여자들이 명료화를 위한 질문을 하고 낭독에 대한 자신의 반응을 표현하도록 독려한다. 뒤이어 지도감독자는 낭독내용에 대한 생각을 이야기한다. 이때 참여자의 치료 전반에 관여되는 특성들이 드러난 부분에 초점을 맞춘다. 이러한 지도감독자의 발언은 제안의 형태로 이루어져야 한다(예: 치료 수행 중에 흐름을 따라가야 할 점들과 알아차려야 할 요소들).

요령, 관대함, 그리고 정중함이 필수적이다. 이러한 제언은 모든 지도감독 대상자가 이해하고 알고자 할 만한 예시로 사용되는 선을 넘지 않게 한다. 지도감독자는 판단을 내리기보다는 각자의 마음이 가지는 고유성과 이러한 개별성을 어떻게 치료목적에 활용할지에 대해 주목하는 것이 좋다. 이 부분에 평균 20~30분 정도가 소요된다.

지난 회기의 낭독에 이어서 발표자는 증례를 발표한다. 20분을 초과하지 않도록 한다. 발표자-치료자가 환자와 환자의 문제에 대하여 주관적으로 경험한 바가 강조되어야 한다. 뒤이어 증례에 대한 반응, 발표자에 대한 반응, 그리고 각 참여자가 받아들인 발표내용에 따른 사례구조화에 대하여 전반적으로 토론한다. 이후 진행자가 자신의 사례 이해와 그 근거를 제시한다. 토론 부분에 평균 40분 정도가 소요된다.

마지막으로 관찰자가 자료를 가공하지 않고서 관찰한 바를 낭독한다. 이 부분에 약 5~10분이 소요된다. 기록자가 그다음 회기에 참여하여 낭독자 역할을 맡는 것은 필수적이다. 나머지 역할의 순서는 좀 더 유연하게 조정할 수 있다.

2단계 작동 Operation

역할 배분과 순환 담당은 같은 방식이지만, 과제가 약간 달라진다.

발표자: 발표자는 발표한 환자에 대해 자신이 주관적으로 느낀 바 및 자신의 사례구조화를 자신의 생활사, 동료 간의 경험, 과거의 조건화 등과 연관 짓는다.

관찰자: 관찰자는 객관적 관찰의 초점을 개인별 행동보다는 집단 과정의 역동에 맞춘다(예: 집단의 분위기 변화, 집단의 정서 변화. 지루함, 흥미, 유머, 참여, 조용함).

기록자: 기록자는 현재 시점에 경험하는 인상을 자신의 발달력 및 과거 경험의 측면들과 최대한 많이 연결짓도록 한다.

낭독자: 기록자 역할을 맡은 회기와 그 다음주의 낭독자 역할을 맡은 회기 사이에 기록한 내용에 대해 자신의 과거, 신념, 가치관 등이 자신이 받은 인상에 어떻게 반영되었는지 명료화하기 위한 주석을 추가해도 좋다.

38 경계
지도감독 역할 및 행동의 관리
Boundaries
Management of Supervisory Roles and Behaviors

Randolph S. Charlton, M.D.

경계와 관련하여 지도감독의 구조(틀), 지도감독자의 행동(전문가의 역할 및 책무), 그리고 참여자의 주관적인 정서 경험(관계)이 교육 및 직업적 필요성, 지도감독 대상자의 발달과 교차하는 경험은 모든 형태의 정신건강 지도감독에서 발생한다. 지도감독 사안은 지도감독이 일어나는 물리적·심리적·정서적·사회적 공간 내에 존재한다고 이해할 수 있다(Jain & Roberts, 2009). 경계 경험을 중심으로 한 지도감독 사안은 그 자체의 독특한 어려움을 야기하며, 지도감독자 측에서는 이에 대한 별도의 기술을 갖출 필요가 있다. 이 장에서는 정신치료에서 경계가 가지는 기본 속성을 먼저 다룬 뒤, 이 핵심 개념과 지도감독 경험에서의 경계 관리를 비교 및 대조할 것이다.

핵심 포인트

- 경계의 관리를 위하여 공고한 지도감독 동맹과 틀이 필요하다.
- 지도감독에서 나타나는 일련의 역할 행동 및 경청 방식이 경계의 관리에 영향을 끼친다.
- 지도감독 과정 중 가르침, 자기노출, 치료 및 성적인 내용과 관련된 경계 사안에 각별히 유의할 필요가 있다.
- 경계 횡단은 피할 수 없으며, 경우에 따라서는 의도적 개입이 될 수 있다. 경계 횡단 및 경계 위반의 의미와 관리에 대해 주의를 기울이는 것은 지도감독 전 기간을 통하여 지속되는 중심 요소 중 하나이다.
- 경계 위반은 정의상 환자 또는 지도감독 대상자에게 유해하며, 즉각적이고 의도적인 개입을 필요로 한다.

지도감독 동맹과 틀 The Supervisory Alliance and Frame

지도감독자와 지도감독 대상자 사이의 동맹은 치료자와 환자 사이의 동맹과 마찬가지로, 의식적으로 공유된 목표, 목표 달성을 위해 어떤 진행을 해 나갈지에 대한 전반적인 합의, 그리고 안전, 신뢰와 관심으로 이루어진 공감 관계의 형성으로부터 시작한다. 지도감독 대상자는 보다 유능한 치료자가 되기를 원하며, 지도감독자가 필요한 기술과 돕고자 하는 의지를 가지고 있음을 신뢰하고, 증례 자료를 발표하고 논의하는 것이 유능한 치료자가 되고자 하는 목표 달성을 위한 효과적인 방법이라는 것에 동의한다.

지도감독 대상자와 지도감독자 모두 우리가 실제로 행하고 말하고 느끼는 바가 드러나는 상황이 되면, 특히 이것이 경계문제와 관련되었을 경우에는 더욱 불안, 죄책감, 민망함 및 수치심의 조합에 취약해지게 된다. 이러한 감정 그리고 여기에 뒤따르는 이를 피하고자 하는 욕구 역시 지도감독 경험의 일부분이다. 신뢰가 부족할 경우에 부정적 평가에 대한 두려움과 자기애적 손상narcissistic injury을 회피하고자 하는 욕구로 인하여 지도감독 대상자는 자신의 지도감독자에게 정보를 숨기거나 심지어 거짓말을 하기도 한다(Heru et al., 2004). 신뢰, 안전, 공감, 정직한 의사소통으로 관계를 맺고 유지하는 것이 지도감독 성공의 첫걸음이다.

지도감독의 틀은 지도감독이라는 경험과 그 의미가 펼쳐질 수 있는 실용적 경계와 관계의 경계를 설정해 준다. 지도감독의 형식을 구성하는 요소를 지도감독 대상자와 함께 검토함으로써 지도감독 대상자가 환자에게 행하는 치료, 그리고 암묵적으로 지도감독 자체에 대한 기본 규칙을 설정하게 된다. 지도감독자가 특히 경계문제와 관련하여 지도감독 경험의 구조와 형식을 정하는 방식 자체가 지도감독 대상자에게는 핵심적인 학습도구가 된다.

경계의 의미와 중요성을 학습하는 것은 다음의 세 가지 기본 요소로 구성된다.

- 치료자와 환자 사이의 경계의 핵심 구성요소에 대한 이론적 이해. 여기에는 경계가 존재하는 영역, 각 영역마다 발생할 수 있는 갈등 및 문제, 경계 횡단과 경계 위반을 관리하거나 사용하는 적절하고 유용한 방법에 대한 지식이 포함된다.
- 전문적 치료환경에서 경계와 관련하여 일하는 반복적 연습
- 지도감독과 치료에서 경계 관련 사안의 '반대편'에 있는 것이 어떠한지에 대하여 경험하는 것

지도감독 대상자가 지도감독에서의 경계에 관련된 요소들을 이미 알고 이해하고 있다고

상정하지 말고, 지도감독자는 지도감독에서 구조적 요소들을 어떻게 처리할 것인지 점검하도록 한다. 지도감독자가 경계 관련 갈등, 혹은 경계 횡단의 필요성, 혹은 경계 위반의 위험성에 대하여 인지할 경우에 이를 공감과 이해에 기반하되 직접적으로 다루어야 한다. 경계 사안이 생겼을 때 상대방이 무엇을 '느끼는지' 아는 것은 정신건강과 관련한 모든 일에서 필수적인 측면이다.

장소, 비밀보장, 환자로부터 얻은 정보로 사적인 이득을 취하지 않는 것, 선물을 받을지의 여부, 치료 일자와 시각 결정, 회기의 시작과 끝, 복장, 언어 사용에 관한 명확한 경계로서 지도감독 대상자가 진료의 구조를 잡을 수 있게 가르치는 것이 반드시 필요하다. 그리고 아직 언급하지 않은 세 가지 경계 조건으로 신체 접촉(및 신체 접촉을 유발할 수 있는 감정인 애정, 연정 및 욕망), 전문가로서의 역할 및 책임, 마지막으로 자기 노출이 있는데, 이 조건들은 복잡하기도 하고, 지도감독 대상자와 지도감독자 양측의 특별히 취약하고 강렬한 감정이 연관되어 있다.

경계 횡단과 경계 위반은 이 모든 영역과 관련하여 존재하며, 많은 상황에서 단순한 실무적 상황으로 시작된 사안이더라도 감정이 관여되고 의견이 충돌하며 파괴로 이어질 수 있는 문제가 될 여지가 있다(Gabbard, 2009).

경계의 문제와 지도감독 역할 및 행동
Boundary Issues and Supervisory Roles and Behaviors

사람과 사람 사이 그리고 정신세계의 내부에서 경계를 건드리거나 넘는 경험은 치료자와 환자, 혹은 지도감독자와 지도감독 대상자가 접해서 서로에게 반응할 때마다 매번 일어난다. 지도감독에서도 정신치료에서도 빠질 수 없으며, 유용하게 사용될 수 있는 현상인 공감, 투사, 동일시, 함입, 투사적 동일시는 모두 경계 횡단을 동반한다(Gutheil & Gabbard, 1998). 모든 지도감독 대상자가 다르고 또 각 지도 활동은 고유하기 때문에 지도감독에서 구체적으로 경계를 관리할 때는 견고히 확립된 행동 규칙이 아닌 특정한 경험의 맥락과 의미를 관통하는 일반적 원리를 사용한다.

일반적 의미에서 지도감독자의 기능은 "스승, 전문가, 치료자, 지지적인 동료, 자기대상selfobject, 그리고 그릇container"(Frawley-O'Dea & Sarnat, 2001) 등으로 다양하게 분류되어 왔다. 지도감독은 연속선상에 있는 다양한 역할 행동이나 개입과 관련되어 있고, 이들은 경계 횡단과도 엮여 있다. 역할, 활동, 그리고 다음에 개요를 제시한 영역들에서의 경계의 취약성 사이의 관계를 이해하는 것이 특히 중요하다.

가르침은 지도감독의 중심이다

지도감독 대상자의 수행에 대해 평하는 것은 지도감독에 수반되는 책무이면서 동시에 중립성, 비밀보장 및 이중 관계와 관련한 경계문제의 가능성을 동반한다. 지도감독 대상자가 치료상황을 충분하고 적절하게 관리하고 있지 못한다는 생각이 들면 비판이나 교정, 심지어 때로는 훈계까지도 필요하다. 이 과정에서 지도감독 대상자의 자기애적 손상 가능성이 생긴다. 지도감독자가 수련 및 진급 위원회에 지도감독 대상자에 대한 보고를 하는 것은 비록 허용되어 있지만 엄연히 비밀보장의 경계가 횡단되는 일이며, 권력 격차, 부정적인 결과에 대한 두려움, 신뢰의 상실이 발생할 수 있다. 마지막으로, 지도감독자가 지도감독 대상자의 이론 교육자를 함께 맡고 있을 경우에 이중 관계의 문제가 발생할 수 있다. 지도감독에서 가르치는 역할에 내재되어 있는 갈등과 관련하여 지도감독 동맹에 항시 주의를 기울이는 것은 성실한 지도감독자의 계속되는 의무이다.

지도감독자의 자기노출은 흔히 일어난다

지도감독자의 자기노출은 흔한 일이지만, 지도감독도구로서 많은 논란의 대상이기도 하다. 의견의 범위도 사례 진료에 직접 관련된 임상 사안에 대한 노출만을 허용하는 의견부터(Meissner, 2002) 개인 경험의 보완적 교환과 지도감독 대상자와 지도감독자 상호 간의 임상적 통찰에 도움이 되는 자기노출을 고유의 효과적인 지도도구로 보는 입장까지(Weinstein et al., 2009) 다양하게 나타난다.

지도감독자의 임상 경험에서 나온 예시는 통상 타당하며, 우수한 지도도구가 된다. 모방과 동일시를 통해 배우는 것도 지도감독의 귀중한 한 부분이다. 하지만 공개하는 내용이 해당하는 임상 사안에서 과도하게 멀어질 경우에는 안정적인 지도감독 동맹을 유지하는 데 필요한 전문가 역할에 균열의 가능성이 생긴다. 합당한 지도감독의 일환으로서 지지적 동료 역할을 하는 것과 지도감독 대상자를 친구로 삼는 미끄러운 비탈길slippery slope에 빠지는 것 사이에는 차이가 존재한다. 지도감독자에게 자기애적 인정, 긍정적 시각, 심지어 애정에 대한 욕구도 지도감독에서 일어날 수 있으나, 이는 지도감독의 일차 책무를 위반하게 만드는 내적 압력을 지도감독자가 경험한다는 정보로만 사용되어야 한다. 이러한 감정 및 충동을 역전이 반응의 일환으로 점검하고 수반된 갈등을 처리하는 것이 적절한 대응이다. 이러한 자기애적 요구를 감당하기 어렵거나 불가능한 경우에는 지도감독자가 지도감독과 관련한 자문이나 혹은 정신치료를 받아야 한다.

때로는 지도감독 중에 치료를 피할 수 없는 경우도 있다

지도감독에 치료가 혼입되는 것은 민감하고 논란이 되는 주제이다. 지도감독이 치료가 아님은 명확하지만, 모든 지도감독자는 지도감독 대상자의 무의식적 갈등과 방어가 환자 진료에 영향을 미치는 방식을 볼 수밖에 없게 된다. 지식적 정보는 유용하나 지도감독 대상자가 치료 중에 겪는 경계와 관련한 실수나 문제를 다루기에는 충분한 위력을 발휘하지 못할 때가 있다. 지도감독과 치료 사이의 경계를 따라 걷는 것은 어려운 일일 수 있다. 지도감독 동맹이 정신치료에서의 치료동맹과 다른 점은 지도감독 '계약'으로, 이 계약은 지도감독자가 전문가로서 역량과 정체성에 관련된 사안에 대해 지도감독 대상자를 돕는 역할에만 한정되며, 지도감독 대상자의 기저에 있는 정서적 갈등은 대상이 아니라는 점이다. 지도감독 대상자가 자기애적 공격 및 손상으로 인한 불안에 취약하다는 것은 잘 알려진 사실이다(Heru et al., 2004). Watkins(2016)는 지도감독 중 지도감독 대상자의 자기응집self-cohesion과 자존감을 유지하고 자기불신에 대처하는 설득력 있고 유용한 지도감독 모형을 제시하였다. 이 모형은 지도감독자의 경청방식이 지도감독 대상자의 경험에 대한 공감적 몰입empathic immersion과 지도감독자와 함께하는 것이 어떠한 경험인지에 대한 객관적인 이해 사이를 오가야 함을 주장한다. 여기에는 지도감독 대상자의 환자가 지도감독 대상자를 어떻게 경험하는지에 대한 평가도 포함되어 있다. 지도감독 대상자의 기법, 내담자와의 관계, 경계 관리에 부족한 점이나 문제가 보일 경우에 지도감독 대상자의 내적 경험에 대한 공감적 이해를 활용하여 지도감독 대상자의 자기애적 취약성을 고려하면서 지도감독 대상자의 전문가로서의 자아가 겪는 어려움과 갈등을 해결하는 것을 도울 수 있다.

성적 매력 및 공상은 지도감독 대상자와 지도감독자 둘 다에게 상당한 불안을 유발한다

정신건강의학과 수련 과정의 지도감독자를 대상으로 지도감독 대상자에게 환자에 대한 성적 공상 여부를 질문하겠느냐는 설문에 대한 반응으로 19%는 '절대 질문하지 않는다', 55%는 '가끔 질문한다', 23%는 '보통 질문한다', 3%는 '항상 질문한다'고 응답하였다. 전공의들의 응답은 이보다 더 부정적이었다. 전공의와 지도감독자 사이의 성적 감정에 대한 논의에 대한 설문에서는 지도감독자도, 전공의도 다수가 절대 논의하지 않거나 가끔만 논의한다고 응답하였다(Heru et al., 2004).

분명 성적 욕구의 감정은 문제의 소지가 있으며, 성적 욕구에 대한 두려움 때문에 성에 대해 이야기하는 것조차 위험해진다는 것을 아는 것도 중요하다. 직업상의 관계를 넘어서는 신체 접촉이나 정서적 이끌림에 대한 적절한 경계가 손상되는 위험이 크다 보니, 경우에 따라서는 지도감독 대상자와 지도감독자가 아예 성이라는 주제를 전적으로 회피하는 결과를 초래하기도 한다. 유능한 지도감독자라면 치료와 지도감독에서 성에 대해 다루는 방법을 배워 두는 것이 필수적이다.

지도감독에서의 경계 횡단과 경계 위반
Boundary Crossings and Violations in Supervision

Thomas Gutheil과 Glen Gabbard(1993)는 경계 횡단과 경계 위반에 대하여 선구적으로 살펴보았으며, 이들은 치료의 틀 속에서 적정한 물리적 및 심리적 경계를 규정하는 차원적 요소를 명명하였고, 성적 경계 위반에 대해서도 구체적으로 서술하였다. 이들에 따르면, 경계 횡단은 치료의 '통상적 행동'에서 벗어나지만 환자한테 도움이 될 수 있고, 가장 중요한 점으로서 해를 끼치지 않는 치료 경험 또는 행동으로 정의된다. 반면에 경계 위반은 환자에 대한 분명한 위해가 관여되며, 이 위해에는 치료의 효과와 질 저하에서부터 지속적인 심리적 외상에까지 이를 수 있다. 경계 위반은 치료 및 지도감독의 모든 범위에서 발생할 수 있다. 경계 위반은 지도감독자가 지도감독 동맹을 해로운 방식으로 훼손하는 것을 포함하며, 지도감독자가 스스로의 감정, 충동 및 욕구를 관리하는 능력에 중대한 문제가 있음을 시사한다.

자기애적 취약성 및 자기애적 손상은 경계문제에서 어려움의 기저에 있는 흔한 원인이다. 심지어 유능하고 경험 많은 치료자 및 지도감독자조차도 생활사의 스트레스나 외상 사건, 질병, 이혼, 가족문제 및 경제적 문제로 고통받고 있을 때는 사적으로도 공적으로도 경계와 관련한 문제를 겪을 가능성이 높다는 것이 알려져 있다(Coen, 2007). 자기응집 및 자존감과 관련한 급성 또는 만성의 문제가 있는 지도감독자는 지도감독 대상자의 존경과 애정을 손상된 자기상과 이에 따르는 우울과 외로움을 메꾸는 데 쓸 위험이 높다. 경계 위반은 지도감독자의 의식적 및 무의식적 욕구와 욕망에 기인하며, 자기애적 상처를 입은 지도감독자는 전이에 의한 애정(또는 미움)을 실재의 것으로 오인할 위험에 더 취약하고, 반복적인 경계 횡단의 패턴에 빠져들 가능성이 높으며, 이는 결과적으로 경계 위반으로 귀결될 수 있다.

오스트레일리아의 고년차 전공의에 대한 설문에서 약 5% 정도의 전공의가 지도감독자 혹은 교수와의 성적인 관계를 보고하였다(Ryan, 1998). 미국 심리학회의 정신치료 분회 소속원에 대한 전국 설문조사에서는 교수진의 10%가 학생 시절에 교수진과 성관계를 가졌고, 13%가 교수 혹은 지도감독자 역할에 있을 때 학생과의 성관계를 보고하였다(Pope et al.,

1979). 이와 별도의 미국 심리학회 표본집단에서는 19%가 지도감독 관계에서 원하지 않는 성적인 구애를 겪었고, 51%가 지도감독자와 성적 관계를 가진 동료를 본 적이 있다고 답하였으며, 9%는 지도감독자와 성적 관계가 있었다고 보고하였다(Brown, 1993).

모든 지도감독자는 자신의 감정 상태에 대해서 알고 있어야 하고, 상황을 다룰 수 있도록 자기애적 취약성의 위험이나 존재를 자각하고 있는지도 유의하여야 한다. 가르치고 지도하는 우리는 자문을 구하거나 동료와 협력하고 치료를 받는 방법을 선택할 수 있어야 한다.

이럴 땐 이렇게

○ 지도감독 동맹에 상당한 손상이 일어났다

지도감독 동맹 그리고 자신이 지도감독의 틀을 어떻게 관리해 왔는지 (다시) 살펴본다. 지도감독 대상자가 원하는 바, 지도감독에 대해 느끼는 감정, 그리고 지도감독자에 대한 우려를 이해하고 있는가? 스스로의 성격, 가르치는 방식, 이론적 입장이 어떻게 지도감독에 영향을 주고 있는지를 점검한다. 이 문제에 대하여 공감적 관점(지도감독 대상자의 경험)과 다른 관점(지도감독 대상자와 겪고 있는 문제) 양쪽에서 문제에 대하여 이야기할 방법을 찾아본다.

○ 지도감독 대상자가 다른 지도감독자의 지도를 받기를 원하고, 여기에 대해 상처를 받고 분노를 느낀다

만일 이러한 요구에 놀랐다면 지도감독에 심각한 결함이 있었던 것이다. 지도감독 대상자가 자신의 경험을 감추는 데 뛰어났을 가능성도 없지는 않지만, 지도감독자가 무엇이 일어나는지 혹은 일어나지 않는지 알아차리지 못한 것일 수 있다. 지도감독자, 그리고 아마도 지도감독 대상자도 상처와 분노에 대한 작업이 필요할 수 있다. 스스로 적절한 해결을 하지 못할 경우, 자문할 사람을 찾아 상황에 대해 상세히 털어놓도록 한다. 현 지도감독자에게 지도감독을 그만 받기를 원하는 동기와 감정에 대하여 직접적으로 대화할 필요가 있다. 그렇게 함으로써 지도감독을 되살리거나, 혹은 지도감독자가 지도방법을 바꾸거나, 혹은 지도감독을 상호 합의하에 중단할 수 있다.

○ 지도감독 대상자에게 끌리는 마음이 생겨 공상을 하고 있음을 깨닫게 되었다

사생활에 무슨 일이 벌어지고 있는지 그리고 자신의 욕구가 일의 영역에 어떻게 침투하고 있는지 스스로에게 물어보도록 한다. 주된 인간관계에 어려움을 겪고 있다면 거기에 주목하고 문제를 해결한다. 자신의 감정이 지도감독 대상자와의 상호작용에 어떤 영향을 미치고 있는지 유의하여 살펴보도록 한다. 더 잘해 주고 있는가? 좀 더 닫힌 자세로 회피하는가? 교묘한 유혹을 하고 있지는 않은가? 즉각적인 자문, 개인치료 혹은 둘 다를 고려해 본다.

지도감독자 스스로를 위한 질문

- 지도감독자로서 가장 만족스러운 점은 무엇인가? 가장 실망스러운 점은 무엇인가?
- 내가 지도감독한 사람 중 가장 어려웠던 사람은 누구였는가? 이유는 무엇인가?
- 내 지도감독 대상자에게 환자에 대해 가지는 성적 공상에 대하여 질문하는 것이 어떻게 느껴지는가?
- 최근에 내가 의도적으로 한 지도감독 경계 횡단은 무엇이 있는가?
- 나는 어떤 지도감독 경계를 무의식적으로(그리고 반복적으로) 횡단하는가?
- 동료에게 말하기 어렵거나 비밀로 하고 싶은 말 또는 행동을 지도감독자로서 한 바가 있는가?

추가 자료

Celenza A: Sexual boundary violations: Therapeutic, supervisory, and academic contexts. Northvale, NJ, Jason Aronson, 2007

Sarnat J: Supervision essentials for psychodynamic psychotherapies. Washington, DC, American Psychological Association, 2016

Watkins CE: Listening, learning, and development, in psychoanalytic supervision: A self psychology perspective. Psychoanal Psychol 33(3):437–471, 2016

참고문헌

Brown M: Sexual intimacies in the supervisory relationship. Unpublished doctoral dissertation. School of Education, Boston College, 1993

Coen SJ: Narcissistic temptations to cross boundaries and how to manage them. J Am Psychoanal Assoc 55(4):1169–1190, 2007 18246758

Frawley-O'Dea MG, Sarnat JE: The supervisory relationship: A contempory psychodynamic approach. New York, Guilford, 2001

Gabbard GO: Professional boundaries in psychotherapy, in Textbook of psychotherapeutic treatments. Edited by Gabbard GO. Washington, DC, American Psychiatric Publishing, 2009, p 896

Gutheil TG, Gabbard GO: The concept of boundaries in clinical practice: Theoretical and risk management dimensions. Am J Psychiatry 150(2):188–196, 1993 8422069

Gutheil TG, Gabbard GO: Misuses and misunderstandings of boundary theory in clinical and regulatory settings. Am J Psychiatry 155(3):409–414, 1998 9501754

Heru AM, Strong DR, Price M, et al: Boundaries in psychotherapy supervision. Am J Psychother 58(1):76–89, 2004 15106401

Jain S, Roberts LW: Ethics in psychotherapy: A focus on professional boundaries and confidentiality practices. Psychiatr Clin North Am 32(2):299–314, 2009 19486815

Meissner WW: The problem of self-disclosure in psychoanalysis. J Am Psychoanal Assoc 50(3): 827–867, 2002 12434873

Pope KS, Levenson H, Schover LR: Sexual intimacy in psychology training: Results and implications of a national survey. Am Psychol 34(8):682–689, 1979 496089

Ryan CJ: Sex, lies and training programs: The ethics of consensual relationships between psychiatrists and trainee psychiatrist. Aust NZ J Psychiatry 32:387–391, 1998

Watkins CE: Listening, learning, and development in psychoanalytic supervision: A self psychology perspective. Psychoanalytic Psychology 33(3):437–471, 2016

Weinstein LS, Winer JA, Ornstein E: Supervision and self-disclosure: Modes of supervisory interaction. J Am Psychoanal Assoc 57(6):1379–1400, 2009 20068245

Supervision in Psychiatric Practice

-Practical Approaches Across Venues and Providers-

39 전문가답지 못한 행위
지도감독 중의 식별 및 개선
Unprofessional Behavior
Identification and Remediation in Supervision

Ann C. Schwartz, M.D.

전문가다움(전문가주의, professionalism)은 문헌마다 다양하게 정의되며, 전문가 단체들은 전문가주의를 정의하기 위하여, 또 전문가주의를 평가하고 교육하는 표준을 개발하기 위하여 노력하여 왔다(ABIM Foundation et al., 2002; American Board of Internal Medicine, 1995). 전문가주의는 복잡한 역량으로서 일련의 핵심 신념 및 가치관을 포함하며, 이러한 신념 및 가치관은 환자를 치료하는 이들의 치료작업의 지침이 된다(Lucey & Souba, 2010). 전문가주의와 관련된 자질로는 이타성altruism, 책임감accountability, 우수성excellence, 임무 수행duty, 명예honor, 통합성integration 및 타인에 대한 존중이 있다(Schwartz et al., 2009). 전문가주의에 문제가 발생할 경우에 이는 심각한 때가 많으며, 개선하기에 쉽지 않을 수 있다. 전문가주의와 관련된 우려는 조기에 식별하고 다루는 것이 지도감독 대상자의 성장에 중요한데(Schwartz et al., 2009), 이것은 향후의 수련 교육과정에 더 심각한 문제를 예견하고, 수련 기간 이후까지 지속될 수 있기 때문이다(Murden et al., 2004; Papadakis et al., 2004). 전문가로서의 자질에 문제를 겪는 지도감독 대상자에게는 상당량의 행정 및 지도 지원이 필요하며(Kaslow et al., 2007), 수련 환경의 다른 동료들에게도 부정적인 영향을 끼친다. 따라서 비전문가적 행위를 하는 지도감독 대상자를 식별하고 감독하며 개선하는 과정 및 전략의 필요성이 대두된다.

핵심 포인트

- 전문가주의 측면에서 우려되는 사안에 대해서는 지도감독과 지도감독 대상자의 발달을 위하여 빠른 식별과 개입이 필요하다.
- 전문가답지 않은 일탈을 보고하는 역치를 낮게 설정하도록 모든 수련 기관의 지도감독자들이 요구하고 또 촉진해야 한다.

- 전문가다움에 대한 훈련 및 지도감독자와 지도감독 대상자의 인식을 최적화할 필요가 있다.
- 전문가다움으로부터의 일탈 또는 비전문가적 행위에 대응하는 공식적 체계를 개발하여야 한다.
- 개선 및 학습 계획을 세울 때는 전문가다움과 관련된 문제의 특성 및 심각도에 기반하여 개별화 및 목표 설정을 하고, 해당 지도감독 대상자와 협력하며, 약점과 결점을 명시하도록 한다.
- 개선 계획을 짜는 데 있어서의 핵심 요소로는 수행과 행동에 대한 지속적인 평가, 마감 기한의 명시, 그리고 다음 단계 조치의 명시가 있다.
- 개선 과정의 각 단계는 반드시 세심하고 철저하게 문서로 기록하도록 한다.
- 지도감독자는 기관의 정책 및 절차에 익숙하고 또 이를 준수하여야 한다.

전반적 접근 Overall Approach

전문가다움이 의학교육의 중심 주제가 된 반면에 이 영역에서 이탈하는 이들을 지도하는 바람직한 방법에 대해서는 별로 알려져 있지 않다. 전문가답지 못한 행동을 지도하는 전반적 접근은 전문가다움 관련 문제의 식별, 우려사항의 평가 및 조사, 대화를 통한 피드백, 그리고 이후의 일탈을 대상으로 하는 개입의 마련(예: 개선 계획remediation plan) 등으로 구성된다(Papadakis et al., 2012). 구체적인 우려사항 또는 개선이 필요한 사안을 정확히 지목하여 향후에 모든 개선 또는 학습 방안의 대상이 이 사안들이 되도록 한다(Katz et al., 2010). 전반적 접근은 전문가답지 못한 일탈의 내용 및 심각성, 그리고 추정되는 이러한 행동의 원인에 따라 달라질 것이다(Schwartz et al., 2009).

전문가다움의 문제를 평가하고 식별한 뒤의 다음 단계는 이 문제들에 대한 추가적인 조사를 통하여 행동의 특성을 규정하고 또 이러한 위반이 단일한 사건인지 혹은 반복적인지 알아보는 것이다(Roberts & Williams, 2011). 문제의 심각도 및 영향을 평가하여 경도, 중등도 및 중증으로 분류함으로써 행위의 수위에 따라 달리 개입할 수 있다. 경도mild의 문제로는 지도감독 시간에의 지각, 환자를 멸칭으로 지칭하는 것, 진료에 적절하지 않은 복장의 착용 등이 있다. 경도의 문제로 평가된 사안이라도 이 행동의 빈도나 심각도가 증가하거나, 피드백을 받고도 변화가 없다면(예: 지각에 대한 피드백을 받고도 반복적으로 지도감독에 지각하거나 결석을 함) 이는 중등도의 문제로 재분류하여야 한다. 중등도moderate의 문제로는 임상 진료에 대한 의무기록의 미비, 또는 필요한 상황에서 지도를 요청하지 않는 것 등이 있다. 중증severe의 전문가성 위반에는 불법적 행위(예: 재물의 절도) 또는 비윤리적 행위(예: 환자와의 성관계)가 있으며, 이 경우에는 즉각적인 조치가 필요하며, 여기에는 개선 시도 외에 일시적 업무 배제나 해임까지도 포함된다(Hickson et al., 2007; Katz et al., 2010).

전문가답지 못한 행동이 식별되었다면 이 위반사항을 해당 지도감독 대상자와 함께 신속히 또 직접적으로 검토하고 논의하여야 한다. 상대적으로 경증의 사례에서는 지도감독자의 문제되는 태도 또는 행동에 대해 단순히 언급하고 지켜보는 정도의 기초 단계 개입부터 시작할 수 있다. 논의의 목적은 지도감독자가 전문가다움과 관련한 우려를 구체적이고 실질적인 예시를 들어 표현하는 데 있다. 전문가성의 위반에 대한 문제제기에도 다른 의견이 있을 수 있다는 점을 인정하는 협력적 접근이 어려울 수도 있는 대화를 수월하게 할 수도 있다. 피드백 이후에 지도감독 대상자에게 피드백에 대하여 답하고 제기된 문제에 대한 본인의 관점을 이야기할 기회를 주어야 하며, 자신의 행동 및 그러한 행동이 왜 일어났는지에 대해 성찰해 볼 수 있게 격려하여야 한다(Hickson et al., 2007; Lucey & Souba, 2010). 지도감독자는 지속적으로 지켜보면서 피드백을 주고, 만일 문제되는 태도나 행동이 지속될 경우에는 향후 뒤따를 수 있는 결과에 대해 논의하여야 한다(Buchanan et al., 2012; Hauer et al., 2009). 이러한 비공식적 논의도 서면으로 기록하여 (물론 약식의 비공식 논의임도 표기하여 두어야 한다) 지도감독 대상자의 인사관리 문서에 남겨서 향후 동일한 문제가 발생할 경우를 대비한다(Papadakis et al., 2012).

만일 비공식적 논의와 피드백이 경증 또는 중증도의 전문가성 위반을 개선하는 데 충분한 효과를 보이지 않는다면 추가적 개입이 필요하다. 수련 의국들은 보통 전문가답지 못한 일탈의 개선을 위하여 몇 가지 전략을 혼합하여 사용한다(Ziring et al., 2015). 성공적인 개선의 요소로 요구사항 설정, 결점의 식별 및 조사, 개별화된 학습 계획 수립, 지켜보는 것, 해결의 발효 선언, 그리고 개선 과정을 문서화하여 기록하는 것이 있다(Katz et al., 2010).

개선 또는 개별화된 학습을 위한 계획은 개인의 특성에 맞추어 다듬어져야 하며, 이때 문제의 속성과 심각도만이 아니라 지도감독 대상자의 학습 유형 그리고 기관의 자원 여력도 고려하여야 한다(Carrese et al., 2015; Hauer et al., 2009). 개선 계획에서는 핵심 역량(예: 전문가다움)을 다루고 있음을 명시하고, 개선의 대상이 된 사건이나 행동에 대하여 세밀하게 기술되어야 한다. 계획에는 구체적이며 비판단적인 용어와 예시를 동반한 문제의 기술, 예시를 포함한 목표 제시, 그리고 그 목표의 달성방법(예: 지도 받기, 문헌 읽기)이 포함된다. 개선 또는 개별화된 학습 계획은 전문가다움과 관련된 달성 가능한 기대치, 평가의 방법 및 주기, 시한, 그리고 기대치를 충족하지 못했을 때 발생할 수 있는 결과를 명확히 기술하여야 한다(Buchanan et al., 2012; Hauer et al., 2009). 이 과정 그리고 기대되는 결과는 구체적이고 또 측정 가능하여야 한다(Katz et al., 2010; [그림 39-1] 참조).

개선 계획 회의 일시:
참석자:
지도감독 대상자 성명:
지도감독자: **다음 회의 일정:**

항목	설명	계획
일탈 또는 문제의 특성 규정	역량 측면에서의 사안의 특성	
본 문제를 당사자에게 제기한 일시와 제기한 사람		
양호한 수행의 판단 기준	구체적인 역량과 관련한 용어로 기술한다.	
지도감독 대상자의 책무/행동	지도감독 대상자가 해야 할 활동, 활동의 중요성, 성공으로 볼 수 있는 행동	
지도감독자의 책무/행동	개선 과정에서 지도감독자에게 요구되는 사항	
양호한 수행을 달성할 기한		
평가방법	예: 지도감독자의 피드백, 면담에 대한 참관, 반성문 작성	
요구사항: 추적관찰	향후 회의의 참석 대상자, 주기 및 예정사항	
개선에 실패하였을 때의 결과	규율을 위한 추가적 조치가 있을 수 있으며, 여기에는 업무 배제, 계약 갱신 중단, 해임 등이 있다.	

나 __________는 위의 개선 계획을 나의 지도감독자 및 수련 책임자와 함께 검토하였습니다. 위의 사항을 충분히 이해하였고, 위에 기술된 바에 따른 계획에 참여함에 동의합니다.

____
일자:
지도감독 대상자 성명: (서명)

____
일자:
수련 책임자 성명: (서명)

지도감독 대상자 추가 의견:

[그림 39-1] 개선 계획의 예시

개선 또는 개별화된 학습 계획에는 전문가답지 못한 행동을 개선하는 데 사용될 개입을 나열하여야 한다. 전문가성과 관련된 문제를 다루는 데에는 행동주의적 접근이 나올 수 있으며, 여기에는 문제행동의 식별, 이 행동의 역기능적 속성에 대한 근거 제시, 예의, 존중, 신뢰 등의 새로운 행동을 연습하는 것도 포함된다. 학습활동 처방의 예시로는 보다 집중적인 지도감독, 멘토의 지정, 표준화 환자 대상의 연습, 독서 과제 또는 추가 과정 수강, 체험활동, 반성문 작성, 특정 과정 다시 돌기, 그리고 개인 정신치료를 받도록 독려하기 등이 있다(Hauer et al., 2009; Ziring et al., 2015). 전문가성으로부터의 일탈을 다루기 위해서는 규칙과 주의 주기의 강화로 이루어진 기술적인 해결책보다는 코칭, 관찰, 즉각적 피드백과 추적이 더 효과적인 전략이 될 가능성이 높다(Lucey & Souba, 2010).

개선 계획은 지도감독 대상자의 협조하에 수립되어야 한다. 지도감독자가 강조하여야 할 계획의 목표는 징벌이 아니라 역량 표준에 부합하는 전문가적 태도 및 행동의 성장과 발전이다. 개선 계획은 서면으로 작성하고, 관련자들이 서명하여 대상자의 인사철에 포함한다. 대상자의 진전을 개선 과정 전체에 걸쳐 관찰하고 기록하여 적정 수준의 수행이 달성되었는지를 확인하도록 한다(Hauer et al., 2009; Wu et al., 2010). 추적에 사용할 방법은 객관적이고 측정이 가능하며, 현실적으로 적용이 가능하여야 한다.

의국 내 임상 역량 위원회Clinical Competency Committee: CCC 또는 발전 및 진급 위원회Progress and Promotion Committee: PPC 등의 고문단을 활용함으로써 개선과 관련한 과정의 길잡이가 되고, 편파적이라는 인상을 최소화할 수 있으며, 보다 객관적이고 정당한 조치가 가능할 수 있다. 위원회는 조언, 지지, 통찰의 제공 전략의 수립에 도움이 될 수 있다.

개선 기간이 끝나는 시점에 개선이 성공하였는지 판별이 필요하다. 개선 기간은 대상자가 성공적으로 새로운 행동과 정보를 받아들여 전문가로서 요구되는 기준치를 충족하였거나, 또는 개선의 조건을 성공적으로 달성하지 못한 상태로 종료된다(Katz et al., 2010). 만일 대상자가 개선 목표를 달성하지 못했을 경우에는 규율을 위한 추가적인 조치가 필요할 것이다. 이러한 경우에는 철저히 문서화된 기록, 상응하는 절차의 준수, 그리고 공정하고 공평한 대우가 필수이다(Katz et al., 2010). 만일 전문가성을 위배하는 행동이 중증일 경우라면(예: 반복적 결근, 거짓말) 대상자의 개선 가능성도 낮아지고 징계적 조치가 필요할 수 있다. 행정기관(예: GME Graduate Medical Education)의 조기 참여 및 법률 자문이 추천되며, 개선 과정 전반에 걸쳐 기관의 정책과 절차가 고려되어야 한다(Hauer et al., 2009).

이럴 땐 이렇게

○ 어떤 것이 전문가다움 관련 문제인지 확신이 없을 때가 많다. 그리고 전문가다움 관련 문제에 대응하기가 조심스럽다

전문가성의 평가를 위한 타당도가 검증된 도구가 부족하고, 공식적인 개선이 필요한 수행 수준의 절단점을 정의하기 위한 엄격한 기준이 있는 것도 아니다. 전문가다움을 정의하는 것 자체가 쉽지 않고, 각 상황에서 어떤 행동이 적절한지에 대한 각자의 의견이 일치하지 않을 수 있다(Katz et al., 2010; Schwartz et al., 2009). 지도감독자 입장에서 전문가다움 관련 문제에 대해 피드백을 제공하거나 다루는 것 혹은 다른 사람이 이를 다룬다고 느껴지는 것 모두 불편하게 느껴질 수 있다. 이러한 어려움에 대응하기 위해서 교수진이 전문가다움으로부터 일탈에 대해 다루고 피드백을 제공하는 기법을 향상시키기 위한 훈련을 받을 필요가 있다. 경우에 따라서는 기관 자체의 문화에 교수진이 전문가답지 못한 일탈을 식별하고 처리하는 데 중심적 역할을 차지하고, 문제 발생시 보고하게 격려받을 수 있는 환경을 조성하는 방향의 변화가 필요할 수 있다(Ziring et al., 2015).

○ 비공식적 전통에 대해 어떻게 대응해야 할지 모르겠다

교육환경 내에서 비공식적 전통hidden curriculum이 존재한다면 지도감독 대상자가 전문가답지 못한 행위에 노출되고, 본의 아니게 이러한 행위를 본보기 삼아 따라할 위험성이 생긴다(Hickson et al., 2007). 예를 들어, 교수가 환자에 대하여 모멸적인 언급을 할 경우, 이는 학생 및 전공의에게 그러한 행위가 허용 가능하다는 메시지를 주는 셈이 된다. 지도감독 대상자들, 지도감독자들, 임상가들, 의사들 모두 수련 또는 진료 상황에서 최소한 한 번은 전문가답지 못한 행동을 하게 될 수 있다. 따라서 우리 모두가 반성, 실수의 인정, 그리고 전문가다움에 대한 가장 높은 기준을 추구하고자 다시 다짐하는 것을 우리 경력의 전체 기간 동안에 추구하는 목표로 삼는 문화를 조성하기 위하여 노력할 필요가 있다(Adams et al., 2008).

○ 지도감독 대상자에게 문제행동에 대한 통찰 자체가 없다

전공의의 동의가 없다면 문제되는 태도와 행위가 지속될 것이며, 개선 조치의 성공도 어려울 것이다. 피수련자에게 문제에 대한 자각이 없다면 복수의 관찰자로부터 명백하고 일관된 근거 자료를 수집하는 것이 유용할 수 있다. 다수의 교수진이 직면을 제공하면 해당 사항이 한 사람의 시각이 아닌 일관된 시각에서 보기에도 문제가 있다는 점을 받아들이게 하는 데 도움이 된다(Katz et al., 2010). 당사자를 개선 과정 또는 개별화된 학습 계획에 참여시키는 것이 순응도를 높이는 데 도움이 될 것이고, 피수련자 스스로가 위협이나 징벌보다는 지지와 도움을 받고 있다고 느낄 때 개선 조치를 더 잘 받아들일 가능성이 높다(Katz et al., 2010).

○ 근거가 될 만한 문서화된 자료가 부족하다

문서화된 근거 자료의 부족은 경고, 업무 배제, 파면 등의 규율을 위한 조치 진행에 어려움을 야기할 수 있다. 이 문제를 해결하기 위해서 지도감독자들이 정직하고 직접적인 피드백을 해야 할 뿐 아니라, 그 과정에서 서면평가를 완결해야 하고, 여기에는 피수련자들의 수행뿐 아니라 전문가다움과 관련한 모든 우려사항을 전부 기록해 두어야 한다(katz et al., 2010). 개선 또는 직무 배제의 전 기간 동안에 이의 문서화는 반드시 필요하며, 이를 통하여 향후 법적 분쟁의 가능성을 최소화할 수 있다. 전문가 규범으로부터의 모든 일탈은 명확히 기록되어야 하며, 당사자가 참여한 회의 및 중요한 논의사항 역시 서면으로 요약 및 기록되어 있어야 한다.

○ **개선 계획이 성공하지 못하였다**

개선 계획의 실패는 경우에 따라 계획 수립 단계의 문제일 수도, 계획 실행 단계의 문제일 수도 있다. 이러한 경우에 지도감독자는 문제가 정확히 식별되었는지 확인할 수 있게 도와야 한다. 지도감독 대상자 본인의 사생활, 물질 사용, 성격장애, 정신질환과 관련된 적응문제도 전공의의 수행에 영향을 줄 수 있으며, 초반에는 지도감독 대상자의 전문가답지 못한 행위로만 보일 수 있고 핵심적인 근본문제는 드러나지 않을 수 있다(Katz et al., 2010). 개선을 위한 방안은 문제된 행동의 원인을 무엇으로 보느냐에 따라 달라질 수 있으므로 지도감독 대상자들을 징계하기에 앞서 적절한 치료를 우선적으로 받을 수 있게 배려할 필요가 있다(Schwartz et al., 2009). 개선 과정은 많은 자원을 필요로 하며, 교수의 멘토링 및 지도감독 분량의 증대가 포함되어야 할 수 있고, 개별적으로 최적화된 계획을 수립하고 적용하기 위한 시간 및 자원이 충분하지 않은 의국도 있을 수 있다(Katz et al., 2010). 개선 계획 및 개선 촉진이 늘 성공할 수 있는 것은 아니며, 일부의 결함은 관계된 모두의 최선의 노력에도 불구하고 최종적인 개선이 불가능할 수도 있다(Roberts & Williams, 2011).

지도감독자 스스로를 위한 질문

- 나는 지도감독 대상자에게 발생한 문제를 정확하게 찾아내었는가?
- 나는 전문가답지 못한 일탈 행위를 제대로 검토하고 지도감독 대상자와 신속하고 직접적으로 논의하였는가?
- 나는 양쪽의 이야기를 다 들어 보았는가?
- 나는 지난번 피드백 회기 이후에 지도감독 대상자의 행동을 계속 지켜보았는가?
- 해당 지도감독 대상자를 대상으로 수립한 행동 계획에 내가 행동을 객관적으로 측정할 수 있는 방법이 포함되어 있는가?
- 나는 개선 과정의 각 단계에 대한 상세히 문서화된 기록을 남겼는가?

추가 자료

Katz ED, Dahms R, Sadosty AT, et al: Guiding principles for resident remediation: Recommendations of the CORD remediation task force. Acad Emerg Med 17(suppl 2):S95–S103, 2010

Schwartz AC, Kotwicki RJ, McDonald WM: Developing a modern standard to define and assess professionalism in trainees. Acad Psychiatry 33(6):442–450, 2009

Ziring D, Danoff D, Grosseman S, et al: How do medical schools identify and remediate professionalism lapses in medical students?: A study of U.S. and Canadian Medical Schools. Acad Med 90(7):913−920, 2015

참고문헌

ABIM Foundation, American Board of Internal Medicine, ACP-ASIM Foundation, et al: Medical professionalism in the new millennium: A charter for physicians. Ann Intern Med 136:243−246, 2002 11827500

Adams KE, Emmons S, Romm J: How resident unprofessional behavior is identified and managed: A program director survey. Am J Obstet Gynecol 198(6):692.e1−692.e4, discussion 692.e4−692.e5, 2008 18538156

American Board of Internal Medicine: Project professionalism. Philadelphia, PA, American Board of Internal Medicine, 1995

Buchanan AO, Stallworth J, Christy C, et al: Professionalism in practice: Strategies for assessment, remediation, and promotion. Pediatrics 129(3):407−409, 2012 22371458

Carrese JA, Malek J, Watson K, et al: The essential role of medical ethics education in achieving professionalism: The romanell report. Acad Med 90(6):744−752, 2015 25881647

Hauer KE, Ciccone A, Henzel TR, et al: Remediation of the deficiencies of physicians across the continuum from medical school to practice: A thematic review of the literature. Acad Med 84(12):1822−1832, 2009 19940595

Hickson GB, Pichert JW, Webb LE, et al: A complementary approach to promoting professionalism: Identifying, measuring, and addressing unprofessional behaviors. Acad Med 82(11):1040−1048, 2007 17971689

Kaslow NJ, Rubin NJ, Forrest L, et al: Recognizing, assessing, and intervening with problems of professional competence. Prof Psychol Res Pr 38:479−492, 2007

Katz ED, Dahms R, Sadosty AT, et al: CORD-EM remediation task force: Guiding principles for resident remediation—Recommendations of the CORD remediation task force. Acad Emerg Med 17(Suppl 2):S95−S103, 2010 21199091

Lucey C, Souba W: Perspective: The problem with the problem of professionalism. Acad Med 85(6):1018−1024, 2010 20505405

Murden RA, Way DP, Hudson A, et al: Professionalism deficiencies in a first-quarter doctor-patient relationship course predict poor clinical performance in medical school. Acad Med 79(10)(Suppl):S46−S48, 2004 15383387

Papadakis MA, Hodgson CS, Teherani A, et al: Unprofessional behavior in medical school is associated with subsequent disciplinary action by a state medical board. Acad Med 79(3):244−249, 2004 14985199

Papadakis MA, Paauw DS, Hafferty FW, et al: Alpha omega alpha honor medical society think tank: Perspective—The education community must develop best practices informed by evidence-based research to remediate lapses of professionalism. Acad Med 87(12):1694–1698, 2012 23095921

Roberts NK, Williams RG: The hidden costs of failing to fail residents. J Grad Med Educ 3(2):127–129, 2011 22655131

Schwartz AC, Kotwicki RJ, McDonald WM: Developing a modern standard to define and assess professionalism in trainees. Acad Psychiatry 33(6):442–450, 2009 19933884

Wu JS, Siewert B, Boiselle PM: Resident evaluation and remediation: A comprehensive approach. J Grad Med Educ 2(2):242–245, 2010 21975628

Ziring D, Danoff D, Grosseman S, et al: How do medical schools identify and remediate professionalism lapses in medical students?: A study of U.S. and Canadian medical schools. Acad Med 90(7):913–920, 2015 25922920

40 종결
'아름다운 작별'에 대한 지도감독
Termination
Supervising a 'Good Goodbye'

Cheryl Yund Goodrich, Ph.D.

지도감독 대상자들에게 환자에 대한 정신건강 진료를 어떻게 마무리할 것인지 가르치는 문제는 보통 수련 과정의 제일 마지막에 배치되거나 아니면 아예 다뤄지지 않는 경우도 많다. 사실 이러한 마무리를 '종결'이라고 지칭하는 것도 딱딱한 표현이어서 아쉬운 면이 있으며, 어쩌면 이 표현의 사용도 제한 또는 상실과 관련한 고통스러운 정서적 경험을 회피하기 위한 시도였을 수 있다. 마무리를 위한 준비는 초반부터 치료의 중요한 부분이며, '아름다운 작별' 역시 전문가로서 성장하기 위해 필요한 성취 목표 중 하나라는 것을 가르치는 것은 중요한 일이다.

핵심 포인트

- 종결 계획을 환자 평가 단계의 일부로 가르치며, 치료가 시작, 중간, 끝을 가지는 곡선임을 강조한다.
- 목표 설정을 통해 종결의 '골대'를 정하는 것을 시연한다.
- 애착 유형을 지침으로 활용하여 환자와 치료자가 관계, 또 그중 치료 관계를 어떻게 끝내는지 이해한다.
- 종결 전 단계의 징후를 식별한다.
- 때이른 종결을 예방할 수 있는 동맹 형성 및 손상 복구기법을 시연하고 기술한다.
- 종결에 대한 환자의 갑작스럽거나, 준비되지 않았거나, 거부적인 반응에 대한 대처 방안의 예시를 제공한다.

시작부터 끝을 염두에 둔다 Begin With the End in Mind

환자와 만나는 초기의 평가 단계에서부터 좋은 마무리를 계획하는 훈련은 종결 기법의 누락을 방지하는 데 핵심적이다. 지도감독자가 치료곡선, 그리고 치료의 시작, 중간, 끝을 통합하는 최선의 방식을 설명하면 좋다. 지도감독자가 종결을 '아름다운 작별'로 다루는 것은 지도감독 대상자 그리고 지도감독 대상자의 환자에게 유익하다(Novick & Novick, 2006). 지도감독 대상자는 초기의 평가 단계 중 종결에 대한 계획을 어떻게 포함시킬지에 대해 지도감독 대상자와 역할극을 하는 등의 방식으로 시연할 수 있다. 환자가 치료의 목표에 가까이 도달하였음을 시사하는 징후에 어떤 것이 있을지 지도감독 대상자가 생각해 보게 하는 것도 유용하다. 치료자와 같은 방식으로 환자가 스스로에 대해 개입하거나, 자신이 한 추정을 다른 사람과 확인하는 등이 이러한 징후일 수 있다. 평가 단계 동안에 지도감독 대상자가 자기 환자의 애착 유형을 파악하도록 독려하는 것도 좋다. 예를 들어, 지도감독 대상자가 환자에게 이전의 중요한 관계들이 어떻게 끝났는지 묻는 것이 향후 치료 관계를 끝맺을 때 환자가 어떻게 반응할지 예상하는 데 도움이 될 수 있다.

종결에 대한 지도감독 대상자 자신의 반응을 논의하게 독려한다 Invite Discussion of Supervisee's Reactions to Termination

자신의 한계를 수용하거나 치료 관계를 상실하는 정서적 고통을 회피하게 되는 것을 극복하는 숙제는 환자에게뿐 아니라 치료자에게도 중요하다. 지도감독자는 일상적으로 종결(치료의 물리적 종결과 정서적 종결 둘 다)을 환자 또는 치료자가 회피하는 것이 주는 실제적 위험에 대하여 지도감독 대상자와 이야기해 두어야 한다. 지도감독자와 지도감독 대상자는 치료자로서 자신들의 애착 유형 또는 경향(안정형, 불안정형, 집착형, 회피형), 그리고 이러한 경향이 종결에 미칠 수 있는 영향에 대해 논의할 수 있다. 보다 집착형의 애착 유형인 지도감독 대상자는 종결을 앞두고 자신의 역량에 의문을 가지거나 버림받는 느낌을 받을 수 있다. 보다 회피형의 애착 유형인 지도감독 대상자는 종결의 중요성을 과소평가하거나 종결 계획을 미룰 수 있다. 지도감독자들은 종결에 대한 자신의 타고난 또는 구체적인 반응을 능숙하게 알아차리고 관리할 수 있어야 하며, 이러한 방식의 관리를 지도감독 대상자에게 본보일 수 있어야 한다.

지도감독 대상자의 종결 기법을 마련한다

Develop Supervisee's Termination Skills

관계 손상을 식별하고 복구하기

종결 기법의 핵심은 치료 관계에서 발생한 손상을 알아차리고 다루는 것과 관계를 복구하여 환자가 적정한 분량의 기간 동안에 치료받게 하고 때이른 종결을 예방하는 것에 있다(제36장 '지도감독 동맹의 손상' 참조). 환자 다섯 명 중 한 명은 치료 도중에 때이르게 이탈한다(Swift & Greenberg, 2012). 지도감독자는 환자의 고질적인 지각이나 설명되지 않는 긴 침묵 등이 손상의 임박을 시사함을 알아볼 수 있게 도와주고, 손상 발생의 징후에 대해 주의를 기울이도록 독려할 수 있다. 더불어 지도감독자는 지도감독 대상자가 치료(약물치료를 포함한다)라는 것은 관계 내에서 일어나며, 이 관계를 건강하게 유지하는 것은 일차적으로 치료자의 책임이라는 것을 이해하도록 해야 한다. 지도감독자가 동맹 형성 기법을 가르칠 수도 있다. 예를 들어, 지도감독 대상자가 치료 전반에 걸쳐 환자에게 피드백을 구하거나, 치료실 내의 미묘한 감정 변화에 주의를 기울이게 독려할 수 있다. 만약 치료 관계에 손상이 발생하였다면 손상에 복구하는 대응방법에 대하여 지도감독 대상자와 역할극을 하는 방식으로 도와줄 수 있다.

종결 전 단계를 식별하고 이에 대해 작업하기

종결 전 단계pretermination는 효과적인 정신치료를 배우고 수행하는 데 획기적인 개념일 수 있다(Novick & Novick, 2006). 종결 전 단계는 식별 가능한 시기로서 환자가 자신의 안녕을 효과적으로 감당하고 있으나 치료자로부터 독립할 수 있는 자신의 역량에 대해 아직 명시적으로 깨닫지 못한 상태를 말한다. 심리학적 용어로 표현하면 환자가 자신과 타인에 대하여, 내부와 외부에 대하여, 인지와 정서에 대하여 주의를 능동적으로 배분할 수 있을 때, 즉 정신화mentalize할 역량이 생겼을 때, 이 시기에 도달하였음을 확인할 수 있다. 이 시기 동안에 지도감독 대상자가 증례에서 종결 전 단계의 징후를 식별해 보라고 하고, 환자의 증가된 자기관리 및 자기조절 역량 또는 치료자와의 공동작업 진행에서 더 많은 역할을 분담하는 등의 종결 전 단계 표식을 알아보게 도울 수 있다. 종결 전 단계의 징후를 이정표로 삼아 지도감독 대상자는 종결 단계를 준비할 수 있다.

성공적인 종결 경험을 준비하기

정신치료를 통해 이룰 수 있는 성취에 제한이 있음을 받아들이는 것은, 특히 환자를 채 1년도 보지 못할 수 있는 지도감독 대상자에게라면 쉽지 않을 수 있다. 하지만 단기의 치료는 지도감독 대상자가 시간과 자원의 제약으로 인하여 발생하는 좌절과 실망을 직접적으로 직면할 기회가 될 수도 있다. 지도감독자가 제약과 상실에 대한 자신의 특징적인 대처방식에 대한 인식을 적극적으로 시범을 보일 수 있다. 예를 들어 이렇게 이야기할 수 있다.

> "나는 사람들을 변화시키겠다는 꽤 영웅적인 야망을 가지고 이 일을 시작했던 것 같아요. 하지만 시간이 지나면서 한 사람의 인생이 얼마나 복잡하고 또 미묘한지 존중해야 하는 것도 배웠고, 그들이 여태까지 겪어 온 일과 앞으로 닥쳐올 일 안에서 자기 나름대로는 최선을 다해서 살아 내고 있다는 것도 알게 되었어요. 이제 환자들이 자기를 좀 더 돌아보게 돕는 것으로도 만족할 수 있게 되었어요. 환자들한테 '고기를 잡는 법'을 가르쳤고, 환자들이 스스로의 방식으로 고기를 잡는 방법을 더 다듬어 나갈 것이라고 믿어 주어야겠지요."

이러한 연습을 통해 인간으로서 당연히 가질 수 있는 완전히 이성적이고 절제된 사람이고자 함을 포함한 완벽을 추구하는 전능감에 의존하고자 하는 욕구를 관리하는 모습을 지도감독 대상자에게 본보여 줄 수 있다. 이 역시 현실세계의 평범한 갈등, 고통, 상실을 마주하는 계속해 나가야 하는 심리적 작업에 포함된다.

치료의 종결을 계획하는 데 대하여 함께 동의한 바가 있다면 관계의 깊이를 기준 삼아 얼마나 미리 종결 일자를 확정할 지 정할 수 있다. 종결에 대해 구체적인 방식으로 접근하기 위하여 달력을 놓고 환자와 함께 남은 치료가 몇 주 또는 몇 달인지 확인하고, 계획된 종결 일자를 표시해 두는 방법을 지도감독 대상자에게 가르치는 것이 유용할 수 있다. 이렇게 하면 미래를 막연하지 않은 실체로서 느낄 수 있게 된다.

함께 종결 단계에 논의되는 공통된 주제를 검토해 보고, 종결과 관련한 논문이나 단원을 읽게 하고, 마지막 회기를 어떻게 진행하고 싶은지 탐색해 보는 것 역시 유용하다. 최근 한 연구(Norcross et al., 2017)에서는 학파에 무관하게 종결 단계에서 공통으로 논의되는 여덟 가지 주제로 다음을 들었다.

1. 환자 및 치료자의 감정(긍정적 감정 및 부정정 감정 둘 다에 주목) 논의
2. 환자의 향후 대처와 재발 위험 감지에 대한 논의
3. 치료 재개에 대한 선택지 확인

4. 새로 습득한 기술을 치료 외에서 활용하게 돕기
5. 개인으로서의 성장은 완성될 수 없는 것으로 취급하기
6. 치료 이후에도 성장하고, 치료내용을 일반화할 것을 기대하기
7. 종결에 대해 명시적으로 준비하기
8. 환자가 얻은 것과 다진 것을 되돌아보기

정신건강 영역에서의 치료 관계 종결 이후, 배울 수 있었던 것과 도움이 되고, 치료적으로 느껴졌던 것의 가치를 인정하게 도와주어야 한다. 또한 지도감독 대상자는 어느 정도의 슬픔을 감당하고 또 이를 환자의 회복과 성장의 일부를 담당할 수 있었던 만족과 균형을 맞출 수 있어야 한다. '아름다운 작별'의 경험은 변화하는 사회 및 문화 환경에서 지속되는 사회적 학습에 동참할 수 있는 능력도 함양시킨다(Fonagy et al., 2014).

이럴 땐 이렇게

○ **내가 지도하는 치료자가 자기 환자를 다른 치료자에게 보내게 되었다. 이 과정도 완전한 종결 과정에 준해서 지도해야 하는가**

수련 중 흔한 상황으로 환자의 치료자가 변경되는 경우에 치료자에게는 마지막이지만 환자에게는 마지막이 아닐 수 있다. 그렇지만 치료자 변경이 치료의 끝은 아니라도 관계의 끝으로 취급할 필요는 있다. 선택권을 가지지 못하는 것에 대한 무력감, 그리고 이의 영향으로 주도권을 주장하거나, 움츠러들거나, 분노를 전치할 수 있다는 점을 주시하여야 한다. 반면 치료자 쪽에서는 자신이 병원을 떠나야 함을 알리면서 죄책감, 불안감, 슬픔 또는 안도를 느낄 수 있다. 지도감독자는 지도감독 대상자가 이러한 감정을 알아차리고 수용하며 감당할 수 있도록 도와서 이로 인하여 치료자 변경을 알릴 시기를 놓치지 않도록 한다. 연 단위 치료라면 치료 시작 시점에 기간의 제한을 환자에게 알리도록 지도하고, 종결의 3~6개월 전에 이에 대해 다시 상기시켜 줄 수 있다. 환자가 치료자 변경에 대하여 정서적으로 준비를 하게 하고, 행정 절차를 안내하며, 환자를 새 치료자에게 소개하는 것은 기관에 계속 근무하는 사람이 하는 것이 바람직하다. 환자를 새로 맡는 치료자는 환자가 이전 치료자와 자신을 비교하게 되거나, 새 치료자와 시작해야 하는 것을 당혹스러워 하거나, 이전의 치료에 대해 지속적으로 애도할 수 있다는 것을 감내할 준비가 되어 있어야 한다. 병원이나 기관에 대한 애착이 들고나는 치료자를 환자가 수용하는 데 도움이 된다는 점을 알 수 있게 지도감독 대상자에게 '기관 전이instutional transference'(Reider, 1953)라는 개념을 소개해 주는 것도 도움이 된다. 이 개념은 인수인계로 인한 관계 종결에 대해 놀랄 만큼 무심한 일부 환자의 반응을 지도감독 대상자가 소화하는 데에도 유용하다. 만일 약물에 초점을 맞춘 치료였다면 매 환자가 약물에 부여하는 의미와 가치는 약리학적 특성에만 머물지 않는다는 것을 아는 것도 도움이 된다. '충분히 좋은good enough'[1] 정신건강의학과 의사와의 경험을 통해 약물은 이행 대상transitional object으

1 역주: Donald W. Winnicott의 '충분히 좋은 어머니good enough mother'를 원용한 설명이다.

로 경험되며, 의사 및 치료 관계를 표상할 수 있다. 기존의 약을 계속 처방받음으로써 약물치료 주치의가 변경되는 과정에서 발생할 수 있는 상실감이 완화될 수 있다. 물론 각 환자가 약 처방에 부여하는 의미는 각자의 심리 상태에 따라 다르게 나타난다(Hausner, 1985-1986).

○ 내가 지도하는 치료자의 환자가 예상치 못하게 "이번 시간이 마지막이 될 것 같습니다"라는 말로 회기를 시작했다고 한다

비록 이런 상황이 드문 것은 아니지만, 아마 전조가 있었는데 치료자가 이를 놓쳤을 가능성이 있다. 지도감독자는 지도감독 대상자에게 정직한 주관적 반응을 물어봄으로써 예기치 못한 상황에 대한 감정 반응 그리고 흔히 느낄 수 있는 짜증스러움과 상처를 조절하는 데 도움을 줄 수 있다. 이러한 주관적 감정을 정상적으로 받아들일 수 있게 도와주고, 논의와 역할극을 통해 환자 앞에서 치료자로서 뭐라고 말할 것인지 연습하게 할 수 있다. 이러한 상황에서 지도감독 대상자가 다시 균형을 찾도록 지도감독자가 줄 수 있는 핵심적인 도움은 치료 사례가 곤경에 처하거나 갑작스럽게 종결되더라도 지도감독자가 궁금해 할 뿐 야단치지 않으리라는 확신을 갖게 해 주는 것이다. 이러한 상황이 발생하기 전에 미리 역할극을 해 보는 것이 유용하다. 역할극에서 지도감독자는 지도감독 대상자가 환자 요구의 이유를 탐색하고, 오해나 의문을 명확히 하며, 치료의 지속 또는 다른 자원이나 의뢰 제안 등의 선택지를 논의하는 과정을 연습시킬 수 있다. 놀라움과 짜증 아래 지도감독 대상자가 애초에 갖고 있던 환자에 대한 걱정 어린 관심을 들여다볼 수 있게 도와주도록 한다. 이 문제에 역할극 방식을 사용함으로써 지도감독 대상자는 현실 세계에서 상황이 발생하였을 때 더 잘 대응할 수 있는 준비를 할 수 있다. 예상치 못한 치료 종료가 발생할 경우, 필요하다면 지도감독자 자신의 수많은 경험을 예시로 치료가 모든 사람에게 혹은 환자의 삶의 모든 순간에 도움이 되는 것은 아니라는 점을 지도감독 대상자가 깨닫게 도와줄 수 있다. 이러한 방식의 유연한 겸허함을 바탕으로 지도감독 대상자에게 환자에게 환자의 안녕이 가장 우선함을 명시적으로 밝히도록 격려할 수 있다.

○ 계획된 치료 종료 직전에 환자에게 실질적인 위기가 닥쳤다

반면에 치료 종료에 대해 성실하게 준비했어도 대비할 수 없는 상황으로 계획된 치료 종료 직전에 환자가 위기에 처하거나 치료를 끝내는 것에 대한 심각한 우려를 표현하는 경우가 있다. 이것도 보통 신호가 있는데, 환자의 의존 욕구가 높고 자신감이 낮은 경우가 대표적이다. 지도감독 중에 위기의 심각한 정도, 동원 가능한 자원, 환자의 취약한 정도 등을 포함하여 현실 상황에 대한 세심한 평가가 이루어져야 한다. 치료를 재시작하기에 앞서 환자가 종결 후의 시기를 시도해 보게 추가적인 격려를 하는 방법을 지도감독 대상자가 연습하는 역할극을 시켜볼 수도 있다. 지도감독자가 지도감독 대상자에게 이렇게 하는 것이 환자에게 해를 끼치지 않는다는 확신도 빌려 주어야 할 수 있다. 지도감독 대상자들끼리 서로 치료의 이득은 치료 종결 후에도 유지되며, 더 증가할 수 있음을 보여 주는 연구 결과를 공유하게 격려하는 것도 좋다(Huber et al., 2012).

○ 한참 전부터 종결 과정을 준비해 왔는데, 환자가 최종 회기에 결석하였다

종결을 애써 무시하는 정서 반응이 최종 회기를 결석하는 방식으로 나타날 수도 있다. 이러한 식의 종결을 예견할 만한 이유가 있었을 경우가 많다. 예를 들어, 환자가 치료가 끝나가는 점이나 여기에 대한 감정을 인정하지 않는다거나, 슬픈 감정을 무시하는 방식으로 대처한 이력이 있다거나 할 수 있다. 이러한 상황에서 치료자는 통화나 편지 등으로 환자에게 연락을 취하는 방법을 고려할 수 있다. 요점은 일단 치료의 종결을 받아들이면서도 환자에게 새로 치료를 시작할 수 있음은 열어 두는 것이다. 최종 회기를 환자와 진행하지 못한 경우에 지도감독자와 지도감독 대상자가 궐석in absentia 회기를 진행할 수 있다. 이 회기에서 여태까지의 치료와 치료자가 잘해 온 점을 논의할 수 있고, 또 이를 기회 삼아 치료 종결에 존재하는 복잡한 감정영역과 치료 초반기부터 종결을 대비하는 바람직한 방식에 대해 지도감독 대상자가 관심을 갖게 할 수 있다.

지도감독 대상자에게 할 수 있는 질문

- 관계가 끝날 때 보통 어떤 기분이 드나요?
- 상실감이나 한계를 경험할 때는 어떻게 대처하나요?
- 환자와 함께 어떤 목표를 세우고 있나요? 그리고 목표를 달성했는지는 어떻게 알 수 있을까요? 이 내용을 행동치료 용어나 정신역동 용어를 써서 표현하면 어떻게 될까요?
- 환자의 심리적인 유형을 봤을 때 이 환자는 치료가 끝나는 것에 어떻게 대응할 것으로 예상해 볼 수 있을까요?
- 이 환자와의 종결에 대해 어떤 감정을 느끼나요? 이 중 환자에게도 이야기할 만한 것이 있을까요?
- 치료 종결 뒤에 환자가 겪을 것으로 짐작되는 어려움이 어떤 게 있을까요?
- 이 치료를 통해서 환자가 성취한 것이 무엇이라고 보는지 설명해 볼 수 있을까요?

추가 자료

Hilsenroth M: An introduction to the special issue on psychotherapy termination. Psychotherapy 54(1):1–3, 2017

Marmarosh C, Thompson B, Hill C, et al: Providers-in-training experiences of working with transfer clients: One relationship terminates and another begins. Psychotherapy 54(1):102–113, 2017

Schen C, Raymond L, Notman M: Transfer of care of psychotherapy patients: Implications for psychiatry training. Psychodynamic Psychiatry 41(4):575–595, 2013

Shedler J: Efficacy of psychodynamic psychotherapy. American Psychologist 65(2):98–109, 2010

참고문헌

Fonagy P, Luyten P, Campbell C, et al: Epistemic trust, psychopathology and the great psychotherapy debate. 2014. Available at: http://www.societyforpsychotherapy.org/epistemic-trustpsychopathology-and-the-great-psychotherapy-debate. Accessed August 20, 2018.

Hausner R: Medication and transitional phenomena. Int J Psychoanal Psychother 11:375–407, 1985–1986 4086185

Huber D, Zimmermann J, Henrich G, et al: Comparison of cognitive-behavioral therapy with psychoanalytic and psychodynamic therapy for depressed patients–a three-year follow-up study. Z Psychosom Med Psychother 58:299–316, 2012 22987495

Norcross JC, Zimmerman BE, Greenberg RP, et al: Do all therapists do that when saying goodbye?: A study of commonalities in termination behaviors. Psychotherapy (Chic) 54(1):66–75, 2017 28263653

Novick J, Novick KK: Good goodbyes, knowing how to end in psychotherapy and psychoanalysis, Lanham, MD, Jason Aronson, 2006

Reider N: A type of transference to institutions. Bull Menninger Clin 17(2):58–63, 1953 13009385

Swift JK, Greenberg RP: Premature discontinuation in adult psychotherapy: A meta-analysis. J Consult Clin Psychol 80(4):547–559, 2012 22506792

41 임상에서의 다문화 주제 지도감독

Supervising Cross-Cultural Topics in a Clinical Setting

Ripal Shah, M.D., M.P.H.
Megan Tan, M.D., M.S.
Belinda S. Bandstra, M.D., M.A.

미국에서의 다양성에 대한 변화 추세로 인하여 정신의학 및 심리학 수련 환경에서도 다문화에 대한 역량이 요구되고 있다. 미국 국가 통계에 따르면, 2010년 인구 중 16%가 자신의 정체성을 히스패닉/라틴아메리카계, 13%가 흑인/아프리카계 미국인, 아메리카 인디언, 하와이 또는 태평양 제도 원주민으로 응답하였다(U.S. Census Bureau, 2012). 반면에 2013년 미국 의대 졸업생 중 (의료계에서 충분히 대표되지 못하는 소수 집단에 해당하는) 앞의 집단에 속하는 비율은 10%에 불과하였다(Association of American Medical Colleges, 2017). 비슷한 유의한 격차가 정신건강 종사자와 환자 사이에도 있는 것으로 생각되며, 다른 소수자 지위, 즉 성별 정체성gender identity, 성 지향성sexual orientation, 종교 등의 측면에서도 그러하다. 부가적으로 소수자인 환자 또는 사회경제적 지위가 낮은 환자의 경우에는 정신건강 자원에 대해 접근할 때 더 많은 어려움을 겪는다. 노동자 계층의 흑인 남성이 정신치료 초진을 잡기 위하여 평균적으로 80명의 치료자에게 연락해야 하는 반면, 중산층 백인 여성은 5명의 치료자에게 연락하여 정신치료자의 사무실에 첫 방문을 할 수 있었다는 연구가 있다(Kugelmass, 2016). 정신건강서비스 이용 격차 지속을 분석한 최근의 연구에 따르면, 정신건강서비스에 대한 낮은 접근률에는 서비스에 대한 수요, 보험 가입 상태 등의 접근성 관련 요인보다는 소수자들이 느끼는 치료와 서비스상의 차이가 더 많은 영향을 끼치는 것으로 보인다(Smedley et al., 2003).

이러한 맥락에서 다문화 주제의 복잡함과 섬세함을 임상 상황 및 그 밖의 상황에서 효과적으로 헤쳐나갈 수 있는 기술이 모든 지도감독자에게 필수적이라는 인식이 점차 늘어나고 있다. 연구에서는 백인이 아닌 환자가 첫 회기 후에 치료를 종결하는 비율이 50%를 넘으며, 이의 원인으로 서비스 내용의 편향 및 문화에 따른 경험 차이의 인식 부족을 꼽았다(Sue & Sue, 1999). 반면에 높은 수준의 다문화 상담 역량을 보인 치료자들에게 치료받는 환자들은 전반적인 정신건강에서 보다 큰 개선을 경험하였다(Dillon et al., 2016).

이러한 인식에도 불구하고 인종, 민족, 성적 지향, 출신 국가 등의 문화적 주제에 대한 논의는 그 정서적 위력으로 인하여 지도감독 환경에서 회피 대상이 되는 경우도 있다. 문화 관련 사안을 지도감독 중에 직접적으로 다루고자 하는 치료자라고 하더라도, 실무적으로 이러한 주제를 어떻게 다루는 것이 좋을지에 대하여 합의된 바도 별로 없다. 문화에 대해 논의한다는 것 자체도 강한 반응을 유발할 수 있다는 점을 인식하여 이 장에서 저자들은 독자에게 지도감독에서 문화 사안을 다루는 몇 가지의 실용적 도구를 제안하는 것을 목표로 한다.

핵심 포인트

- 지도감독 대상자가 인종, 민족, 계층, 성별, 성지향성, 국적, 연령, 정체성 및 다른 종류의 문화적 소속과 관련한 불편한 주제를 논의할 수 있도록 지도감독자가 안전하고 생산적인 학습 분위기를 조성하는 것이 필수적이다.
- 환자를 잘 치료하기 위하여 함께 '문화적 자문'이 필요한 상황이 언제인지, 혹은 사례 연구, 중대 사건, 문학작품, 영화 등을 활용하여 문화적 사례구조화의 복잡하고 섬세한 부분을 함께 살펴보고 배울 만한 상황이 언제인지 지도감독자와 지도감독 대상자가 함께 찾아볼 수 있다.
- 지도감독자는 자신에게 내재한 문화적 편견을 살펴보아야 하며, 겉으로 드러나거나 또는 드러나지 않는 편견에 대하여 지도감독 대상자와 논의할 의지와 역량이 있어야 한다.
- 지도감독자가 ADDRESSING 약자나, DSM-5의 문화적 사례구조화, 그리고 이를 가지고 지도감독 대상자와 논의하는 것, 특히 환자와 의사 사이의 권력 관계와 관련된 문화 및 역사적 요소에 대한 논의에 익숙해지는 것이 도움이 된다.

생산적인 학습분위기 조성 Fostering a Productive Learning Climate

지도감독 대상자가 문화 관련 사안에 대해 지도감독자와 함께 생각해 볼 수 있는 안전하고 생산적인 학습 분위기를 조성하는 과정은 상시 유지되고 진행되어야 한다. 지도감독자는 자신의 역할에 내재한 권력이 상대적으로 크다는 것을 자각하고 이러한 대화의 기조를 정하여야 한다. 환자-치료자 간의 역동, 진단, 치료 결과에 문화가 미칠 수 있는 영향에 대한 문헌상의 근거를 논의함으로써 이 주제를 논의하는 것을 당연한 것으로 여기게 할 수 있고, 지도감독 대상자가 느낄 수 있는 취약함을 완화할 수 있다. 이 주제에 대해 다루고자 하는 의지를 효과적으로 전달하는 대화방식에서 모범을 보이는 것 역시 지도감독자의 역할이다.

지도감독자가 상호 존중과 신뢰를 얼마나 중시하고 있는지를, 그리고 지도감독자와 지도감독 대상자가 각자 고유의 기여와 경험으로부터 서로 능동적으로 학습해야 함을 안다는 것을 표현하도록 한다. 가르침이 양방향으로 이루어질 수 있다는 것을 공식적으로 인정함으로써 필요한 상황에서는 지도감독 대상자도 지도감독자를 가르치거나 혹은 불편이나 의문을 표시할 수 있게 한다. 이러한 상황에서 문화적 겸손함의 중요성을 강조함으로써 지도감독자와 지도감독 대상자 모두 문화, 인종, 민족, 사회경제적 지위, 성정체성, 종교 등 까다로운 문제와 관련한 비대칭성이나 불확실성을 보다 수월하게 다룰 수 있다. 또한 지도감독자는 지도감독 대상자의 문화 또는 문화에 대한 이해가 문화에 대하여 공적으로 솔직하게 토의할 수 있는지의 여부와도 관계되며, 이로 인하여 지도감독자-지도감독 대상자 사이의 관계도 영향을 받을 수 있음도 알아야 한다(제35장 '지도감독 관계 내에서의 문화적 사안' 참조).

때로는 지도감독자가 특정 환자 또는 특정 집단의 문화적 배경에 대해 지식이나 경험이 부족할 수 있다. 이러한 상황에서 지도감독자는 지도감독 대상자와 함께 문화에 대한 자문을 구하여 배움을 보충하는 방법을 고려하여야 한다. 보통 가장 쉬운 출발점은 특정한 문화배경과 관련하여 경험이 더 많은 동료에게 연락하는 것이다. 특정 문화 관련 경험을 가진 동료가 없다면 지도감독 중 영화, 자전적 작품, 증례보고 등을 발췌 및 선별하여 함께 살펴보는 것도 생각할 수 있다. 이러한 자료를 함께 접함으로써 지도감독자도, 지도감독 대상자도 문화에 대한 이해를 넓힐 수 있다.

경험의 문제를 넘어 다양한 문화배경을 지닌 환자를 치료하는 것에 대해 지도감독자가 다양한 수준의 개인적 불편감 또는 자신감 부족을 갖고 있을 수 있다. 이때 불편이나 지식 부족을 감추려고 하기보다는 선제적으로 자신의 문화적 지식의 한계를 밝히는 것이 낫다고 알려졌는데, 이렇게 밝힌 경우에 더 높은 지도감독 효과가 가능한 것으로 나타났다(Ancis & Ladany, 2001). 사실 지도감독자가 자신의 불편을 감추려고 해도 지도감독 대상자가 이를 알아차릴 방법은 많다. 치료자가 환자와 이야기하면서 더 많은 말조심을 한다거나, 어색함 때문에 소수집단 환자에 할애하는 시간을 줄이게 된다거나, 라포 형성에 어려움을 겪는다거나, 어려운 문화적 요인이 있는 증례에 대해 환자의 진료 예약 간격을 넓게 잡는 등의 현상이 눈에 띌 수 있다. 모든 사람이 자신 고유의 문화적 관점과 편견을 갖고 치료에 참여한다는 점을 인정하고, 지도감독자는 자신과 자신의 지도감독 대상자의 문화적 선입견이 가지는 주관성을 탐색하고 조종할 방법을 익혀야 한다. 지도감독자가 자신의 선입견과 한계, 자신의 드러나지 않은 편견, 그리고 자신이 갖고 있는 정보가 시대에 뒤떨어져 있을 수 있음을 인정하는 것이 이러한 대화를 시작하는 훌륭한 방법 중 하나이다.

환자 평가에 문화적 고려사항 포함시키기

Incorporating Cultural Considerations Into Assessment of Patients

문화적 주제의 섬세함과 복잡함을 고려하여 지도감독에서 문화를 다루는 구조화된 접근을 소개하는 것도 도움이 된다. 다양한 문화적 배경을 가진 노년기 환자에서 유래한 ADDRESSING라는 약자 암기법이(Hays, 1996) 환자의 경험을 규정하는 다양한 문화적 요인을 A–연령 및 세대Age and generational influences, DD–발달장애 및 기타 장애Developmental and other Disabilities, R–종교Religion, E–민족Ethnicity, S–사회 계층Social status, S–성적 지향Sexual orientation, I–토착민 여부Indigenous heritage or other, N–출신 국가National origin, G–성별Gender의 측면에서 살펴볼 수 있는 유용한 도구가 될 수 있다. 또한 이러한 방법은 치료자가 한 집단 내에서도 추가적 다양성이 있다는 점을 의식하고, 하나의 정체성 요소에 기반하여 환자를 일반화하여 규정하지 않게 하는 데에도 도움이 된다.

DSM–5에서의 문화적 사례구조화의 개요(American Psychiatric Association, 2013)도 네 가지의 영역을 탐색함으로써 문화적 사안에 접근하는 실용적인 틀을 제시한다.

1. 자기정체화Self-identification: 환자는 자신을 문화적으로 어떻게 규정하는가? 고려하여야 할 질문으로 환자가 자신을 주류로 여기는지 비주류로 여기는지, 스스로가 하나의 혹은 통일된 문화 소속으로 여기는지, 다양한 문화 정체성을 인식하는지 등이 있다. 환자의 가족력 및 문화력 중 의미 있는 영역, 즉 강제 이주, 이민, 전쟁 이외의 다른 외상 경험도 이 영역에서 중요하게 평가할 내용이다.
2. 고통에 대한 문화적 개념화Cultural conceptualizations of distress: 환자의 문화에서는 고통을 어떻게 표현하는가? 고통의 내재화적 또는 외재화적 표현, 그리고 임상 대면 상황에서 이 고통이 표현되(지 않)는 방식에 대해 특히 주의를 기울인다. 이런 취지에서 환자가 자신의 질환을 설명하는 모형도 중요한데, 이 모형이 임상가와의 동맹 형성, 치료에 대한 기대치, 치료계획 준수 여부도 좌우하기 때문이다.
3. 취약성 및 탄력성의 문화적 특징Cultural features of vulnerability and resilience: 환자의 문화 배경에 독특한 스트레스원은 무엇인가? 어떤 것이 강점이나 회복탄력성의 원천이 되는가? 임상 장면에서 스트레스원이나 강점을 어떻게 조절하거나 활용하여 치료에 도움이 되게 할 수 있을까?
4. 환자와 임상의의 관계에서 나타나는 문화적 특징Cultural features in the relationship between the patient and the clinician: 이 임상 관계에서 권력은 어떻게 분포하는가? 임상의가 주된 권

력을 쥐고 있는가? 혹은 환자가? 아니면 제3자가? 권력 역동은 다양한 요소의 영향을 받을 수 있으며, 이 중 일부는 환자의 문화에서 유래한 요소들이고, 또 다른 일부는 환자의 문화와 임상의의 문화 사이의 역사적 관계 및 현재 관계에서 유래한 요소일 수 있다. 환자의 문화에서 유래하는 요소로 권위적 대상과의 전통적 관계, 문화 내에 개인주의 또는 집단주의가 있을 수 있다. 환자와 의사의 문화 정체성 사이의 관계에서 유래하는 요소로 역사적 신뢰 및 현재의 신뢰, 거리, 압제oppression, 고정관념stereotyping 등이 모두 영향을 미칠 수 있다.

이 개요가 모든 문화 관련 사안을 다루지는 못하지만, 이러한 구조화 개요가 유용한 몇 가지 상황이 있다. 임상에서 지도감독 대상자에게 몇 명의 환자에 대한 이 방식의 문화적 사례구조화를 말해 보게 권유할 수 있다. 이 연습을 문화적으로 '비주류'에 속한다고 보이는 환자에 대해서만 아니라, 주류에 속한다고 보이는 환자에 대해서도 시킴으로써 임상에서 모든 환자를 접할 때 문화적 요소가 관여한다는 점을 강조할 수 있다. 강의실이나 소집단 지도감독 중에 지도감독 대상자들이 스스로와 서로에 대한 문화적 구조화를 해 보는 것은 자신의 문화적 정체성이 자신의 진료, 직업상의 인간관계 및 팀 활동, 그리고 보다 넓게는 직업인으로서의 발전에 어떤 영향을 주는지 생각해 볼 수 있는 유익한 연습이 될 것이다.

사례구조화는 출발점일 뿐이며, 지도감독자가 지도감독 대상자를 독려하여 다른 지도감독자들 그리고 다른 학습자들과 함께 더 폭넓은 문화 관련 논의를 나눌 수 있도록 신경을 쓰는 것이 바람직하다. 자료 읽기와 열린 토론을 통해 특정 사례나 환자의 인구학적 특성에 대한 이해를 높일 수 있다. 이론적 사항의 고려를 넘어 지도감독자와 지도감독 대상자는 환자마다의 다른 문화와 경험을 반영하는 방식으로 치료기법을 개별화하도록 함께 노력하여야 한다(Sue, 2010).

이럴 땐 이렇게

○ **지도감독자로서 이 문화 출신의 환자를 치료하는 것이 익숙하지 않아서 내가 이 환자에 대해 지도하는 게 도움이 될지도 자신이 없다**

이러한 경우라면 지도감독자가 지도감독 대상자와 함께 문화적 사례구조화를 시도하고, 환자의 인생 경험에 대한 더 많은 정보를 얻기 위한 개방형 질문을 활용하도록 격려할 수 있다. DSM-5에서의 문화적 사례구조화의 개요 뒤에 위치한 문화적 개념화 면접Cultural Formulation Interview: CFI에 있는 유용하고 구체적인 질문을 활용하여 환자들의 다양한 문화적 표현, 고통에 대한 반응, 그리고 자신의 문화적 서사를 어떻게 규정하는지에 대해 물어볼 수 있다(American Psychiatric Association, 2013). 또한 지도감독자 자신이 환자에 대한 반응을 되돌아보고, 환자의 다양성을 존중하며 수용하는 방식으로 자신의 한계를 인정하는 것도 중요하다. 이러한 상황에서 앞에 언급된 문화 자문도 좋은 도구가 될 수 있다.

○ 지도감독 대상자에게 환자가 직접적인 인종차별주의적 · 성차별주의적 내용의 발언을 하였다

불행히도 환자가 지도감독 대상자에게 인종차별주의, 성차별주의를 직접 표현하는 상황이 발생하는 것이 드물지 않다(예: 환자가 직접 '선생님한테 치료받고 싶지 않아요'라고 함, 환자가 특정 치료자에게 진료받기를 원하지 않음, 다른 인종, 성별, 종교 등의 치료자를 요청함 등). 이러한 상황에서 지도감독자는 지도감독 대상자가 환자와의 경계를 유지하도록 격려하고 지도감독 대상자를 지지해 주어야 한다. 또한 모든 지도감독 대상자가 자격을 갖추고 있음을 재확인해 주고, 지도감독자와 지도감독 대상자 모두 환자 치료라는 목표를 공유하는 동료임을 강조한다. 다양성과 포용에 대한 기관의 입장을 천명하는 구체적인 핵심 가치와 이러한 가치가 기관의 치료 공간에 기여하는 바를 언급하는 것도 좋다. 이러한 가치로는 환자와 의료진의 상호 존중, 공통의 경험과 개인적 경험의 중요성 등이 있을 수 있다.

○ 지도감독 대상자는 은연중에 편견을 갖고 있고, 미세공격성[1]을 보이며, 환자의 문화 배경에 대해 경험이 부족하다

지도감독 대상자가 환자에게 유해한 편견을 보이는 경우라면 지도감독자가 하여야 할 역할은 먼저 지도감독 대상자에게 안전한 학습환경을 만든 뒤에 지도감독 대상자와 함께 편견을 확인하고 다루는 것이다. 이러한 논의를 불편하게 느끼는 지도감독 대상자에게는 누구에게나 무의식적 편견이 존재한다는 점을 상기시켜 주는 것도 도움이 될 수 있다. 이를 달성하기 위해 암묵적 연상 검사Implicit Association Test: IAT(Greenwald et al., 1998)를 사용하여 지도감독 대상자의 내재적 편견을 드러내 보일 수 있다. 지도감독 대상자 입장에서는 위계 바깥의 피드백을 받아들이기가 좀 더 수월하므로, 이러한 기회를 제공하기 위하여 추가로 동료 · 집단 지도감독을 활용할 수 있다. 문화적 차이와 연관된 강한 감정, 즉 공포, 불안, 죄책감, 수치심 등이 존재하는지도 살펴볼 수 있다. 또한 문화적 차이의 논의를 방해하는 요소가 있는지 식별해 보는 것도 유용하다. 이러한 요소에는 차이의 존재에 대한 의식의 부족과 더불어 논의에 대한 불편함 또는 두려움이 있다.

지도감독 대상자에게 할 수 있는 질문

- 환자의 문화는 우리(지도감독자 및 지도감독 대상자 각각)의 문화와 어떻게 겹치거나 다를까요?
- 우리의 사례구조화와 치료계획에 우리가 가진 암묵적인 편견이 영향을 끼친 부분이 있을까요? (만약 인구학적 정보를 일부 변경하면 사례구조화나 치료계획이 어떻게 바뀔까요?)

---

1 역주: 미세공격성microaggression은 사회적 약자 집단의 구성원을 대상으로 일상에서 가해지는 언행으로서의 적대적 · 비하적 · 부정적 무례나 모욕을 말한다[Sue et al. (2007). *American psychologist, 62*(4), 271]. 이는 의도적일 수도 아닐 수도 있으며, 최초에는 물리적 폭력이나 공식적 차별 이외의 인종차별을 기술하는 용어였으나, 현재는 그 의미가 확장되어서 성별, 성적 지향, 종교, 장애 등과 관련한 차별 경험도 포함한다.

- 우리 환자의 문화에 대해서 우리가 어떤 걸 알고 있을까요? 환자에 대해 DSM−5에 따른 문화적 사례구조화 개요를 한번 짜 볼까요?
- 우리가 환자의 문화에 대해서 제대로 아는 것이 우리가 환자를 이해하고 치료하는 계획에 어떤 도움이 될까요?
- 선생님의 환자와의 관계에서 권력문제에 유의하려면 어떻게 하면 좋을까요?
- 환자가 증상을 표현할 때 고통에 대한 환자의 문화적인 개념이 어떻게 영향을 줄 수 있을까요?
- 환자가 증상을 표현할 때 환자의 문화적 요소가 어떻게 영향을 줄 수 있을까요?
- 이 상황에서 환자가 어떤 식으로 자기 문화로부터 강점과 탄력성을 얻을 수 있을까요?

추가 자료

- 다문화 정신의학

McGill University Division of Social and Transcultural Psychiatry: www.mcgill.ca/tcpsych. Resource includes links to publications, online resources, and curated films for teaching transcultural psychiatry.

Transcultural Psychiatry: A peer reviewed journal with relevant articles on cultural psychiatry and mental health. https://www.ncbi.nlm.nih.gov/labs/journals/transcultpsychiatry

Psychoanalysis, Culture and Society: An international journal exploring the intersection between psychoanalysis and the social world. https://link.springer.com/journal/41282

Trusty J, Looby EJ, Sandhu DS (Eds): Multicultural counseling: Context, theory and practice, and competence. Huntington, NY, Nova Publishers, 2002 (See Chapter 13: "Supervision from a Multicultural Perspective", in this volume.)

- 문화적 사례구조화

American Psychiatric Association Diagnostic and Statistical Manual of Mental Disorders, 5th Edition. Arlington, VA, American Psychiatric Publishing, 2013, pp 749−759

Lewis-Fernandez R, Aggarwal NK, Hinton L, et al: DSM−5 handbook on the cultural formulation interview. Washington, DC, American Psychiatric Publishing, 2016. Provides detail on how a DSM−5 cultural formulation interview can be conducted, and an interview worksheet is made available by the American Psychiatric Association at: https://www.psychiatry.org/File%20 Library/Psychiatrists/Practice/DSM/APA_DSM5_Cultural−Formulation-Interview.pdf

- 암묵적 편견

Greenwald AG, McGhee DE, Schwartz JLK: Measuring individual differences in implicit cognition: The implicit association test. Journal of Personality and Social Psychology 74(6):1464–1480, 1998

Fourteen publicly available tests retrievable at: http://www.implicit.harvard.edu

참고문헌

American Psychiatric Association: Cultural formulation, in Diagnostic and statistical manual of mental disorders, 5th Edition. Arlington, VA, American Psychiatric Association, 2013, pp 749–759

Ancis JRJ, Ladany N: A multicultural framework for counselor supervision, in Counselor supervision: Principles, process, and practice. Edited by Bradley LJ, Ladany N. Philadelphia, PA, Brunner-Routledge, 2001, pp 63–90

Association of American Medical Colleges: Total U.S. medical school graduates by race/ethnicity and sex, 201–2013 through 2016–2017, 2017. Table B–4. November 21, 2017. Available at: https://www.aamc.org/data/facts/enrollmentgraduate/85956/bysexraceandethnicity.html. Accessed on August 20, 2018

Dillon FR, Odera L, Fons-Scheyd A, et al: A dyadic study of multicultural counseling competence. J Couns Psychol 63(1):57–66, 2016 26436724

Greenwald AG, McGhee DE, Schwartz JLK: Measuring individual differences in implicit cognition: The implicit association test. J Pers Soc Psychol 74(6):1464–1480, 1998 9654756

Hays PA: Culturally responsive assessment with diverse older clients. Prof Psychol Res Pr 27(2):188–193, 1996

Kugelmass H: "Sorry, I'm not accepting new patients": An audit study of access to mental health care. J Health Soc Behav 57(2):168–183, 2016 27251890

Smedley BD, Smith AY, Nelson AR: Unequal treatment: Confronting racial and ethnic disparities in health care. Washington, DC, National Academies Press, 2003, p 764

Sue S: Cultural adaptations in treatment. Sci Rev Ment Health Pract 7:31–33, 2010

Sue DW, Sue D: Counseling the culturally diverse: Theory and practice, 3rd Edition. New York, Wiley, 1999

U.S. Census Bureau: Population division, Table 1: Summary of modified race and census 2010 race distributions for the United States (US–MR2010–01), 2010. July 2012. Available at: https://www.census.gov/data/datasets/2010/demo/popest/modified-race-data-2010.html. Accessed on August 20, 2018

42 지도감독에 척도 기반 진료 도입하기

Integrating Measurement-Based Care Into Supervision

John M. Manring, M.D.
Zsuzsa Szombathyne Meszaros, M.D., Ph.D.
Joseph Biedrzycki, D.O.
Katherine Walia Cerio, M.D.

무언가를 안다는 것과 자신이 아는 것을 행동으로 옮기는 것은 또 다른 문제이다. 지도감독은 지도감독자가 지도감독 대상자를 도와 자신의 지식을 환자 치료에 사용할 수 있는 기술과 기법으로 변환할 수 있게 도와주는 과정이다. 환자 치료의 최종 목표는 그들의 고통을 덜어 주는 데 있다. 내과 및 외과 영역에서는 환자가 고통받는 원인, 그리고 그 원인의 해소를 확인하기 위해 신체적 징후, 임상 검체 검사, 그리고 영상의학 촬영의 도움을 받을 수 있다. 정신건강의학과에서는 이 고통이 정서적 고통, 즉 내면의 고통인 경우가 가장 많다. 따라서 정신의학 지도감독의 근본적인 난관은 환자의 고통을 덜어 주었는지에 대한 명확한 표지자가 없을 때가 많다는 점이다. 이러한 표지자가 없다면 지식이 있더라도 또 기법을 충실히 따르더라도 환자의 고통 경감이 보장되지 않는다(Dewan et al., 2017). 가장 효과적인 치료를 위해 언제 환자가 좋아졌는지 또는 나빠졌는지를 확인할 수 있어야 한다. 결과 척도는 정신건강의학과 의사를 포함한 정신건강 종사자들에게 환자의 고통에 대한 직접적인 피드백이 된다(〈표 42-1〉 참조). 결과 척도가 정신건강의학과 환자의 '검사 수치'의 역할을 맡는다.

<표 42-1> 흔히 활용되는 설문지

척도	용도	사용 시점	장점	단점
PHQ-9 (Patient Health Questionnaire-9; Löwe et al., 2004)[1]	우울	선별 및 결과 추적 관찰	• 무료(퍼블릭 도메인) • 널리 보급됨 • 쉽고 간단하게 적용하거나 전자의무기록에 입력할 수 있음 • 자가보고식	• DSM-IV 주요우울삽화에 대한 선별진단도구로 개발되었음 • 제한된 범위의 증상만을 추적함 • 건강 상태 측정 측면에서 민감도가 부족함 • 준거집단이 제한적임
GAD-7 (General Anxiety Disorder-7; Spitzer et al., 2006)[2]	불안	선별 및 결과 추적 관찰	• 무료(퍼블릭 도메인) • 널리 보급됨 • 쉽고 간단하게 적용하거나 EMR에 입력할 수 있음 • 자가보고식	• DSM-IV 범불안장애에 대한 선별진단 도구로 개발되었음 • 제한된 범위의 증상만을 추적함 • 건강 상태 측정 측면에서 민감도가 부족함 • 준거집단이 제한적임
WHODAS (World Health Organization Disability Assessment Schedule; American Psychiatric Association, 2013, pp. 743-745)[3]	전반적 정신건강 상태 평가	초기 평가 및 결과 측정	• 전반적인 장애의 수준을 측정함 • 결과척도로서 개발됨 • DSM-5를 통하여 널리 보급됨 • 자가보고식 • 증상에 대하여 폭넓게 추적함 • 많은 문화권에서 타당도가 검증됨	• 적용하고 추적관찰하기가 번거로움 • 내적 정서 상태에 대한 민감도가 부족함 • 역사가 비교적 짧음 • 진단에 도움을 주지는 못함
BDI(Beck Depression Inventory; Beck et al., 1996)[4]	우울 증상 측정	초기 평가 및 결과 측정	• 결과척도로서 개발됨 • 우울의 징후뿐 아니라 내적 증상도 함께 추적함 • 정신치료 관련 연구에서 폭넓게 활용됨 • 자가보고식	• 저작권이 보호되는 척도임(비용 발생) • 우울 증상에 한정
OQ-45(Outcome Questionnaire-45; Hawkins et al., 2004)[5]	전반적 정신건강 상태 평가	고통의 정도에 대한 초기평가 및 결과 측정	• 전반적인 장애의 수준을 측정함 • 결과척도로서 개발됨 • 자가보고식 • 증상에 대하여 폭넓게 추적함 • 다양한 플랫폼에서 사용 가능함 • 결과 판독에서 유용한 정보를 얻을 수 있음 • 물질남용 관련 문항 포함 • 웰니스 척도 포함 • 대규모 준거집단에서 개발되어 정상치 범위가 존재함	• 저작권이 보호되는 척도임(비용 발생) • 진단에 도움을 주지는 못함
BPRS(Brief Psychiatric Rating Scale; Faustman & Overall, 1999)[6]	정신증 증상의 추적관찰 (조현병 및 양극성 장애)	정신증의 중증도에 대한 초기평가 및 증상호전의 추적관찰	• 결과척도로서 개발됨 • 연구에서 폭넓게 활용됨	• 치료자가 평정하는 척도로서 치료자에 의한 왜곡 위험이 있음

1 역주: 한글판 우울증 선별도구. *Anxiety & Mood 2010, 6*(2), 119-124.
2 역주: 한글판 GAD-7. 2020. Asia Pac Psychiatry, e12421.
3 역주: WHO 장애평가목록 매뉴얼(WHODAS 2.0). 재단법인 한국보건의료정보원.
4 역주: 한국판 벡 우울 척도.
5 한국어판 번역은 존재하지 않음. OQ-30. 2012, 상담학연구, 13(1), 1-15.
6 역주: 단순 정신과적 평가 척도. 김창윤 등(2001), 정신장애 평가도구. 하나의학사.

비의학 분야의 교육모형들은 훈련 방식을 계획함에 있어서 추구하고자 하는 결과에 먼저 초점을 맞춘 뒤, 그 결과를 달성하는 데 필요한 행동 및 기법을 습득하는 데 도움이 되는 지식을 역으로 찾는 과정을 강조한다(Kirkpatrick & Kirkpatrick, 1994). 치료자가 부정적인 결과를 초래하는 것은 기법 자체에서의 중대한 오류보다는 치료자가 노골적으로 혹은 미묘하게 환자를 거절함으로써 작업동맹이 손상된다는 점 때문임을 인식한다면 결과에 주안을 둘 필요성이 커짐을 알 수 있다(Lambert & Shimokawa, 2011). 결과적으로 환자 고통의 표지자가 개선되는지의 여부는 기법 준수 정도의 척도와 함께 지도감독 대상자의 치료자로서의 역량 발달의 척도로 사용되어야 한다(Dewan et al., 2017). 실상 이러한 환자 고통의 표지자(정신의학적인 '검사 수치')가 지도감독 대상자 입장에서는 보다 직접적으로 접근할 수 있고, 따라서 기법 준수 정도의 척도보다는 개별 환자의 치료에 있어서 보다 직접적인 연관성을 지닌다. 결과 척도는 즉각적이고 지속적인 자가학습의 기반이 된다.

핵심 포인트

- 지도감독자는 약물치료이든, 정신치료이든 지도감독 작업 시작부터 지도감독 대상자가 결과척도를 사용할 때의 장점과 단점을 이해할 수 있는 구조를 개발하여야 한다.
- 척도 기반 진료에서는 결과척도를 신중히 선정하여 자주 측정하게 되며, 측정은 회기의 직전이나 중간에 시행하여 지도감독 대상자가 회기 중에 채점 결과를 알 수 있어야 한다.
- 결과척도는 치료 중인 문제에 특이적인 것이거나 전반적 상태를 평가하는 타당도가 검증된 척도여야 하며, 환자의 기능이 허용한다면 자가보고 척도가 임상가 평정 척도보다 우선시된다.
- 환자의 결과척도 점수의 변화를 훑어봄으로써 지도감독자는 지도감독에서 가장 많은 주의가 필요한 환자가 누구인지에 대한 직접적이고 정량화된 지침을 얻을 수 있다.
- 수련 기관의 외래 또는 병동에서 환자가 의사를 만나기 전에 매번 결과척도 작성을 도입하는 절차 또는 정책을 만듦으로써 척도 기반 결과 측정의 외적 장벽을 줄일 수 있다.

척도 활용의 근거 전파하기
Promoting the Rationale for Use of Measures

현 시점에서 임상 진료에 평가척도를 정규로 활용하는 정신건강의학과 의사 및 임상심리사는 아직 소수이다. 현재 미국 정신건강의학과 의사의 1/5 이하, 그리고 임상심리사의 1/10이 조금 넘는 숫자만이 임상 진료에 척도 적용을 포함시킨다(Fortney et al., 2017). 이에 따르는 결과 중 하나로는 결과척도의 사용에 경험이 있고 익숙한 교수진 수의 부족이 있다. 지도감독에서 환자를 만나기 전에 평가척도가 왜 필요한지에 대한 구조를 제공하는 것은 수련 대상자뿐 아니라 교수진에게도 중요하다. 척도 기반 진료의 도입에 대한 저항은 유용성에 대한 의문과 연관되어 있기 때문이다(Fortney et al., 2017). 타당도가 검증된 평가척도는 임상 판단의 대체재가 아닌 보완재이며, 다른 의학 분야에서 검체검사 및 진단영상이 사용되는 방식과 다르지 않다. 지도감독자 자신의 평가척도 경험에서 평행 과정이 일어났을 수 있다는 점을 인지하고, 자신의 경험으로부터 예시를 들어 주는 것이 유용할 수 있다. 추가로 지도감독 대상자에게 반복적으로 척도를 측정하는 것이 환자와 치료자 간의 대화를 촉진하는 역할도 할 수 있다는 점을 교육하는 것도 좋다. 점수의 변화는 퇴행이나 임박한 치료동맹 관계 손상, 불충분한 치료효과를 알려 주는 신호일 수도 있고, 잘 진행되고 있는 치료를 강화할 수도 있는 등 임상의와 환자에게 현실적인 피드백이 되어 준다.

첫 회기 준비하기 Preparing for the First Session

첫 회기 때, 혹은 가능하다면 신규 입원환자를 받을 준비를 할 때에도 환자의 첫 방문 전에 지도감독자들은 증상 및 감별진단과 함께 사용 가능한 평가척도에 대해 논의하여야 한다. 전반적 척도가 첫 회기에 특히 유용하며, 보통 환자가 겪고 있는 고통을 인정해 주는 효과가 있다. 지도감독자는 흔한 진단에 대한 검증된 척도들을 준비해 두어야 하며, 각 척도의 장단점을 검토해야 한다. 전반적 평가 및 방문 시 주 증상에 기반한 개별 평가를 위한 도구의 기관 표준을 정할 수 있다. 선별진단 도구와 결과 평가 도구를 구별하여야 한다. 일부 척도(예: PHQ-9; Löwe et al., 2004)는 두 가지 용도로 다 사용할 수 있다. 측정 결과는 첫 진단적 면담 이후에 재확인하여 사례구조화 보완에 활용한다. 사례에 대한 약물치료 및 정신치료 기법의 역량을 키우는 데 도움이 되는 질문과 더불어 치료로부터 기대할 수 있는 결과에 대한 논의도 필수적이다. 그러한 사례의 첫 지도감독 회기 및 이후 회기에서 지도감독자가 지도감독 대상자의 결과척도 점수를 자동적으로 볼 수 있거나 아니면 해당 회기의 측정 결과를 보자고 하는 것이 바람직하다. 증상의 변화 또는 고정 여부, 지도감독 대상자의 환자에 대한 사례 이해에 기반한 다음 단계 개입, 그리고 이러한 개입의 효과를 보기 위하여 예상되는 소요 기간 등을 눈여겨보는 것 역시 유익하다.

지도감독 중 결과 척도 활용하기 Using Outcome Measures During Supervision

매 지도감독 회기마다 첫 순서로 결과 척도 점수를 살펴보는 것은 지도감독 대상자와 지도감독자가 지도 회기 중에 '새 자료fresh data'로 사용할 수 있게 필요한 시점에 척도를 측정하는 것이 중요함을 강조하고, 또 본보기가 된다는 의미가 있다(Fortney et al., 2017). 또한 그렇게 함으로써 결과 척도의 반복 측정 과정에서 등장할 수 있는 과제, 즉 얼마만큼의 점수 변화가 임상적으로 유의미한지 또는 시간이 지나면서 환자가 증상을 과장하거나 축소해서 보고할 수 있는 상황(상태의존적 측정 점수에 이러한 효과는 제한적이다) 등에 대한 논의도 가능하다. 환자를 8회기 이상 진료한 뒤에는 척도 측정 주기를 월 1회 정도로 넓히는 것을 고려하라는 의견도 있다(Lambert & Hawkins, 2004).

이럴 땐 이렇게

○ 업무 흐름상 도저히 결과척도 작성을 끼워 넣을 수가 없다

열의가 있는 지도감독 대상자라면 자신만이 아니라 동료들도 함께 측정 도구를 효과적으로 활용하고 지도감독의 정규 내용으로도 포함시킬 수 있는 방법을 찾아낼 수도 있겠지만, 환자들이 치료 회기 전에 자신의 결과 척도를 작성할 수 있는 과정을 원활하게 하는 진료실 업무 흐름을 만드는 것이 중요하다. 이를 위한 방법으로 환자용 포털 사이트, 결과척도 입력 사이트[OQ-45(Hawkins et al., 2004)와 같은 유료 측정 도구가 유용하게 활용되는 측면이기도 하다]에서 온라인 입력, 대기실에서 지필 작성 또는 전산화된 키오스크에서 입력하게 할 수 있다. 이러한 방법으로 척도 작성에 환자들을 익숙하게 할 수 있을 뿐 아니라, 치료 시간 중에 결과를 보는 시간도 단축하고 환자뿐 아니라 치료자가 가지는 체계 차원의 저항을 극복할 수 있다. 지도감독 대상자는 인쇄물 척도와 온라인 척도 양쪽을 다 활용할 수 있다. 진료실에서 시행하기에는 인쇄된 척도가 간편할 수 있으나, 환자가 대기실에서 혹은 다른 보조인력이 돕지 않으면 채점이나 이전 결과와의 비교에 시간이 더 걸린다. 보조인력이 없을 경우, 진료일 전날 또는 당일 아침에 OQ-45 등의 척도를 작성해 오게 하면 치료자가 결과에 원활히 접근하고 치료 시간 중에 결과를 시각적으로 확인할 수 있다. 이 방법의 경험자들은 측정 결과를 통해 치료 진행을 확인하거나 치료 참여가 원활하지 않은 영역을 공략하는 데 도움이 됨을 보고하였다. 전산상으로 작성한 결과를 쉽게 비교에 활용할 수 있게 하기 위해서 조직 단위의 조치가 추가로 필요할 수도 있다. 이는 전자의무기록상의 환자 포털 페이지 또는 OQ-45의 온라인 사이트와 같은 다른 추적관찰 체계를 통해 가능하다.

○ 지도감독 대상자가 척도 사용을 말 또는 행동으로 거부한다

거부 이유를 탐색해 보고, 환자 치료에서의 척도의 유용성을 다시 강조한다. 환자 및 치료자의 저항뿐 아니라 지도감독 과정 외부의 시스템상의 문제인지도 확인해 보도록 한다.

○ 지도감독 대상자가 척도에 과도하게 의존한다

지도감독 대상자가 척도를 사용하여 환자의 현재 증상이나 더 중요한 치료 작업의 진척을 이야기하지 않는 경우가 있다. 지도감독 중에 치료자가 왜 치료관계에서 척도를 환자와 거리를 두는 도구로 사용하는지를 탐색해 보도록 한다. 척도에 대한 과한 의존은 해결이 필요한 역전이 문제의 징후일 수도 있고, 혹은 수련 대상자가 더 큰 치료의 틀 내에서 가져야 하는 척도의 역할을 오해하고 있어서 일 수도 있다.

○ **모든 척도 결과상 환자의 상태가 나빠지고 있다**

앞에 언급된 바대로, 척도 점수의 악화(통상 상승)는 기법의 미준수 또는 역전이 문제를 시사할 수 있다. 또한 치료동맹의 악화의 반영일 수도 있다. 치료동맹 문제는 작업동맹평가Working Alliance Inventory(Horvath & Greenberg, 1989) 또는 Barrett-Lennard 관계척도Barrett-Lennard Relationship Scale(Barrett-Lennard, 1962; Simmons et al., 1995)로 보다 자세히 파악할 수 있고, 치료기법을 준수하는지 확인하기 위하여 개정 인지치료척도Revised Cognitive Therapy Scale(Blackburn et al., 2001), IPT 질 및 순응도 척도IPT Quality and Adherence Scale(https://iptinstitute.com/ipt-training-materials/ipt-quality-adherence-scale), 또는 정신치료 과정 비교 척도Comparative Psychotherapy Process Scale(Hilsenroth et al., 2005) 등의 척도를 사용하거나, 가장 효과적인 방법으로서 치료회기의 영상 녹화를 통한 직접 관찰을 통해 확인할 수 있다(Manring et al., 2011). 약물치료가 포함된 치료의 경우라면 약물 처방 내역과 환자의 약물 복용 순응도를 점검해야 할 시점이기도 하다.

○ **지도감독자들이 결과 척도를 사용해 본 경험이 없다**

수련 기관에서 흔히 발생하는 문제 중 하나일 것이다. 스스로를 위해서도, 환자를 위해서도 치료공간이 침범당한다고 느껴지는 상황을 대부분의 임상의는 경계하기 마련이다. 만일 임상척도 사용에 대해 반대하는 것이 철학이 아니라면 지도감독 대상자들에게 제공하는 것과 같은 방식으로 척도 사용을 돕는 절차상의 지원을 지도감독자에게도 제공하고, '이 시도는 우리 모두에게 새롭다'는 자세를 취함으로써 지도감독자도 원활하게 경험을 쌓을 수 있다. 이러한 변화를 위해 대집담회grand round의 개최 및 지도감독자 대상의 이론 강연도 도움이 된다. 척도 사용에 반대하는 철학을 갖고 있는 경우에는 운영 차원에서 척도 도입에 반대하는 지도감독자 및 그 지도감독 대상자를 대조군으로, 척도를 사용하는 지도감독자 및 지도감독 대상자를 시험군으로 삼는 QI 연구를 구성해 볼 수도 있다. 잊지 말아야 할 것으로 체계나 문화의 변화를 위해서 최소 2~3년은 필요하다는 것이다. 이러한 변화는 장기 과제에 속한다.

○ **결과 척도의 사용이 정신의학적 치료에 안 좋은 점도 있다고 들었는데, 이 내용을 지도감독 대상자들과 어떻게 논의하는 것이 좋을까**

특정 진단군에서 자가보고식 측정 도구 사용 시 문제가 발생할 수 있다는 최근 보고가 있다. 최신 연구 결과를 지도감독 대상자와 논의하여 이들 사안에 대해 숙고해 보게 하는 것이 유익할 수 있다. 예를 들어, 정신증적 증상을 보이는 환자들은 자신의 삶의 정서적 부분에 대한 불편을 잘 보고하지 않으므로 BPRS 또는 PANSS 같은 임상가 평정 척도의 유용성이 더 높을 수 있다. 경계선 성격장애를 가진 환자는 결과척도 설문을 매주 시행하는 것 때문에 부작용이 발생할 가능성도 있다(de Jong et al., 2018). 필자의 기관에서 고위험군 클리닉High Risk Clinic을 운영하는 동료의 의견으로는 척도를 3개월에 1회 간격으로 시행함으로써 진료로 인하여 유발되는 이러한 불편을 일부 줄일 수 있다(Robert Gregory, M.D., 개인 서신, 2018년 6월).

지도감독 대상자에게 할 수 있는 질문

- 여태까지 진료 중 임상 척도 활용은 어떤 경험이 있나요?

- 설문지나 측정 도구를 치료에 사용하는 데 걱정되는 점이 있나요?
- 이 환자의 입원 기록을 볼 때, 어떤 척도를(척도들을) 쓰면 좋을 것 같나요?
- 이번 개입의 결과가 척도 점수에 반영되려면 얼마나 시일이 걸릴까요?
- 결과가 예상한 대로 나왔나요? 왜 예상한(하지 않은) 대로 결과가 나왔을까요?
- (정신치료와 약물 효과 말고) 점수 변화에 영향을 줄 수 있는 것이 또 어떤 게 있을까요?
- 결과 점수를 환자한테 설명할 건가요? 한다면 어떤 상황일 때 설명할 건가요? 안 한다면 이유는 무엇인가요?

추가 자료

Fortney JC, Unutzer J, Wrenn G, et al: A tipping point for measurement-based care. Psychiatr Serv 68(2):179–188, 2017

Norcross JC (Ed): Psychotherapy relationships that work: Evidence based responsiveness, 2nd Edition. New York, Oxford University Press, 2011

Kirkpatrick DL, Kirkpatrick JD: Evaluating training programs. San Francisco, CA, Barrett-Koehler Publishers, 1994

참고문헌

American Psychiatric Association: Cultural formulation, in Diagnostic and statistical manual of mental disorders, 5th Edition. Arlington, VA, American Psychiatric Association, 2013, pp 749–759

Barrett-Lennard GT: Dimensions of therapist responses as causal factors in therapeutic change. Psychological Monographs 76(43, 562), 1962

Beck AT, Steer RA, Brown GK: Beck depression inventory–II. San Antonio, TX, Psychological Corporation, 1996

Blackburn IM, James IA, Milne DL, et al: The Revised Cognitive Therapy Scale (CTS–R): Psychometric properties. Behavioral and Cognitive Psychotherapy 29:431–446, 2001

de Jong K, Segaar J, Ingenhoven T, et al: Adverse effects of outcome monitoring feedback in patients with personality disorders: A randomized controlled trial in day treatment and inpatient settings. J Pers Disord 32(3):393–413, 2018 28594629

Dewan M, Walia K, Meszaros ZS, et al: Using meaningful outcomes to differentiate change from innovation in medical education. Acad Psychiatry 41(1):100–105, 2017 26976400

Faustman WO, Overall JE: Brief psychiatric rating scale, in The use of psychological testing for treatment planning and outcomes assessment. Edited by Maruish ME. Mahwah, NJ, Erlbaum, 1999, pp 791–830

Fortney JC, Unützer J, Wrenn G, et al: A tipping point for measurement-based care. Psychiatr Serv 68(2):179–188, 2017 27582237

Hawkins EJ, Lambert MJ, Vermeersch DA, et al: The therapeutic effects of providing patient progress information to therapists and patients. Psychother Res 14:308–327, 2004

Hilsenroth MJ, Bonge DR, Blagys MD, et al: Measuring psychodynamic-interpersonal and cognitive-behavioral techniques: Development of the comparative psychotherapy process scale. Psychotherapy: Theory, Research, Practice, Training 42:340–356, 2005

Horvath AO, Greenberg LS: Development and validation of the working alliance inventory. Journal of Counseling Psychology 36(2):223–233, 1989

Kirkpatrick DL, Kirkpatrick JD: Evaluating training programs. San Francisco, CA, Barrett-Koehler, 1994

Lambert M, Hawkins E: Measuring outcome in professional practice: Considerations in selecting and using brief outcome instruments. Prof Psychol Res Pr 35(5):492–499, 2004

Lambert M, Shimokawa K: Collecting client feedback, in Psychotherapy relationships that work: Evidence-based responsiveness, 2nd Edition. Edited by Norcross JC. New York, Oxford University Press, 2011, pp 202–223

Löwe B, Kroenke K, Herzog W, et al: Measuring depression outcome with a brief self-report instrument: Sensitivity to change of the Patient Health Questionnaire (PHQ–9). J Affect Disord 81(1):61–66, 2004 15183601

Manring J, Greenberg RP, Gregory R, et al: Learning psychotherapy in the digital age. Psychotherapy (Chic) 48(2):119–126, 2011 21639655

Simmons J, Roberge L, Kendrick SB Jr, Richards B: The interpersonal relationship in clinical practice: The Barrett-Lennard relationship Inventory as an assessment instrument. Eval Health Prof 18(1):103–112, 1995 10140858

Spitzer RL, Kroenke K, Williams JB, et al: A brief measure for assessing generalized anxiety disorder: The GAD–7. Arch Intern Med 166(10):1092–1097, 2006 16717171

43 임상 지도감독에서의 뇌신경과학

신경생물정신사회적 접근을 향하여

Neuroscience in Clinical Supervision

Toward a Neurobiopsychosocial Approach

Kristin S. Raj, M.D.
Agnes Kalinowski, M.D., Ph.D.
Belinda S. Bandstra, M.D., M.A.

역사적으로 신경과neurology와 정신과psychiatry는 같은 의학 분야로 취급되었다.[1] 신경과적 문제는 '뇌 질환brain disorders', 정신과적 문제는 '정신질환mental disorders'이라는 구별이 나타나기 시작한 것은 20세기에 들어와서였다(Baker et al., 2002). 몇 가지 경우 정신질환에 대한 특정 뇌 부위 또는 원인이 밝혀지면 해당 질환은 정신과적 질환에서 신경과적 질환으로 재분류되었다. 기능적 뇌영상기법이 도래하여 정신의학적 질환에 관여하는 뇌 부위 및 뇌 회로를 눈으로 볼 수 있게 된 뒤부터는 정신의학에서의 '정신적' 문제도 '뇌'의 문제로 보는 변화가 빠르게 일어났다. 정신건강의학과 의사가 최전선에서 근거에 기반하여 정신의학적 질환을 이해, 예방, 치료하기 위해서는 임상 뇌신경과학neuroscience[2]을 정신의학 수련, 특히 임상 지도감독에 반드시 포함할 필요가 있다(Insel & Quirion, 2005; Schildkrout et al., 2016). 진단과 치료는 계속 진보할 것이고, 향후 정신과적 질환에 대한 이해에 생물학적 표지자biomarker, 인지 과제cognitive task, 뇌영상, 그리고 이 주제들에 능통한 정신건강의학과 의사가 빠질 수 없을 것이다.

---

1 역주: 한국의 경우에는 1982년에 대한신경정신의학회에서 대한신경과학회가 분리해서 독립하면서 두 분야가 분리되었다.

2 역주: neurology는 신경(과)학을 의미하기보다는 임상 진료 분야인 clinical neurology, 즉 진료과로서의 신경과, 학문으로서의 임상신경과학(임상신경학, 신경의학)의 의미로 쓰일 때가 더 많아 neuroscience를 문자 그대로 신경과학으로 번역하면 혼선이 생길 수 있어서 이 책에서는 일관되게 뇌신경과학으로 번역하였다. clinical neurology와 대비되는 개념으로 기초의학 및 자연과학으로서의 신경(과)학은 별도로 신경생물학neurobiology이라고 칭하기도 한다. (clinical) neurology 보다는 neuroscience쪽이 신경과 및 신경외과, 정신건강의학과의 의료진만이 아니라 해부학, 생리학, 병리학, 유전학부터 컴퓨터과학까지 아우르는 다양한 임상의학자 및 기초과학자가 공유하는 명칭이다. 아예 이를 뇌과학으로 번역하는 경우도 있으나, 이 경우에는 neuroscience에 포함되는 말초신경에 대한 기초과학과, 말초신경 질환을 다루는 임상의학자인 신경과 의사가 배제되는 문제가 생긴다.

핵심 포인트

- 정신건강의학과 의사는 임상적 활용도가 지속적으로 확대되고 있는 분야인 뇌신경과학을 학습하여야 한다.
- 개인 또는 소집단 학습 상황과 증례 기반 학습의 기회의 이점 때문에 지도감독은 뇌신경과학을 배우는 핵심적인 학습환경이 될 수 있다.
- 뇌신경과학적 증례 이해를 지도감독의 사례개념화에 포함시키는 것이 치료전략으로서 효과적이다.
- 뇌신경과학을 지도감독 상황에 포함시키는 것은 세 가지 효과가 있다. ① 환자 증례에 대한 이해 증진, ② 환자가 자신의 경험을 이해하는 새로운 방법 제공, ③ 치료방법 결정에 정보를 제공한다.

환자 증례에 대한 이해 증진 Enhancing Understanding of a Patient Case

뇌신경과학의 임상적 타당성이 증가함에 따라 생물정신사회적biopsychosocial 사례구조화를 신경생물정신사회적neurobiopsychosocial 사례개념화로 확장할 수 있다(Silbersweig, 2015). 이는 정신의학 분야가 연구에서 신경정신의학적 영역을 활용하는 흐름과 궤를 같이하며, 이러한 흐름은 전통적인 DSM 진단기준에 대비되는 미국 국립정신건강연구소의 RDoCResearch Domain Criteria에도 반영되어 있다. RDoC에서는 인간의 행동과 기능 중 다섯 가지의 고위 영역을 통하여 정서, 인지, 의욕 및 사회적 행동의 주요 체계에 대한 현행의 광범위한 지식을 파악하고자 한다. 이 각각의 영역에서 RDoC는 차원적인dimensional 심리학 개념인 구성체construct를 규정한다. 비록 연구 목적으로 개발되었고 현 시점에 진단기준의 지침으로 쓰지는 않으나, 뇌 기반 사례개념화를 가르치기 위한 관문으로는 활용할 수 있다. 예를 들어, 지도감독자는 지도감독 대상자와 함께 환자의 현재 증상을 특정 RDoC 구성체에 어떻게 위치시킬 수 있을지 고민해 볼 수 있다(Ramage et al., 2018). 이러한 연습을 통해 지도감독 대상자는 동일 진단을 가진 환자들을 여러 집단으로 구분하는 유형을 찾을 수 있다. 또한 아직 생각해 보지 못했지만 환자들에 대해 탐구해 보고 싶은 의문이나 개념을 발견할 수도 있다. 뇌신경과학적 사례 구조화에 대한 추가적 문헌은 '추가 자료'를 참조하도록 한다.

환자와 대화하는 새로운 방법 제공 Offering New Ways to Talk to Patients

지도감독 시간을 이용하여 지도감독 대상자가 환자에게 환자의 뇌 기능이 증상에 끼치는 영향을 어떻게 설명할 것인지 논의할 수도 있다. 공식적 연구가 아직 더 필요하지만, 진단을 논의하는 데 있어서 뇌신경과학을 포함하는 것이 어떤 환자들, 특히 자신의 증상이 '꾸며낸made up' 혹은 '생각 속에만 있는all in their heads' 것이라고 들었거나 그러리라 걱정하는 환자들에게는 유용하고 또 인정받는 경험일 수 있다. 이러한 논의의 진행을 지도감독에서 역할극으로 해 보는 것도 전략이 될 수 있다. 이 방법을 통해 호기심과 참여도를 향상시킬 수 있다. 만일 환자 입장이라면 뇌와 관련해서 어떤 질문이 떠오르겠는가? 환자는 무엇을 중요하게 여길 것인가? 또한 이렇게 하는 것은 과학적 지식을 환자한테 적절하고 정확한 방식으로 해석하여 전달하는 예행연습도 된다.

치료방법 결정에 정보 제공 Informing Treatment Options

정신의학은 뇌신경과학적 정보에 기반하여 특정 환자의 치료방식을 선택하는 방법도 밝혀내는 중에 있다(예: 우울증 환자의 일차치료를 환자의 뇌 영상을 활용하여 정신치료와 약물치료 중에서 선택하기, 양극성 장애 환자의 뇌영상을 활용하여 리튬의 치료반응을 예측하기). 지도감독자와 지도감독 대상자는 함께 연구 결과를 검토하여 분야의 최신지견을 유지하고 뇌신경과학에 대한 흥미를 키울 수 있다. 종설 논문, 도서, National Neuroscience Curriculum Initiative 홈페이지의 비디오 등 접근 및 관리가 가능한 자원들을 참고하는 것도 좋다('추가 자료' 참조). 가능하다면 뇌신경과학자들과 협업하는 것도 또 하나의 방법이다. 뇌신경과학적 관점에 임상의가 가진 관심 이상으로 임상의학적 관점에 관심이 있는 뇌신경과학자들도 있다. 초빙이 가능하다면 신경과학, 신경심리학neuropsychology, 영상의학radiology, 뇌신경과학, 정신유전학psychiatric genetics 등의 전문가가 참여하는 다학제적 증례 토의를 주최해도 좋다(Benjamin et al., 2014).

사례 예시 Case Example

당신은 일반정신과 외래를 맡고 있는 지도전문의이다. 당신의 전공의가 다음과 같은 증례를 발표하였다.

아동기 외상의 개인력이 있는 43세의 여성 환자가 폭식삽화를 좀 더 조절하기 위한 도움을 받으려고 내원하였다. 환자는 먹는 것으로 스트레스에 대응하고, 그러한 자신이 싫게 느껴진다고 하였다. 환자는 이것이 '장애'라고 생각하지 않으며, 그냥 자기조절 능력을 좀 더 키우고 싶고, 병원에는 배우자가 가 보자고 고집해서 왔을 뿐이라고 하였다.

이 증례에 대하여 전공의를 지도하면서 앞의 접근법을 어떻게 활용할 것인가?

환자 증례에 대한 이해 증진

이 증례를 RDoC 영역 및 구성체에 위치시켜 보는 간단한 시도를 통해 나온 몇 개의 질문을 푸는 과정에서 지도감독자와 지도감독 대상자는 증례를 더 잘 이해할 수 있다. 예를 들어, 보상 달성에 대한 초기반응Initial Responsiveness to Reward Attainment 및 습관Habit이라는 구성체를 살펴봄으로써 지도감독자는 환자가 먹는 것을 긍정적으로 경험하는지, 혹은 의식이나 자각 없이 보다 강박적으로 먹는지 추가로 확인할 수 있다. 또한 어떤 방식의 치료가 가장 큰 도움이 될 것인가 도출하는 데에도 도움이 되는 질문이다.

환자와 대화하는 새로운 방법 제공

환자는 본인의 문제를 '장애disorder'로 여기지 않으며, 먹는 것을 조절하지 못하여 고생을 하고 있다. 이 환자에게는 자신의 행동을 조절하고 있는 것이 뇌라는 메시지가 큰 힘을 발휘할 가능성이 있다. 지도감독자와 지도감독 대상자는 역할극을 통해 환자 뇌의 부위 간 연결(회로) 활성이 증가하거나 감소하여 이러한 행동방식이 나타나고, 치료를 통해 이 회로를 조절하는 데 도움을 받을 수 있다는 것을 환자와 이야기하는 연습을 할 수 있다.

치료방법 결정에 정보 제공

마지막으로, 뇌신경과학을 근거로 치료계획을 세울 수 있는 방법도 중요하게 고려할 사항이다. 지도감독자와 지도감독 대상자는 환자의 다음 내원일 전에 간략한 문헌조사를 통해 관련된 연구 결과가 있는지 알아볼 수 있다. 그러한 과정만으로도 뇌신경과학적 사례 이해를 시도하는 중에 나온 질문들이 환자의 경험에 대한 좀 더 철저한 파악을 바탕으로 근거에 기반한 치료방법을 선택하는 데 도움이 된다는 것을 깨달을 수 있다.

이럴 땐 이렇게

○ 지도감독자인 나 자신도 뇌신경과학의 내용을 임상에 적용하는 것에 익숙하지 않기 때문에 이를 지도감독에 도입하는 것이 망설여진다

두려워하지 않아도 된다. 다른 많은 정신건강의학과 의사도 같은 입장일 것이다. 망설임을 느낀다면 우선 가장 주로 치료하는 환자군을 대상으로 가장 폭넓게 적용 가능한 뇌신경과학부터 친숙해지는 것도 괜찮은 시작 방법이다. 예를 들어, 중독 전공자에게는 보상회로reward circuit라는 뇌신경과학 주제가 아주 적절할 것이다. 지도감독 대상자가 보는 각 환자에 대해 뇌과학 기반 질문을 출제하고, 답을 구하는 과정에서 함께 자료를 찾아보는 습관을 들인다. 사회신경과학social neuroscience, 즉 사회적 유대, 애착, 회복탄력성 등의 내용도 해당될 수 있다.

○ 정신의학에서 뇌신경과학을 과도하게 중시하다가 지도감독에서 정신치료와 치료동맹의 가치가 밀려날까 걱정스럽다

치료동맹이 환자의 삶에 대한 풍부한 다면적 이해와 함께 우리 분야의 토대인 것은 변하지 않는다. 뇌에 대해 이해하는 것은 이에 손해가 되지 않으며, 환자에 대한 이해를 더 깊게 하는 데 도움이 된다. 환자의 뇌와 뇌영상 표지자에 대해 더 잘 이해함으로써 가장 도움이 될 치료방법을 선택할 때 도움을 받을 수 있다는 결과가 있다(McGrath et al., 2013). 추가로 일부 환자집단에서는 개인을 뇌신경과학적 관점에서 논의하는 것이 낙인 해소와 자기개념화 수단으로서 치료에 특히 유용할 수 있다. 한편, 다른 환자집단에서는 뇌신경과학적 설명이 환원주의적으로 느껴지거나, 충분히 이해받지 못한다고 느껴져서 도움이 되지 않을 수 있다. 그래서 개인에 맞춘 상의와 진료가 가능하기 위해서도 치료동맹의 필요성은 줄어들지 않을 것이다.

지도감독 대상자에게 할 수 있는 질문

- 이 증례를 개념화하는 데 도움이 되도록 문헌에서 얻을 수 있는 뇌신경과학적 지식(또는 추정)이 있을까요?
- 담당 환자가 문제를 보이는 RDoC 영역이 있을까요? 강점을 보이는 영역은요? 여기에 대해 생각해 보는 것이 진단에 담을 수 없는 차원의 환자에 대한 이해를 넓히는 부분이 있을까요?
- 자신의 뇌가 작동하는 이러한 방식에 대해 이 환자한테 설명하는 것이 도움이 될 것 같나요?
- 이 치료방법에 신경생물학적 근거가 있을까요?

추가 자료

Center on the Developing Child: https://developingchild.harvard.edu/

폭넓은 독자층을 대상으로 한 뇌발달의 신경생물학과 관련된 과학적 연구 결과에 대한 최신 요약

The Dana Foundation, The Dana Alliance for Brain Initiatives: www.dana.org

뇌 관련 연구의 진행 상황과 전망에 대한 대중의 인식을 증진하고 이해와 접근이 쉬운 방식으로 뇌과학을 전파하는 것을 목표로 삼는 비영리조직

• 다양한 질환의 뇌신경과학

Genes to Cognition: http://www.g2conline.org

• RDoC (Research Domain Criteria)

National Institute of Mental Health's Research Domain Criteria (RDoC): https://www.nimh.nih.gov/research-priorities/rdoc/index.shtml

• 사회신경과학 자료

National Neuroscience Curriculum Initiative: www.NNCIonline.org
Nature.com: https://www.nature.com/subjects/social-neuroscience

• 임상정신의학적 뇌신경과학 고찰을 다루는 우수 학술지

Trends in Neurosciences
Trends in Cognitive Sciences
Biological Psychiatry

• 뇌신경과학적 사례구성화: 임상 사례 예시

Ramage T, Bandstra BS, Williams L: RDoC: The card game. National Neuroscience Curriculum Initiative, 2018. Available at: http://www.nncionline.org/course/rdocthe-card-game/. Accessed August 21, 2018

Ross DA, Arbuckle MR, Travis MJ, et al: An integrated neuroscience perspective on formulation and treatment planning for posttraumatic stress disorder. JAMA Psychiatry 74(4):407, 2017

Torous J, Stern AP, Padmanabhan JL, et al: A proposed solution to integrating cognitive-affective neuroscience and neuropsychiatry in psychiatry residency training: The time is now. Asian Journal of Psychiatry 17:116−121, 2015

Vanden Bussche AB, Haug NA, Ball TM, et al: Utilizing a transdiagnostic neuroscience-informed approach to differentiate the components of a complex clinical presentation: A case report. Personalized Medicine in Psychiatry 3:30−37, 2017

Yager J, Feinstein RE: Potential applications of the national institute of mental health's Research Domain Criteria (RDoC) to clinical psychiatric practice. J Clin Psychiatry 78(4):423−432, 2017

참고문헌

Baker MG, Kale R, Menken M: The wall between neurology and psychiatry. BMJ 324(7352):1468−1469, 2002 12077018

Benjamin S, Widge A, Shaw K: Neuropsychiatry and neuroscience milestones for general psychiatry trainees. Acad Psychiatry 38(3):275−282, 2014 24715675

Insel TR: The NIMH Research Domain Criteria (RDoC) project: Precision medicine for psychiatry. Am J Psychiatry 171(4):395−397, 2014 24687194

Insel TR, Quirion R: Psychiatry as a clinical neuroscience discipline. JAMA 294(17):2221−2224, 2005 16264165

McGrath CL, Kelley ME, Holtzheimer PE, et al: Toward a neuroimaging treatment selection biomarker for major depressive disorder. JAMA Psychiatry 70(8):821−829, 2013 23760393

Ramage T, Bandstra BS, Williams L: RDoC: The card game. National Neuroscience Curriculum Initiative, 2018. Available at: http://www.nncionline.org/course/rdoc-the-card-game/. Accessed August 21, 2018

Schildkrout B, Benjamin S, Lauterbach MD: Integrating neuroscience knowledge and neuropsychiatric skills into psychiatry: The way forward. Acad Med 91(5):650−656, 2016 26630604

Silbersweig DA: Bridging the brain-mind divide in psychiatric education: The neuro-bio-psychosocial formulation. Asian J Psychiatr 17:122−123, 2015 26464238

Supervision in Psychiatric Practice

-Practical Approaches Across Venues and Providers-

44 자살 및 자살 관련 행동

나쁜 결과 지도감독하기

Suicide and Suicidal Behaviors

Supervising Adverse Outcomes

Deepak Prabhakar, M.D., M.P.H.
Lisa MacLean, M.D.
Esther Akinyemi, M.D.

1994~2014년까지 미국에서의 자살률은 24% 증가하였다. 1994년의 인구 10만 명당 13명이라는 자살률은 그전 30년을 통틀어 가장 높은 수준이었다(Curtin et al., 2016). 지속적인 연구, 위험요인의 인식 확대, 가능한 치료에도 불구하고 미국의 모든 연령대(10~74세)에서 자살률은 증가를 보였다(Centers for Disease Control and Prevention, 2014).[1] 자살률의 증가로 효과적인 자살 예방 대책의 개발과 지속적 교육에 대해 관심이 쏠리고 있다(Swanson et al., 2015). 또 자살이 가족 및 가까운 사람들의 삶에 미치는 영향만이 아니라 의료진, 특히 수련 중인 의료진에 미치는 영향도 고려할 필요가 있다(Prabhakar et al., 2013). 정신건강 종사자는 환자의 자살 사망에 대하여 매우 복잡하고 다양한 감정을 경험하게 된다. 일부의 경우에는 담당 환자의 자살 사망으로 인한 스트레스 정도가 부모상을 당했을 때와 비슷한 정도에 이르기도 한다(Chemtob et al., 1988). 또한 경험이 상대적으로 적은 임상의, 특히 전공의들은 큰 타격을 받을 수 있다(Fang et al., 2007). 수련 중에 보는 환자들이 가장 중증도 높은 환자인 경우도 많으며, 환자의 자살 사망이라는 사건을 겪은 전공의는 자신이 실패했다는 느낌을 경험할 가능성이 있다(Brown, 1987). 자살의 위험요인 중 여러 가지가 치료의 경과 중에 변동을 보일 수 있으므로 효과적인 지도감독은 환자의 자살과 관련된 의문과 우려를 다룰 수 있는 기회가 됨과 동시에 전공의와 더불어 지도감독자에게도 전문가로서 성장하고 발전하는 데 도움이 될 수 있다.

1 역주: 한국의 인구 10만 명당 자살률은 2011년에 31.7명으로 정점을 찍었고, 2017년의 24.3명을 제외하면 2021년까지 25명에서 30명 사이를 오가고 있다.

핵심 포인트

- 지도감독자는 전공의의 지식에 공백이 있는지를 확인하여야 하며, 자살 위험의 완화에 도움이 되는 근거 기반 대책에 대하여 알고 있어야 한다.
- 자살 고위험 환자를 치료하고 있는 지도감독 대상자에 대해서는 더 집중적인 지도가 필요하며, 매주 혹은 매일 지도하는 것도 고려하여야 한다.
- 환자의 자살 사망(및 다른 나쁜 결과)가 지도감독 대상자와 지도감독자에게 미치는 영향은 임상의학에서 쉽게 간과되는 영역이며, 대부분의 기관에는 중대 사건의 이러한 부정적인 영향에 대한 구체적인 교육과정이 갖추어져 있지 않다.
- 전공의들은 특히 환자 자살의 부정적 영향에 취약하며, 저년차의 취약한 정도가 더 크다.
- 지도감독은 특정 환자와 관련된 자살 관련 사안만이 아니라 전공의의 정서 및 교육 측면의 수요도 다룰 수 있는 기회가 된다.

정신의학적 진단 The Psychiatric Diagnosis

대부분의 자살 사망자는 정신질환을 갖고 있다. 질환을 제대로 인지하고 치료받지 못한 경우도 많다. 자살 관련 행동을 보이는 환자에 대한 지도감독에서는 지도감독 대상자의 지식 기반을 통하여 환자의 진단을 확인하고, 정신과적 상태에 대한 관리 계획이 적절한지 확인하도록 한다. 추가로 지도감독 대상자들은 자살 위험 환자를 제대로 평가하고 치료하기 위해 위험요인들과 위험신호를 알고 있어야 한다. 또한 필요하다면 위험 강화 요인인 물질 사용, 생활 중 스트레스 요인, 신체 질환 등의 중요성을 강조한다. 지식 부족이 파악된다면 이에 대하여 가르치고, 자습할 수 있는 자료를 부과한다.

자살행동과 자살위험의 평가
Assessment of Suicidal Behavior and Suicide Risk

지도감독 대상자와 함께 환자의 자살행동의 평가를 검토한다. 행동의 빈도, 심각도 및 기간뿐 아니라 이러한 행동의 사전 상황과 사후 결과도 파악한다. 환자의 절망hopelessness 정도, 부정적인 감정을 견디는 능력, 환경적 스트레스 요인도 평가하여야 한다. 살아야 할 이유와 삶을 끝내야 할 이유에 초점을 두는 것도 환자가 효과적인 위험 완화 전략을 찾게 하는 데 도움이 될 수 있다. 평가는 치료에 중점을 두어야 하며, 환자가 자신의 문제를 다루는 대안을 강화하는 데 도움이 되어야 한다(Chiles et al., 2019). 부가적으로 지도감독자는 지도감독 대상자와 함께 자살 예방을 위한 효과적인 안전 계획의 수립을 검토하여야 한다. 여기에는 환자가 자살 충동을 느낄 때 자신을 진정시킬 수 있는 단계별 행동을 정하도록 돕는 것, 살아야 할 중요한 이유를 식별하는 것, 자살 충동을 느낄 때 긍정적 사고에 집중하는 쪽으로 향하는 것 등이 있다. 마지막으로, 치료자가 환자를 교육하여 이러한 대처 전략이 듣지 않을 때 연락하거나 찾아갈 곳에 대하여 교육하였는지 확인하도록 한다.

만성 자살위험을 보이는 환자 Chronically Suicidal Patients

만성적으로 자살위험을 보이는 환자를 진료하는 것은 모든 임상가가 어려워하는 일이며, 특히 지도감독 대상자들에게는 불안을 유발하게 된다. 이 환자들은 감정 조절 문제와 정신사회적 기능 면에서 장기간 어려움을 겪고 있다. 만성 자살위험 환자는 흔히 지속적이고 전반적인 부적응 반응을 보이며, 변화에 저항하고, 자기파괴적이다. 지도감독자는 지도감독 대상자가 환자의 시각을 통하여 세상을 보고, 역기능적 행동에 이름을 붙여 자살사고를 완화하고 감소시킬 수 있는 행동을 취할 수 있게 함으로써 역기능적 행동 유형을 돌파하는 데 집중할 수 있게 돕는다. 효과적인 치료를 위하여 직면보다는 문제 해결 기술에 초점을 맞춘다. 반복적으로 환자를 입원시켜야 할 것 같이 느껴질지도 모르지만, 이것이 효과적인 치료 전략임을 입증하는 근거는 거의 없다. 이 역시 지도감독에서 충분히 다루어져야 할 내용이다. 만일 입원진료가 필요하다고 하더라도, 입원은 급성기 안정화를 위한 구체적인 치료목표가 있는 단기입원이어야 한다(Chiles et al., 2019). 또한 지도감독에 혹시 부족할 수 있는 지식이나 자살행동에 대처하는 데 도움이 될 수 있는 임상 기법을 포함한다. 여기에는 변증법적 행동치료Dialectical Behavior Therapy: DBT, 인지행동치료Cognitive-Behavioral Therapy: CBT, 그리고 특정 질환에서 자살 예방 효과가 있는 클로자핀clozapine 및 리튬lithium 등의 약제 투여가 포함될 수 있다.

자살에 대한 환상 및 그 전염 Suicidal Fantasy and Contagion

전공의가 환자의 자살에 대한 환상을 탐색하도록 돕는다. 자살사고를 표현하는 환자들에게는 자신의 죽음이 주위 사람들에게 나은 선택이라는 강력한 환상이 있을 수 있다. 그들은 완벽한 자신이라는 환상을 달성할 수 없다고 느껴 자살만이 실현 가능한 선택이라고 믿을 수 있다(Smith & Eyman, 1988). 이러한 비현실적 환상을 처리할 수 있도록 지도감독 내에서 작업하는 것은 지도감독 대상자가 이러한 생각을 다루는 전략을 세우고, 환자가 스스로에 대한 보다 적당한 기대치를 갖도록 돕는 데 유용하다. 추가로 자살위험 환자에게 강력한 복수 욕구 그리고 자신의 자살을 통하여 다른 사람의 삶을 파괴하고자 하는 강력한 소망이 있을 수 있다. 혹은 사별한 소중한 사람과 다시 만나고자 하는 재결합의 환상reunion fantasy이 있을 수도 있다. 이러한 환상을 더 많이 탐색할수록 환자는 자살의 방식으로 죽는 대신에 내적 고통을 가진 채로도 살아갈 수 있는 다른 가능한 대안을 발견할 가능성이 높다(Gabbard, 2014). 유사하게 자살 또는 자살 관련 행동의 전염과 관련된 사안도 지도감독 중에 다루어야 한다. 이러한 행동의 "모방copy-cat" 현상은 대중매체에서도 많이 언급하고 있으나, 자살이 공동체와 환자들에게 미칠 수 있는 영향을 논의할 수 있는 기회를 놓치는 경우가 의외로 많다.

역전이 Countertransference

지도감독자는 지도감독 대상자와 다른 종사자들이 이러한 예측 불가의 환자들에 대하여 스스로 감정 반응을 살펴보도록 도움으로써 자살위험을 다루는 기술을 개선할 수 있다. 자살위험 환자에 대한 치료자의 감정 반응에는 분노, 절망, 경계wariness, 체념resignation, 수동성, 무력감powerlessness, 양가감정 등이 있다. 지도감독 대상자가 부정적 반응 대신에 계속 환자를 치료해 내도록 돕는 것도 지도감독 과정의 일부이다. 또한 지도감독 대상자가 자신의 도덕, 종교, 개인적 가치관을 살펴보도록 한다. 가치관은 자살위험 환자를 효과적으로 치료하기 위한 능력과 관련이 있을 수 있고, 가장 바람직한 근거 기반 치료전략을 선택할 수 있는 능력에 간섭할 수 있다. 구출 환상은 사람을 돕는 직업을 택하는 이들에게서 흔히 나타난다. 치유자의 역할을 함에 있어서 지도감독 대상자는 자신의 행동이 미끄러운 비탈길slippery slope로 향하는 것을 놓칠 수 있다. 윤리적 범위 내에서 시작한 보살핌도 금방 전문가로서의 경계 위반으로 변할 수 있다. 이러한 위반을 피하는 핵심적 방법은 빨리 알아차리고, 지도감독에서 적극적으로 이를 다루는 것이다(Gabbard, 2017).

실무적 전략들 Practical Strategies

예약된 진료에 미내원

지도감독 시 자살위험이 있으며 진료 시간에 오지 않은 환자에게 연락을 하고 이를 의무기록에 남길 필요성에 대하여 논의한다. 문자를 남겼는데도 환자에게 연락이 오지 않으면 편지 발송이 필요하다. 환자가 두 번 연속으로 진료에 오지 않거나 미내원 행동이 반복되는 경우 이를 환자와 다루어야 한다. 환자의 안전이 우려될 경우에 지도감독 대상자는 지도감독자의 도움을 받아 환자의 가족에게 연락을 취하거나 경찰에 신고하여 누군가 환자의 집에 방문하여 안전을 확인하게 할 수 있다. 미내원 양상이 반복되고 지속될 경우에는 지도감독 대상자는 치료 관련 사안을 논의하고, 치료를 지속할지 여부를 결정하기 위하여 지도감독자의 도움을 반드시 받아야 한다(Gabbard, 2017).

자살방지 계약

자살방지 계약suicide contract이 자살위험을 낮출 수 있음은 증명되지 않았다. 이 방법을 사용하는 치료자는 실제로는 그렇지 않은데 환자의 자살위험을 낮추었다는 착각에 빠질 수 있다. 이 예방법은 위험이 증가되었는데도 치료자가 주의를 덜 기울이게 될 위험도 있다. 자살방지 계약은 사용하지 말도록 지도한다.

안전 계획

바람직한 안전 계획safety plan은 치료자와 환자가 함께 작성한 협력 전략 문서이다. 이 계획에는 ① 자살 행동의 전조라고 알려진 위험신호, ② 긍정적인 자가 대처 전략(신체활동, 이완기법), ③ 위기 상황에서 지지와 보살핌을 위해 연락할 수 있는 인물 및 사적·공적 연락처, ④ 인접 환경을 안전하게 만들기 위해 추천되는 사항(흉기, 술 치우기)을 포함한다. 또한 지도감독에서 사회적 고립을 완화하고 신체활동을 증가시키며 다른 대처기술을 키우도록 도울 수 있는 구체적이고 실용적인 전략도 상의한다(Chiles et al., 2019).

자살시도에 대한 지도 고려사항

Supervision Considerations for Attempted Suicide

자살시도 발생 시 지도감독자는 지체 없이 지도감독 대상자와 연락하여 임상 상황과 함께 지도감독 대상자가 괜찮은지를 파악하여야 한다. 담당 환자의 자살시도로 인하여 지도감독 대상자의 자신감이 흔들릴 수 있다. 일차 목표는 환자를 안정화하고 환자의 안전을 확보하는 것이다. 고위험 시기 동안에는 환자의 가족과 다른 지지 체계를 관여시키는 것이 환자의 자살사고 감소에 도움이 된다. 환자가 안정화된 뒤에는 지도감독자와 지도감독 대상자가 함께 서로의 감정 반응을 살펴볼 수 있는 지도감독 시간을 갖는다.

자살사망에 대한 지도 고려사항
Supervision Considerations for Death by Suicide

치료자에게 환자의 자살이 주는 영향은 막대하다. 자살로 환자를 잃은 지도감독 대상자는 흔히 분노, 죄책감, 수치심, 비참함 및 무력감을 느끼며, 자기효능감의 손상과 자살을 예방할 수 있었다는 잘못된 믿음이 결합하면 자살로 환자를 잃은 후 진로를 변경하는 것까지 고려하는 경우도 적지 않다(Prabhakar et al., 2014). 초기 반응으로는 충격, 멍함, 슬픔, 해리 및 침습적 사고의 경험이 나타날 수 있다(Prabhakar et al., 2014). 지도감독을 통하여 지도감독 대상자가 지금 분야에서 일하는 것에 대해 가지는 걱정, 다른 환자의 자살에 대한 두려움, 분노, 무력감, 그리고 자존감 손상을 살펴보도록 한다. 일부 지도감독 대상자는 곧바로 취약함을 느끼며 외부의 비난이나 소송을 걱정할 수도 있다. 일부의 경우에는 환자의 자살을 자신에 대한 배신으로 느끼며, 어떤 경우에는 환자가 선택한 죽음에 동조하기도 한다. 심한 불안과 공포감이 보고되어 있다(Plakun & Tillman, 2005). 어떤 경우에는 환자의 자살을 계기로 지도감독 대상자가 자신의 한계를 되돌아보기도 한다. 자신에 대해 가졌던 유능한 전문가로서의 자기상을 잃은 것을 슬퍼할 수 있다. 환자의 자살 사망에 대한 반응의 폭은 다양하여 어떤 경우에는 자신의 자살 예방기법을 습득하는 데 열중하기도 하고,[2] 어떤 경우에는 급성기 및 자살위험이 높은 환자를 치료하는 것을 꺼리기도 한다(Kleespies et al., 1993). 이 모든 사항을 지도감독에서 다루어야 감정 반응의 전폭에 있는 지도감독 대상자의 필요를 충족할 수 있다. 여기에는 실패하였다는 생각도 포함된다(Figueroa & Dalack, 2013; Prabhakar et al., 2013).

자살로 환자를 잃는 경험은 이력의 어느 시점에도 매우 힘든 일이지만, 수련받고 있는 치료자에게는 더욱 고통이 클 수 있다. 효과적인 지도감독을 위하여 관련된 내용을 일부 다룸으로써 지도감독 대상자가 환자의 자살로부터 받는 영향을 완화할 수 있다. 지도감독자는 공감적으로 경청하되, 비난하거나 판단하지 않도록 한다. 그리고 성급히 지도감독 대상자를 안심시키려고 하여 고통을 축소하거나 느끼는 감정을 무시하지도 말아야 한다. 지도감독 대상자를 격려하고, 애도 경험을 정상적인 것으로 경험하게 하며, 자신이 필요로 하는 것을 잘 표현할 수 있게 돕는다. 이러한 경험을 통해 전공의가 무엇을 배웠는지 살펴볼 기회도 된다. 최종적으로 보살피고 지지하는 문화를 형성하고, 정신건강의학과에서 일하는 이상 중증 정신질환에 수반되는 자살 및 자살과 관련된 행동을 접하는 것은 피할 수 없는 일임을 이해하도록 돕는다. 나아가 자조를 위하여 휴가를 쓰고 진료로부터 잠시 떠나 애도를 소

---

2 역주: 방어기제로서의 반동형성reaction formation에 해당한다.

화하고, 고립을 피하며, 회복을 촉진하여 스스로를 돌보도록 권유하여야 한다. 환자의 자살 사망 이후 지도감독자와 지도감독 대상자를 위한 구체적인 지침을 〈표 44-1〉에 제시하였다.

<표 44-1> 환자 자살 시의 지도 지침

지도감독 대상자
A. 사건 직후 a. 혼자 있지 않도록 한다. b. 지도감독자에게 연락한다(전공의의 수련 책임자에게도 연락한다). c. 기관 소속의 변호사 및 보험 담당자에게 연락한다. d. 유족에게 연락을 고려한다. i. 비밀보장 경계를 어떻게 관리할 것인지 사전에 계획한다. ii. 위험 관리 부서와 상의하여 예기치 않은 상황에 철저히 대비할 수 있도록 도움을 받는다. iii. 비난적, 판단적, 방어적이 아닌 환경에서 유족의 애도와 분노를 수용한다. iv. 진심 어린 애도와 슬픔을 표하되, 자책하지 않는다. e. 가족의 허락하에 장례에 참석하는 것을 고려한다.
B. 중기 a. 자신의 애도 필요성을 챙기고, 필요하다면 도움을 청한다. b. 휴가를 내는 것을 고려한다. c. 지도감독 시간에 역전이 반응에 대해 지도받는다. d. 자신이 내렸던 치료 결정에 대해 책망하지 않는다. 자살을 예견할 수 있다는 근거는 없다. e. 지도감독자, 동료, 가족 등 가까운 사람의 지지를 청한다.
C. 후기 a. 의무기록을 검토한다. 아무것도 수정하지 않는다. b. 지도감독을 위하여 사례 요약을 작성하는 것을 고려한다. c. 심리부검psychological autopsy 또는 사례 검토에 참여한다. 이는 지지를 제공하고, 진료의 질 향상을 목적으로 한 사건의 이해와 절차의 검토를 위함이다. d. 스스로를 보살피고 돌본다. 스스로에게 시간을 준다.
기관 및 지도감독자
A. 사건 이전 a. 환자의 자살과 관련한 지도감독 사항에 대해 스태프들이 훈련을 받는다. b. 문제 사건에 대해 논의하는 회의를 정규 일정으로 계획해 놓는다. c. 모든 지도감독 대상자에게 문제 사건에 대해 교육한다. d. 모든 지도감독 대상자에게 자기관리와 소진에 대하여 교육한다.
B. 사건 진행 중 a. 문제 사건에 대하여 정보를 수집한다.

b. 수련 대상자 및 종사자들이 부서의 다른 직원들과 소통하도록 격려한다.
c. 즉각적인 인지적 · 정서적 반응을 인정해 준다.
d. 충분하고 적절한 기록이 이루어질 수 있도록 확인한다.
e. 지휘체계 내의 해당 책임자들에게 보고될 수 있도록 확인한다.

C. 사건 이후
a. 정기적으로 접촉한다.
b. 수련 과정 책임자가 사건과 관련된 전공의(들)에게 연락한다.
c. 사건과 관련된 전공의(들)에게 개별적 디브리핑 기회를 제공한다.
d. 포커스 그룹focus group의 기회를 제공한다.
e. 동료들끼리 지지할 수 있는 권한과 훈련을 제공한다.

이럴 땐 이렇게

○ 지도감독 대상자가 환자 자살 발생 후의 위험 관리 활동에 대해 걱정하고 있다

지도감독자는 이런 걱정에 주의를 기울여서 의료의 질 관리 과정의 생산적이고 협력적인 특성을 강조하도록 한다. 위험 관리 활동의 초점은 치료진에게 절차의 개선과 행정상의 조력을 제공하기 위함이라는 것도 강조한다.

○ 지도감독 대상자가 환자에 대해 절망감을 느낀다

지도감독자는 눈에 띄는 역전이 반응에 유의하며 제때에 이를 다루도록 한다. 지도감독 대상자가 자살 위험 환자의 절망을 다루는 구체적인 치료전략을 배우는 것도 도움이 될 수 있다.

○ 지도감독 대상자가 환자로부터 자살하겠다는 위협을 받고 있다

지도감독 대상자가 환자로부터 자살하겠다는 문자나 음성 메시지를 받는 일도 드물지 않다. 지도감독 대상자를 독려하여 환자의 안전 대책 중 하나로서 환자의 동의하에 가족 및 친구들로 구성된 팀을 미리 꾸리게 한다. 이 상황에서 만일 환자에게 연락이 닿지 않을 경우, 이전에 연락처를 확보한 보호자에게 연락을 취할 수 있다. 드문 상황으로는 생명 보호를 위해 해당 지역 경찰에 신고가 필요한 경우도 있다.

지도감독 대상자에게 할 수 있는 질문

- 환자의 자살을 어떻게 알게 되었나요?
- 걱정되는 점으로는 어떤 것들이 있나요?
- 마지막 진료 때 작성한 의무기록에 대해 걱정되는 점이 있나요?
- 치료자 자신이 도움받을 만한 지지체계가 있나요?
- 의국으로부터 지지와 필요한 지원을 받고 있을까요?
- 애도를 표하거나 장례에 참석하는 것과 관련하여 궁금한 것이 있나요?

추가 자료

Collaborative Assessment and Management of Suicidality (CAMS): https://camscare.com
American Foundation for Suicide Prevention (AFSP): https://afsp.org
Now Matters Now: https://www.nowmattersnow.org/skills
Zero Suicide: http://zerosuicide.sprc.org

참고문헌

Brown HN: The impact of suicide on therapists in training. Compr Psychiatry 28(2):101–112, 1987 3829653

Centers for Disease Control and Prevention: CDC national health report highlights. Atlanta, GA, Centers for Disease Control and Prevention, 2014

Chemtob CM, Hamada RS, Bauer G, et al: Patients' suicides: Frequency and impact on psychiatrists. Am J Psychiatry 145(2):224–228, 1988 3341466

Chiles JA, Strosahl KD, Roberts LW: Clinical manual for assessment and treatment of suicidal patients, 2nd Edition. Washington, DC, American Psychiatric Association Publishing, 2019

Curtin SC, Warner M, Hedegaard H: Increase in suicide in the United States, 1999–2014. NCHS Data Brief, No 241. Hyattsville, MD, National Center for Health Statistics, Centers for Disease Control and Prevention, 2016

Fang F, Kemp J, Jawandha A, et al: Encountering patient suicide: A resident's experience. Acad Psychiatry 31(5):340–344, 2007 17875615

Figueroa S, Dalack GW: Exploring the impact of suicide on clinicians: A multidisciplinary retreat model. J Psychiatr Pract 19(1):72–77, 2013 23334682

Gabbard GO: Psychodynamic psychiatry in clinical practice, 5th Edition. Arlington, VA, American Psychiatric Publishing, 2014

Gabbard GO: Long-Term Psychodynamic Psychotherapy: A Basic Text, 3rd Edition. Washington, DC, American Psychiatric Association Publishing, 2017

Kleespies PM, Penk WE, Forsyth JP: The stress of patient suicidal behavior during clinical training: incidence, impact and recover. Prof Psychol Res Pr 24(3):293–303, 1993

Plakun EM, Tillman GG: Responding to clinicians after loss of a patient to suicide. Dir Psychiatry 25(26):301–310, 2005

Prabhakar D, Anzia JM, Balon R, et al: "Collateral damages": preparing residents for coping with patient suicide. Acad Psychiatry 37(6):429–430, 2013 23653109

Prabhakar D, Balon R, Anzia JM, et al: Helping psychiatry residents cope with patient suicide. Acad Psychiatry 38(5):593–597, 2014 24664605

Rudd MD, Mandrusiak M, Joiner TE Jr: The case against no-suicide contracts: the commitment to treatment statement as a practice alternative. J Clin Psychol 62(2):243–251, 2006 16342293

Smith K, Eyman J: Ego structure and object differentiation in suicidal patients, in Primitive Mental States of the Rorschach. Edit by Learner HD, Learner PM. Madison, CT, International Universities Press, 1988, pp 176–202

Swanson JW, Bonnie RJ, Appelbaum PS: Getting serious about reducing suicide: more "how" and less "why." JAMA 314(21):2229–2230, 2015 26524461

45 특수 클리닉에서의 지도감독
새로운 개척
Supervision in a Specialty Clinic
A New Frontier

Katherine E. Williams, M.D.
Thalia Robakis, M.D., Ph.D.

정신건강의학과 특수 클리닉에서의 '우수한 지도감독'은 정신의학의 학술연구의 새로운 개척 분야이다. 여성 정신건강, 식이장애, 강박 및 관련 장애, 충동조절장애 등 많은 형태의 특수 클리닉에 고급자 과정 수련 기회가 생겨난 것은 지난 20년 동안의 정신의학 및 심리학 교육에서 가장 주목할 만한 발전 중 하나이다.

현재까지 이들 특수 클리닉에 '우수한 지도감독'의 지침이 될 만한 문서는 별로 없다. 중독의학이나 노인정신의학 등 일부 특수 클리닉에 대해서는 ACGME 전임의 과정에 그 교육목표가 정립되어 있다(Accreditation Council for Graduate Medical Education, 2017a, 2017b). 하지만 최근 생긴 대부분의 특수 클리닉 수련에는 ACGME 교육과정이 마련되어 있지 않으며, 전통적으로 특수 클리닉 지도감독자는 각자의 교육목표, 교육자료 및 지도기법을 마련해 왔다. 각 특수 클리닉마다 환자군과 배워야 할 사항은 다양하겠으나, 이러한 학습 형태에서 지도감독자와 지도감독 대상자 모두에게 공통되는 몇 가지 애로사항과 기회도 있다.

핵심 포인트

- 명확하고 일관된 대상 환자집단의 정의는 특수 클리닉 지도감독자의 필수 책무이다.
- 특수 분야 범위의 내용에 대해 명확하게 표현된 교육목표가 있어야 하며, 가능하다면 ACGME 전임의 과정이나 국가 전문의 교육위원회National Specialty Education Committee의 권고를 따라야 한다.
- 해당 분야의 필수 개념 및 기법의 습득을 평가하는 시험을 시행하는 등의 방법으로 해당 분야의 지식 습득 여부에 대한 평가를 시행하여야 한다.

숙련의 달성 Developing Mastery

해당 특수 분야의 지식 숙달을 촉진하기 위하여 명확한 교육목표를 제시하고, 필독도서 목록과 대표 논문들을 제공한다.

이론교육

별도의 집단 이론교육 회기는 숙달을 촉진하기 위한 훌륭한 방법이다. 강의, 증례 기반 학습 및 학술지 문헌 초독이 포함되는 것이 이상적이다. '뒤집어진 강의실flipped classroom' 방식, 즉 사전에 특수 클리닉 교수의 녹화된 강의를 시청하고 강사들과 대표적인 사례를 가지고 학습하는 것이 유용한 방식이 될 수 있다(Prober & Heath, 2012). 온라인상의 가상 교실, 즉 학습 관리 시스템Learning Management System: LMS에서 모든 파워포인트 슬라이드와 영상, 중요 문서들을 접속할 수 있게 하는 것도 핵심 지식의 숙달을 돕는 매우 유용한 방법이다. 전국의 전문가들을 모아서 합동 온라인 증례 토의를 시행하는 것도 유망한 지도감독기법이다(Lockhart et al., 2017). 교육 전과 교육 후에 시험을 치르게 하는 것도 핵심 개념을 다지고 지식 증가를 평가하는 또 한 방법이다.

모방

지도감독자의 면담 기술을 따라하는 것이 특수 분야 환자의 평가 실력을 다듬는 데 도움이 된다. 어떤 클리닉에서는 단방향 투시거울을 사용하여 지도감독자가 환자를 면담하는 동안에 수련 대상자는 이를 보고 필기를 하는 방식을 사용한다. 또 다른 방법으로 진료실에 지도감독자와 수련 대상자가 함께 들어갈 수도 있다. 이 경우에 지도감독자가 환자에게 자신이 앞부분 면담을 하고, 이후 자신은 자리를 비우고 주된 치료를 맡을 의사인 전공의가 나머지 면담을 할 것임을 설명하여 수련 대상자가 이후 환자를 더 원활히 진료하는 데 도움을 줄 수 있다. 특수 클리닉에서의 진료 지속에 대하여 지도감독자와 지도감독 대상자는 시청각 매체를 활용하거나 단방향 투시거울을 이용하여 지도감독자가 전공의의 진료를 관찰하는 방법을 쓸 수 있다(제9장 '녹화 영상: 촉진된 관찰과 피드백을 통한 학습', 제11장 '현장 지도감독: 단방향 투시거울 너머' 참조).

환자 평가 방법

지도감독자는 적정한 논문을 소개하여 수련 대상자가 개별적 의문들에 대한 근거를 이해할 수 있도록 돕는다. 또 하나의 중요한 평가기법으로 해당 특수 클리닉에 맞춘 평가척도의 활용이 있다(제42장 '지도감독에 척도 기반 진료 도입하기' 참조). 대부분의 전공의는 특수 클리닉 과정을 수련할 때쯤에는 일반정신의학에서 가장 흔히 사용하는 척도들, 즉 PHQ-9 또는 GAD-7Generalized Anxiety Disorder-7에 대한 경험이 있을 것이나, 개별 특수 클리닉에서 사용하는 척도에는 익숙하지 않은 경우도 많다. 이러한 특수 척도의 예로, 현재 모든 주산기 여성에서 우울 선별을 위해 다수 국가의료기관에서 사용을 권고하는 에든버러 산후우울증 척도Edinburgh Postnatal Depression Scale: EPDS[1]를 들 수 있다.

증례 토의

매주의 이론 수업이 특수 분야의 핵심 지식에 숙달하기 위한 방식의 핵심이지만, 이상적 학습 형태를 위해서는 현재 치료 중인 증례에 대하여 논의할 기회도 있어야 한다. 또한 지도감독 과정에 치료 보조인력도 참여하게 하여 수련 대상자가 해당 분야의 진료 기반 학습에 대해서도 익힐 수 있게 한다. 의료보건 체계의 큰 틀 내에서 특수전문가의 역할을 지도하는 것도 특수 클리닉 지도감독의 중요한 측면이다. 이러한 지도감독의 촉진을 위해 클리닉의 전문의가 늘 접하는 간호사, 사회복지사, 기타 의료진도 집단 증례 토의에 참석하도록 독려하는 것이 좋다. 지도감독자는 지도감독 대상자가 다른 종사자와 상호작용하는 과정을 지켜보고, 그들의 대인관계 역량에 대하여 피드백을 제공하도록 한다.

문서 작성

특수 클리닉에서의 진료 기반 학습의 중요한 측면으로 기록 작성도 있다. 특수 클리닉마다 다양한 형태의 의사소통이 이루어질 수 있다. 환자를 의뢰한 의사에게 답변을 제공하는 것은 공통 필수사항이나, 일부 클리닉에서는 환자에게 서면으로 권고사항이나 보고를 제공하여야 할 수 있다. 따라서 특수 클리닉 지도감독자의 중요한 역할에는 문서 작성에 대한 기준을 제시하고, 수련 대상자가 작성한 문서를 검수하며, 직접적 피드백을 제공하는 것도 포함된다. 특수 클리닉 턴의 시작 시점에 수련 대상자가 본보기로 삼을 만한 면담을 시연하는 것이 중요한 것과 마찬가지로, 특수 분야에서의 모범적 문서 작성 방법을 명확히 가르치기 위하여 잘 작성된 문서를 예시로서 제공해 주는 것이 좋은 방법이다.

---

1 역주: 산후우울증 관리를 위한 에든버러 검사의 유용성. *Korean J Perinatol, 26*(No)1, 2015.

최신 문헌 따라잡기

일부 특수 클리닉에서는 보고 작성의 참고 문헌으로 최신 연구를 폭넓게 인용한다. 분야 내의 연구 결과를 분석할 수 있는 능력도 특수 클리닉 수련의 중요한 핵심 역량 중 하나이므로 지도감독자는 수업 중에 분야 내의 핵심 논문을 공부할 수 있는 기회도 주어야 한다. 수련 대상자가 분야의 핵심 지식을 숙달해 가는 과정을 따라가는 것과 함께 분야 내에서 아직 밝혀지지 않은 점에 대해 능통해 가는 과정도 따라가야 한다. 아직 밝혀지지 않은 의문은 무엇인가? 추가 연구가 필요한 점은 어떤 것이 있는가?

이럴 땐 이렇게

○ 전공의가 '맨땅에서부터' 다시 시작해야 하는 것을 불편해 하고, 이 특수 분야에 별다른 관심이 없다

특수 클리닉 수련 일정은 보통 전공의 수련 또는 임상심리 수련 과정에서 고년차에 들도록 배정된 과정이라서 일부 전공의들은 '처음부터' 새로운 정신의학의 세부 분야를 다시 배워야 하는 것을 매우 불편하게 느낄 수 있다. 많은 수련 대상자에게 특수 클리닉은 본인이 원하여 선택한 수련 과정이지만, 일부에게는 그냥 배정된 과정이고 따라서 해당 환자군에 대한 관심이 없을 수 있다. 이러한 문제의 극복을 위해 교수진이 특별히 공을 들여 가장 기초적인 질문조차도 자유롭게 할 수 있는 지지적 분위기를 형성해야 한다. 해당 과정 수련 기간의 시작 시점에 지도감독자의 면담 시범을 참관할 기회를 여러 차례 주는 것은 이들이 '처음부터' 다시 시작하는 것을 편히 받아들이고, 해당 분야에서 물어보아야 할 사항을 배울 수 있게 하는 좋은 방법이다. 만일 전공의가 분야에 관심이 없음을 표현할 경우, 지도감독자는 해당 분야를 어떤 점에서 꺼리는지 이해하도록 도움으로써 참여를 격려할 수 있다. 이 과정을 반드시 안전하게 느껴야 하므로 개인 지도감독 시간에 진행하는 것이 바람직하다. 또 하나의 방법은 현재 특수 클리닉과 관련된 주제 중 해당 전공의의 관심사에 해당하는 주제의 읽을거리를 제공하여 자신의 전반적인 수련 경험을 향상시키고 깊이를 더할 기회를 주는 것이다. 해당 특수 분야와 다른 분야의 접점에서 일하는 외부 연사를 초청하여 해당 특수 분야가 정신의학의 다른 영역에서도 중요성을 가진다는 예시를 보여 주는 것도 흥미를 유발할 수 있는 또 다른 방법이다.

○ 내 특수 클리닉에는 정립된 교육과정이 없다

전국 단위의 잘 구성된 교육과정이 없는 특수 클리닉의 지도감독자들은 스스로 교육목표, 교육자료 및 평가도구를 마련해야 하는 어려움이 있다. 이를 극복하기 위하여 유사한 특수 클리닉을 운영하는 의국의 교수진과 연대하는 방법이 있다. 예를 들어, 여성의 산과적 정신건강에 대한 국가 태스크포스National Task Force on Women's Reproductive Mental Health에서는 전공의 수련 과정 내 여성정신건강 클리닉에서 활용할 수 있는 영상 자료 및 증례 기반 학습 과제를 포함한 다양한 교육자료를 공동으로 제작하였다(Osborne et al., 2015).

❍ **나 자신의 공부와 일을 해내기에도 버거워서 지도할 여력을 어떻게 내야 할 것인지 모르겠다**

특수 클리닉의 지도감독자는 끊임없이 쏟아지는 새로운 지식에 대해 통달해야 하는 어려운 과제를 안고, 많은 경우에 자신의 분야에서 진행되는 연구에 주도적으로 참여하고 있다. 더구나 해당 분야의 전문가라서 고난이도 환자들을 진료하는 임무까지 떠맡고 있기가 쉽다. 지도감독자가 이러한 과중한 업무 상황에 대처할 수 있는 방법 중 하나로 수련 대상자에게 책임 있는 능동적인 학습자 역할을 부여할 수 있다. 예를 들어, 이론교육의 일환으로 특정 주제에 대한 이전의 파워포인트 슬라이드를 주고 슬라이드를 마지막으로 고친 시점부터 현재 사이에 발표된 문헌을 고찰하여 슬라이드를 최신지견으로 현행화하는 과제를 부과할 수 있다. 분야 내의 '수퍼 특수전문가'에게 도움을 청해 간단한 온라인 강좌를 진행하는 것도 방법이다. 격무로 허리가 휘는 상황을 극복하기 위한 또 한 가지 방법으로 수련 과정에 전임의 과정 또는 고급 특수 수련 과정을 개설하는 등의 방식을 통하여 제자들이 제자들의 제자들을 키우게 하는 방법도 있다.

지도감독자 스스로를 위한 질문

- 수련 대상자가 수련을 통해 특수 분야의 핵심 지식에 통달하였는가?
- 수련 대상자가 이러한 지식의 축적에 사용된 연구방법에 대한 이해를 갖추었는가?
- 수련 대상자가 분야의 '평생'학습을 할 방법을 알고 있는가? 분야의 주요 학술지, 전문학회 및 위원회를 알고 있는가?
- 수련 대상자는 이 클리닉의 환자집단에 대해 정교한 임상 면담을 시행하고 적절한 척도를 사용할 능력을 갖추었는가?
- 수련 대상자는 이 특수 분야에 종사하는 다른 치료진의 역할을 충분히 이해하고 효과적으로 그들과 의사소통할 능력을 갖추었는가?

추가 자료

Ross DA, Rohrbaugh R: Integrating neuroscience in the training of psychiatrists: A patient-centered didactic curriculum based on adult learning principles. Acad Psychiatry 38(2):154–162, 2014

Ross DA, Arbuckle M, Travis M: National neuroscience curriculum initiative. Available at: http://www.nncionline.org.

참고문헌

Accreditation Council for Graduate Medical Education: ACGME program requirements for graduate medical education in geriatric psychiatry. July 1, 2017a. Available at: https://www.acgme.

org/Portals/0/PFAssets/ProgramRequirements/407_geriatric_psych_2017-0701.pdf. Accessed August 21, 2018

Accreditation Council for Graduate Medical Education: ACGME program requirements for graduate medical education in addiction psychiatry. July 1, 2017b. Available at: https://www.acgme.org/Portals/0/PFAssets/ProgramRequirements/401_addiction_psych_201707-01.pdf?ver=2017-09-12-140227-900. Accessed August 21, 2018

Committee on Obstetric Practice: The American College of Obstetricians and Gynecologists Committee Opinion No. 630. Screening for perinatal depression. Obstet Gynecol 125(5): 1268−1271, 2015 25932866

Earls MF: Committee on psychosocial aspects of child and family health American academy of pediatrics: Incorporating recognition and management of perinatal and postpartum depression into pediatric practice. Pediatrics 126(5):1032−1039, 2010 20974776

Lockhart BJ, Capurso NA, Chase I, et al: The use of a small private online course to allow educators to share teaching resources across diverse sites: The future of psychiatric case conferences?. Acad Psychiatry 41(1):81−85, 2017 26620806

O'Connor E, Rossom RC, Henninger M, et al: Primary care screening for and treatment of depression in pregnant and postpartum women: Evidence report and systematic review for the U.S. preventative task force. JAMA 315(4):388−406, 2016 26813212

Osborne LM, Hermann A, Burt V, et al: National task force on women's reproductive mental health: Reproductive psychiatry−The gap between clinical need and education. Am J Psychiatry 172(10):946−948, 2015 26423479

Prober CG, Heath C: Lecture halls without lectures: A proposal for medical education. N Engl J Med 366(18):1657−1659, 2012 22551125

46 진료보조인력 지도감독

역할, 목표 및 학습 기회

Supervision of Auxiliary Health Care Providers

Roles, Goals, and Learning Opportunities

Sheila Lahijani, M.D.

전 세계에 만연한 정신건강 문제로 인하여 정신건강의학과 의사가 제공하는 정신의학 서비스가 닿지 못하는 영역에 진료를 제공하기 위한 개선된 방법의 필요성이 제기되고 있다. 미국 내에서만도 정신건강의학과 의사 및 기타 정신건강 관련 종사자의 인력은 부족한 실태로, 특히 시골 지역, 많은 도시 지역, 그리고 지역사회 정신건강복지센터에 인력이 부족한 실정이다(World Health Organization, 2017). 미국의 국가 행동건강 자문위원회National Council for Behavioral Health에 따르면, 정신건강의학과 의사, 진료간호사[1] 및 임상전문간호사[2], 사회복지사 및 임상심리사 등 정신건강 서비스 제공자의 부족은 최소 2025년까지 이어질 것으로 추정된다(National Council for Behavioral Health, 2017; [그림 46-1] 참조). 그 결과로 정신건강의학과 의사는 밀접하게 함께 일하는 전문 보조인력을 지도감독하는 데 있어 중요한 역할을 맡아야 한다. 효과적인 지도감독 접근의 적용과 건설적인 피드백을 제공하는 전략을 통하여 이러한 협업 관계를 향상시킬 수 있다. 추가로 모든 팀 구성원에게 교육과 전문가로서의 성장 기회를 제공함으로써 환자 진료의 질을 높일 수 있다. 이 장에서는 포괄적 정신건강 서비스의 제공을 위하여 모든 팀 구성원의 전문성을 활용하는 것을 목표로 관계의 함양과 개별 학습 촉진의 주요한 방법들을 다루고자 한다.

---

1 역주: nurse practitioner. 미국에서 제한된 범위 내에서 직접 일차 진단과 약물 처방을 포함한 치료를 제공할 수 있는 자격을 가진다. 한국에는 동일한 제도가 없으며, 가장 비슷한 직종으로는 간호사 면허를 기반으로 도서 및 오지 지역에서 일차 의료를 수행하는 보건진료직 공무원이 이에 상응한다고 볼 수 있다.

2 역주: physician assistants, 소위 피에이PA. 한국에서는 공식적인 업무영역이 병원 및 분야마다 제각기 달라 사회적 갈등의 요인이 되기도 하지만, 미국의 PA는 비교적 권한과 책임 및 양성 과정이 명확한 편이다. 한국에서 비공식적으로 PA로 지칭되는 인력의 대부분은 미국의 PA와 그 성격이 다르며, 정립된 교육과정이 제도화된 일부 전문간호사들이 미국의 PA에 해당할 것이다. 정신건강 분야에서는 정신건강간호사가 정신건강 전문요원으로서 양성되어 의료기관 및 지역사회에서 임무를 수행하고 있다.

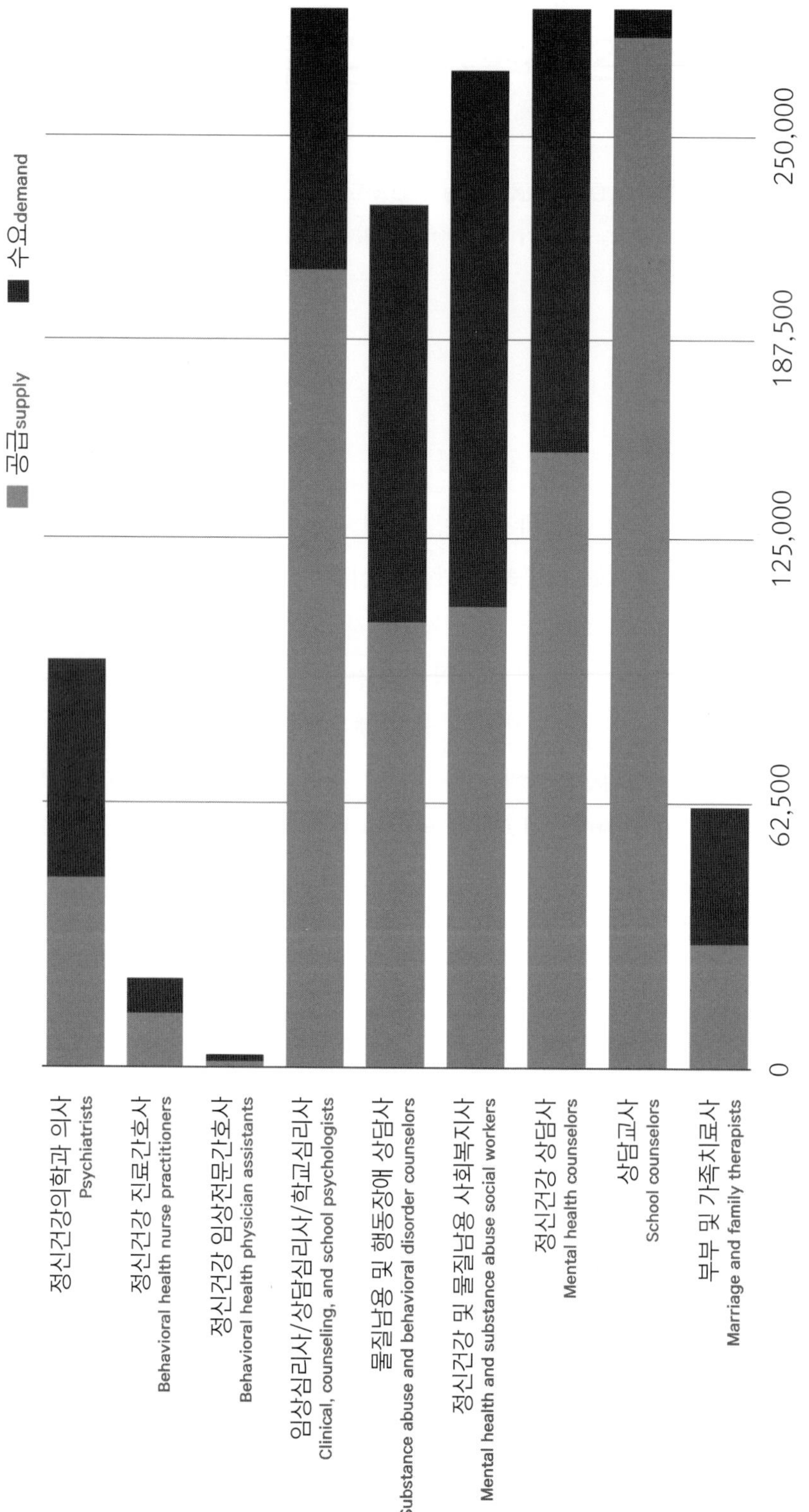

[그림 46-1] 2025년의 정신건강 관련 전일제 인력 수요 및 공급 추정

출처: Adapted from National Center for Health Workforce Analysis (2016).

핵심 포인트

- 정신건강의학과 의사는 진료보조인력의 지도감독을 통해 진료의 접근성을 증가시키는 데 있어서 중요한 역할을 맡는다.
- 진료보조인력의 지도감독도 진료를 제공하는 환경이 해야 할 기능 중 하나이다.
- 다학제 팀에서 어려운 임상 증례를 관리하기 위한 다양한 지도감독 기법을 활용할 수 있다.
- 정신건강의학과 의사가 진료보조인력의 지도감독 영역에서 전문성을 갖추기 위하여 특수 수련 과정을 이수하는 것이 유익할 수 있다.

지도감독의 범위 The Scope of Supervision

정신건강영역의 비의사 인력에는 많은 직종이 포함될 수 있다. 여기에는 진료간호사 및 임상전문간호사, 임상사회복지사, 부부 및 가족치료사, 정신신경계 전문약사psychiatric and neurologic pharmacists가 포함될 수 있는데, 이들은 별도의 훈련과 역량, 자격, 임상 경력 및 소속된 국가기관을 가지고 있다. 더구나 이들 종사자의 진료 참여 범위와 관련한 규정과 규제는 주별 의학위원회에서 정한다. 이러한 비의사 임상 인력이 지도감독자인 정신건강의학과 의사와 함께 근무하는 환경이 있을 수 있다.

진료보조인력의 지도감독을 통해 진단 및 치료방법의 표준화에 도움이 될 수 있고, 응급실 등 급성기 의료 상황에서 있을 수 있는 복잡하고 어려운 임상 상황에서의 결정의 타당성을 높일 수 있으며, 종종 정신의학 분야 외부의 종사자와 접해야 하는 이들 인력이 더 책임감 있게 업무를 협력할 수 있다. 이 맥락에서의 지도감독에는 관찰, 그리고 환자 진료와 관련한 개인적 · 직업적 · 교육적 발전의 문제에 대한 지침과 피드백을 제공해 주는 것이 포함된다. 진료보조인력의 강점과 약점을 평가하는 것은 개선할 영역을 찾는 것 외에 환자의 안전에도 유익하다(Woltmann et al., 2012).

또 진료보조인력에게 지도감독을 제공함으로써 그들은 환자 및 종사자와 만났을 때 어려웠던 점을 돌이켜볼 수 있고 자신의 역할을 지지받을 기회를 갖는다. 이 점은 여러 직역이 함께 근무하는 상황에서 진료보조인력이 다수의 종사자와 의사소통 및 협력하며 중재자이자 전문가로 일해야 하는 상황에서 특히 의미가 있다. 이러한 상황의 예시로 기저에 조현병을 갖고 있는 환자가 대동맥박리로 흉부외과에 입원하였을 때, 이 환자의 평가와 관리에 대한 자문 의뢰를 받은 정신건강의학과 진료간호사의 상황을 들 수 있다. 이 상황에서 정신건강의학과 진료간호사는 병실에서의 지지정신치료와 항정신병약물 처방 등의 정신의학 진료를 제공하며, 동시에 흉부외과 의료진과 협력한다. 이 진료간호사는 해당 외과 팀에서 정신의료의 일차적 제공을 담당함과 동시에 임상 정보에 대해 정신건강의학과 의사에게 전달하고 이 의사의 지도감독하에 치료의견을 제시하게 되는데, 지도감독을 담당하는 정신건강의학과 의사는 통상 외과 팀과 함께 일하지 않을 수도 있다. 정신건강의학과 의사는 지도감독을 통해 치료계획에 대해 지침을 제공하고, 진료간호사에게 정신의료의 일차 제공자 역할을 부여한다. 진료보조인력이 일하고 있는 생태계를 이해함으로써 보다 나은 임상적 의사결정에 기여하고, 의료진의 사기를 지지하며, 환자 진료의 질을 향상시킬 수 있다.

지도감독자의 책무

환자에 대한 의학적 · 윤리적 · 법적 책임을 확실히 다하기 위해서 의사소통의 중요성은 절대적이다(American Psychiatric Association, 1980). 진료보조인력에 대한 임상 지도감독은 치료결과에 긍정적인 효과를 가져올 수 있으며, 지도감독이 부족하면 환자들에게 부정적인 결과가 뒤따를 수 있다. 효과적인 지도감독은 지도감독자와 지도감독 대상자 사이의 관계에 달려 있다(Kilminster & Jolly, 2000). 따라서 지도감독을 수행하는 정신건강의학과 의사는 자신이 수련을 거치고, 지속적으로 배우며, 스스로를 평가하고, 지도감독을 받는 진료보조인력에게도 평가를 받음으로써 지도감독자로서 자신의 역량을 다듬어야 한다.

진료보조인력에 대한 지도감독 관계에서 지도감독자는 환자 치료에 대해 직접적인 책임을 지며, 진료보조인력의 수련과 역량 범위에 부합하는 교육과 안내를 제공한다. 예를 들어, 정신건강의학과 의사가 임상 사회복지사를 지도감독하는 상황이라면 의사는 정신과적 약물 처방과 관련한 지시를 내리고 생물학적 표지자 및 뇌영상 형태의 진단평가를 추가로 권고할 수 있다. 이 과정에서 해당 사회복지사 자신의 역량과 기술의 범위를 지원하면서 이에 더하여 교육 및 경험의 범위를 확장해 줄 수 있다. 지도감독을 수행하는 정신건강의학과 의사의 책임은 해당 사회복지사를 지도감독하는 전 기간에 걸쳐서 유지된다. 이러한 학제간 관계에 내포되어 있는 바는 사회복지사의 자격과 한계에 부합하는 방식으로 환자 치료에 대한 책임을 지도감독자와 지도감독 대상자가 나누어서 진다는 것이다. 나중에 환자가 독립적으로 비의사 임상 인력의 도움을 얻는 시점에는 해당 정신건강의학과 의사는 더 이상 지도감독 역할을 맡고 있지 않은 상태일 수도 있다(American Psychiatric Association, 1980).

지도감독의 구조

진료보조인력 사이에서도 수련과 역량의 범위는 다양하게 나타나므로 지도감독 관계 내에서 정확히 얼마만큼의 지도감독, 자문 또는 협력이 이루어져야 하는지를 정하는 것은 쉽지 않다. 효과적인 직역 간 협력을 위하여 개별 진료보조인력의 수련, 자격, 임상 경험을 지도감독자가 정확히 이해하는 것이 특히 중요하다.

진료보조인력에 대한 지도감독은 구조화되어 있어야 한다. 여기에는 규칙, 학습목표가 포함한다. 그러면서도 유연성을 유지하여야 하는데, 이는 진료보조인력이 동시에 여러 책임(예: 병행 정보의 획득을 위한 연락, 문서 작성, 처방전 작성, 퇴원 계획 수립)을 함께 수행하고 있기 때문이다. 한 군의 진료보조인력에게는 효과적이고 적합한 내용이 다른 집단에게는 적절하지 않을 수 있다(예: 임상사회복지사 대 임상전문간호사). 따라서 개인 지도감독과 팀 지도감독 둘 다를 시행하여 개별 진료보조인력에 대해 독립된 관심을 주면서도 집단에 대한 지지와 지도를 함께 제공하는 것이 바람직하다. 지도감독이 이루어지는 체계에서는 지도감독자와 지도감독 대상자 모두에게 지도감독에 대한 접근, 피드백 및 지지를 허용하는 환경을 형성하고 또 강화할 필요가 있다.

정신건강영역의 진료보조인력에 해당하는 규정은 각 주마다 다를 수 있다. 따라서 진료보조인력의 지도감독은 해당 인력이 일하는 환경에 따라 달라진다. 의학적 책무의 위임은 개별 진료보조인력의 기술 수준 및 역량에 적합해야만 한다(〈표 46-1〉 참조). 문서 또는 지침서를 작성하여 진료보조인력에 있어서 임무 수행의 범위와 각 직역의 책임을 기술하고, 지도감독자와 진료보조인력의 업무 분담 원칙을 규정할 수 있다. 이 지침서에는 지도감독의 형태도 포함되어야 한다. 예를 들어, 응급실 환경에서와 비교하였을 때 암센터 등의 통합진료 환경은 지도감독의 시간과 빈도가 다를 것이다. 지도감독 대상자의 수행을 평가하는 절차는 지도감독 관계의 시작 시점부터 수립되어야 책임 있는 지도가 이루어질 수 있고, 안정적인 피드백을 지속적으로 제공할 수 있으며, 전문가로서 성장할 수 있는 기회를 부여할 수 있다. 비밀이 보장되고 편안한 환경에서의 주기적 지도회기를 통해 수행 및 개선이 필요한 영역, 전문가로서의 성장 목표에 대한 논의가 원활해질 수 있다. 지도 회기에 대한 문서화된 기록으로 더욱 책임 있는 지도가 가능하며, 지도감독 관계의 기준점도 설정할 수 있다. 이 점은 보다 더 독자적으로 일할 수 있었음에도 불구하고 지도감독이 필요한 직위를 선택한 진료보조인력에 있어서 특히 중요하다. 이 이유 때문에 지도감독자와 진료보조인력 사이의 상호 존중은 생산적이고 건강한 직업적 관계에 있어서 필수불가결하다.

<표 46-1> 정신건강영역의 진료보조인력과 직역별 역할

진료보조인력 지도감독 대상자	진료간호사 Nurse practitioner	임상전문간호사 Physician assistant	임상 사회복지사 Clinical social worker	부부 및 가족치료사 Marriage and family therapist	정신신경계 전문약사 Phychiatric and neurologic pharmacist
직역별 역할	• 정신건강 문제 및 정신질환의 평가, 진단 및 관리 • 간호사, 비정신과 인력 등 동료의 훈련과 지지 • 교습과 학제간 교육(의학교육 포함) • 기관 내외에서 전문가로서 성장할 수 있는 활동의 탐색과 수행 • 자원의 관리 및 비용효율적인 임상 의사결정에의 참여 • 퇴원 계획 결정			• 부부, 커플 및 가족 상황에서 정신치료를 통한 정신건강 문제 및 정신질환의 진단과 치료	• 팀 내에서 협업하여 약물치료의 최적화에 기여 • 직접 환자 진료에 참여(치료평가 및 약물 관리 활동 포함)

이럴 땐 이렇게

○ 내가 지도하는 임상사회복지사는 명망이 있고, 능력이 뛰어나며, 환자와 치료동맹을 견고하게 잘 맺지만 감별진단에 대한 능력이 부족하다

이러한 핵심 역량 면에서의 결함에 대처하기 위하여 먼저 이 임상사회복지사가 정신의학적 진단의 이해에 대해 어느 정도의 교육 및 수련을 받았는지 확인한다. 상당히 다양한 정도일 수가 있어서 확인 없이 미리 추정하지 않는 것이 좋다. 기본적인 질문을 몇 가지 한 뒤에 이 임상사회복지사의 이전 직무 경험을 확인하여 결함을 보이는 역량이 과거에 형성된 적 자체가 없거나 수련 경험 범위에 포함되지 않았는지 확인한다. 이 임상사회복지사가 이러한 결함에 대해 알고 있는지 또 이를 개선하려는 의지가 있는지를 확인하는 것도 중요하다. 이후 공식적인 계획을 세워 지속적 교육 또는 지도감독 담당 정신건강의학과 의사 본인 또는 다른 사람이 해 주는 현장 수업 등을 받을 수 있게 한다. 이러한 제의를 하는 과정에서 이 임상사회복지사가 이미 수행하고 있는 역할을 인정해 주고, 본인이 가지고 있는 강점과 역량을 재확인해 주며, 모든 의료보건 종사자에게 있어서 전문가로서의 자기발전이 중요함을 강조하도록 한다.

○ 내가 지도하는 진료간호사는 이전 직장에서 독자적으로 일하였기 때문에 새 직장에서 자율성을 갖지 못하는 것에 대해 견디지 못하고, 이로 인하여 대인관계 갈등도 발생하고 있다

초반부터 지도감독 역할을 규정하고 세분화하며, 이를 적절히 문서화하여 투명성을 확보하고 상호 간에 합의된 양자 관계를 맺도록 한다. 진료간호사의 이전 업무 경험과 지도감독하에 일해야 하는 새로운 역할에 적응할 필요성을 고려할 때, 이전 직장에서 보람 있었던 점이 무엇이며, 그 부분을 현재 역할에서 어떻게 적용할 수 있는지 물어보는 것이 유용한 기법일 수 있다. 또 하나의 기법으로는 지도감독을 받는 과정을 전문가로서의 성장과 발전을 위한 기회로 재규정하는 것이다. 이 진료간호사가 자신의 현재 지도감독을 받는 상황에 대해 부정적인 피드백을 전하고 다루기 위하여 경청을 권장하고 충분한 논의 시간을 제공하는 환경을 조성하도록 한다.

○ 임상전문간호사가 항정신병약물의 용량 처방을 실수하여 환자가 위험할 정도로 진정되고 저혈압에 빠졌다

이 오류에 대해 직접적인 책임을 져야 할 수 있는 상황에서 쉽지는 않겠지만, 이러한 환자의 안전 사안을 다루기 위하여 지도감독자의 반응 중 감정적인 부분은 덜어 내는 것이 좋다. 문제의 근원을 파악하고, 이 진료보조인력의 오류가 얼마만큼 의식되었고 얼마만큼 의도치 않았는지 알아본다. 실시간으로 근본 원인을 분석할 기회를 주고 개선 방안을 논의함으로써 더 효율적인 지도감독도 가능하고, 지도감독 대상자와의 관계 손상도 예방할 수 있다. 또한 이후의 오류를 예방하기 위해서 공감을 표현하고, 추가적 배움의 기회를 제공하는 것도 중요하다.

지도감독 대상자에게 할 수 있는 질문

- 선생님의 역량 범위를 잘 이해하고 거기에 맞춰 지도감독할 수 있게 수련받은 내역과 이력을 알려 줄 수 있을까요?

- 지금 역할에서 어떤 목표를 갖고 있나요? 그 목표를 달성하기 위한 가장 좋은 방법은 어떤 것일까요? 목표 달성에 가장 좋은 지도감독은 어떤 것일까요?
- 이전에 어떤 환경에서 어떤 형태의 지도가 도움이 가장 많이 되던가요? 단독으로 지도받는 쪽이 편한가요, 아니면 동료와 같이 받는 쪽이 더 좋겠어요?
- 비의사직 임상 인력으로서 배우고 전문성을 키우는 데 내 지도가 도움이 되는 것 같나요? 지도받는 게 소진을 줄이는 데 도움이 되나요? 도움이 된다면 어떻게 도움이 되나요? 도움이 되지 않는다면 어떤 점을 개선하면 좋겠어요?

추가 자료

• 도서

Davys A, Beddoe L: Best practice in professional supervision: A guide for the helping professions. London, Jessica Kingsley, 2010

Milne DL: Evidence-based clinical supervision: Principles and practice. New York, Wiley, 2009

• 전문가 기구 및 홈페이지

정신건강의학과 의사

American Psychiatric Association (APA): https://www.psychiatry.org

Harvard Business Review: https://hbr.org/topic/managing-people

California Department of Human Resources: http://www.calhr.ca.gov/Training/Pages/index-training-for-managers-and-supervisors.aspx

SAMHSA-HRSA Center for Integrated Health Solutions: https://www.integration. samhsa.gov/workforce/supervision

진료간호사

American Psychiatric Nurses Association (APNA): https://www.apna.org NursingLicensure.org (nursing licensure requirements): https://www.nursinglicensure.org

Nursing Licensure.org

Nurse Practitioner Scope of Practice Laws: https://www.bartonassociates.com/locumtenens-resources/nurse-practitioner-scope-of-practice-laws

American Association of Nurse Practitioners (state practice environment): https://www.aanp.org/legislation-regulation/state-legislation/state-practice-environment

임상전문간호사

Association of Physician Assistants in Psychiatry (APAP): http://psychpa.com

PhysicianAssistantEDU.org (state-by-state requirements to become a physician assistant): https://www.physicianassistantedu.org/psychiatry-mental-health

사회복지사

National Association of Social Workers (includes American Association of Psychiatric Social Workers): https://www.socialworkers.org

SocialWorkLicensure.org: https://socialworklicensure.org/types-of-social-workers/psychiatric-social-worker

부부 및 가족치료사

American Association for Marriage and Family Therapy: https://aamft.org

약사

College of Psychiatric & Neurologic Pharmacists: https://cpnp.org

참고문헌

American Psychiatric Association: Guidelines for psychiatrists in consultative, supervisory, or collaborative relationships with nonmedical therapists. Am J Psychiatry 137(11):1489–1491, 1980

Hore CT, Lancashire W, Fassett RG: Clinical supervision by consultants in teaching hospitals. Med J Aust 191(4):220–222, 2009 19705984

Kilminster SM, Jolly BC: Effective supervision in clinical practice settings: A literature review. Med Educ 34(10):827–840, 2000 11012933

National Center for Health Workforce Analysis: National projections of supply and demand for behavioral health practitioners: 2013–2025. Rockville, MD, Health Resources and Services Administration, U.S. Department of Health and Human Services: November 2016. Available at: https://bhw.hrsa.gov/sites/default/files/bhw/health-workforce-analysis/research/projections/behavioral-health2013-2025.pdf. Accessed August 22, 2018

National Council for Behavioral Health: The psychiatric shortage: 2017. March 28, 2017. Available at: https://www.thenationalcouncil.org/wp-content/uploads/2017/03/PsychiatricShortage_National-Council-.pdf. Accessed August 22, 2018

Woltmann E, Grogan-Kaylor A, Perron B, et al: Comparative effectiveness of collaborative chronic care models for mental health conditions across primary, specialty, and behavioral health care

settings: Systematic review and meta-analysis. Am J Psychiatry 169(8):790–804, 2012 22772364
World Health Organization: Mental health action plan 2013–2020. 2017. Available at: http://www.who.int/iris/handle/10665/89966. Accessed August 22, 2018

47 임상 자문

자문과 지도감독의 차이점

Clinical Consultation

How Consulting Differs from Supervising

Camilla N. Van Voorhees, M.D.

정신의학에서 자문consultation은 자문의뢰자consultee와 자문제공자consultant 양측에게 경력의 어느 시점에도 유용하고 의미가 있다. 임상 자문[1]과 지도감독의 근본적 구조에는 일부 공통점이 있으나, 둘의 중요한 차이점은 사적으로 이루어지는 의뢰는 수련 과정의 일부가 아니고, 지도감독은 보통 수련 과정의 일부라는 점이다. 이 차이 때문에 자문을 활용할 때 훨씬 많은 재량을 발휘할 수 있다. 정신의학적 자문은 다양한 사안에 대해 의뢰할 수 있으며, 여기에는 정신치료, 정신약물학, 행정적 문제 등이 있지만, 이 장에서는 정신치료 자문에 초점을 우선적으로 맞출 것이다.

핵심 포인트

- 자문제공자와 지도감독자의 역할에는 차이가 있다. 자문제공자는 자문의뢰자에게만 책임이 있으나, 지도감독자는 지도감독 대상자, 수련 기관, 그리고 지도감독 대상자가 치료를 담당하는 환자에게 분산된 책무를 진다.
- 자문제공자는 자문의뢰자의 환자에 대해 통상 법적인 책임이 없는 반면, 지도감독자는 지도감독 대상자의 환자에 대하여 임상적 · 법적 책임이 있다.
- 자문을 폭넓은 범위의 주제를 논의하기 위하여 다양한 형태로 활용할 수 있다.

1 역주: 이 장에서의 자문은 정신건강의학과 의사가 다른 정신건강의학과 의사에게 진료 등과 관련하여 도움을 청하는 것을 말한다. 타 의학분야 또는 부서와 의뢰를 주고받는 자문(또는 협진) 관련 내용은 16장 '병원 기반 자문조정 및 응급실 지도감독' 참조.

자문과 지도감독의 차이
Differences Between Consultation and Supervision

기관에 대한 책임

자문제공자의 책임은 전적으로 자문의뢰자에게만 존재하며, 의뢰자의 소속 기관에 대하여는 존재하지 않는다. 반면에 지도감독자는 수련 기관에 담당 지도감독 대상자가 점차 더 능숙한 임상가로 성장하는 동안에 그 발전 과정을 평가하고 또 보고하여야 할 의무를 진다. 자문제공자와 달리 지도감독자는 이 때문에 지도감독 대상자에 대하여 권력상 우위에 있으며, 자신이 평가 대상이라는 점을 지도감독 대상자가 알고 있기 때문에 그들이 스스로에 대해 공개하는 사항에 영향을 줄 수밖에 없고, 이는 지도감독에 장애로 작용할 수 있다. 또한 지도감독자가 지도감독 대상자에 대해 기관에 부정적인 평가를 전달해야 할 경우, 지도감독자의 지도감독 대상자와의 동맹과 지도감독자의 수련 기관에 대한 의무 사이에 상충이 발생할 수 있다. 또한 이런 부정적인 평가 이후에는 그동안 속을 터놓고 지도받았던 지도감독 대상자 입장에서 배신감을 느낄 수도 있다.

비밀보장의 정도

법적 강제사항은 아니나 자문은 통상 비밀보장하에 이루어진다. 지도감독에서는 지도감독자가 지도감독 대상자의 진전에 대해 보고할 책임이 있으므로 관계의 비밀이 보장될 수 없고, 따라서 지도감독 대상자에게는 자문보다 덜 안전하다. 자문에서 비밀보장이 해제되어야 하는 아주 드문 예외 상황은 자문의뢰자가 중대한 직업 윤리 위반을 저질렀을 때인데, 이런 경우에는 자문제공자에게 이 사실을 자문의뢰자가 소속된 전문가 단체에 보고하여야 할 윤리적 의무가 생긴다.

자문의 기간

지도감독에서와 달리, 자문에는 사전에 지정된 기간은 없다. 지도감독에서는 통상 기관 측에서 특정 연차 혹은 수련 종료 시까지 등으로 지도감독 기간을 설정한다. 자문에서는 자문의뢰자와 자문제공자가 한 번 만날 수도 있고, 수년에 걸쳐 수없이 만날 수도 있으며, 만나는 주기도 자유롭게 설정할 수 있다.

법적 및 임상적 책임

환자의 의무기록에 작성된 자문은 경우에 따라서 임상적으로 또 법적으로 의미를 가질 수 있으나(예: 자문의뢰자가 진단 및 치료에 관련해서 어려운 결정에 대하여 자문을 받고 기록을 남긴 경우; Clayton & Bongar, 1994), 정신치료 자문을 제공하는 경우에는 지도감독과 다르게 자문의뢰자의 환자에 대해 임상적이거나 법적인 책임을 보통 지지 않아도 된다(Grennel & Frankel, 2007). 따라서 자문제공자는 치료 진행 과정의 전체 또는 대부분을 파악해야 할 필요성에서 어느 정도 해방된다. 이 때문에 자문제공자와 자문의뢰자는 가장 중요한 내용만 골라 집중할 수 있다.

정신치료 자문과 정신치료 지도감독의 법적인 차이점은 자문의뢰자의 환자와 자문제공자의 사이에 환자-의사(치료자) 관계가 존재하지 않는다는 점이다. 반면에 자문제공자와 달리 지도감독자는 담당 지도감독 대상자의 행위 또는 행위 누락에 대한 법적인 책임을 져야 할 수 있다(Grennel & Frankel, 2007; Saccuzzo, 1997).

자문제공자에게 환자에 대한 법적 책임이 생길 수 있는 경우로 다음과 같은 경우가 있다.

1) 개인정보가 특정된 환자에 대하여 공식적 자문이 요청되어 이루어지고 비용이 지불되었을 경우
2) 자문제공자와 자문의뢰자가 동일 기관에 소속되어 있을 경우
3) 자문제공자가 의무기록을 검토하고 실제로 환자를 대면하였을 경우
4) 자문의뢰자가 자문제공자의 의견을 따르도록 소속 기관 등에서 강제적 의무를 부과한 경우

또한 특정 환자와 관련한 구체적인 정보가 더 많이 전달될수록 자문제공자를 치료팀의 일원으로 파악할 여지가 늘어난다(Chesanow, 2017). 법적으로 자문제공자가 치료팀의 일원으로 명시된 경우, 특히 자문제공자와 자문의뢰자가 동일 기관에서 근무하고 있지 않은 경우에는 자문의뢰자는 자문의 시행에 대하여 환자에게 설명한 후에 서면 동의를 받아야 할 수 있고, 자문제공자는 자문의뢰자와 법적 효력이 있는 공식 계약을 작성해야 할 수 있다. 하지만 가장 본질적이고 순수한 자문의 속성은 교육이며, 법원은 보통 교육적 지도를 치료에 대한 직접 감독과는 별개로 판단하고, 전문가 간의 정보 교환으로 보아 이에 대한 간섭을 대체로 꺼려 왔다(Grennel & Frankel, 2007).

자문의 형태 Consultation Formats

자문을 구할 때 약식 자문 또는 장기 자문이 가능하다. 자문의 형태는 자문의뢰자가 발달시키고자 하는 임상 또는 연구 역량이 어떤 것인지, 그리고 원하는 주제가 무엇인지에 따라 달라진다.

약식 자문

약식 자문을 통하여 특정한 신약 또는 기법, 연구 분야, 특정 환자와 관련된 사안(입원 및 외래), 동료와의 정치적 또는 성격적 갈등, 문화적 사안, 리더십 사안, 자문의뢰자가 작성한 논문, 증례 토의 또는 다른 발표의 준비, 특정 정신치료 질문 등에 대하여 묻고 논의할 수 있다.

장기 자문

자문에는 시간의 제약이 없기 때문에 자문의뢰자-자문제공자 짝이 수년간 함께할 수도 있다. 이러한 경우는 정신치료 자문에서 제일 많다. 이렇게 함으로써 깊이 있는 심리적 작업에 필요한 정도의 편안함과 안전함을 확보할 수 있고, 중요한 기법과 태도를 발달시킬 수 있으며, 다양한 주제에 대한 깊은 이해도 키울 수 있다. 이 정도의 신뢰와 안전이 가능한 것은 자문에는 평가가 배제되어 있고, 비밀이 보장되며, 지도감독 대상자-환자-수련 기관의 수요에 분산되지 않고 자문의뢰자의 수요에만 집중할 수 있기 때문이다. 또한 자문제공자는 공감적이고 따뜻하면서도 경계가 분명한 구조를 제공하여 자문의뢰자가 치료 관계 및 자문 관계 내에서 '자유롭게 생각하고 꿈꾸며 현재의 순간에 집중할' 수 있게 한다(Ogden, 2005). 이런 환경에서 자문의뢰자는 자신의 환자를 치료하는 중에 자기인식, 임상가로서의 자신감 및 독립심 등의 기술과 태도를 발전시킬 수 있다. 달리 말해 자문제공자는 자문의뢰자가 자신만의 방식, 화법, 이론적 입장을 정립하고, 자신의 사고와 감정을 환자에게 도움이 되도록 활용하는 능력을 키우며, 환자의 성장에 치료자의 방어기제가 방해가 될 때 이에 대한 자각을 갖게 해 줌으로써 스스로 보다 완전한 임상가가 되도록 도울 수 있다(Purcell, 2004). 이러한 발전은 자문만 아니라 자신의 정신치료 내용에도 해당된다(Ogden, 2005). 정신치료자로서 그리고 한 인간으로서 이러한 발달은 치료자로서 일하는 내내 이루어지며, 자문을 통해 더 향상될 수 있다.

장기 자문 관계에서 자문제공자와 자문의뢰자 사이의 상호 간 신뢰가 수개월 혹은 수년까지 깊어짐으로써 양측 모두 다양한 범위의 주제를 탐색하는 데 있어서 더욱 편안함을 느낄 수 있고, 이 주제는 약물이나 연구 주제에서부터 시작하여 환자, 동료, 친구, 가족을 가리지 않고 다른 사람과의 관계에 대한 내용까지 포함할 수 있다. 즉, 인간관계의 가장 내밀하고, 가장 행복하고, 가장 괴로운 측면을 탐색할 수 있다. 또한 여기에는 가장 강렬한 사랑, 증오, 흥분, 수치, 애도 등을 가장 부드럽고 가장 강렬한 형태로 느끼고 표현하고자 하는 욕구를 탐색하는 것도 포함된다. 초기 아동기의 극도의 취약성과 의존성(Ogden, 2014; Winnicott, 1974) 및 이것이 성인기 삶에 전이라는 형태로 울리는 커다란 반향도, 후기 아동기 및 성인기의 욕구도 삶에 존재하는 여러 한계, 즉 시간의 한계, 자신의 능력의 한계, 소중한 사람들의 능력의 한계, 노화와 상실, 그리고 자신의 죽음까지도 탐색할 수 있다. 이러한 가장 어려운 감정과 경험은 환자들 그리고 모든 사람이 특별한 존재에게는 필사적으로 공유하고 싶어 하는 것들이며, 치료자만 아니라 자문제공자도 그 존재에 포함될 수 있다.

이럴 땐 이렇게

○ 자문제공자로서 자문의뢰자의 환자에 대해 법적 책임을 지는 것은 피하고 싶다

같은 기관에서 일하는 동료의 의뢰를 받지 않는 것에 더하여 자문의뢰자에게 개인정보가 특정된 환자에 대한 과도한 구체적인 사항은 피하도록 요청할 수 있다(Chesanow, 2017; Grennel & Frankel, 2007). 예를 들어, 자문의뢰자의 환자에 대한 정신치료 녹화 영상을 많은 분량을 시청하여 특정한 환자에 대해서 자문제공자가 자세히 알게 되면 판사에 따라서는 자문제공자도 환자에 대해 법적 책임이 있는 치료팀의 일원으로 파악할 소지가 생길 수 있다.

○ 자문의뢰자는 기술 부족이 심각하고, 특정한 내용에 대해 방어가 심하며, 이 때문에 환자 치료에 진전이 없다

많은 환자에 있어서 도움을 받기 위해서는 자신의 치료자가 특정 영역에서 더 숙련되어 있어야 한다(Ferro, 2002). 개인적 자문에서 볼 수 있는 이러한 예로는 경계 설정, 특히 비용 및 시간 경계 설정이 있다. 지도감독에서 철저히 다루었음에도 개인의원에서는 이러한 경계의 설정이 소속 기관의 요건 충족이 아닌 자신의 경제적 수익과 관련되어 있기 때문에 많은 자문의뢰자는 환자들이 기관이 아니라 자신에게 직접적으로 화를 내거나 슬퍼할 것이라는 두려움을 갖는다(Gabbard, 2003). 자문제공자는 자문의뢰자에게 이전 지도감독에서 배운 이론 지식에도 불구하고 제대로 경계를 설정하는 데 어려움을 겪고 있는 점을 부드럽게 지적해 주고, 이러한 두려움을 자신의 개인치료에서 혹은 자문 내에서 탐색해 보는 것을 제안할 수 있다(Frawley-O'Dea, 1998, 2003; Ogden, 2005). 만일 치료에 도저히 진전이 없다면 자문제공자는 자문의뢰자가 다른 치료자에게 환자를 의뢰하도록 권고해야 할 수도 있다. 물론 이것도 쉬운 문제는 아니지만 말이다.

자문의뢰자에게 할 수 있는 질문

- 자격을 취득한 이후인 지금 자문은 선생님한테 어떤 도움이 될까요?
- 이 자문의 활용을 최적화하고 더 심도 있게 만들 수 있는 방법은 어떤 게 있을까요?

추가 자료

Grennel G, Frankel A: Supervision vs. consultation: What you need to know. June 3, 2007. Available at: http://clinicallawyer.com/2007/07/supervision-vs-consultationwhat-you-need-to-know/. Accessed August 22, 2018.

Ogden TH: Reclaiming unlived life: Experiences in psychoanalysis. New York, Routledge, 2016

참고문헌

Chesanow N: When a curbside consult is a liability risk. Medscape, October 4, 2017. Available at: https://www.medscape.com/viewarticle/883538. Accessed August 22, 2018

Clayton S, Bongar B: The use of consultation in psychological practice: Ethical, legal, and clinical considerations. Ethics Behav 4(1):43–57, 1994 11652713

Ferro A: In the analyst's consulting room. New York, Taylor & Francis, 2002

Frawley-O'Dea MG: Revisiting the "teach/treat" boundary in psychoanalytic supervision: When the supervisee is or is not in concurrent treatment. J Am Acad Psychoanal 26(4):513–527, 1998 10096051

Frawley-O'Dea MG: Supervision is a relationship too: A contemporary approach to psychoanalytic supervision. Psychoanal Dialogues 13(3):355–366, 2003

Gabbard GO: Miscarriages of psychoanalytic treatment with suicidal patients. Int J Psychoanal 84(Pt 2):249–261, 2003 12856351

Grennel G, Frankel A: Supervision vs. consultation: What you need to know. June 3, 2007. Available at: http://clinicallawyer.com/2007/07/supervision-vs-consultation-what-you-need-toknow/. Accessed August 22, 2018

Ogden TH: On psychoanalytic supervision. Int J Psychoanal 86(Pt 5):1265–1280, 2005 16174607

Ogden TH: Fear of breakdown and the unlived life. Int J Psychoanal 95(2):205–223, 2014 24620827

Purcell SD: The analyst's theory: A third source of countertransference. Int J Psychoanal 85(Pt 3): 635–652, 2004 15228701

Saccuzzo D: Liability for failure to supervise adequately mental health assistants, unlicensed practitioners and students. California Western Law Review 34(1), Article 10, 1997. Available at: http://scholarlycommons.law.cwsl.edu/cwlr/vol34/iss1/10. Accessed on August 16, 2018

Winnicott DW: Fear of breakdown. Int Rev Psychoanal 1:103–107, 1974

48 지도감독에서 학습의 향상

Enhancing Learning in Supervision

Priyanthy Weerasekera, M.D., M.Ed.

임상 지도감독은 의사에 대한 의학교육, 심리학 박사 인턴 과정, 그리고 다른 관련된 정신건강 분야에서 주요 교육기법이다. 정신건강의학과 전공의 수련 과정에서 지도감독 관계는 전공의의 역량만이 아니라 정체성 형성에도 핵심적 역할을 한다. 하지만 의국마다 지도감독이 이루어지는 방식은 편차가 크며, 경우에 따라서는 한 의국 내에서도 다양할 수 있다.

좋은 임상 지도감독자 또는 교육자의 조건에 대한 견해는 문헌에 많이 제시되어 있지만, 연구에 기반한 내용은 많지 않다. Stenfors-Hayes 등(2011)은 의대 학생들의 보고에 기반하여 좋은 교육자와 좋은 지도감독자를 구별하고 있다. 학생들에 따르면, 좋은 교육자는 학생의 학습에 주의를 기울이고, 학생의 내용 요구에 응하면서 지식을 전수해주는 사람이다. 좋은 임상 지도감독자는 학생의 성장을 촉진하고, 의사로서 산다는 것이 어떠한 것인지를 알려주며, 실제로 일을 하는 방법을 보여 주는 사람이다. 이러한 정의를 놓고 볼 때 정신건강의학과 임상 지도감독자는 좋은 교육자이면서 좋은 지도감독자이어야 하고, 가르침과 멘토링은 서로 엮여 있다는 것을 알 수 있다. 하지만 학생들이 인식하는 유능한 지도감독자의 특성과 전공의의 역량 사이에 상관관계가 있는지는 아직 확인되지 않았고, 이는 경험적 연구가 필요한 주제이다.

의학은 도제 모형을 따르며, 지도감독자는 여기서 권위자, 멘토, 스승의 역할을 한다. 따라서 지도감독자는 지도감독 대상자가 정신의학 분야의 지식, 기술, 태도 측면에서 어느 수준 이상의 역량을 획득할 수 있게 해야 할 뿐 아니라, 수련 대상자가 목표를 달성하는 것을 조력하기 위해 가장 효과적인 교육방법이 사용되도록 해야 하는 막대한 책무를 진다. 의국이나 지도감독자는 지도감독 방식에 대하여 어떻게 의사결정을 할 것인가? 대개 지도감독자는 스스로가 가장 익숙한 지도감독 기법을 사용하며, 이의 출처는 경험적 문헌보다는 자신이 받은 수련 경험인 경우가 많다. 많은 의국 및 지도감독자가 가장 효과적인 교수법을 인지하지 못하고 있으며, 인지하고 있는 외국에서도 이 기법을 모든 지도감독자가 활용하게 하는 데에는 어려움을 겪는다.

정신의학 지도감독에 대해 확인되는 가장 최신의 고찰 논문은 이에 대해 "거의 연구가 이루어지지 않았다"고 결론을 내렸다(MacDonald & Ellis, 2012). 이후 5년의 기간 동안에 추가된 논문이 있는지 'supervision'과 'psychiatry'를 검색어로 하여 PsychINFO, PubMed 및 특정 의학교육 학술지(예: Academic Psychiatry, Academic Medicine)를 찾아보았으나 이 주제에 대한 실험연구 논문은 더 나오지 않았다. 다만 정신의학 임상 지도감독에 대한 비실험 논문은 다수 추가되었고, 근거 기반 정신치료 지도감독에 대한 고찰(Weerasekera, 2013)도 출판되었다.

정신의학 임상 지도감독에 대한 실험적 연구는 부족하나, 최근 20년간 교육과 학습 영역에서는 많은 중요한 발견이 이루어졌다. 이 내용들은 인지심리학cognitive psychology, 학습이론, 의학 및 정신치료 분야에 걸쳐 있다. 이 영역에서의 경험적 결과는 임상 지도감독에 도입할 수 있는 구체적인 근거 기반 교육방법을 지지한다. 이 방법들은 정신건강의학과 전공의를 가르치는 용도에 맞추어진 것은 아니지만, 지식과 기술을 습득하는 학습자의 교육경험을 향상시키는 데 폭넓게 활용할 수 있다.

문헌에 특정된 이러한 교수법은 시범-시연(연습)-피드백, 직접 관찰의 도입, 평가의 시행, 환자의 결과에 초점 맞추기, 가르치는(혹은 지도하는) 방법을 배우도록 격려하기, 증례 기반 및 시험으로 보강된 학습법을 통한 정보 습득의 증진 등이 있다. 이 각각의 영역을 간략히 논의하고, 향후 연구에 대한 제안을 추가할 것이다.

시범-시연(연습)-피드백 활용
Using Modeling, Rehearsal(Practice), and Feedback

시범, 시연(연습) 및 피드백[1]은 기술 습득에 있어서 핵심적인 방법임이 입증되어 있다(Peters et al., 1978). 어떤 기술이라도 처음 개념화를 위하여 모방은 필수적이며, 이를 통하여 복잡한 조합의 기술을 필수요소들로 조각 내어 따로 습득한 뒤에 나중에 복잡한 연쇄적 행동으로 통합할 수 있다(Rosenbaum et al., 2001). 지도감독자가 시범을 보이는 기법을 관찰하는 것 외에 자신의 기법에 대한 교정 피드백을 받는 동료를 참관하는 것도 유익하다. 동료 참관이라는 부가적 모방은 학습을 추가로 증진시키며, 집단 지도감독의 이점을 시사한다

1 역주: 8장 '시범, 시연 및 피드백: 복잡한 기술을 가르치는 간단한 접근' 참조.

(Rohbanfard & Proteau, 2011). 예행연습과 의도된 연습은 면담 및 정신치료 기술의 형성 및 정착에 필수적이다. 연습 및 피드백이 없으면 학습이 일어나지 않는다(Mazor et al., 2011). 하지만 연구에 따르면 학습자가 자신의 진료를 관찰받는 기회는 별로 갖지 못하는 듯하며, 심지어 수련 저년차 기간에도 대부분의 업무를 독립적으로 수행하는 것으로 나타났다(Hauer et al., 2011).

이미 논의된 대로 학습에 피드백은 필수이다(Mazor et al., 2011). 피드백은 특정 행동을 대상으로 하고 목표지향적이어야 한다(Peters et al., 1978). 관찰에 기반하지 않은 피드백은 의미가 없다. 지도감독자가 피드백을 하지 않는 이유는 여러 가지로 보고되는데, 여기에는 시간 부족, 전공의가 상처받을 것이라는 우려, 부정적인 평가와 관련한 우려, 그리고 제도적인 뒷받침에 대한 불안 등이 있다(Bing-You & Trowbridge, 2009). 연구에 따르면, 효과적으로 피드백을 하기 위하여 필요한 몇 가지의 필수 요소가 존재한다. 존중에 기반한 환경을 만들 것, 피드백의 목표와 목적을 전달할 것, 부정확할 것이 예상될지라도 학습자의 자가평가로부터 시작할 것, 직접 관찰에 근거하여 피드백할 것, 정기적으로 늦지 않게 피드백할 것, 그리고 관찰된 행동을 강화 또는 교정할 것이 제시된다(Ramani & Krackov, 2012). 또 연구에 따르면, 피드백 빈도와 수행은 피드백 빈도가 너무 뜸해도 너무 잦아도 저조한 수행으로 이어지는 거꾸로 된 U자 형태inverted U-shape의 상관관계를 보였다(Lam et al., 2011). 따라서 수행 수준을 최대로 끌어올리기 위해서는 피드백을 최적의 빈도로 제공할 필요가 있다. 이러한 접근에 대한 실용적 요령은 제8장 '시범, 시연 및 피드백: 복잡한 기술을 가르치는 간단한 접근'을 참조하도록 한다.

직접 관찰의 도입 Incorporating Direct Observation

ACGME(Accreditation Council for Graduate Medical Education)에서는 전공의의 기술 수행에 대한 직접 관찰을 강조하며, 전공의 역량평가의 신뢰도와 타당도를 위한 필수요소로 본다(Jardine et al., 2017). 그러나 이러한 필요에도 불구하고 제자가 환자를 보는 것을 직접 보는 교수진이 많지 않으며, 직접 관찰에 기반한 평가가 이루어지는 경우는 매우 드물다(Hauer et al., 2011). 학습자의 실제 수행에 기반한 평가가 역량을 예측하는 데 있어 신뢰도와 타당도가 더 높고(Hasnain et al., 2004), 학습자에게 더 신뢰를 얻으며(Mazor et al., 2011), 학습자의 행동 변화 가능성도 높다(Watling et al., 2008)는 것을 고려할 때 이는 우려스러운 상황이다. 이 연구 결과들은 전공의의 '수행'에 직접적으로 접근하여 기술을 보다 정확하게 평가하고, 학습자가 겪는 어려움의 식별도 원활하게 할 수 있는 관찰이 필수적임을 보여 준다. 많은 의국에서는 전공의 수행의 평가를 자가평가에 맡기기도 한다. 정신건강의학과의 성숙 과정에서 스스로를 되돌아보고 평가할 필요성이 있는 것과는 별도로, 이렇게 이루어진 평가는 지식과 기술에 대한 객관적 평가 면에서 신뢰도가 낮고 부정확할 수밖에 없다(Hodges et al., 2001). 평가를 위해서도, 학습에 필수적인 피드백의 제공을 위해서도 관찰은 필수적이다.

평가의 시행 Making an Evaluation

수행에 대한 평가를 시행할 때는 우선 평가 대상인 역량을 정의하는 것이 중요하며, 이 역량은 최대한 조작적으로 정의되어야 한다. 만일 치료동맹 및 정신치료 역량평가를 위하여 타당도가 검증된 도구가 있다면 이를 활용하여 구체적인 기술이 평가될 가능성을 높일 수 있다(Hatcher & Gillaspy, 2006; Vallis et al., 1986).

기관이 직접 도구를 개발할 경우에 도구는 행동에 기반하여 학습자가 평가되고 있는 기술이 무엇인지 알 수 있게 하여야 한다. 수련 대상자의 역량을 안정적으로 평가하기 위해서는 형성평가와 총괄평가가 함께 이루어져야 한다. 형성평가는 학습자에게 제때 지속적인 피드백을 제공하여 학습을 돕고, 추가적인 학습 목표와 목적을 설정하는 데에도 도움이 된다. 서로 다른 평가자가 다른 시점에 여러 번 평가를 하는 것이 더 타당하고 유용한 수행평가에 도움이 된다(Hauer et al., 2011). 학습자에게 유용하고 의미 있기 위해서 평가는 제때에 늦지 않게 이루어져야 한다.

환자의 결과에 초점 맞추기 Focusing on Patient Outcomes

많은 교육자는 전공의의 역량과 환자의 치료 결과 사이에 관계가 있다고 주장한다. 하지만 이러한 관점에서 전공의의 역량을 평가하는 의국은 드물다. 일반적으로 의학적 치료를 포함하여 여러 가지 형태의 치료를 시행하는 모든 임상가에게 필수적인 일반적인 기술 중 하나는 치료동맹을 형성할 수 있는 능력이다. 치료동맹을 평가하기 위한 타당도가 검증된 도구는 많으며, 치료의 초기와 후기에 환자에게 이 도구를 제공할 수 있다. 대부분의 연구는 정신치료영역에서 이루어졌지만, 이들 척도 중 일부는 약물 위주의 치료에서도 활용되었다. 긍정적인 치료동맹은 빠르면 3차 치료 회기부터 보다 나은 치료 결과를 예측하며, 높은 약물복용 준수율과도 연관된다(Hatcher & Gillaspy, 2006). 작업동맹평가 **Working Alliance Inventory: WAI**(Hatcher & Gillaspy, 2006)는 여러 치료 기법에 걸쳐 가장 흔히 활용되는 도구일 수 있으며, 수련 과정에서도 사용될 수 있다. WAI는 총 12개 항목에 대해 각 항목당 5단계로 평가되는 척도로서 치료의 형태와 무관한 유대, 목표 및 과제를 평가한다. 치료 초반의 높은 목표, 과제 점수는 나은 치료 결과를 예측하고 환자가 치료에 남을 가능성을 높인다. 동맹평가는 전공의가 치료를 환자에 참여시키고, 공동의 목표를 달성하며, 비판단적 방식으로 이해를 전달할 수 있는 능력을 측정한다. 우울 및 불안 등의 증상이나 기능 저하를 평가하는 도구들(Beck, 1988; Derogatis & Savitz, 1999)도 치료 초반과 후반에 적용하여 치료 과정 동안에 환자들에게 이득이 발생하였는지 확인하는 데 사용할 수 있다. 특정 치료 또는 특정 증상 대상의 척도를 가지고 치료가 효과적이었는지에 대한 정보를 얻을 수 있다. 일부의 경우에는 양호한 치료동맹을 형성하고 만족스러운 치료를 제공하기 위해 최선의 노력을 다했음에도 불구하고 환자의 치료 결과가 저조할 수 있다. 치료동맹 형성에 지장을 주는 환자 측의 요소인 완벽주의, 중증의 성격장애, 질환의 중증도 등이 그 이유일 수 있다(Ackerman & Hilsenroth, 2003). 환자가 치료에 참여할 수 있는 능력에 여러 요인이 영향을 줄 수 있으므로 환자의 치료 결과에만 근거하여 치료자의 역량을 확인하는 것은 부정확하다는 것을 명심하도록 한다.

학습자들이 가르치도록 격려하기 Encouraging Learners to Teach

'교육자로서의 전공의'의 역할에 대한 관심의 증대와 함께 모든 전공의가 수련 기간 중에 교육 시행 경험을 갖도록 하는 의국이 늘고 있다. 이러한 요구사항은 신규 교수진의 역량 향상에만 도움이 되는 것이 아니고, 전공의들이 가르치게 하는 것은 학습도 촉진시킨다(Bargh & Schul, 1980). 시험 준비를 위한 두 가지 학습방법을 비교한 최근 연구에서 학습내용에 대해 시험 준비를 한 집단보다 같은 내용에 대해 가르칠 준비를 하여 수업을 진행한 집단이 더 나은 성적을 보였다. 인지심리학의 연구 결과는 수업 준비와 실제 수업이 처리 과정의 심도를 더하고, 이로 인하여 정보의 이해와 회상이 증진됨을 보여 주었다. 교사가 학생의 질문에 답할 때, 정보의 부가적인 재조직화와 심도 있는 처리가 일어나고, 이는 학습을 더 향상시킨다. 따라서 지도감독자들은 전공의들이 다른 학습자를 가르칠 기회를 제공하여야 한다. 여기에는 학술 발표나 회진뿐 아니라, 다른 학습자들의 정신의학기법 습득을 돕는 것도 포함될 수 있다. 이 영역의 근거는 각 의국과 임상지도감독자가 임상 수련 과정 중에 전공의가 가르칠 기회를 도입할 것을 강력히 촉구한다.

증례 기반 및 시험으로 보강된 학습법을 통한 지식 향상
Enhancing Knowledge Through Case-Based and Test-Enhanced Learning

지도감독자는 전공의가 견고한 지식 기반을 확보하게 하기 위하여 많은 방법을 사용한다. 수련 대상자는 자신의 지식, 진단기술, 그리고 환자를 대상으로 수립한 치료계획에 대하여 자주 질문을 받는다. 또 지도감독자는 종종 참고자료를 부과하고, 환자 진료에 관련된 주제에 대해 문헌 검색을 하도록 권한다. 이 기법들의 유용성과 별도로 최근 연구들은 임상 지도감독에 추가할 수 있는 기법을 제시한다. 상대적으로 우월한 학습법들이 존재함이 실험 결과를 통하여 밝혀졌다. 첫째로, 시험 직전에 이루어진 벼락치기 공부는 장기기억에 저장되지 않는다는 점이 잘 알려져 있다(Fiorella & Mayer, 2013). 증례 기반case-based 학습 및 문제 기반 학습Problem-Based Learning: PBL은 보다 심층에의 학습내용 처리를 통하여 학습효과의 향상을 가져온다(Srinivasan et al., 2007). 반복적인 시험 치르기, 즉 시험보강test-enhanced 학습이 동일한 기간 동안의 집중적인 공부보다 나은 학습효과와 장기기억 효과에 도움이 된다는 점이 최근 주목을 받고 있다(Roediger & Karpicke, 2006). 반복적 시험을 통해 회상이 향상되는 효과는 아마 내용의 지속적인 재구조화와 이로 인한 심층 처리일 것으로 보인다. 회상에서 중요한 점은 학습내용이 심층에서 처리되고 이전 학습내용과 연결되어야 한다는 것이다. 인지심리학이 제시하는 이러한 흥미로운 최신지견은 지도감독자가 전공의를 가르치는 모든 임상 상황에 적용되어야 할 것이다.

향후 전망 Future Directions

정신의학 임상 지도감독에 대한 예비 문헌 고찰상 아직 뚜렷한 근거 기반 권고의 도출은 어렵다. 하지만 임상 지도감독 관계에서의 교육에 적용될 수 있는 인지심리학, 의학교육 및 정신치료 수련에서 나온 흥미로운 결과들은 주목할 만하다.

임상 지도감독자는 능동적인 교육자로서 근거 기반 교육기법을 받아들이고, 최선의 교육 및 학습 기법에 대한 최신 문헌을 접해야 한다. 수련 기관은 교수진 연수 과정을 통해 임상 지도감독자가 이러한 효과적인 교육 방법에 뒤처지지 않도록 지원할 책임이 있다. 신규 교수진은 과원으로서 부임하기 전에 가장 효과적인 교육 기법에 대한 기본 교육을 제공받아야 한다. 교육 분야의 지속적인 연구를 시행하고 그 결과를 임상 지도감독에 적용함으로써 우리의 전공의들에게 최선의 학습환경을 제공할 수 있게 될 것이다.

이럴 땐 이렇게

○ 늘 관찰하고 있을 시간이 없다

교육자들은 매우 분주한 임상 진료 환경에서 학습 및 행정 책무를 맡는다. 또한 담당하고 있는 학습자의 수가 여럿일 수 있다. 이 때문에 학습자를 지속적으로 관찰하는 것은 어려운 일이다. 하나의 해결책으로 시간을 내어 학습자에게 어려움을 느끼는 기술이 무엇인지 지목해 보도록 요청할 수 있다. 이 방법을 통하여 폭넓고 일반적인 관찰 대신에 집중되고 구체적인 관찰을 하고 시간 사용의 효율을 높일 수 있다.

○ 어떤 방법으로 학습자가 남을 가르치게 도와줄 수 있을지 모르겠다

남이 가르치는 것을 도와주는 방법도 이를 지도감독자가 배워 본 적이 없다면 어려운 일일 수 있다. 많은 교육자가 자신이 배울 때 보았던 방법을 효과가 없더라도 답습한다. 교육하는 입장에서 학습자에게 시범-시연-피드백 모형을 따라 가르치는 방법을 가르칠 수 있다. 먼저, 지도감독자 자신이 가르치는 것을 참관할 기회를 학습자에게 주는 것부터 시작한다. 이후에는 가르치는 접근과 단계를 학습자와 함께 검토한다. 다음에는 지도감독자가 참석한 상태에서 학습자가 더 초급의 학습자들을 가르칠 기회를 준다. 또한 초급 지도자에게 피드백을 하도록 초급 학습자들에게 청한다. 이 과정을 객관적인 행동에 중점을 두면서 초급 지도자와 함께 검토한다. 가능하다면 이 수업을 녹화하여 나중에 시청하고 검토할 수 있어도 좋다.

지도감독자 스스로를 위한 질문

- 이번 지도감독에서 평가할 역량을 조작적으로 정의하였는가?
- 여러 역량을 평가하기 위하여 객관적인 기구를 동원하였는가?
- 환자 치료 경과를 평가하기 위하여 치료 결과 평가도구를 사용하였는가?
- 이번 기간 동안에 증례 기반 학습이 꾸준히 이루어질 수 있는 여건을 확보하였는가?
- 학습자가 다른 학습자를 가르칠 기회를 확보하였는가?

참고문헌

Ackerman SJ, Hilsenroth MJ: A review of therapist characteristics and techniques positively impacting the therapeutic alliance. Clin Psychol Rev 23(1):1–33, 2003 12559992

Bargh JA, Schul Y: On the cognitive effects of teaching. J Educ Psychol 72:593–604, 1980

Beck AT: Psychometric properties of the Beck depression inventory: Twenty-five years of evaluation. Clin Psychol Rev 8(1):77–100, 1988

Bing-You RG, Trowbridge RL: Why medical educators may be failing at feedback. JAMA 302(12):1330–1331, 2009 19773569

Derogatis LR, Savitz KL: The SCL-90-R, brief symptom inventory, and matching clinical rating scales, in The use of psychological testing for treatment planning and outcomes assessment. Edited by Maruish ME. Mahwah, NJ, Lawrence Erlbaum, 1999, pp 679–724

Fiorella L, Mayer RE: The relative benefits of learning by teaching and teaching expectancy. Contemp Educ Psychol 38:281–288, 2013

Hasnain M, Connell KJ, Downing SM, et al: Toward meaningful evaluation of clinical competence: The role of direct observation in clerkship ratings. Acad Med 79(10)(Suppl):S21–S24, 2004 15383380

Hatcher RL, Gillaspy JA: Development and validation of a revised short version of the working alliance inventory. Psychother Res 16:12–25, 2006

Hauer KE, Holmboe ES, Kogan JR: Twelve tips for implementing tools for direct observation of medical trainees' clinical skills during patient encounters. Med Teach 33(1):27–33, 2011 20874011

Hodges B, Regehr G, Martin D: Difficulties in recognizing one's own incompetence: Novice physicians who are unskilled and unaware of it. Acad Med 76(10)(Suppl):S87–S89, 2001 11597883

Jardine D, Deslauriers J, Kamran SC, et al: Milestone guidebook for the residents and fellows. Accreditation Council for Graduate Medical Education, June 2017. Available at: https://www.acgme.org/Portals/0/PDFs/Milestones/MilestonesGuidebookforResidentsFellows.pdf. Accessed August 16, 2018

Lam CF, DeRue DS, Karam EP, et al: The impact of feedback frequency on learning and task performance: Challenging the "more is better" assumption. Organ Behav Hum Decis Process 116:217–228, 2011

MacDonald J, Ellis PM: Supervision in psychiatry: Terra incognita?. Curr Opin Psychiatry 25(4):322–326, 2012 22569311

Mazor KM, Holtman MC, Shchukin Y, et al: The relationship between direct observation, knowledge, and feedback: Results of a national survey. Acad Med 86(10)(Suppl):S63–S67, quiz S68, 2011 21955772

Peters GA, Cormier LS, Cormier WH: Effects of modeling, rehearsal, feedback, and remediation on acquisition of a counseling strategy. J Couns Psychol 25:231–237, 1978

Ramani S, Krackov SK: Twelve tips for giving feedback effectively in the clinical environment. Med Teach 34(10):787–791, 2012 22730899

Roediger HL, Karpicke JD: Test-enhanced learning: Taking memory tests improves long-term retention. Psychol Sci 17(3):249–255, 2006 16507066

Rohbanfard H, Proteau L: Learning through observation: A combination of expert and novice models favors learning. Exp Brain Res 215(3–4):183–197, 2011 21986667

Rosenbaum DA, Carlson RA, Gilmore RO: Acquisition of intellectual and perceptual-motor skills.

Annu Rev Psychol 52:453–470, 2001 11148313

Srinivasan M, Wilkes M, Stevenson F, et al: Comparing problem-based learning with case-based learning: Effects of a major curricular shift at two institutions. Acad Med 82(1):74–82, 2007 17198294

Stenfors-Hayes T, Hult H, Dahlgren LO: What does it mean to be a good teacher and clinical supervisor in medical education?. Adv Health Sci Educ Theory Pract 16(2):197–210, 2011 20978840

Vallis TM, Shaw BF, Dobson KS: The cognitive therapy scale: Psychometric properties. J Consult Clin Psychol 54(3):381–385, 1986 3722567

Watling CJ, Kenyon CF, Zibrowski EM, et al: Rules of engagement: Residents' perceptions of the in-training evaluation process. Acad Med 83(10)(Suppl):S97–S100, 2008 18820513

Weerasekera P: The state of psychotherapy supervision: Recommendations for future training. Int Rev Psychiatry 25(3):255–264, 2013 23859088

Supervision in Psychiatric Practice

-Practical Approaches Across Venues and Providers-

PART VII

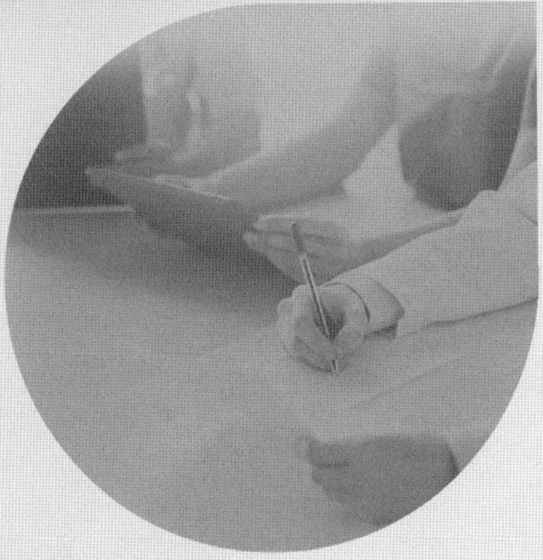

윤리 및 법적 문제

Legal and Ethical Issues

49 지도감독에서의 윤리 및 법적 고려사항

Ethical and Legal Considerations in Supervision

John M. Greene, M.D.

전공의, 심리학도, 상담사의 교육과 수련은 향후 정신건강 종사자가 될 이들이 치료 및 상담 역량을 형성하는 데 필수적이다. 그러나 수련 대상자의 교육 기간 동안에 그들의 경험 부족으로 인하여 수련 중에 치료하는 환자에 대하여 실수할 위험성도 존재한다. 경험 부족으로 인하여 환자에게 입힌 피해에 대하여 책임을 져야 할 가능성은 수련 대상자뿐 아니라 지도감독자에게도 생긴다. 따라서 정신의학, 심리 및 상담 치료 영역에서 수련과 교육을 맡는 지도감독자는 잠재적인 법적 · 윤리적 위험을 이해하여야 한다. 이 장에서는 환자 치료와 관련한 지도감독에서 지도감독자가 접할 가능성이 있는 법적 · 윤리적 위험과 함께 이러한 위험의 관리 방안을 제시하고자 한다.

핵심 포인트

- 지도감독자는 수련 대상자의 '과실' 개념에 의해 의료 과오를 범할 위험이 있다.
- 수련 대상자의 과실을 구성하는 요인들에 대하여 지도감독자가 알고 있어야 한다.
- 지도감독자를 대상으로 한 소송으로 이어지는 가장 흔한 수련 대상자의 과실 유형은 환자와의 성접촉 및 환자의 자살이다.
- 법적인 '과실'과 '윤리' 개념은 별도이며, 지도감독자는 둘 다에 대하여 이해하고 유의하며 지도감독을 수행해야 한다.
- 수련 대상자가 윤리적 진료를 수행하게 하기 위해 지도감독자가 관리하여야 할 요인으로 역량, 비밀보장, 권익 보호, 정보 기반 동의가 있다.

지도감독에서의 법적 고려사항 Legal Considerations in Supervision

과실 및 민사상의 위법 행위

지도감독자로서의 역할에서 발생할 수 있는 잠재적인 법적 사안에 대한 판단을 위해 지도감독자는 환자 측이 의료종사자에 대해 법적 조치를 할 수 있는 근거가 되는 일반적인 법적 원칙에 대해 이해하고 있어야 한다. 미국의 『모범 형법전(Model Penal Code)』(American Law Institute, 1962)에서는 위법 책임을 물을 수 있는 조건의 네 가지 유형으로, 행위자가 목적을 갖고purposely, 고의로knowingly, 무모하게recklessly 혹은 부주의하게 행동하여 타인에게 위해를 가하였을 때를 규정한다. 처음 세 가지의 정의, 즉 목적성, 고의성, 무모성은 형사상의 범죄에 해당하며, 의료종사자가 일반적으로 할 수 있는 행동은 여기에 해당하지 않는다. 하지만 네 번째 변수, 즉 부주의성negligence(과실)은 통상 범죄 행위로 취급되지는 않으나 의료종사자가 환자에게 할 수 있는 행동의 대부분에 해당할 수 있으며, 환자가 의료종사자에게 법적 책임을 물을 수 있는 영역이 된다.

환자 측이 과실을 고발할 경우에 이는 보통 형사법정이 아닌 민사법정에서 다룬다. 이 고발은 민사법정에서 '위법 행위tort' 또는 '민사적 잘못civil wrong'이라고 칭한다. 의료종사자에게서 과실의 위법성이 성립하려면 의료종사자(피고) 측의 과실이 있었음을 네 가지 요건을 들어 환자(원고) 측이 입증하여야 한다. 피고에게 환자에 대한 의무duty가 존재하였을 것, 환자에 대한 의무에 태만 또는 위반이 있었을 것, 의무 위반이 환자 피해의 직접적인 원인이 되었을 것, 환자가 실제로 발생한 피해를 입었을 것이 그것이다. 이 네 가지 요소가 법정에서 입증되면 의료종사자는 환자에 대한 과실을 범한 것으로 결론이 나며, 이 상황을 '의료과실malpractice'이라고도 칭한다.

의료종사자에게 환자에 대한 의무가 있었음을 입증하기 위하여 필요한 요건으로서는 환자 측에서 의료종사자가 환자에 대한 치료에 착수했다는 증거를 제시하는 것만으로 충분하다. 어떤 의료종사자-환자 관계에서도 자동적으로 의료종사자에게는 환자를 치료할 의무가 발생하므로 과실의 이 측면은 보통 쉽게 입증된다. 그래서 의료과실 주장은 피고측에서 과실의 두 번째 요건, 즉 일정한 기준을 충족하지 못한 의료 행위로 의료종사자가 환자에 대한 의무를 위반하였음을 입증하는 시력에 가장 집중이 된다. 이것이 확인되면 피해가 존재하였고, 또 과실 행위가 이 피해의 직접적인 원인이 되었음이 입증되어야 한다. 모든 의료종사자는 모든 환자를 진료함에 있어서 자신의 치료가 의무의 태만이나 진료 표준의 위반에 해당됨을 근거로 법적 책임을 져야 할 위험을 최소화하기 위하여 동료 및 전문가 기구, 교육기관 등이 정의하는 진료 표준에 부합하고자 노력하여야 한다.

대리 및 직접 법적 책임

일반적인 고려사항

정신건강 종사자는 과실 주장의 위험을 최소화하기 위하여 본인의 행동에 유의하고 자신의 진료 범위를 규정하는 치료기준에 부합하려고 노력한다. 그런데 이 종사자가 지도감독자가 되면 책임liability의 범위가 훨씬 넓어지는데, 자신의 행동에서만이 아니라 자신이 수련하는 인력의 행동까지 책임져야 하기 때문이다. 지도감독 역할의 대상이 수련 중인 전공의이든, 심리학도이든, 공식 수련체계 외의 상담사 및 치료사이든, 부가적인 지도감독을 요청한 독립적으로 치료 중인 임상심리사나 정신건강의학과 의사이든 책임이 존재한다. 반면에 의료 종사자가 자문을 제공하는 경우에는 이러한 책임이 적용되지 않는데, 법에서 자문은 치료자-환자 간의 치료 관계와 별개의 행위라고 판단하기 때문이다(Alban & Frankel, 2007).

Saccuzzo(1997)에 따르면, 지도감독자가 노출되는 일반적인 두 법적 책임의 유형은 대리vicarious 책임 및 직접 책임이다. 대리 책임은 수련 대상자의 '책임자'로서 그 행동을 통제하는 것으로 취급되는 사람이 수련 대상자의 환자에 대한 행동에 대해 지는 책임으로 정의된다. 이 경우에 지도감독자가 환자와 치료적 연결이 없다고 하더라도 말이다. 이 이론은 respondeat superior(라틴어, '책임자가 응답하라')라고도 불리며, '책임자'가 자기 부하의 행동에 대해 책임이 있다는 전제에 근거한다(Disney & Stephens, 1994). 수련 대상자가 내담자에게 손해를 끼치고, 손해 발생 전에 지도감독자가 수련 대상자에 대해 '권위와 통제'(Saccuzzo, 1997)를 갖고 있었다면 대리 책임을 통하여 지도감독자에게 책임이 존재할 수 있다.

그러나 대리 책임은 일반적으로 사용자-노동자 관계도 함께 존재할 것을 요구한다. 다시 말하면 지도감독자가 수련 대상자를 고용하여 그가 있음으로 인해 (보통 금전적) 이득을 취했음도 확인되어야 한다(Saccuzzo, 1997). 반면에 직접 책임은 대리 책임보다 더 포괄적인 책임인데, 이는 지도감독자라면 제대로 진료하는 방법을 배웠을 것이고, 자신이 지도감독하는 모든 치료자에 대해 책임이 있으며, 지도감독을 받는 치료자는 제대로 진료하는 법을 배우고 있는 중이라는 생각에 기초하기 때문이다. 이 관점에서는 만일 수련 대상자가 내담자를 치료함에 있어서 기준에 미달된다면 이 행위는 지도감독자가 수련 대상자를 지도함에 있어서 기준에 미달했음을 반영한다고 볼 수 있다(Saccuzzo, 1997). 따라서 수련 대상자가 환자에 대해 의무를 태만히 하더라도 이는 지도감독자의 책임이며, 지도감독자를 상대로 직접 책임을 주장할 수 있게 된다.

Jerrie Simmons 대 미국의 판례(1986)가 두 유형의 법적 책임에 대한 좋은 예시이다. 이 판례에서는 지도감독 대상자의 과실로 인하여 지도감독자/사용자 측의 대리 책임[1] 및 직접 책임 양쪽이 다 인정되었다. 1973년 Jerrie Simmons는 인디언 헬스 서비스Indian Health Service에서 일하는 사회복지사인 Ted Kammers에게 상담을 받기 시작하였다. 1978년 10월 Kammers는 Simmons와 성적 관계를 맺기 시작하였다. 1980년에 Kammers의 지도감독자인 Victor Sansalone는 둘의 성관계에 대하여 보고를 받았다. Sansalone는 Kammers의 Simmons에 대한 상담 치료를 종결하지 않았고, Kammers의 행동을 교정하지 않았다. Simmons는 결국 Kammers의 과실로 인한 피해를 주장하는 소송을 제기하였다. 재판에서 Kammers의 사용자인 Indian Health Service에 고용 관계를 근거로 Simmons의 피해에 대리 책임이, Sansalone는 Kammers의 행동이 지속되게 방치하고 지도감독자로서의 교정 조치를 하지 않은 지도감독 태만이 인정되었다.

흔한 책임 발생 상황

Jerrie Simmons 대 미국의 판례는 또한 정신치료자를 대상으로 위법 행위에 대한 소송이 이루어지는 흔한 상황, 즉 치료자와 환자 간의 성관계의 예시이기도 하다. 보험사인 CNA/HPSO의 공동 보고서에 따르면, CNA의 보험 적용을 받는 상담사에 대하여 2003년부터 2012년 사이에 제기된 대부분의 손해배상 청구는 내담자와의 부적절한 성관계 또는 연애 관계와 관련되어 있었다. 또한 이 연구에서 환자 치료에서의 태만과는 또 다른 사안인 상담사의 자격 또는 치료 허가에 대하여 조치가 이루어진 가장 흔한 원인 역시 성적인 비행이고, 그 형태는 현재 또는 과거에 내담자와의 관계였다. 지도감독 대상자가 자신의 환자와 성적으로 접촉할 위험이 있고, 이를 관리하는 것이 지도감독자의 중요 책무임을 알 수 있다.

치료자에 대한 소송을 유발하는 또 다른 흔한 이유는 자살이다(Resnick, 2012). 이 위험을 효과적으로 관리하기 위해서는 지도감독 대상자의 환자의 자살 위험성을 지도감독자가 평가하여야 한다. 추가로 두 번째 Tarasoff 판례(Tarasoff 대 Regents of the University of California, 1976)의 관점에서 보면 치료자가 제3자를 보호해야 할 의무 때문에 환자를 치료하는 지도감독 대상자를 지도할 때 지도감독자가 관리해야 하는 또 하나의 위험이 추가된다. Tarasoff 판례와 관하여 수련 기관에서는 많은 논의가 이루어진다. 환자인 Prosenjit Poddar가 Tarasoff를 해치겠다고 위협하는 것을 담당 치료자인 Moore는 알고 있었다. 이 위협에 대하여 고지를 받지 못하여 Tarasoff가 '보호'받지 못하였기 때문에 이후 Poddar가 Tarasoff를 살인한 것에 대한 책임이 Moore가 근무하는 캘리포니아 대학교에 지워졌다. 보

1 역주: 미국 보건복지부 산하의 아메리카 원주민 대상 건강관리 기구

통 이 판례가 다루어지는 이유는 잠재적 위험으로부터 제3자를 보호하는 방법에 대한 이해와 관련되어 있으나, 이 판례는 지도감독 차원에도 중요한 측면이 있다. Moore의 지도감독을 맡고 있던 정신건강의학과 의사인 Powelson 역시 Moore에 대한 지도감독에서의 태만이 인정되었기 때문이다.

정신의학 지도감독에는 약물 투여와 관련한 위험 그리고 지도감독 대상자가 야기할 수 있는 약물 관리와 관련되어 나타나는 나쁜 결과의 가능성을 관리할 필요가 추가된다. 프로페셔널 리스크 매니지먼트 서비스Professional Risk Management Services(2014)[2]에 따르면, "가장 많은 소송이 이루어지는 사유는 환자의 자살"이지만, "배상금이나 합의금의 액수가 가장 큰 사례는 환자의 사망이 아닌, 평생 돌봄이 필요한 영구적이고 중대한 신체나 신경학적 손상"이라고 한다. 프로페셔널 리스크 매니지먼트 서비스가 강조하는 흔한 소송 사유는 리튬 독성에 의한 신장 손상과 심각한 스티븐스-존슨 증후군이다. 또 다른 책임보험사 CPH & Associates(2014)에서는 정신건강의학과 의사의 가장 흔한 법적 책임문제 가능성은 약물치료 부분이며, 소송의 흔한 요인으로 약물 과다 복용 및 리튬 독성을 들었다. 이 자료는 약물을 처방하고 있는 지도감독 대상자의 진료 행위를 지도감독자인 정신건강의학과 의사가 면밀히 주시해야 할 필요성을 강조한다.

Recupero와 Rainey(2007)는 지도감독 중 지도감독자의 과실이 주장될 수 있는 몇 가지 다른 상황을 추가로 강조하였다. 만일 전공의로 인하여 환자가 피해를 입었을 경우에 전공의를 감독하지 않은 것, 전공의의 업무를 감시하는 데 부주의한 것, ACGME에 따른 행정 요구사항을 충족하지 못한 것, 기관이 규정을 이행하도록 관리하지 않은 것 등이 지도감독자의 지도감독 태만의 근거가 될 수 있다. 전공의가 신체적 또는 정서적으로 환자에 해를 끼쳤을 때, 특히 지도감독자가 이러한 전공의의 행동 위험요소를 파악하고도 조처하지 않았다면 지도감독 태만이 적용될 수 있다고 본다. 이러한 위험을 관리하고 전공의의 행동으로 야기될 수 있는 잠재적인 나쁜 결과 가능성을 최소화하기 위해서 지도감독에서 전공의에 대한 면밀한 관찰, 위험요인의 빠른 식별, 신중한 평가가 중요하다.

---

2 역주: 1986년에 설립된 정신건강 분야의 소송과 관련한 위험을 대리하는 미국의 민간 책임보험사이자 컨설팅 업체

지도감독에서의 윤리적 고려사항
Ethical Considerations in Supervision

지도감독자 자신의 진료 그리고 지도감독 대상자의 진료에서 과실의 위험요소를 관리할 필요가 있는 것 못지 않게, 지도감독자에게는 자신의 환자와 지도감독 대상자에게 윤리적으로 대하고 지도감독 대상자도 윤리적으로 행동하게 하여야 할 의무도 있다. 의료인으로서 환자 진료에서 비윤리적이면서 과실에도 해당하는 경우가 있을 수 있지만, 두 개념은 동등하지 않다. 의료종사자의 법적 과실에 이르지 않는 비윤리적 행동이 확인될 경우에 민사 법정에서의 소송은 제기되지 않겠지만 자격을 관리하는 조직으로부터의 징계나 자격 박탈의 사유가 될 수 있다.

Beauchamp와 Childress(2012)는 윤리적 행위를 정의하는 기틀이 되는 네 가지의 도덕 원칙을 기술하였다. 환자의 자율성에 대한 존중, 환자에 대한 선의의 행동, 환자에 대한 악행의 금지, 환자에게 치료를 제공함에 있어서의 정의이다. 이러한 개념들은 미국 정신의학회의 진료윤리 해설American Psychiatric Association's Commentary on Ethics in Practice(American Psychiatric Association, 2015)에 확장되어 반영되어 있다. 여기서는 전문적이고 유능한 진료, 이중 관계dual agency와 역할 중복의 회피, 비밀보장, 정직성과 신의, 정보에 근거한 동의 취득, 그리고 치료적 경계 유지가 윤리적 진료의 유지에 필수적임을 기술하고 있다. 지도감독 대상자의 윤리적인 진료를 정립하기 위하여 지도감독자에게 '임상적인 전문성 외에도 높은 수준의 직업윤리'와 함께 이중 관계 역할을 피하기 위하여 '자신과 지도감독 대상자 사이의 비대칭 권력을 인식하고 스승으로서 이에 대한 책임을 질 것'을 요구한다(American Psychiatric Association, 2015, p. 8).

Saccuzzo(1997)에 따르면, 판례들과 윤리강령으로부터 지도감독자와 지도감독 대상자가 지도감독 대상자의 환자를 치료함에 있어서 윤리적으로 행동하기 위한 필수적인 다섯 가지 윤리 원칙이 도출된다고 한다. 우선 지도감독자 자신의 지도 능력 역량이 어떠한지 알아야 하며, 지도감독 중에 환자를 진료하는 지도감독 대상자의 역량을 지휘한다. 적정한 환자 진료를 보장하기 위해 전공의의 역량에서 발견되는 문제에 대해서는 조치를 취한다. 비밀보장 면에서는 환자에게 비밀보장 예외사항에 대하여 알리고, 이해를 구한 조건하에 지도감독 관계에서 정보 교환이 있을 것도 알린다. 환자의 복지 보호는 지도감독의 모든 순간에 고려되어야 하며, 지도감독자의 주기적인 관찰과 개입을 보장하여야 한다. 정보 근거 동의는 상세히 다루어져야 하며, 여기에는 진료에서 지도감독자와 지도감독 대상자의 역할을 환자에게 밝히는 것 외에 지도감독 대상자에게 지도감독의 유형, 요구되는 사항 및 지도감독의 목표를 밝히는 것도 포함된다.

마지막으로, Saccuzzo(1997)는 판례들과 윤리강령에 근거하여 지도감독자는 미국 정신의학회American Psychiatric Association 진료 윤리 해설에 기술된 대로 이중 관계 역할을 피하라고 하였다. 이중 관계의 대표적인 사례는 지도감독자와 수련 대상자 사이의 성관계이다. 이에 대한 우려는 Hall 등(2007)이 기술하였는데, 미국 정신의학회와 미국 심리학회American Psychological Association에서 1979년부터 1988년까지 설문한 결과, 응답자의 5~17%가 이러한 관계를 보고하였다. 이 자료에 나타난 지도감독 관계 내에서의 성관계의 규모는 우려할 일이며, 이러한 윤리 위반 위험이 있는 행위를 다루고 관리할 필요성을 강조한다. 지도감독 관계 내에서의 다른 이중 관계로는 사교적 관계, 환자 진료와 무관한 재정적 거래, 그리고 지도감독자가 수련 대상자에게 치료자이면서 동시에 지도감독자 역할을 하는 것 등이 있다. 이러한 모든 상황이 잠재적으로 이중 역할 관계 소지가 있고, 윤리 위반이 될 가능성이 있으므로 피하는 것이 좋다.

법적 위험과 윤리적 위험을 최소화하는 방법
Ways to Minimize Legal and Ethical Risk

이 장에 기술된 여러 법적·윤리적 상황을 보면 지도감독자가 된다는 것의 무게를 느낄 수 있을 것이다. 지도감독자는 여기서 다루지 않은 잠재적인 법적·윤리적 우려도 더 감당해야 할 수 있다는 점에서 더더욱 그렇다. 하지만 지도감독자가 지도감독의 일반적인 원칙을 잘 지키면 지도감독에서의 잠재적인 법적·윤리적 위험도 자신 스스로의 진료에서 잠재적인 법적·윤리적 위험을 관리하는 것과 마찬가지로 효과적으로 관리할 수 있다. Recupero와 Rainey(2007)가 제시한 정신치료 지도감독에서의 위험 관리 권고사항은 지도감독에 대한 일반적인 지침으로서 평가단계 및 지도감독과 관계된 문서들이다. Saccuzzo(1997)의 상세한 설명문 및 동의서는 치료의 변수를 설정할 때 지도감독자와 수련대상자가 사용할 수 있다. 캘리포니아 주 심리학 위원회California Board of Psychology(State of California Department of Consumer Affairs, 2017)에서는 정신치료 지도감독의 시작과 지속을 위한 기틀로 사용할 수 있도록 지도감독에서 발생할 수 있는 법적·윤리적 문제를 다루는 단계 목록을 제공한다. 이러한 사안들에 대해 유의함으로써 지도감독자는 윤리적인 지도감독을 시행하고, 법적 위험을 관리하고, 제자들을 효과적으로 가르치고, 지도감독 내에서 효과적인 환자 치료를 주도할 수 있다.

이럴 땐 이렇게

○ 지도감독 대상자가 치료와 관련해서 중요한 내용을 나에게 이야기해 주지 않아 이 때문에 내가 소송을 당할 위험이 생길 수 있을 것 같다

이러한 상황이 생기는 것을 초장에 방지하기 위하여 치료의 시작 전부터 지도감독의 모든 변수에 대하여 지도감독 대상자와 논의하여 정해 두는 것이 중요하다. 비밀보장의 예외 상황, 환자의 자살사고 또는 자해, 약물 부작용 발생, 증상의 악화 등의 어려운 상황이 발생할 때 어떻게 진행하고 어떻게 처리할 것인지를 규정하여 둔다. 지도감독 대상자가 지도감독자에게 보고하여 추가적인 개입이 필요할 수 있는 잠재적 상황을 정의함으로써 위험에 대해 더 잘 보호된 지도감독을 시작할 수 있고, 지도감독자, 지도감독 대상자, 그리고 환자 사이에서 생기는 관계에 대해 지도감독자가 안정을 느끼는 데 도움이 될 것이다. 이 장의 추가 자료에는 지도감독 시작 전에 어려운 주제를 다루는 방식에 대한 상호 간의 이해 촉진을 위해 지도감독 대상자와 논의를 구성하는 방법에 대한 몇 가지 예시를 제공하고 있다. 치료가 시작한 뒤에는 지도감독자가 주기적으로 지도감독 대상자에게 어려운 상황이 발생하였는지 여부를 묻고 이를 기록으로 남기는 것이 좋다. 치료가 발생한 이후 예견하지 못한 문제가 발생할 경우에는 이 문제를 지도감독 대상자와 함께 검토하고, 상황의 위험을 최소화할 방법을 정하며, 치료를 변경하여 이 문제에 대해 조치를 하였음을 확실하게 해 두어야 한다.

○ 지도감독 대상자가 자신의 환자에게 너무 감정적으로 이입하는 것 같다

지도감독 대상자가 자기 환자와 정서적 연결을 느끼는 것은 이해할 수 있다. 지도감독의 한 가지 측면은 치료자가 이러한 환자와의 연결을 어떻게 표현하는지, 그리고 그 표현이 합당한지 아니면 비윤리적이거나 비합법적인 행동을 반영하는지 확인하는 것이다. 지도감독 대상자가 환자와 어떻게 소통하는지 치료에서 발생하는 사항에 대해서, 그리고 혹시라도 치료 바깥에서 소통이 이루어진다면 어떤 종류인지 주기적으로 점검할 필요가 있다. 지도감독 대상자에게 잠재적인 이중 관계 역할이 될 가능성이 있는 행동, 즉 선물 수수나 금전 거래, 그리고 사교적 환경에서의 관계 또는 그 가능성이 있다면 이를 지적하고 지도감독 과정의 일부로 논의하여야 한다. 잠재적 문제가 발생하면 논의했다는 것과 잠재적 행동을 언급했다는 것, 그리고 지도감독 대상자가 환자에 대한 소통이나 행동을 바꾸었다는 것을 기록해 두어야 한다.

지도감독자 스스로를 위한 질문

- 지도감독 대상자에게 기대사항을 폭넓게 전달하고, 이해했다는 것을 확인받았는가?
- 지도감독 대상자가 치료 진행에서 의문을 가지는 상황에 대비한 계획이 수립되어 있는가? 이 계획은 어떻게 적용할 것인가?
- 담당 지도감독 대상자의 한계를 알고 있고, 그로 인한 잠재적인 문제 사안을 식별할 수 있는가?
- 지도감독 대상자에게 긴급히 연락할 사항, 따로 연락은 하되 급하지 않은 사항, 정기적 연락 때 논의하면 되는 사항을 구별하여 설명하여 주었는가?

추가 자료

- 정신건강의학과 의사와 지도감독에 대한 일반적인 법적 정보

American Academy of Psychiatry and the Law: aapl.org

- 임상심리사 및 정신치료자를 위한 정보

American Psychiatric Association: psychiatry.org

State of California Department of Consumer Affairs: California board of psychology supervision checklist. 2017. Available at: http://www.psychology.ca.gov/applicants/sup_checklist.pdf.

- 지도감독 위험의 관리

Recupero P, Rainey S: Liability and risk management in outpatient psychotherapy supervision. J Am Acad Psychiatry Law 35(2):188–195, 2007 (See appendix on risk management suggestions for psychotherapy supervision)

- 설명문 및 동의서 예시

Saccuzzo DP: Liability for failure to supervise adequately mental health assistants, unlicensed practitioners, and students. California Western Law Review 34(1): Article 10, 1997 (Appendix A contains sample informed consent for supervisees)

참고문헌

Alban A, Frankel AS: Supervision vs. consultation: What you need to know. June 3, 2007. Available at: https://www.clinicallawyer.com/2007/07/supervision-vs-consultation-what-you-need-to-know/. Accessed August 23, 2018

American Law Institute: Model penal code. 1962. Available at: https://www.ali.org/publications/show/model-penal-code. Accessed August 23, 2018

American Psychiatric Association: APA commentary on ethics in practice. 2015. Available at: https://www.psychiatry.org/psychiatrists/practice/ethics. Accessed August 23, 2018

Beauchamp T, Childress J: Principles of biomedical ethics, 7th Edition. New York, Oxford University Press, 2012

CNA/Healthcare Providers Service Organization: Understanding counselor liability risk. 2014. Available at: http://www.hpso.com/Documents/pdfs/CNA_CLS_COUNS_022814p_CF_PROD_ASIZE_online_SEC.pdf. Accessed August 23, 2018

CPH & Associates: Top liability risks for psychiatrists. 2014. Available at: https://www.cphins.com/top-liability-risks-for-psychiatrists. Accessed August 23, 2018

Disney M, Stephens A: Legal issues in clinical supervision (The ACA Legal Series, Vol 10). Alexandria, VA, American Counseling Association Publishing, 1994

Hall RC, Macvaugh GS III, Merideth P, et al: Commentary: Delving further into liability for psychotherapy supervision. J Am Acad Psychiatry Law 35(2):196–199, 2007 17592165

Professional Risk Management Services: Two top liability risks for psychiatrist: Patients with suicidal behavior and psychopharmacology. 2014. Available at: https://www.prms.com/news/2010-top-risks.html. Accessed August 23, 2018

Recupero PR, Rainey SE: Liability and risk management in outpatient psychotherapy supervision. J Am Acad Psychiatry Law 35(2):188–195, 2007 17592164

Resnick P: Psychiatric malpractice. Presentation at annual meeting of American Academy of Psychiatry and the Law Forensic Psychiatry Review Course, Montreal, Canada, October 2012

Saccuzzo DP: Liability for failure to supervise adequately mental health assistants, unlicensed practitioners and students. Calif West Law Rev 34(1):10, 1997

Simmons v. United States, 805 F.2d 1363 (9th Cir 1986). Available at: http://law.justia.com/cases/federal/appellate-courts/F2/805/1363/170932. Accessed August 23, 2018

State of California Department of Consumer Affairs: California board of psychology supervision checklist. 2017. Available at: http://www.psychology.ca.gov/applicants/sup_checklist.pdf. Accessed August 23, 2018

Tarasoff v. Regents of University of California, 17 Cal.3d 425 (1976). Available at: http://law.justia.com/cases/california/supreme-court/3d/17/425.html. Accessed August 23, 2018

PART VIII

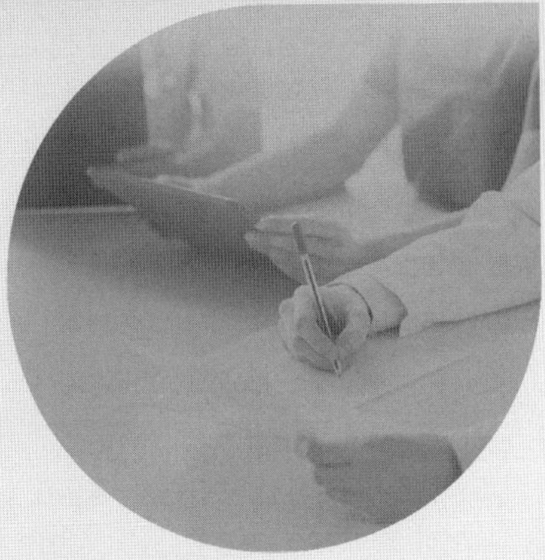

전문성 개발

Professional Development

50 전문성 개발
지도감독 전략과 지도감독자의 성장
Professional Development
Strategies for Supervision and Growth of Supervisors

Jesse David Markman, M.D., M.B.A.
Deborah Suzanne Cowley, M.D.

임상 지도감독은 정신의학 교육의 중심에 있다. 하지만 임상 지도감독자 중 이 역할을 위한 공식적인 준비 과정을 거친 사람은 거의 없다. 대신 대부분은 스스로가 받았던 지도감독 경험으로부터 지도감독 방법을 배운다. 이 책의 이전 장들에서 지도감독자들이 다양한 정신의학 진료 상황에서 사용할 수 있는 실용적인 접근 방법들을 제시하였다. 이 장에서는 임상 지도감독자의 전문가로서의 발전을 다루고자 하며, 특히 새로운 지도감독자를 양성하기 위한 과정을 설계하고, 이전 장들에서 다룬 접근과 주제를 중심으로 기술을 키우며, 경력의 모든 단계에 있는 지도감독자들의 임상 지도감독 기술을 향상시키기 위한 방법을 논한다.

임상 지도감독 자체에 대한 연구 자체도 부족한 실정인데, 정신건강의학과 지도감독자의 전문성 함양을 위한 과정에 대한 문헌은 이보다도 더 찾기가 어렵다. 그러한 이유로 여기서는 의학교육 전반 및 정신건강 분야 전반에 걸친 전문성 발달에 대한 문헌을 폭넓게 살펴보기로 한다. 관련된 이 문헌들에 대한 고찰을 바탕으로 정신의학에서의 임상 지도감독을 위한 전문성 함양 기회를 제공하는 중심 원리와 실용적 전략들을 제안한다.

핵심 포인트

- 임상 지도감독자의 전문성 개발을 위한 과정은 이론교육과 체험학습을 조합하여 활용해야 한다.
- 지도감독자에 대한 지도감독 모형은 종단적이고 경험에 바탕을 둔 학습을 직접 관찰 및 피드백의 기회와 함께 제공한다.
- 전문성 개발에 가장 효과적인 접근법을 찾기 위해서 참여자의 자가보고 외의 결과변수를 활용한 더욱 철저한 연구가 필요하다.

관련 문헌 고찰 Review of the Relevant Literature

임상 지도감독자의 전문성 개발과 관련한 정신의학 범위 이내의 문헌은 찾기가 어렵다. 그러나 연관된 주제로 정신건강의학과 전공의가 의대생을 교육하고 지도감독할 수 있도록 전공의를 가르치는 것, 의학 분야 전반에 걸쳐서 교원 양성 과정에 교수법 및 지도감독 기술을 포함시키는 것, 그리고 임상심리사에게 정신치료 지도감독기술을 가르치는 것 등에 대한 문헌은 어느 정도 있다. 다음에 이 문헌들 및 그 제한점을 고찰하고, 전문 연수 과정을 설계하는 데 반영할 우수한 점들을 강조할 것이다.

정신의학 지도감독자를 위한 전문 연수 과정

Riess와 Herman(2008)이 현역 및 예비 역동정신치료 지도감독자들을 위한 8회기 과정을 기술하였다. 중심 교육 기법은 학습자 참여 및 사례 토의이다. 주제는 역동정신치료 지도감독의 역사, 지도감독 초기에 지도감독 대상자와 동맹을 형성하고 체계와 목표를 세우기, 학습의 평가, 경계, 지도감독과 정신치료의 차이, 성과 측정과 피드백, 지도감독에서의 법, 윤리 및 다문화 문제, 강렬한 감정의 지도감독, 그리고 우수한 지도감독자의 특성으로 구성되었다. 이 과정의 참여자 만족도는 높았다(4점을 '우수'로 하는 4점 척도에서 3.70~4.00). 저자들은 향후 전망으로 효과적이거나 비효과적인 지도감독의 영상 사례 시청, 지도감독자에 대한 비디오 피드백 제공, 지도감독자 간의 상호 지도감독을 제안하였다.

정신건강의학과 전공의 대상의 교육방법 교육

여러 저자가 강의실 및 임상 현장에서 정신건강의학과 전공의 대상의 교육방법 교육을 보고하였다. 이러한 결과를 요약한 한 논평(Polan & Riba, 2010)에서는 이러한 과정의 편차가 큰 점을 주목하였다. 길이 면에서(1.5시간 과정부터 수년에 걸친 임상가-교육자 전공의 트랙), 가르치는 내용 면에서(면담, 정신 상태 진찰Mental Status Examination: MSE, 사례구조화, 피드백을 제공하고 받고 활용하기, 1분 프리셉터 모형, 구술시험관 역할), 가르치는 방법 면에서(이론교육, 지도감독, 멘토링, 직접 관찰 및 피드백) 각 과정들의 편차가 컸다. 저자들은 또한 그러한 전문 연수 과정에 대하여 단순한 참여자 자가보고 외에 학습자 수행 및 표준화된 수업 관찰평가 등을 사용하여 평가할 필요가 있음도 강조하였다.

의대생에게 면담 기술을 가르칠 수 있도록 정신건강의학과 전공의를 훈련하는 과정에 대한 한 초기 실험연구(Naji et al., 1986)에서는 체험학습이 임상 지도감독자의 전문성 개발에 중요함을 강조하였다. 정신건강의학과 전공의 24명을 무작위로 배정하여 지도감독하의 체험학습Experiential Supervised: ES, 지도감독 없는 체험학습Experiential Unsupervised: EU, 지도감독하의 이론교육Didactic Supervised: DS, 그리고 지도감독 없는 이론교육Didactic Unsupervised: DU의 네 가지 훈련 조건에서 면담기술을 가르칠 수 있게 교육하였다. 24명 전체를 대상으로 한 이론교육에서는 유인물을 제공하여 관련된 분야를 설명하고, 의대생의 면담기술을 평가하는 데 사용할 수 있는 평가척도를 제공하였다. 이후 전공의들은 자신이 가르치게 될 면담기술을 보여 주는 영상을 시청하고 토의하였다. 12명의 체험학습 대상 전공의들(ES 및 EU 집단)은 경험적 훈련을 추가로 받았다. 경험적 훈련에는 자가평가와 함께 전공의들 자신이 수행한 환자 면담 및 면담기술에 대한 집단토의가 포함되었다. 12명의 지도감독 대상 전공의들(ES 및 DS 집단)은 의대생 대상의 첫 4회의 수업 시간에 대하여 지도감독 및 피드백을 추가로 받았다. 정신건강의학과 임상 실습 중인 287명의 의대생이 본 연구에 참여하였다. 면담기술에 대한 훈련을 받지 않은 대조군 학생들과 비교하여 훈련을 받은 학생들이 면담기술에서 유의하게 더 큰 향상을 보였다. 교육에 대한 경험적 훈련을 받은 전공의(ES 및 EU 집단)에게 수업을 받은 의대생들의 환자 면담 수행 향상이 교육방법에 대한 이론수업만을 받은 전공의에게 수업을 받은 의대생들에 비해 유의하게 컸다. 의대생의 수행 향상에 대하여 전공의가 의대생을 교육하는 중에 지도감독을 받았는지에 대한 여부나 전공의 당사자의 면담 실력은 의대생의 수행에 유의한 영향을 끼치지 못하였다.

의학교육 효과를 향상시키기 위한 전문 연수 과정

여러 의학 분야에서 대부분의 교육(임상 지도감독 포함) 효과 향상을 위한 교원 연수 과정은 워크숍 또는 종단적 교육, 즉 학자 대상의 교육자 양성 과정, 학위 및 자격증 자격 등의 형태를 띤다. 그러한 교원 연수 과정에 대하여 2002년부터 2012년 사이에 출판된 111건의 연구를 살펴본 Steinert 등(2016)의 문헌고찰에 따르면, 워크숍이 29%, 종단적 교육이 36%를 차지하였다. 이보다 빈도가 낮은 기법으로 세미나, 단기 교육과정, 기타(참관 수업, 객관적 구조화 교육훈련, 코칭 과정) 등이 있었다. 과정의 32%만이 개념적 구조 또는 학습이론에 기반하고 있었으며, 대부분의 경우에는 참여자의 교육하려는 동기, 가치관, 직업의 정체성 등보다는 기술 습득을 강조하였다.

전문성 개발 중 최근 문헌에서 더욱 각광받는 것으로 보이는 영역으로 동료 관찰peer observation의 활용이 있다. 관찰 및 피드백은 체험 기반 의학교육의 주축 중 하나이며, 학습자들은 교육자의 직접 관찰을 가치 있게 여긴다. 따라서 지도감독자의 기술을 발전시키는 데에도 그러한 관찰과 피드백이 유용할 수 있으리라 예상해 보아도 이상하지 않을 것이다. Mookherjee 등(2014)은 입원전문 전담의hospitalist를 대상으로 임상 교육 기법에 대한 직접 관찰 및 피드백을 위주로 한 교원 연수 과정을 구성하였다. 이 과정은 SFDP-26(스텐포드 대학 교원 연수 과정stanford faculty development program에서 임상교육의 최적화를 위하여 개발한 26항목으로 구성된 교육자를 평가하는 양식)을 활용하였다. 평가의 대상이 되는 관찰 가능 행동으로서 척도 내의 26개의 항목 중 10항목을 선택하였다. 참가자는 교육 기법 최적화와 관련한 2시간의 훈련을 받은 뒤, 이후 1년간 최소 2회 짝을 지어 서로의 수업을 관찰하고 평가하였다. 관찰 대상이 된 참여자는 관찰을 맡은 참여자에게 서면 및 구두로 피드백을 받았다. 대부분의 참여자는 과정에 대해 긍정적으로 평가하고 자신의 교육 기법이 개선되었다고 응답하였다. 비록 이 연구는 자가보고 결과만을 측정하였고, 대조군 없이 이루어졌으나, 엄격한 요건을 요구하지 않는 교육 담당 교수진의 집단에서 어떻게 동료 관찰과 피드백이 적용될 수 있는지를 보여 준다.

객관적 구조화 교육훈련Objective Structured Teaching Exercises: OSTE은 전문성 개발에 동료 관찰과 피드백을 도입할 수 있는 또 하나의 통로이다.[1] OSTE는 표준화 학습자 역할을 맡은 배우가 상황을 제시하고 이에 대하여 교육자가 반응하게 하는 가상의 교육장면에 대한 대본으로 구성되어 있다. 시나리오가 끝난 뒤에 교육자는 자신의 수행에 대하여 즉시 피드백을 받게 된다(Boillat et al., 2012). Julian 등(2012)이 교수진의 임상 교육 능력에 대해 OSTE의 사용이 미치는 영향을 평가한 바에 따르면, 여러 전문과에 걸친 교수들이 자가평가한 교육기법의 개선을 위해 OSTE가 매우 효과적인 방법이라고 평가하였다. 다만 OSTE 적용 전과 적용 이후 6개월 시점의 수업에 대한 학생들의 평가에는 유의한 변화가 나타나지 않았는데, 저자들은 OSTE 적용 전에 이미 평가가 아주 높았기 때문에 이러한 결과가 나타난 것으로 추정하였다.

수업에 대한 동료 관찰의 또 한 예시는 Orlander 등(2002)이 제시한 공동수업 모형이다. 이 모형에서는 선임 교수와 후임 교수를 팀으로 짝지었다. 이 모형은 첫 안내 과정 이후의 수업, 디브리핑, 다음 수업 계획의 과정으로 구성되었다. 공동교육자들은 수업 자체에 대한 목표 그리고 수업 훈련에 대한 목표(즉, 수업 대상에 대한 목표 그리고 수업을 진행하는 자신들에 대한 목표)를 공동으로 설정하였다. 이 모형은 다층으로 일어나는 학습과 기술 발달의 훌륭한 예시이다. 선임 교수와 후임 교수는 서로가 서로에게 기법의 본보기가 될 수 있고, 서로가 기법을 수행하는 것을 관찰할 수 있으며, 경험한 바에 대하여 함께 고찰하고, 함께한 경험에 대하여 자기성찰을 할 수 있다. 이 모형에 대한 저자들의 평가는 제한적이지만 참여자

---

1 역주: 한국에서는 2011년부터 의사국가시험에 도입된 객관적 구조화 임상 검진Objective Structured Clinical Examination: OSCE의 교육자 버전이다. 최초의 OSCE는 1975년 영국으로 거슬러 올라가는데, OSTE는 2012년부터 문헌에 등장하였다. 비교적 최신의 기법이라고 할 수 있다.

들의 만족도와 기술 발전에 대한 자가평가가 상당히 높은 것으로 나타났다.

의학 분야에서의 교원 능력 개발에 대한 문헌은 또한 교원 연수 과정이 운용되는 맥락도 살펴보는 경우가 늘고 있다(O'Sullivan & Irby, 2011; Steinert, 2010; Steinert et al., 2016). O'Sullivan과 Irby(2011)는 교원 능력 개발에 있어서 크게 두 가지 환경이 있는데, 이는 각각 교원 연수 환경(즉, 참여자들이 집체로 훈련받는 환경)과 실제로 교원이 일하는 환경(즉, 교육을 실제로 실행하는 환경)으로 나뉜다고 보았다. 이들은 두 가지 환경 및 둘 간의 상호작용까지 연구의 대상으로 삼아야 한다고 주장하였다. 기술이 사용되는 환경 자체를 고려해야 하며, 환경이 어느 정도는 기술을 가르치기 위해 사용된 개발방법의 효과에도 영향을 미칠 수 있다. 또한 현장 기반 전문 연수 과정을 통해 참여자들은 자신의 근무환경에 직접적으로 해당하는 새로운 지식과 기술을 습득할 수 있으며, 함께하는 동료들과 연습이 가능한 집단을 구성할 수 있다(Steinert et al., 2016). 이 방법은 시간이 부족한 임상의들과 지도감독자들에게 편리하며 포함될 수 있는 활동으로, 점심시간의 전문 연수 강좌, 동료 멘토링, 코칭, 성찰, 그리고 앞에 논의된 동료 관찰 및 피드백 기법 등이 있다.

임상심리 지도감독자의 전문성 개발

정신의학에서의 임상 지도감독 기술은 임상심리 등 다른 정신건강 관련 직종에서와 유사하며, 특히 정신치료 지도감독의 영역에서 그러하다. 따라서 정신건강 관련 타 분야의 정신치료 지도감독자의 전문성 개발에 대한 문헌들은 정신건강의학과 의사에도 유효하다. 이 문헌들은 점점 더 지도감독 및 지도감독자를 훈련시키는 데 있어서 근거 기반에 점차 더 많은 초점을 맞추고 있다. 예를 들어, Milne 등(2011)은 지도감독자 대상의 전문 연수 과정에 대한 11개 연구를 고찰하였다. 가장 많이 다룬 주제는 피드백 제공으로, 11개 과정 전부에 포함되어 있었다. 과정의 결과를 평가하기 위해 지도감독자들의 수련에 대한 반응, 지도감독자와 지도감독 대상자의 성장, 그리고 두 연구에서는 환자에 대한 영향도 측정하였다. 여러 연구에 걸쳐 효과는 긍정적이었으며, 지도감독자를 훈련시키는 것에 대한 경험적 근거를 제공하였다. 저자들은 또한 지도감독 자체에 쓰이는 기법과 지도감독자를 훈련시키는 기법 사이에 상당한 중첩이 있음에 주목하였으며, 이에 해당하는 내용으로 피드백 제공, 교육목적의 역할극, 시범, 그리고 영상 시연 등이 포함되었다.

Milne(2010)은 정신치료 지도감독자 대상의 전문 연수 교육 시행을 위한 강사용 지침서를 개발하여 25명의 강사와 256명의 임상심리 지도감독자를 대상으로 시범 적용하였다. 이 지침서에는 파워포인트 슬라이드, 배포용 지도감독 지침, 지도감독 사례 영상, 피드백 및 토의, 행동 계획을 포함시켜서 체험적 학습 훈련을 촉진시키는 방법에 대한 안내 등을 포함하였다. 워크숍 중 6개의 강좌에서 지도감독에 대한 기본 안내, 목표 설정, 학습 촉진, 지도감독 관계, 평가 및 피드백, 그리고 지도감독 체계를 다루었다. 일부 강사들은 자신의 강좌 진행에 대한 자문도 별도로 받았다. 강사들은 지침서 및 자문에 대해 높게 평가하였다. 참여한 지도감독자들 역시 워크숍에 대해 긍정적으로 평가하였으며, 지침서만을 사용한 강사에 대해서보다는 추가적인 자문을 받은 강사에 대하여 더 좋은 평가를 내렸다. 또한 참여한 지도감독자들은 훈련 중 체험 부분의 가치를 더 높게 평가하였다.

Watkins(2012)는 문헌의 종합적 고찰을 거쳐 정신치료 지도감독자에 대한 교육은 이론교육 자료와 체험학습의 조합으로 이루어지는 것이 이상적이라고 결론지었다. 이는 이전에 인용된 많은 내용과 부합하며, 의학 및 치의학 분야의 평생교육에서도 이론과 체험의 조합이 제공될 때 가장 우수한 효과를 보인 결과들과도 부합한다(Forsetlund et al., 2009; Hendricson et al., 2007). Watkins(2012)는 지도감독자를 교육하는 데 있어서 이론교육 부분은 지도감독의 목표, 구성, 구조, 기능에 대한 정보를 제공하고, 체험학습 부분은 '지도감독 과정에 대한 지도감독'으로 이루어진다고 기술하였다. 이 '지도감독에 대한 지도감독'에서 훈련을 받는 지도감독자는 지도감독을 시행한 자료를 제출하거나 관찰하에 지도감독을 시행하고, 자신의 지도감독 수행에 대하여 피드백과 지도감독을 받는다.

임상심리 및 기타 의료보건 직종에서 지도감독자의 수련에 역량 기반 접근을 적용하는 경우가 늘어나고 있다. 예를 들어, 미국 심리학회(American Psychological Association, 2014)에서는 임상 지도감독자를 대상으로 7항목으로 구성된 역량 목록을 제시하였다. ① 지도감독자 본인의 임상 및 직업적 역량, ② 다양성에 대한 지식, ③ 효과적인 지도감독 관계를 맺고 유지하는 능력, ④ 전문가다움, ⑤ 지도감독자의 강점과 개선 필요 영역을 평가하고, 효과적인 피드백을 제공하며, 형성평가와 총괄평가를 시행하고, 지도감독 대상자의 자기평가를 촉진하며, 지도감독 과정에 대한 피드백을 이끌어 낼 수 있는 능력, ⑥ 지도감독 대상자의 수행 관련 문제를 식별하고 대처하며 개선하기 위하여 노력할 수 있는 능력, ⑦ 지도감독 계약 체결을 포함한 윤리, 법, 규정에 대한 지식이 그것이다. 이러한 역량 구조는 임상심리 지도감독자의 전문 연수 과정에서 이론교육과 체험학습 요소를 구성하기 위한 지침으로 제안되었으며, 지도감독자의 발전을 이끌기 위한 자가평가 도구도 개발되었다(Falender et al., 2014).

전문성 개발 관련 문헌의 제한점

지도감독자 훈련이 유용하다는 근거는 제시되어 있으나(예: Milne et al., 2011; Steinert et al., 2016; Watkins, 2012) 대부분의 전문 연수 과정에 대한 연구는 주요 결과변수로서 참여자 만족도를 사용한다. 참여자 만족도는 대체로 높게 나타났으나, 연수 과정들이 지도감독자의 실제기술과 수행을 개선시키는 효과에 대하여 참여자 만족도 평가가 줄 수 있는 정보는 제한적이다. 자주 적용된 다른 결과변수로는 참여자 지식, 참여자 자신감, 참여자 의욕, 그리고 자가보고된 기술 및 행동이 있다. 지도감독자 행동의 객관적 변화를 측정한 연구는 적고, 그들에게 지도받는 대상자들의 만족도나 수행, 혹은 환자 치료 결과를 평가한 경우는 그보다도 더 적다.

교육 및 지도감독에 관한 전문성 개발 관련 문헌의 또 다른 약점들로는 교원 연수가 특정 참여자에게 어떻게, 또 왜 효과적인지 이해하기 위한 질적 연구가 상대적으로 적다는 점, 대조군이나 무작위 배정 연구가 적다는 점, 그리고 서로 다른 개입방법의 직접 비교가 부족하다는 점을 들 수 있다.

우수한 교원 연수 과정

임상 교육 및 지도감독기술 대상의 전문성 개발에 대한 문헌의 제한점들에도 불구하고, 성공적인 우수 과정의 조건에 대해 시사하는 바는 있다. 이론에 바탕을 둔 근거 기반 교육 설계의 사용, 학습의 맥락에 부합하고 향상시키고자 하는 지도감독자 역량에 기초한 내용의 제공, 체험학습을 이론교육과 함께 활용하는 것, 실무 적용 기회를 제공하는 것 등이 여기에 포함된다. 추가로 특정 기간에 걸쳐 학습을 진행하는 종단적 과정에 교육적인 이득이 있는 것으로 보인다. 종단적 과정은 언급된 연습들 중 일부(예: 체험학습, 기술의 실제 적용)에 대해 더 많은 기회를 제공하고, 공동체 형성 기회가 많아 기관에서의 교육적 이득을 증진시키고 유지하는 데 도움이 된다. 현장 기반 전문 연수 역시 공동체 형성을 촉진하고 편의성과 접근성이 높다. 마지막으로, 성공적 과정을 위하여 기관의 지원은 분명한 자산이다. 이 지원은 교육 자체에 대한 지원만이 아니라 새로운 지식과 기술이 사용될 환경에 대한 지원까지도 포함한다. 교원 연수 과정이 어떤 기술이나 적용에 초점을 맞추고 있는데, 행정 및 절차상의 제약으로 연수를 거친 참여자가 임상환경에서 이 기술을 적용할 수 없다면 연수 과정에 얼마나 의미가 있을 것인가?

지도감독자를 위한 전문 연수 과정 설계에 대한 권고안

Recommendations for Designing a Professional Development Program for Supervisors

내용

개별 지도감독의 유형 및 장소에 따라 특화된 지식내용이 필요하다. 하지만 문헌 및 바람직한 지도감독자 역량에 기반하여 전문 연수 과정에 포함될 아홉 가지의 핵심 내용 영역을 다음에 제시한다.

① 지도감독자의 역할에 대한 기본 안내 및 해당 지독감독 유형의 토대가 되는 이론적 모형에 대한 논의
② 지도감독 동맹의 수립
③ 목표와 기대치 설정
④ 지도감독을 위한 교육 기법
⑤ 평가, 피드백, 성과 측정
⑥ 지도감독자와 그들의 지도감독 대상자에게서의 자기평가 및 평생학습 함양
⑦ 지도감독 내의 윤리 및 법적 사안
⑧ 지도감독에서의 다문화 및 다양성 사안, 즉 자신과 다른 배경과 관점을 가진 대상자에 대한 지도감독
⑨ 지도감독에서의 문제에 대한 대처. 잘 맞지 않는 지도감독자와 지도감독 대상자 간의 관계, 지도감독자의 출석 및 수행 관련 문제, 개선 필요성의 식별

각 영역의 구체적인 내용은 이 책의 해당하는 다른 부분에 기술되어 있다.

과정 구성

문헌에 기반하여 지도감독자 대상의 전문 연수 과정에는 이론교육 요소와 체험학습 요소 둘 다를 포함시킬 것을 권고한다. 추천되는 이론교육 내용은 앞에 상술되어 있으며, 대상자의 학습 수요에 따라서도 달라질 것이다. 종단적longitudinal 학습 형태를 사용하면 과정에서 반복적인 기술 시연과 연습, 시간에 걸친 학습 내용의 내면화, 그리고 과정 참여자들의 공동체 형성에 도움이 된다.

저자들이 권고하는 과정의 핵심에 수련 대상 지도감독자에 대한 지도감독, 즉 '지도감독에 대한 지도감독'(Watkins, 2012)이 있다. 여기에는 지도감독 자체에 대한 직접 관찰, 이전 지도감독 회기의 녹화 영상 시청, 지도감독 과정 기록에 대한 토의, 또는 이 방식들의 조합이 있다. 그러한 지도감독을 통하여 관찰과 피드백, 그리고 수련 대상 지도감독자의 지도감독 과정에 대한 양방향에서의 성찰이 가능하다. 수련 대상 지도감독자는 자신이 수련하는 대상자에 대한 지도감독자로서의 경험과 자신의 지도감독자에게 지도감독을 받는 지도감독 대상자로서의 경험을 둘 다 하게 된다. 이러한 이중 경험을 통하여 기법의 발달과 통합

을 위한 풍부한 환경이 제공된다. 이러한 과정 구조의 도식을 [그림 50-1]에 제시하였다.

정신건강의학 지도감독자를 위한 체험 훈련에는 Orlander 등(2000)이 기술한 공동수업 모형이 활용될 수 있다. 이 방법을 통하여 후임 교수는 내장형built-in 지도감독을 제공받고, 선임 교수와 후임 교수 모두 계획, 성찰, 지속적인 평가의 기회를 가질 수 있다. 공동수업 모형 또는 보다 전통적인 지도감독 모형을 사용하여 지도감독자에 대한 지도감독을 종단적 과정에 포함시킴으로써 고강도의 체험학습이 가능하다. 개별 지도감독 회기 또는 공동수업 회기 내용을 같은 시기의 이론 교육과정에서 다루는 주제와 연결시키는 방법으로 참여자의 해당되는 내용영역에 대한 집중도를 확보할 수 있다.

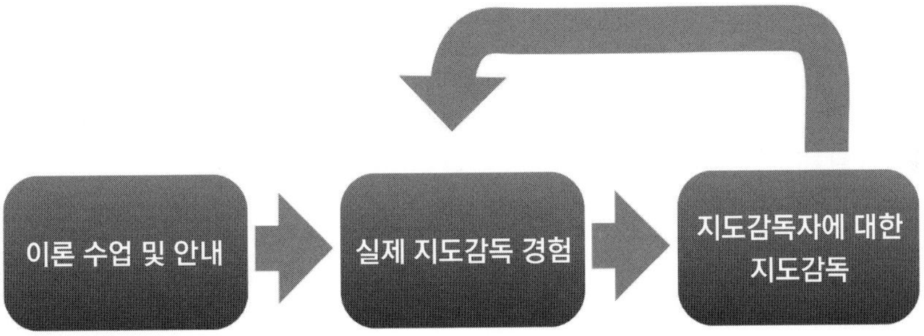

이론교육 주제
- 기본 안내 및 이론적 모형
- 지도감독 동맹의 수립
- 목표와 기대치 설정
- 교육기법
- 자가평가, 피드백, 성과 측정
- 윤리 및 법적 사안
- 다문화 및 다양성 사안
- 문제에 대한 대처

각 지도감독 회기에 중점 내용을 지정하여 교육 주제들을 다루도록 할 수 있다.

[그림 50-1] 전문 연수 교육 구성의 예시

맥락

전문 연수 과정은 전통적으로 지도감독자의 근무지가 아닌 곳에서 진행되며, 온라인 이론 교육이나 외부 워크숍 및 지도감독자에 대한 원격 지도감독 등을 통하여 원거리에서도 이수가 가능하다. 그러나 과정을 현장에 통합시키는 것에 몇 가지 이점이 존재하는 것으로 보인다. 체험 기반 학습에서 현장 상황을 활용하여 학습내용의 현장 관련성과 실제 적용을 최대화할 수 있다. 공동수업 및 지도감독자에 대한 지도감독 과정은 상호 간에 동료로서의 유대 형성에 도움이 되어 교수진 전체의 문화에 유익하고 향후 멘토링 관계의 계기가 되기도 한다. 마지막으로, 현장 기반 전문 연수는 교원 양성 및 교육기법 향상에 대한 기관의 문화를 뒷받침하여 지도감독의 질적 향상에 대한 내부적이고 지속적인 동력을 형성한다.

결과 평가

전문성 개발이 지도감독자의 수행을 유의하게 향상시키는지 확인하기 위해서는 참여자 만족도나 지식과 기술에 대한 자가평가 이외의 방식으로 과정의 성과를 측정할 필요가 있다. 지도감독 과정의 직접 관찰, OSTE, 공동수업, 그리고 지도감독 대상자 및 환자의 결과를 측정하는 방식을 사용하여 전문 연수 과정의 효과에 대한 보다 철저한 평가가 가능하다.

이럴 땐 이렇게

○ 지역 내에 가용한 전문가가 없다

많은 기관과 부서에서는 이 장에 기술된 모든 교육내용의 영역을 망라하여 양질의 전문 연수를 제공할 수 있는 여건, 의지 및 능력이 있는 전문가를 구하기가 쉽지 않을 것이다. 따라서 부서에서는 다양한 자원을 조합하여 동원하는 방법을 고려하여야 한다. 기관 내에서 부서 내와 부서 외의 지원, 전국의 전문가 초빙이나 과정의 도입, 그리고 전국 규모의 학술대회나 경력 개발 과정 등의 외부 훈련을 활용할 수 있다. 온라인 화상회의로 제공되는 전문연수 역시 전국 단위의 동료 집단을 얻고, 지역에서 얻기 힘든 주제 및 전문가를 접하는 방법으로 활용이 가능하다.

○ 전문 연수 과정에 필요한 자원과 지원이 부족하다

전문성의 발달에는 자원과 지원이 필요한데, 이는 과정 운영의 직접적인 비용 외에도 지도감독자가 참여할 수 있는 시간의 확보 측면도 포함한다. 지도감독이 이루어지는 임상환경에서 전문가 발전의 주도자가 확산하고자 하는 최적의 지도감독 기법이나 과정을 지원해 주기 어려울 수도 있다. 전문 연수 과정을 시작하기 전에 부서 책임자 및 보직자들의 지원을 얻는 것이 중요하다. 과정의 기대되는 이익으로 지도감독자의 공동체 형성, 교원 및 지도감독자의 직무만족도, 복지 향상과 이직률 감소, 지도감독 및 수련 과정의 질 향상, 전공의 만족도 향상 및 지원율 상승, 환자 치료 결과의 개선 등이 있다. 그러나 제한된 자원, 우선순위를 다투는 사안들, 무관심 때문에 이상적이고 완성된 형태로 전문 연수 과정을 개시하는 것은 불가능할 수 있다. 보다 실용적인 접근방법으로, 보다 작은 규모의 개입으로 시작하여 긍정적인 결과를 내고, 이를 통하여 점진적으로 과정을 개발하면 지속 가능한 성공적인 과정을 수립할 수 있을 것이다.

연수 과정, 부서 및 기관을 위한 질문

- 우리 교수진의 전문성 발달 수요는 무엇인가?
- 우리 교수진의 교육받고자 하는 수요를 충족시키기 위하여 기관의 교원 연수 과정을 어떻게 구성하는 것이 최선일까?
- 이 수요를 충족시키기 위해 동원할 수 있는 인근의 자원이 있는가?
- 이 연수 과정을 지원하기 위해 필요한 파트너는 어디일까?
- 우리의 교원 연수 과정은 어떻게 우리 부서의 수요 및 사명을 지원할 수 있을까?

추가 자료

• 온라인 자료

MedEdPORTAL: www.mededportal.org [오픈 액세스 온라인 동료 검토 자료 저장소이며, 교원 발달 및 지도감독과 관련한 수백 개의 자료를 통해 교육자가 자신의 프로그램 및 워크숍을 개설할 때 도움이 되는 예시 및 지원을 제공한다]

Stanford Faculty Development Center for Medical Teachers: http://sfdc.stanford.edu/Yale Supervision Program: www.supervision.yale.edu

• 지침서

Milne DL, Reiser RP: A manual for evidence-based CBT supervision. Hoboken, NJ, Wiley, 2017 [지도감독자를 평가할 수 있는 도구와 지도감독 및 지도감독자 훈련에 대한 추천자료가 포함되어 있다]

참고문헌

American Psychological Association: Guidelines for clinical supervision in health service psychology. 2014. Available at: https://www.apa.org/about/policy/guidelines-supervision.pdf. Accessed August 23, 2018

Boillat M, Bethune C, Ohle E, et al: Twelve tips for using the objective structured teaching exercise for faculty development. Med Teach 34(4):269–273, 2012 22455695

Falender CA, Shafranske EP, Ofek A: Competent clinical supervision: Emerging effective practices. Couns Psychol Q 27:393–408, 2014

Forsetlund L, Bjørndal A, Rashidian A, et al: Continuing education meetings and workshops: Effects on professional practice and health care outcomes. Cochrane Database Syst Rev

(2):CD003030, 2009 19370580

Hendricson WD, Anderson E, Andrieu SC, et al: Does faculty development enhance teaching effectiveness?. J Dent Educ 71(12):1513–1533, 2007 18096877

Julian K, Appelle N, O'Sullivan P, et al: The impact of an objective structured teaching evaluation on faculty teaching skills. Teach Learn Med 24(1):3–7, 2012 22250929

Milne D: Can we enhance the training of clinical supervisors?. A national pilot study of an evidence-based approach. Clin Psychol Psychother 17(4):321–328, 2010 19911431

Milne DL, Sheikh AI, Pattison S, et al: Evidence-based training for clinical supervisors: A systematic review of 11 controlled studies. Clin Supervisor 30:53–71, 2011

Mookherjee S, Monash B, Wentworth KL, et al: Faculty development for hospitalists: Structured peer observation of teaching. J Hosp Med 9(4):244–250, 2014 24446215

Naji SA, Maguire GP, Fairbairn SA, et al: Training clinical teachers in psychiatry to teach interviewing skills to medical students. Med Educ 20(2):140–147, 1986 3959930

O'Sullivan PS, Irby DM: Reframing research on faculty development. Acad Med 86(4):421–428, 2011 21346505

Orlander JD, Gupta M, Fincke BG, et al: Co-teaching: A faculty development strategy. Med Educ 34(4):257–265, 2000 10733721

Polan HJ, Riba M: Creative solutions to psychiatry's increasing reliance on residents as teachers. Acad Psychiatry 34(4):245–247, 2010 20576979

Riess H, Herman JB: Teaching the teachers: A model course for psychodynamic psychotherapy supervisors. Acad Psychiatry 32(3):259–264, 2008 18467486

Steinert Y: Becoming a better teacher: From intuition to intent, in Theory and practice of teaching medicine. Edited by Ende T. Philadelphia, PA, American College of Physicians, 2010, pp 73–93

Steinert Y, Mann K, Anderson B, et al: A systematic review of faculty development initiatives designed to enhance teaching effectiveness: A 10-year update—BEME guide No. 40. Med Teach 38(8):769–786, 2016 27420193

Watkins CE Jr: Educating psychotherapy supervisors. Am J Psychother 66(3):279–307, 2012 23091887

INDEX 찾아보기

국문

일러두기

여기 색인한 국문 중심개념들은 원서의 색인항목들과 일치하며, 각 중심단어에 이에 해당하는 원서 표현을 병기하였다. 따라서 본 국문색인은 이 책의 주요 중심개념에 대한 한영 용어집을 겸한다. 국내 임상 현장에서 한국어보다 영어 표현 자체가 더 많이 쓰이는 경우도 꽤 있으므로, 상대적으로 낯선 번역 표현을 마주하였을 때 해당하는 원문 표현을 여기서 바로 확인할 수 있을 것이다. 그리고 원서에서와 마찬가지로, 표와 그림의 페이지는 굵게 표시하였다.

국문

영문

일러두기
원서에서 색인한 각 영문 중심단어에 대응하는 국문 표현 및 이 책의 해당 페이지를 나열하였다. 따라서 본 영문색인은 이 책의 주요 중심개념에 대한 영한 용어집을 겸한다. 원서를 함께 읽을 경우 특정 개념을 여기에서 어떻게 번역하였는지 쉽게 확인하는 데에 유용할 것이다. 그리고 원서에서와 마찬가지로 표와 그림의 페이지는 굵게 표시하였다.

영문

영문

편저자 소개

Sallie G. De Golia, M.D., M.P.H.

Clinical Professor 임상교수

Associate Chair of Clinician Educator Professional Development 임상 교육자 전문연수 과정 부의장

Associate Residency Director 전공의 수련 부책임자

Department of Psychiatry and Behavioral Sciences 정신의학 및 행동과학 교실

Stanford University School of Medicine in Stanford, California. 스탠퍼드 의과대학, 스탠퍼드, 캘리포니아

Kathleen M. Corcoran, Ph.D.

Clinical Associate Professor 임상부교수

Training Director for the Clinical Psychology Postdoctoral Program (Adult) 임상심리 및 박사후과정 수련책임자

Department of Psychiatry and Behavioral Sciences 정신의학 및 행동과학 교실

Stanford University in Stanford, California. 스탠퍼드 대학교, 스탠퍼드, 캘리포니아

역자 소개

전명욱(Myongwuk Chon, M.D.)

서울대학교 의과대학 학사

서울대학교 대학원 의학과 석사(정신의학 전공)

서울대학교 대학원 의학과 박사 수료(협동과정 임상약리학 전공)

(전) 서울대학교병원 정신건강의학과 전문의, 전임의

서울아산병원 촉탁임상조교수

국립정신건강센터 성인정신과 기술서기관

(현) 국립중앙의료원 정신건강의학과 전문의

임상 실제에서의 정신의학 지도감독

– 여러 장면과 종사자를 위한 실무적 접근 –

Supervision in Psychiatric Practice

– Practical Approaches Across Venues and Providers –

2023년 12월 25일 1판 1쇄 인쇄
2023년 12월 30일 1판 1쇄 발행

엮은이 • Sallie G. De Golia · Kathleen M. Corcoran
옮긴이 • 전명욱
펴낸이 • 김진환
펴낸곳 • (주) 학지사
04031 서울특별시 마포구 양화로 15길 20 마인드월드빌딩 4층
대 표 전 화 • 02)330-5114　　팩스 • 02)324-2345
등 록 번 호 • 제313-2006-000265호

홈 페 이 지 • http://www.hakjisa.co.kr
인스타그램 • https://www.instagram.com/hakjisabook

ISBN 978-89-997-3084-9 93510

정가 29,000원

역자와의 협약으로 인지는 생략합니다.
파본은 구입처에서 교환해 드립니다.